执业医师资格考试答题卡

请勿折皱

姓名

考区（省、自治区、直辖市）

考点（地、市/盟、州）

学校、单位

注意事项

1. 考生务必用铅笔或圆珠笔认真填写左列各项内容，按照试卷封面上的内容填写报考类别。
2. 考生务必认真阅读填涂说明，用2B铅笔仔细填涂下列准考证号、考试单元和答题信息点。
3. 监考人员必须填涂缺考或作弊者的准考证号、考试单元和右下角的考场记录。

准考证号

[0]	[0]	[0]	[0]	[0]	[0]	[0]	[0]	[0]	[0]
[1]	[1]	[1]	[1]	[1]	[1]	[1]	[1]	[1]	[1]
[2]	[2]	[2]	[2]	[2]	[2]	[2]	[2]	[2]	[2]
[3]	[3]	[3]	[3]	[3]	[3]	[3]	[3]	[3]	[3]
[4]	[4]	[4]	[4]	[4]	[4]	[4]	[4]	[4]	[4]
[5]	[5]	[5]	[5]	[5]	[5]	[5]	[5]	[5]	[5]
[6]	[6]	[6]	[6]	[6]	[6]	[6]	[6]	[6]	[6]
[7]	[7]	[7]	[7]	[7]	[7]	[7]	[7]	[7]	[7]
[8]	[8]	[8]	[8]	[8]	[8]	[8]	[8]	[8]	[8]
[9]	[9]	[9]	[9]	[9]	[9]	[9]	[9]	[9]	[9]

考试单元

第一单元 ☐
第二单元 ☐
第三单元 ☐
第四单元 ☐

填涂说明

请用2B铅笔填涂，修改时请用橡皮擦干净。

正确填涂：■
错误填涂：⊘ ⊗ ⊘ ●

请考生认真填涂并核查以上信息，凡错误填涂者均不予阅卡评分。

1 [A] [B] [C] [D] [E]
2 [A] [B] [C] [D] [E]
3 [A] [B] [C] [D] [E]
4 [A] [B] [C] [D] [E]
5 [A] [B] [C] [D] [E]
6 [A] [B] [C] [D] [E]
7 [A] [B] [C] [D] [E]
8 [A] [B] [C] [D] [E]
9 [A] [B] [C] [D] [E]
10 [A] [B] [C] [D] [E]
11 [A] [B] [C] [D] [E]
12 [A] [B] [C] [D] [E]
13 [A] [B] [C] [D] [E]
14 [A] [B] [C] [D] [E]
15 [A] [B] [C] [D] [E]
16 [A] [B] [C] [D] [E]
17 [A] [B] [C] [D] [E]
18 [A] [B] [C] [D] [E]
19 [A] [B] [C] [D] [E]
20 [A] [B] [C] [D] [E]
21 [A] [B] [C] [D] [E]
22 [A] [B] [C] [D] [E]
23 [A] [B] [C] [D] [E]
24 [A] [B] [C] [D] [E]
25 [A] [B] [C] [D] [E]
26 [A] [B] [C] [D] [E]
27 [A] [B] [C] [D] [E]
28 [A] [B] [C] [D] [E]
29 [A] [B] [C] [D] [E]
30 [A] [B] [C] [D] [E]
31 [A] [B] [C] [D] [E]
32 [A] [B] [C] [D] [E]
33 [A] [B] [C] [D] [E]
34 [A] [B] [C] [D] [E]
35 [A] [B] [C] [D] [E]

36 [A] [B] [C] [D] [E]
37 [A] [B] [C] [D] [E]
38 [A] [B] [C] [D] [E]
39 [A] [B] [C] [D] [E]
40 [A] [B] [C] [D] [E]
41 [A] [B] [C] [D] [E]
42 [A] [B] [C] [D] [E]
43 [A] [B] [C] [D] [E]
44 [A] [B] [C] [D] [E]
45 [A] [B] [C] [D] [E]
46 [A] [B] [C] [D] [E]
47 [A] [B] [C] [D] [E]
48 [A] [B] [C] [D] [E]
49 [A] [B] [C] [D] [E]
50 [A] [B] [C] [D] [E]
51 [A] [B] [C] [D] [E]
52 [A] [B] [C] [D] [E]
53 [A] [B] [C] [D] [E]
54 [A] [B] [C] [D] [E]
55 [A] [B] [C] [D] [E]
56 [A] [B] [C] [D] [E]
57 [A] [B] [C] [D] [E]
58 [A] [B] [C] [D] [E]
59 [A] [B] [C] [D] [E]
60 [A] [B] [C] [D] [E]
61 [A] [B] [C] [D] [E]
62 [A] [B] [C] [D] [E]
63 [A] [B] [C] [D] [E]
64 [A] [B] [C] [D] [E]
65 [A] [B] [C] [D] [E]
66 [A] [B] [C] [D] [E]
67 [A] [B] [C] [D] [E]
68 [A] [B] [C] [D] [E]
69 [A] [B] [C] [D] [E]
70 [A] [B] [C] [D] [E]

71 [A] [B] [C] [D] [E]
72 [A] [B] [C] [D] [E]
73 [A] [B] [C] [D] [E]
74 [A] [B] [C] [D] [E]
75 [A] [B] [C] [D] [E]
76 [A] [B] [C] [D] [E]
77 [A] [B] [C] [D] [E]
78 [A] [B] [C] [D] [E]
79 [A] [B] [C] [D] [E]
80 [A] [B] [C] [D] [E]
81 [A] [B] [C] [D] [E]
82 [A] [B] [C] [D] [E]
83 [A] [B] [C] [D] [E]
84 [A] [B] [C] [D] [E]
85 [A] [B] [C] [D] [E]
86 [A] [B] [C] [D] [E]
87 [A] [B] [C] [D] [E]
88 [A] [B] [C] [D] [E]
89 [A] [B] [C] [D] [E]
90 [A] [B] [C] [D] [E]
91 [A] [B] [C] [D] [E]
92 [A] [B] [C] [D] [E]
93 [A] [B] [C] [D] [E]
94 [A] [B] [C] [D] [E]
95 [A] [B] [C] [D] [E]
96 [A] [B] [C] [D] [E]
97 [A] [B] [C] [D] [E]
98 [A] [B] [C] [D] [E]
99 [A] [B] [C] [D] [E]
100 [A] [B] [C] [D] [E]
101 [A] [B] [C] [D] [E]
102 [A] [B] [C] [D] [E]
103 [A] [B] [C] [D] [E]
104 [A] [B] [C] [D] [E]
105 [A] [B] [C] [D] [E]

106 [A] [B] [C] [D] [E]
107 [A] [B] [C] [D] [E]
108 [A] [B] [C] [D] [E]
109 [A] [B] [C] [D] [E]
110 [A] [B] [C] [D] [E]
111 [A] [B] [C] [D] [E]
112 [A] [B] [C] [D] [E]
113 [A] [B] [C] [D] [E]
114 [A] [B] [C] [D] [E]
115 [A] [B] [C] [D] [E]
116 [A] [B] [C] [D] [E]
117 [A] [B] [C] [D] [E]
118 [A] [B] [C] [D] [E]
119 [A] [B] [C] [D] [E]
120 [A] [B] [C] [D] [E]
121 [A] [B] [C] [D] [E]
122 [A] [B] [C] [D] [E]
123 [A] [B] [C] [D] [E]
124 [A] [B] [C] [D] [E]
125 [A] [B] [C] [D] [E]
126 [A] [B] [C] [D] [E]
127 [A] [B] [C] [D] [E]
128 [A] [B] [C] [D] [E]
129 [A] [B] [C] [D] [E]
130 [A] [B] [C] [D] [E]
131 [A] [B] [C] [D] [E]
132 [A] [B] [C] [D] [E]
133 [A] [B] [C] [D] [E]
134 [A] [B] [C] [D] [E]
135 [A] [B] [C] [D] [E]
136 [A] [B] [C] [D] [E]
137 [A] [B] [C] [D] [E]
138 [A] [B] [C] [D] [E]
139 [A] [B] [C] [D] [E]
140 [A] [B] [C] [D] [E]

141 [A] [B] [C] [D] [E]
142 [A] [B] [C] [D] [E]
143 [A] [B] [C] [D] [E]
144 [A] [B] [C] [D] [E]
145 [A] [B] [C] [D] [E]
146 [A] [B] [C] [D] [E]
147 [A] [B] [C] [D] [E]
148 [A] [B] [C] [D] [E]
149 [A] [B] [C] [D] [E]
150 [A] [B] [C] [D] [E]

U0403959

考场记录

缺考 ☐

作弊
- 传抄 ☐
- 夹带 ☐
- 替考 ☐
- 其他 ☐

此栏由监考人员填涂

执业医师资格考试答题卡

请勿折皱

姓名

考区（省、自治区、直辖市）

考点（地、市/盟、州）

学校、单位

注意事项

1. 考生务必用铅笔或圆珠笔认真填写左列各项内容，按照试卷封面上的内容填写报考类别。
2. 考生务必认真阅读填涂说明，用2B铅笔仔细填涂下列准考证号、考试单元和答题信息点。
3. 监考人员必须填涂缺考或作弊者的准考证号、考试单元和右下角的考场记录。

准考证号

[0]	[0]	[0]	[0]	[0]	[0]	[0]	[0]	[0]	[0]
[1]	[1]	[1]	[1]	[1]	[1]	[1]	[1]	[1]	[1]
[2]	[2]	[2]	[2]	[2]	[2]	[2]	[2]	[2]	[2]
[3]	[3]	[3]	[3]	[3]	[3]	[3]	[3]	[3]	[3]
[4]	[4]	[4]	[4]	[4]	[4]	[4]	[4]	[4]	[4]
[5]	[5]	[5]	[5]	[5]	[5]	[5]	[5]	[5]	[5]
[6]	[6]	[6]	[6]	[6]	[6]	[6]	[6]	[6]	[6]
[7]	[7]	[7]	[7]	[7]	[7]	[7]	[7]	[7]	[7]
[8]	[8]	[8]	[8]	[8]	[8]	[8]	[8]	[8]	[8]
[9]	[9]	[9]	[9]	[9]	[9]	[9]	[9]	[9]	[9]

考试单元

第一单元 □
第二单元 □
第三单元 □
第四单元 □

填涂说明

请用2B铅笔填涂，修改时请用橡皮擦干净。

正确填涂：■
错误填涂：⊘ ⊖ ／ ◉

请考生认真填涂并核查以上信息，凡错误填涂者均不予阅卡评分。

1 [A] [B] [C] [D] [E]
2 [A] [B] [C] [D] [E]
3 [A] [B] [C] [D] [E]
4 [A] [B] [C] [D] [E]
5 [A] [B] [C] [D] [E]
6 [A] [B] [C] [D] [E]
7 [A] [B] [C] [D] [E]
8 [A] [B] [C] [D] [E]
9 [A] [B] [C] [D] [E]
10 [A] [B] [C] [D] [E]
11 [A] [B] [C] [D] [E]
12 [A] [B] [C] [D] [E]
13 [A] [B] [C] [D] [E]
14 [A] [B] [C] [D] [E]
15 [A] [B] [C] [D] [E]
16 [A] [B] [C] [D] [E]
17 [A] [B] [C] [D] [E]
18 [A] [B] [C] [D] [E]
19 [A] [B] [C] [D] [E]
20 [A] [B] [C] [D] [E]
21 [A] [B] [C] [D] [E]
22 [A] [B] [C] [D] [E]
23 [A] [B] [C] [D] [E]
24 [A] [B] [C] [D] [E]
25 [A] [B] [C] [D] [E]
26 [A] [B] [C] [D] [E]
27 [A] [B] [C] [D] [E]
28 [A] [B] [C] [D] [E]
29 [A] [B] [C] [D] [E]
30 [A] [B] [C] [D] [E]
31 [A] [B] [C] [D] [E]
32 [A] [B] [C] [D] [E]
33 [A] [B] [C] [D] [E]
34 [A] [B] [C] [D] [E]
35 [A] [B] [C] [D] [E]

36 [A] [B] [C] [D] [E]
37 [A] [B] [C] [D] [E]
38 [A] [B] [C] [D] [E]
39 [A] [B] [C] [D] [E]
40 [A] [B] [C] [D] [E]
41 [A] [B] [C] [D] [E]
42 [A] [B] [C] [D] [E]
43 [A] [B] [C] [D] [E]
44 [A] [B] [C] [D] [E]
45 [A] [B] [C] [D] [E]
46 [A] [B] [C] [D] [E]
47 [A] [B] [C] [D] [E]
48 [A] [B] [C] [D] [E]
49 [A] [B] [C] [D] [E]
50 [A] [B] [C] [D] [E]
51 [A] [B] [C] [D] [E]
52 [A] [B] [C] [D] [E]
53 [A] [B] [C] [D] [E]
54 [A] [B] [C] [D] [E]
55 [A] [B] [C] [D] [E]
56 [A] [B] [C] [D] [E]
57 [A] [B] [C] [D] [E]
58 [A] [B] [C] [D] [E]
59 [A] [B] [C] [D] [E]
60 [A] [B] [C] [D] [E]
61 [A] [B] [C] [D] [E]
62 [A] [B] [C] [D] [E]
63 [A] [B] [C] [D] [E]
64 [A] [B] [C] [D] [E]
65 [A] [B] [C] [D] [E]
66 [A] [B] [C] [D] [E]
67 [A] [B] [C] [D] [E]
68 [A] [B] [C] [D] [E]
69 [A] [B] [C] [D] [E]
70 [A] [B] [C] [D] [E]

71 [A] [B] [C] [D] [E]
72 [A] [B] [C] [D] [E]
73 [A] [B] [C] [D] [E]
74 [A] [B] [C] [D] [E]
75 [A] [B] [C] [D] [E]
76 [A] [B] [C] [D] [E]
77 [A] [B] [C] [D] [E]
78 [A] [B] [C] [D] [E]
79 [A] [B] [C] [D] [E]
80 [A] [B] [C] [D] [E]
81 [A] [B] [C] [D] [E]
82 [A] [B] [C] [D] [E]
83 [A] [B] [C] [D] [E]
84 [A] [B] [C] [D] [E]
85 [A] [B] [C] [D] [E]
86 [A] [B] [C] [D] [E]
87 [A] [B] [C] [D] [E]
88 [A] [B] [C] [D] [E]
89 [A] [B] [C] [D] [E]
90 [A] [B] [C] [D] [E]
91 [A] [B] [C] [D] [E]
92 [A] [B] [C] [D] [E]
93 [A] [B] [C] [D] [E]
94 [A] [B] [C] [D] [E]
95 [A] [B] [C] [D] [E]
96 [A] [B] [C] [D] [E]
97 [A] [B] [C] [D] [E]
98 [A] [B] [C] [D] [E]
99 [A] [B] [C] [D] [E]
100 [A] [B] [C] [D] [E]
101 [A] [B] [C] [D] [E]
102 [A] [B] [C] [D] [E]
103 [A] [B] [C] [D] [E]
104 [A] [B] [C] [D] [E]
105 [A] [B] [C] [D] [E]

106 [A] [B] [C] [D] [E]
107 [A] [B] [C] [D] [E]
108 [A] [B] [C] [D] [E]
109 [A] [B] [C] [D] [E]
110 [A] [B] [C] [D] [E]
111 [A] [B] [C] [D] [E]
112 [A] [B] [C] [D] [E]
113 [A] [B] [C] [D] [E]
114 [A] [B] [C] [D] [E]
115 [A] [B] [C] [D] [E]
116 [A] [B] [C] [D] [E]
117 [A] [B] [C] [D] [E]
118 [A] [B] [C] [D] [E]
119 [A] [B] [C] [D] [E]
120 [A] [B] [C] [D] [E]
121 [A] [B] [C] [D] [E]
122 [A] [B] [C] [D] [E]
123 [A] [B] [C] [D] [E]
124 [A] [B] [C] [D] [E]
125 [A] [B] [C] [D] [E]
126 [A] [B] [C] [D] [E]
127 [A] [B] [C] [D] [E]
128 [A] [B] [C] [D] [E]
129 [A] [B] [C] [D] [E]
130 [A] [B] [C] [D] [E]
131 [A] [B] [C] [D] [E]
132 [A] [B] [C] [D] [E]
133 [A] [B] [C] [D] [E]
134 [A] [B] [C] [D] [E]
135 [A] [B] [C] [D] [E]
136 [A] [B] [C] [D] [E]
137 [A] [B] [C] [D] [E]
138 [A] [B] [C] [D] [E]
139 [A] [B] [C] [D] [E]
140 [A] [B] [C] [D] [E]

141 [A] [B] [C] [D] [E]
142 [A] [B] [C] [D] [E]
143 [A] [B] [C] [D] [E]
144 [A] [B] [C] [D] [E]
145 [A] [B] [C] [D] [E]
146 [A] [B] [C] [D] [E]
147 [A] [B] [C] [D] [E]
148 [A] [B] [C] [D] [E]
149 [A] [B] [C] [D] [E]
150 [A] [B] [C] [D] [E]

考场记录

缺考 □

作弊
- 传抄 □
- 夹带 □
- 替考 □
- 其他 □

此栏由监考人员填涂

试卷标识码：

中医执业医师资格考试
最后成功四套胜卷（一）

（医学综合考试部分）

第一单元

考生姓名：＿＿＿＿＿＿＿

准考证号：＿＿＿＿＿＿＿

考　　点：＿＿＿＿＿＿＿

考 场 号：＿＿＿＿＿＿＿

A1 型题

答题说明

每一道考试题下面有 A、B、C、D、E 五个备选答案。请从中选择一个最佳答案，并在答题卡上将相应题号的相应字母所属的方框涂黑。

1. 中医学整体观念的内涵是
   A. 人体是一个有机的整体
   B. 自然界是一个整体
   C. 时令、晨昏与人体阴阳相应
   D. 五脏与六腑是一个有机整体
   E. 人体是一个有机整体，人与自然相统一

2. 同病异治的实质是
   A. 证同治异
   B. 证异治异
   C. 病同治异
   D. 证异治同
   E. 病同治同

3. 以一日分阴阳，则上午为
   A. 阴中之阳
   B. 阳中之阳
   C. 阳中之阴
   D. 阴中之阴
   E. 阴中之至阴

4. "寒极生热，热极生寒"说明了阴阳之间的哪种关系
   A. 相互转化
   B. 相互交感
   C. 对立制约
   D. 互根互用
   E. 消长平衡

5. 下列关于五行生克规律的叙述，错误的是
   A. 木为水之子
   B. 火为土之母
   C. 水为火之所不胜
   D. 金为木之所胜
   E. 木为土之所不胜

6. 下列各项中，属于相乘传变的是
   A. 肺病及肾
   B. 肺病及心
   C. 心病及肝
   D. 肝病及肾
   E. 脾病及肾

7. 与血液生成关系最密切的脏腑是
   A. 心
   B. 肺
   C. 脾
   D. 肝
   E. 肾

8. 心为五脏六腑之大主的理论依据是
   A. 心主血
   B. 心主神志
   C. 心主思维
   D. 心总统魂魄
   E. 心总统意志

9. 说肺为娇脏的主要依据是
   A. 肺主一身之气
   B. 肺外合皮毛
   C. 肺朝百脉
   D. 肺为水之上源
   E. 肺气通于天，不耐寒热

10. 肾主纳气的主要生理作用是
    A. 使肺之呼吸保持一定的深度
    B. 有助于元气的固摄
    C. 有助于精液的固摄

D. 有助于元气的生成
E. 有助于肺气的宣发

11. "气之根"指的是
    A. 脾
    B. 心
    C. 肺
    D. 肝
    E. 肾

12. 最易发生阴阳互损的脏是
    A. 心
    B. 肝
    C. 脾
    D. 肺
    E. 肾

13. 与血液运行关系最密切的脏腑是
    A. 肝、脾、肾
    B. 心、肝、脾
    C. 心、肺、肾
    D. 心、肝、肾
    E. 肺、脾、肾

14. 患者，男，45岁。心烦不寐，眩晕耳鸣，健忘，腰酸梦遗，舌红少津，脉细数。其病变所在脏腑是
    A. 心、脾
    B. 肺、肾
    C. 肺、肝
    D. 心、肾
    E. 肝、胃

15. 脏腑中有"主津"作用的是
    A. 脾
    B. 胃
    C. 大肠
    D. 小肠
    E. 三焦

16. 下列被称为"元神之府"的是
    A. 脑
    B. 髓
    C. 骨
    D. 脉
    E. 胆

17. 患者自汗，多尿，滑精。是因气的何种作用失常所致
    A. 推动
    B. 温煦
    C. 防御
    D. 固摄
    E. 气化

18. 按十二经脉的流注次序，小肠经流注于
    A. 膀胱经
    B. 胆经
    C. 三焦经
    D. 心经
    E. 胃经

19. 三焦经在上肢的循行部位是
    A. 外侧前缘
    B. 内侧中线
    C. 外侧后缘
    D. 内侧前缘
    E. 外侧中线

20. 寒邪袭人，导致肢体屈伸不利，是由于
    A. 其性收引，以致经络、筋脉收缩而挛急
    B. 其为阴邪，伤及阳气，肢体失于温煦
    C. 其性凝滞，肢体气血流行不利
    D. 其与肾相应，肾精受损，不能滋养肢体
    E. 其邪袭表，卫阳被遏，肢体肌肤失于温养

21. 患者久病湿疹，面垢多眵，大便溏泄，时发下痢脓血，小溲混浊不清，湿疹浸

淫流水，舌苔白厚腻，脉濡滑。病属湿邪为患，此证反映了湿邪的哪种性质
  A. 重着
  B. 黏腻
  C. 趋下
  D. 秽浊
  E. 类水

22. 七情刺激，易导致心气涣散的是
  A. 喜
  B. 怒
  C. 悲
  D. 恐
  E. 惊

23. 依据《素问·宣明五气》理论，久卧易伤及的是
  A. 气
  B. 血
  C. 肉
  D. 精
  E. 筋

24. 患者久病，纳食减少，疲乏无力，腹部胀满，但时有缓减，腹痛而喜按，舌胖嫩而苔润，脉细弱而无力。其病机是
  A. 真实假虚
  B. 真实病证
  C. 真虚假实
  D. 真虚病证
  E. 虚中夹实

25. 患者，男，40岁。素有高血压病史，现症见眩晕耳鸣，面红头胀，腰膝酸软，失眠多梦，时有遗精或性欲亢进，舌红，脉沉弦细。其病机是
  A. 阴虚内热
  B. 阴损及阳
  C. 阴虚阳亢

  D. 阳损及阴
  E. 阴虚火旺

26. 患者发病初起恶寒发热，头痛无汗，咳吐白痰，舌苔白，脉浮紧。2日后壮热而不恶寒，面赤口渴，溲赤便干，舌红而干，脉数。其证候是
  A. 真热假寒
  B. 表热里寒
  C. 表寒里热
  D. 由寒转热
  E. 真寒假热

27. 用寒远寒，用热远热，属于
  A. 因病制宜
  B. 因地制宜
  C. 因人制宜
  D. 因时制宜
  E. 因证制宜

28. 《素问·上古天真论》指出，养生的重要原则，除下列哪一项以外均是
  A. 法于阴阳
  B. 和于术数
  C. 起居有节
  D. 禁服药物
  E. 食饮有节

29. 《素问·阴阳应象大论》指出对"精不足者"，宜采取的治则是
  A. 温之以气
  B. 补之以味
  C. 阴阳双补
  D. 掣引之
  E. 引而竭之

30. 据《灵枢·本神》篇所述，随神往来者谓之
  A. 精

B. 魂
C. 魄
D. 气
E. 意

31. 《素问·评热病论》中"劳风"证病位在
   A. 腠理
   B. 肌肤
   C. 肺下
   D. 半表半里
   E. 太阳

32. 据《灵枢·决气》所述，脉的作用是
   A. 熏肤充身泽毛
   B. 宣五谷味
   C. 补益脑髓
   D. 发泄腠理
   E. 壅遏营气，令无所避

33. 对"阳浮而阴弱"理解错误的是
   A. 既指脉象又指病机
   B. 阳指浮取，阴指沉取
   C. 病机言则阴寒内盛，格阳于外
   D. "而"字有因果转属之意
   E. 以上都对

34. 患者见发热恶风，汗出，口渴，小便不利，少腹胀满，渴欲引饮，水入即吐，舌苔白滑，脉浮。选方最宜
   A. 小青龙汤
   B. 茯苓甘草汤
   C. 五苓散
   D. 猪苓汤
   E. 以上都不是

35. 下列除哪项外均用辛开苦降之法
   A. 生姜泻心汤
   B. 干姜黄芩黄连人参汤
   C. 黄连汤

D. 小柴胡汤
E. 甘草泻心汤

36. 患者高热，大汗，大渴引饮，饮则喜冷，心烦，张目不眠，神昏谵语，手足厥冷，面红，唇、舌红，苔厚，脉洪大。选方最宜
   A. 栀子豉汤
   B. 白虎汤
   C. 白虎加人参汤
   D. 猪苓汤
   E. 茵陈蒿汤

37. 阳明中寒证与太阴病的主要鉴别在于
   A. 前者为实证，后者为虚证
   B. 前者虚寒较轻，后者虚寒较甚
   C. 前者仅见不能食，后者还有下利腹痛等
   D. 前者为胃阳亏虚，寒邪内盛，后者为脾虚不运，寒湿中阻
   E. 前者为小便不利，后者为小便利

38. 厥阴病的提纲证不包括
   A. 气上撞心
   B. 饥而不欲食
   C. 厥逆
   D. 消渴
   E. 心中疼热

39. 下列哪项不是百合地黄汤中百合的炮制方法
   A. 水洗
   B. 水渍去沫
   C. 炙
   D. 以泉水煎
   E. 擘

40. 麦门冬汤中麦冬与半夏的比例为
   A. 3∶1

B. 4∶1
C. 7∶1
D. 10∶1
E. 6∶1

41. 患者症见恶风，身热，汗出不口渴，全身浮肿，选方最宜
   A. 越婢汤
   B. 防己黄芪汤
   C. 杏子汤
   D. 防己茯苓汤
   E. 越婢加术汤

42. 温病的首发病位为
   A. 心
   B. 肝
   C. 脾
   D. 肺
   E. 肾

43. 叶天士提出，若斑出热不解者，治宜
   A. 苦寒清热泻火
   B. 辛寒清气泄热
   C. 甘寒清热生津
   D. 咸寒凉血养阴
   E. 咸寒软坚增液

44. 吴鞠通作为选用辛温法和辛凉法的重要依据是
   A. 恶风寒与否
   B. 身重与否
   C. 头痛与否
   D. 发热与否
   E. 见汗与否

45. 原文"阳明温病，无汗，实证未剧……小便不利者"，选方最宜
   A. 猪苓汤
   B. 白虎加人参汤
   C. 导赤散
   D. 冬地三黄汤
   E. 五苓散

46. 外感热病中，正邪相争，提示病变发展转折点的是
   A. 战汗
   B. 自汗
   C. 盗汗
   D. 冷汗
   E. 热汗

47. 有形实邪闭阻气机所致的疼痛，其疼痛性质是
   A. 胀痛
   B. 灼痛
   C. 冷痛
   D. 绞痛
   E. 隐痛

48. 患者口淡乏味，常提示的是
   A. 痰热内盛
   B. 湿热蕴脾
   C. 肝胃郁热
   D. 脾胃虚弱
   E. 食滞胃脘

49. 主水饮，肾虚水泛，气血受困的面色特点是
   A. 面色白
   B. 面色黧黑
   C. 眼眶黑
   D. 面色紫黑
   E. 黄如烟熏

50. 舌绛少苔有裂纹，多见于
   A. 热邪内盛
   B. 气血两虚
   C. 阴虚火旺

D. 瘀血内阻
E. 脾虚湿侵

51. 患者，男，60岁。形寒便溏，完谷不化，夜尿频多清长，下肢不温，舌质淡白，脉沉细。其舌苔应是
    A. 透明苔
    B. 白干苔
    C. 黄苔
    D. 黄腻苔
    E. 灰苔

52. 独语，病因多属
    A. 热扰心神
    B. 痰火扰心
    C. 风痰阻络
    D. 心气不足
    E. 心阴大伤

53. 肺气不得宣散，上逆喉间，气道窒塞，呼吸急促，称为
    A. 喘证
    B. 哮证
    C. 上气
    D. 短气
    E. 少气

54. 外感风寒或风热之邪，或痰湿壅肺，肺失宣肃，导致的音哑或失音，称为
    A. 子喑
    B. 金破不鸣
    C. 金实不鸣
    D. 少气
    E. 短气

55. 下列脉象，除哪项外，均主实证
    A. 弦
    B. 濡
    C. 滑

D. 紧
E. 长

56. 寒邪中阻，宿食不化，腹痛拒按，舌苔白厚，脉象可见
    A. 滑数
    B. 弦紧
    C. 结代
    D. 细涩
    E. 迟缓

57. 腹内结块，痛有定处，按之有形而不移，其证为
    A. 臌胀
    B. 痞满
    C. 积聚
    D. 水臌
    E. 结胸

58. 患者身热不恶寒，反恶热，烦渴喜冷饮，神昏谵语，便秘溲赤，手足逆冷，舌红苔黄而干，脉沉数有力。其证候是
    A. 表寒里热
    B. 表热里寒
    C. 真热假寒
    D. 真寒假热
    E. 上热下寒

59. 患者，男，35岁。两日来发热微恶寒，口苦，胁痛，尿短黄，大便黏臭，舌红苔薄白，脉数。其证候是
    A. 表里俱热
    B. 表寒里热
    C. 真寒假热
    D. 真热假寒
    E. 表热里寒

60. 阳虚证最主要的表现是
    A. 舌质淡白苔薄白

B. 口不渴或少饮
C. 面色白而无华
D. 脉沉细无力
E. 经常畏寒肢凉

61. 患者，男，56岁。素患眩晕，因情急恼怒而突发头痛而胀，继则昏厥仆倒，呕血，不省人事，肢体强痉，舌红苔黄，脉弦。其病机是
   A. 气郁
   B. 气逆
   C. 气脱
   D. 气陷
   E. 气结

62. 患者，男，46岁。腹痛腹泻2天。日泻10余次水便，经治已缓。目前口渴心烦，皮肤干瘪，眼窝凹陷，舌淡白苔薄黄，脉细无力。其证候是
   A. 津亏
   B. 阴虚
   C. 亡阴
   D. 外燥
   E. 实热

63. 大便中夹有不消化的食物，酸腐臭秽，其常见病因是
   A. 肝脾不调
   B. 寒湿内盛
   C. 大肠湿热
   D. 脾胃虚弱
   E. 食滞胃肠

64. 患者，男，50岁。咳嗽喘促，呼多吸少动则益甚，声低息微，腰膝酸软，舌淡，脉沉细两尺无力。其病机是
   A. 肺气虚损
   B. 肺阴亏虚
   C. 肺肾气虚

D. 肺肾阴虚
E. 肾气虚衰

65. 患者身目发黄，黄色鲜明，腹部痞满，肢体困重，便溏尿黄，身热不扬，舌红苔黄腻，脉濡数。其证候是
   A. 肝胆湿热
   B. 大肠湿热
   C. 肝火上炎
   D. 湿热蕴脾
   E. 寒湿困脾

66. 患者，女，26岁，已婚。胃脘痞满，不思饮食，频频泛恶，干呕，大便秘结，舌红少津，脉细弱。其病机是
   A. 脾阴不足
   B. 胃阴不足
   C. 胃燥津亏
   D. 胃热炽盛
   E. 肝胃不和

67. 阳明经证与腑证的鉴别要点是
   A. 有无发热
   B. 有无汗出
   C. 有无神志改变
   D. 有无燥屎内结
   E. 有无舌苔黄燥

68. 患者心烦不得卧，口燥咽干，舌尖红，脉细数。其诊断是
   A. 太阴病证
   B. 厥阴病证
   C. 少阴病证
   D. 少阴热化证
   E. 少阴寒化证

69. 解表药的味多是
   A. 辛味
   B. 酸味

C. 甘味
D. 苦味
E. 咸味

70. 蝉蜕的主要归经是
    A. 肺、脾
    B. 肺、肾
    C. 肺、心
    D. 肺、肝
    E. 肺、大肠

71. 人参配莱菔子在药物七情配伍关系中属
    A. 相使
    B. 相畏
    C. 相杀
    D. 相反
    E. 相恶

72. 孕妇应慎用的药物是
    A. 金银花
    B. 连翘
    C. 牛黄
    D. 鱼腥草
    E. 蒲公英

73. 入汤剂宜另煎的药物是
    A. 人参
    B. 当归
    C. 黄芪
    D. 杜仲
    E. 石斛

74. 既治风寒表实无汗，又治风寒表虚有汗的药物是
    A. 麻黄
    B. 紫苏
    C. 桂枝
    D. 香薷
    E. 荆芥

75. 下列药物中，能燥湿止带的是
    A. 防风
    B. 白芷
    C. 羌活
    D. 苍耳子
    E. 藁本

76. 患者外感风寒，恶寒发热，无汗，腹痛，吐泻，舌苔白腻。治疗宜选用
    A. 麻黄
    B. 桂枝
    C. 香薷
    D. 防风
    E. 白芷

77. 下列各项，不属薄荷功效的是
    A. 疏散风热
    B. 疏肝行气
    C. 清热凉血
    D. 透疹利咽
    E. 清利头目

78. 患者，男，50岁。自觉两目模糊，视物不清，伴有头痛，眩晕，舌红少苔，脉细弦。治疗应首选
    A. 升麻
    B. 葛根
    C. 薄荷
    D. 柴胡
    E. 菊花

79. 治疗热病伤津，烦热口渴，呕逆时作，舌燥少津者。应首选
    A. 石膏
    B. 知母
    C. 天花粉
    D. 芦根
    E. 栀子

80. 下列具有清热生津、止呕、除烦功效的药物是
    A. 大青叶
    B. 鱼腥草
    C. 夏枯草
    D. 蒲公英
    E. 芦根

81. 具有燥湿功效的药物是
    A. 蒲公英
    B. 紫花地丁
    C. 鱼腥草
    D. 穿心莲
    E. 青黛

82. 治疗咽喉红肿疼痛，兼有肺热咳嗽痰多者，应首选
    A. 射干
    B. 鱼腥草
    C. 马勃
    D. 板蓝根
    E. 山豆根

83. 治疗血热妄行，应首选
    A. 生地黄
    B. 玄参
    C. 牡丹皮
    D. 赤芍
    E. 羚羊角

84. 既能润肠通便，又能利水消肿的药物是
    A. 知母
    B. 杏仁
    C. 决明子
    D. 郁李仁
    E. 火麻仁

85. 白花蛇的功效是
    A. 祛风，解表，止痛

B. 祛风，通络，利尿
C. 祛风，活络，定惊
D. 祛风湿，强筋骨
E. 祛风湿，治骨鲠

86. 具有燥湿健脾、祛风湿、发汗、明目功效的药物是
    A. 苍术
    B. 厚朴
    C. 藿香
    D. 佩兰
    E. 砂仁

87. 泽泻具有的功效是
    A. 泄热
    B. 清肝
    C. 健脾
    D. 清肺
    E. 解暑

88. 治疗夏伤暑湿，身热烦渴，小便不利，泄泻者，应首选
    A. 茯苓
    B. 猪苓
    C. 金钱草
    D. 滑石
    E. 泽泻

89. 治疗脾胃虚寒，脘腹冷痛，兼寒饮伏肺，咳嗽气喘，痰多清稀者，应首选
    A. 附子
    B. 肉桂
    C. 干姜
    D. 细辛
    E. 高良姜

90. 丁香主治的病证是
    A. 蛔虫腹痛
    B. 脚气肿痛

C. 阳虚外感
D. 胃寒呃逆
E. 寒湿痹痛

B. 槐花
C. 小蓟
D. 地榆
E. 大蓟

91. 既能疏肝破气，又能散结消滞的药物是
    A. 陈皮
    B. 青皮
    C. 枳实
    D. 木香
    E. 香附

92. 患者，男，50岁。素体肥胖，胸闷憋气，时感胸痛，甚则胸痛彻背，舌质紫暗，苔薄腻，脉弦滑。治疗应首选
    A. 青皮
    B. 乌药
    C. 薤白
    D. 木香
    E. 香附

93. 患者痰壅气逆，咳嗽喘逆，痰多胸闷，食少难消，舌苔白腻，脉滑。治疗宜选用
    A. 山楂
    B. 莱菔子
    C. 神曲
    D. 鸡内金
    E. 麦芽

94. 白茅根具有的功效是
    A. 解毒敛疮
    B. 消肿生肌
    C. 清热利尿
    D. 祛痰止咳
    E. 活血祛瘀

95. 善治血热便血、痔血及肝热目赤头痛的药物是
    A. 虎杖

96. 患者胸部刺痛，固定不移，入夜更甚，时或心悸不宁，舌质紫暗，脉沉涩。治疗宜选用
    A. 艾叶
    B. 白及
    C. 三七
    D. 槐花
    E. 小蓟

97. 患者外感风邪，头痛较甚，伴恶寒发热，目眩鼻塞，舌苔薄白，脉浮。治疗宜选用
    A. 川芎
    B. 丹参
    C. 郁金
    D. 牛膝
    E. 益母草

98. 患者腰痛以酸软为主，喜按喜揉，腿膝无力，遇劳更甚，卧则减轻。治疗应选用
    A. 牛膝
    B. 桃仁
    C. 红花
    D. 郁金
    E. 鸡血藤

99. 治疗痰壅气逆，咳喘痰多，胸闷食少，甚则不能平卧。宜选用的药物是
    A. 紫苏子、白芥子、莱菔子
    B. 紫菀、款冬花、川贝母
    C. 桑叶、贝母、北沙参
    D. 杏仁、麻黄、甘草
    E. 麻黄、石膏、杏仁

100. 能止咳平喘，润肠通便，且无毒性的药物是
 A. 葶苈子
 B. 杏仁
 C. 白芥子
 D. 黄药子
 E. 苏子

101. 患者，女，36 岁。面色萎黄，头晕眼花，心悸失眠，舌淡少苔，脉细弱。治疗应首选
 A. 酸枣仁
 B. 合欢皮
 C. 磁石
 D. 远志
 E. 朱砂

102. 羚羊角具有的功效是
 A. 平肝潜阳，软坚散结
 B. 息风止痉，降逆止血
 C. 平肝潜阳，清热解毒
 D. 平肝潜阳，祛风止痛
 E. 息风止痉，通络散结

103. 具有开窍醒神、化湿和胃功效的药物是
 A. 石菖蒲
 B. 苏合香
 C. 麝香
 D. 冰片
 E. 牛黄

104. 治疗大失血、大吐泻所致体虚欲脱，脉微欲绝之证宜首选
 A. 西洋参
 B. 太子参
 C. 人参
 D. 党参
 E. 黄芪

105. 生用燥湿利水，炒用健脾止泻的药物是
 A. 西洋参
 B. 白术
 C. 黄芪
 D. 人参
 E. 甘草

106. 补骨脂具有的功效是
 A. 补气健脾
 B. 温脾止泻
 C. 祛风除湿
 D. 固表止汗
 E. 益气生津

107. 具有补肾益精、养血益气功效的药物是
 A. 沉香
 B. 磁石
 C. 蛤蚧
 D. 益智仁
 E. 紫河车

108. 具有清心安神功效的药物是
 A. 玉竹
 B. 龙眼肉
 C. 人参
 D. 莲子
 E. 百合

109. 具有固表止汗、益气除热功效的药物是
 A. 麻黄根
 B. 浮小麦
 C. 麻黄
 D. 五味子
 E. 山茱萸

110. 具有涩肠、止血、杀虫功效的药物是
 A. 椿皮
 B. 苦楝皮
 C. 贯众

D. 榧子

E. 肉豆蔻

111. 适宜用开窍剂治疗的证候是
   A. 阳明腑实，神昏谵语
   B. 阴虚风动，神倦瘛疭
   C. 瘀热扰神，谵语如狂
   D. 热陷心包，窍闭神昏
   E. 火毒扰神，错语不眠

112. 止嗽散的组成药物中含有
   A. 青皮
   B. 木香
   C. 香附
   D. 厚朴
   E. 陈皮

113. 柴葛解肌汤与大柴胡汤的组成药物中均含有的是
   A. 枳实、芍药
   B. 桔梗、芍药
   C. 黄芩、半夏
   D. 黄芩、桔梗
   E. 黄芩、芍药

114. 不属于麻子仁丸组成药物的是
   A. 芍药
   B. 杏仁
   C. 大黄
   D. 厚朴
   E. 甘草

115. 小柴胡汤的组成药物中不含有的是
   A. 柴胡
   B. 黄芩
   C. 干姜
   D. 人参

E. 大枣

116. 清营汤的功用是
   A. 泻火养阴，凉血散瘀
   B. 益气养阴，宁心安神
   C. 清热凉血，养阴生津
   D. 清营透热，养阴活血
   E. 泻火解毒，凉血止血

117. 四妙勇安汤的组成药物是
   A. 玄参、甘草、当归、金银花
   B. 陈皮、地丁、川芎、连翘
   C. 连翘、蒲公英、苦参、板蓝根
   D. 野菊花、黄连、地丁、桑叶
   E. 赤芍、苦参、甘草、大青叶

118. 具有解表通便功用的方剂是
   A. 麻黄杏仁甘草石膏汤
   B. 葛根黄芩黄连汤
   C. 防风通圣散
   D. 大柴胡汤
   E. 凉膈散

119. 青蒿鳖甲汤主治证的热型是
   A. 骨蒸潮热
   B. 夜热早凉
   C. 日晡潮热
   D. 身热夜甚
   E. 皮肤蒸热

120. 吴茱萸汤除温中补虚外，还具有的功用是
   A. 缓急止痛
   B. 散寒止痛
   C. 降逆止呕
   D. 降逆止痛
   E. 降逆止呃

B 型题

答题说明

以下提供若干组考题，每组考题共用在考题前列出的 A、B、C、D、E 五个备选答案。请从中选择一个与问题关系最密切的答案，并在答题卡上将相应题号的相应字母所属方框涂黑。每个备选答案可能被选择一次、多次或不被选择。

（121～122题共用备选答案）
A. 滑
B. 促
C. 弦
D. 涩
E. 数

121. 胸痹心痛患者，脉象多见
122. 心烦不寐患者，脉象多见

（123～124题共用备选答案）
A. 气能生血
B. 气能摄血
C. 气能行血
D. 血能载气
E. 血能生气

123. 治疗血虚，常配伍补气药，其根据是
124. 气随血脱的生理基础是

（125～126题共用备选答案）
A. 肝阳化风证
B. 阴虚动风证
C. 血虚生风证
D. 热极生风证
E. 肝阳上亢证

125. 可见步履不稳，眩晕欲仆症状的是
126. 可见眩晕肢体震颤，面白无华症状的是

（127～128题共用备选答案）
A. 新加黄龙汤
B. 宣白承气汤
C. 导赤承气汤
D. 牛黄承气汤

E. 增液汤

127. 治疗"阳明温病，下之不通"，吴氏称其法为"脏腑合治法"的是
128. 治疗"阳明温病，下之不通"，吴氏称其法为"两少阴合治法"的是

（129～130题共用备选答案）
A. 连翘
B. 白头翁
C. 土茯苓
D. 蒲公英
E. 板蓝根

129. 被誉为"治痢要药"的药物是
130. 被誉为"疮家圣药"的药物是

（131～132题共用备选答案）
A. 独活
B. 秦艽
C. 防己
D. 狗脊
E. 川乌

131. 既能祛风湿，又能温经止痛的药物是
132. 既能祛风湿，又能退虚热的药物是

（133～134题共用备选答案）
A. 丁香
B. 细辛
C. 花椒
D. 小茴香
E. 高良姜

133. 治疗睾丸偏坠胀痛，应选用
134. 治疗阳痿肾阳不足证，应选用

（135～136题共用备选答案）
A. 侧柏叶
B. 仙鹤草
C. 白及
D. 三七
E. 炮姜

135. 具有温经止血功效的药物是
136. 具有凉血止血功效的药物是

（137～138题共用备选答案）
A. 补阳
B. 通阳
C. 升阳
D. 潜阳
E. 同阳

137. 石决明具有的功效是
138. 桂枝具有的功效是

（139～140题共用备选答案）
A. 黄连
B. 杏仁
C. 细辛
D. 熟地黄
E. 石膏

139. 小青龙汤的组成药物中含有
140. 九味羌活汤的组成药物中含有

（141～142题共用备选答案）
A. 四逆散
B. 逍遥散
C. 大柴胡汤
D. 葛根芩连汤
E. 小柴胡汤

141. 和解少阳的代表方剂是
142. 和解少阳，内泻热结的代表方剂是

（143～144题共用备选答案）
A. 清骨散
B. 知柏地黄丸
C. 清营汤
D. 黄连解毒汤
E. 五味消毒饮

143. 有清骨蒸潮热作用的方剂是
144. 有清血分之热作用的方剂是

（145～146题共用备选答案）
A. 渗湿
B. 通便
C. 升阳
D. 补血
E. 疏肝

145. 参苓白术散的功用是
146. 炙甘草汤的功用是

（147～148题共用备选答案）
A. 杏苏散
B. 清燥救肺汤
C. 桑杏汤
D. 麦门冬汤
E. 养阴清肺汤

147. 含有半夏、麦冬、人参的方剂是
148. 含有生地、麦冬、玄参的方剂是

（149～150题共用备选答案）
A. 温中补虚，理气健脾
B. 温中补虚，和里缓急
C. 温中补虚，降逆止痛
D. 温中补虚，降逆止呕
E. 温中补虚，散寒止痛

149. 大建中汤的功用是
150. 吴茱萸汤的功用是

试卷标识码：

中医执业医师资格考试
最后成功四套胜卷（一）

（医学综合考试部分）

第二单元

考生姓名：_____

准考证号：_____

考　　点：_____

考　场　号：_____

A1 型题

答题说明

每一道考试题下面有 A、B、C、D、E 五个备选答案。请从中选择一个最佳答案，并在答题卡上将相应题号的相应字母所属的方框涂黑。

1. 导致感冒的主因是
   A. 寒邪
   B. 热邪
   C. 风邪
   D. 湿邪
   E. 暑邪

2. 风寒感冒兼胸脘痞闷，食少纳呆，脉濡者，治疗应首选
   A. 荆防败毒散
   B. 香苏散
   C. 杏苏散
   D. 羌活胜湿汤
   E. 三仁汤

3. 患者恶寒重，发热轻，无汗，头痛，肢体疼痛，鼻塞声重，时流清涕，喉痒，舌苔薄白而润，脉浮。其治法是
   A. 散寒解肌
   B. 辛温解表
   C. 调和营卫
   D. 散寒止痛
   E. 发汗解肌

4. 下列各项，除哪项外，均是内伤咳嗽的常见病因
   A. 情志刺激
   B. 饮食不节
   C. 过劳努伤
   D. 肺脏虚弱
   E. 久病伤阴

5. 咳嗽喉痒，痰中带血，口干鼻燥，或身热，舌红少津苔薄黄，脉数。治疗应首选
   A. 桑杏汤
   B. 杏苏散
   C. 沙参麦冬汤
   D. 麦门冬汤
   E. 百合固金汤

6. 患者，男，54岁。咳嗽气粗，痰多痰黄，面赤身热，口干欲饮，舌红苔黄腻，脉滑数。其证候是
   A. 痰热郁肺
   B. 肺阴亏耗
   C. 风燥伤肺
   D. 风热犯肺
   E. 风寒袭肺

7. 哮喘患者，气短息弱，自汗畏风，面色㿠白，咳嗽痰稀，舌淡苔白，脉弱。其诊断是
   A. 哮证缓解期，肺虚
   B. 哮证缓解期，脾虚
   C. 哮证缓解期，肾虚
   D. 虚喘，肺虚
   E. 虚喘，肾虚

8. 患者呼吸急促，喉中哮鸣有声，胸膈满闷，咳嗽痰少，形寒畏冷，舌苔白滑，脉弦紧。其治法是
   A. 温肺化痰，纳气平喘
   B. 温肺散寒，化痰平喘
   C. 温肺散寒，止咳化痰
   D. 温肺化痰，散寒解表
   E. 散寒温脾，化痰平喘

9. 喘证的病变部位在

A. 心、肺
B. 肺、肾
C. 心、肾
D. 脾、肾
E. 肺、脾

10. 下列各项，哪项不属实喘的特点
    A. 深吸为快
    B. 呼出为快
    C. 伴有表证
    D. 痰鸣咳嗽
    E. 脉实有力

11. 患者，男，42岁。喘逆上气，咳痰不爽，痰质稠、色黄，恶寒身热，无汗，舌红苔黄，脉浮滑而数。治疗应首选
    A. 麻杏石甘汤
    B. 黄连解毒汤
    C. 清金化痰汤
    D. 银翘散
    E. 桑白皮汤

12. 患者，男，32岁。素日嗜酒，外出着凉后，始见时时振寒，发热，继而壮热汗出，烦躁不宁，咳嗽气急，咳吐腥臭浊痰，胸满作痛，口干苦，便秘，舌红苔黄腻，脉滑数。治疗应首选
    A. 清金化痰汤
    B. 千金苇茎汤
    C. 桑白皮汤
    D. 加味泻白散
    E. 济生桔梗汤

13. 患者，男，27岁。干咳少痰，咳声短促，痰中带血，五心烦热，时有盗汗，形体消瘦，胸部闷痛隐隐，舌红少苔，脉细数。其诊断是
    A. 内伤咳嗽，肺阴亏耗
    B. 肺痨，肺阴亏损

C. 哮证，肺虚
D. 喘证，肺虚
E. 虚劳，肺阴虚

14. 肺胀患者，神志恍惚，烦躁不宁，咳逆喘促，咳痰不爽，舌暗苔淡黄而腻，脉滑数。治疗应首选
    A. 涤痰汤合苏合香丸
    B. 涤痰汤合至宝丹
    C. 玉枢丹
    D. 菖蒲郁金汤
    E. 通窍活血汤

15. 治疗心悸心阳不振证，应首选
    A. 温胆汤
    B. 二陈汤
    C. 苓桂术甘汤
    D. 金匮肾气丸
    E. 桂枝甘草龙骨牡蛎汤

16. 患者，男，60岁。心悸怔忡，健忘失眠，多梦，面色不华，舌质淡，脉细。其治法是
    A. 滋阴养心
    B. 滋补肝肾
    C. 益气养阴
    D. 养血安神
    E. 清胃泻火

17. 胸痹的主要病机为
    A. 气滞血瘀
    B. 寒凝气滞
    C. 痰瘀交阻
    D. 阳气虚衰
    E. 心脉痹阻

18. 患者胸闷气短，甚则胸痛彻背，心悸汗出，腰酸乏力，畏寒肢冷，唇甲淡白，舌淡白，脉沉微欲绝。治疗应首选

A. 参附汤合右归饮
B. 人参养营汤合左归饮
C. 炙甘草汤合生脉散
D. 苓桂术甘汤合左归丸
E. 苏合香丸合左归饮

19. 胸痹患者，女，45岁。胸闷如窒而痛，气短喘促，肢体沉重，体胖痰多，舌苔浊腻，脉滑。其证候是
    A. 饮邪上犯
    B. 痰浊壅塞
    C. 心血瘀阻
    D. 寒凝气滞
    E. 气虚血瘀

20. 患者心烦不寐，心悸不安，头晕，耳鸣健忘，腰酸梦遗，五心烦热，口干津少，舌红，脉细数。其治法是
    A. 清心宁神，养阴除烦
    B. 养阴生津，除烦宁神
    C. 清火除烦，宁心安神
    D. 滋阴降火，养心安神
    E. 滋阴宁心，镇惊安神

21. 治疗狂证痰热瘀结证，应首选
    A. 顺气导痰汤
    B. 越鞠丸
    C. 生铁落饮
    D. 琥珀养心丹
    E. 癫狂梦醒汤

22. 患者突然仆倒，昏不知人，口吐白沫，四肢抽搐，口中喊叫，无口眼㖞斜及半身不遂。其诊断是
    A. 中风
    B. 痉证
    C. 痫证
    D. 厥证
    E. 眩晕

23. 患者，男，50岁。昏仆抽搐吐涎，两目上视，口中如作猪羊叫，平时情绪急躁，心烦失眠，咳痰不爽，口苦而干，舌红苔黄腻，脉弦滑数。治疗应首选
    A. 知柏地黄丸合定痫丸
    B. 天王补心丹合定痫丸
    C. 顺气导痰汤合二阴煎
    D. 龙胆泻肝汤合涤痰汤
    E. 滋水清肝饮合定痫丸

24. 治疗气厥虚证，应首选
    A. 安宫牛黄丸
    B. 补中益气汤
    C. 四味回阳饮
    D. 四君子汤
    E. 通瘀煎

25. 治疗胃痛脾胃虚寒证，应首选
    A. 小建中汤
    B. 理中丸
    C. 附子理中丸
    D. 良附丸
    E. 黄芪建中汤

26. 患者脘腹痞闷，嘈杂，饥不欲食，恶心嗳气，口燥咽干，大便秘结，舌红少苔，脉细数。其治法是
    A. 补气健脾，升清降浊
    B. 养阴益胃，调中消痞
    C. 清热化湿，和胃消痞
    D. 疏肝解郁，和胃消痞
    E. 健脾祛湿，理气除胀

27. 呕吐的病位在
    A. 肠、肝、脾
    B. 胃、肝、脾
    C. 脾、胃、肺
    D. 肺、胃、肾
    E. 肝、胃、肠

28. 患者呕吐清水痰涎，脘闷不食，头晕心悸，舌苔白腻，脉滑。其证候是
   A. 饮食停滞
   B. 痰饮内阻
   C. 气滞痰阻
   D. 食积痰阻
   E. 气滞食积

29. 患者吞咽梗阻，胸膈痞闷，情志舒畅时可稍减轻，口干咽燥，舌偏红苔薄腻，脉弦滑。治疗应首选
   A. 通幽汤
   B. 涤痰汤
   C. 温胆汤
   D. 玉枢丹
   E. 启膈散

30. 呃逆与干呕、嗳气在病机上的共同点是
   A. 胃气上逆
   B. 寒气上逆
   C. 肝胃气逆
   D. 肺胃气逆
   E. 积热上冲

31. 患者，男，42岁。呃逆频作，声音洪亮有力，冲逆而出，口臭烦渴，多喜冷饮，脘腹满闷，大便秘结，舌苔黄燥，脉滑数。治疗应首选
   A. 竹叶石膏汤
   B. 橘皮竹茹汤
   C. 凉膈散
   D. 小承气汤
   E. 泻心汤

32. 治疗腹痛湿热壅滞证，应首选
   A. 大承气汤
   B. 龙胆泻肝汤
   C. 清中汤
   D. 枳实导滞丸

   E. 泻心汤合连朴饮

33. 治疗久泻不止，不宜过用
   A. 健脾
   B. 补肾
   C. 升提
   D. 固涩
   E. 分利

34. 患者，男，60岁。黎明之前泄泻，腹痛肠鸣即泻，泻后则安，形寒怕冷，舌淡苔白，脉沉。其病机是
   A. 食滞肠胃
   B. 肾阳虚衰
   C. 寒湿客脾
   D. 湿热伤脾
   E. 肝气乘脾

35. 疫毒痢的治法是
   A. 清热解毒化湿
   B. 温中燥湿调气
   C. 凉血清热利湿
   D. 清热利湿和胃
   E. 清热凉血解毒

36. 患者，男，35岁。下痢3个月余，利下稀薄白冻，腹部隐痛，里急后重，食少神疲，四肢不温，舌淡苔薄白，脉沉细。治疗应首选
   A. 桃花汤
   B. 驻车丸
   C. 芍药汤
   D. 胃苓汤
   E. 白头翁汤

37. 患者发病急骤，痢下鲜紫脓血，腹痛剧烈，里急后重较甚，壮热口渴，舌红绛苔黄燥，脉滑数。其诊断是
   A. 湿热痢

B. 疫毒痢
C. 休息痢
D. 寒湿痢
E. 以上均非

38. 患者大便秘结，欲便不得，嗳气频作，胸胁痞满，重则腹中胀痛，纳食减少，舌苔薄腻，脉弦。治疗应首选
    A. 四磨汤
    B. 五磨饮子
    C. 六磨汤
    D. 四七汤
    E. 柴胡疏肝散

39. 患者，男，45岁。胁痛口苦，胸闷纳呆，恶心呕吐，目黄身黄，舌苔黄腻，脉弦滑数。其证候是
    A. 肝气郁结
    B. 肝郁化火
    C. 肝胆湿热
    D. 肝阴不足
    E. 瘀血阻滞

40. 黄疸形成的关键病理因素是
    A. 热邪
    B. 寒邪
    C. 疫毒
    D. 瘀血
    E. 湿邪

41. 治疗黄疸阴黄证，应首选
    A. 麻黄连翘赤小豆汤
    B. 栀子柏皮汤
    C. 茵陈五苓散
    D. 茵陈术附汤
    E. 茵陈蒿汤

42. 患者身目俱黄，黄色晦暗，腹胀纳少，神疲畏寒，大便不实，口淡不渴，舌淡苔腻，脉濡缓，诊断为黄疸。其证候是
    A. 阴黄
    B. 急黄
    C. 阳黄湿热并重
    D. 阳黄热重于湿
    E. 阳黄湿重于热

43. 患者腹内积块明显，硬痛不移，面暗消瘦，纳食减少，时有寒热，舌紫暗苔薄，脉细涩。其证候是
    A. 肝气郁滞
    B. 食滞痰阻
    C. 气滞血阻
    D. 瘀血内结
    E. 正虚瘀结

44. 患者腹大胀满，按之如囊裹水，伴下肢浮肿，胸脘痞胀，精神困倦，怯寒懒动，尿少便溏，舌苔白腻，脉缓。其治法是
    A. 温中健脾，行气利水
    B. 温补脾肾，化气行水
    C. 健脾益气，化气行水
    D. 理气疏肝，化瘀利水
    E. 健脾渗湿，行气利水

45. 患者头痛以前额为甚，面红，牙痛，便干，舌红苔黄，脉弦。处方用药加用白芷，除治疗效应外，其引经报使作用在
    A. 少阳经
    B. 太阳经
    C. 阳明经
    D. 少阴经
    E. 厥阴经

46. 阳明头痛，可选用的引经药是
    A. 羌活、蔓荆子
    B. 羌活、川芎
    C. 葛根、白芷
    D. 柴胡、川芎

E. 吴茱萸、藁本

47. "无痰不作眩"，出自以下哪部医著
   A.《素问·六元正纪大论》
   B.《金匮要略》
   C.《丹溪心法》
   D.《景岳全书》
   E.《医学正传》

48. 中风的病理基础是
   A. 风火痰瘀
   B. 气血逆乱
   C. 心肝火旺
   D. 肝阳上亢
   E. 肝肾阴虚

49. 患者平素眩晕，耳鸣，突然发生口舌㖞斜，舌强语謇，半身不遂，但其神志清楚，舌红，脉弦滑。治疗应首选
   A. 大秦艽汤
   B. 镇肝息风汤
   C. 龙胆泻肝汤
   D. 地黄饮子
   E. 苏合香丸

50. 与水肿关系最为密切的脏腑是
   A. 肺、脾、肾
   B. 肺、胃、肾
   C. 心、脾、肾
   D. 肝、脾、肾
   E. 心、肝、肾

51. 患者因皮肤疮疡破溃而引发水肿，肿势自颜面渐及全身，小便不利，恶风发热，咽红，舌红苔薄黄，脉滑数。治疗应首选
   A. 越婢加术汤合桑白皮汤
   B. 麻黄连翘赤小豆汤合五味消毒饮
   C. 麻黄连翘赤小豆汤合五皮散

   D. 麻黄连翘赤小豆汤合猪苓汤
   E. 实脾饮合五味消毒饮

52. 患者因皮肤疮疡破溃而引发水肿，肿势自颜面而渐及全身，发热咽红，舌红苔薄黄，脉滑数。其治法是
   A. 温运脾阳，以利水湿
   B. 健脾化湿，通阳利水
   C. 宣肺解毒，利湿消肿
   D. 散风清热，宣肺利水
   E. 温肾助阳，化气行水

53. 尿血与血淋的鉴别，主要在于
   A. 尿色的深浅
   B. 尿量的多少
   C. 尿味的情况
   D. 有无尿痛
   E. 以上均非

54. 治疗石淋，应首选
   A. 程氏萆薢分清饮
   B. 无比山药丸
   C. 八正散
   D. 沉香散
   E. 石韦散

55. 患者小便热涩刺痛，尿色深红，夹有血块，心烦，舌苔黄，脉滑数。其治法是
   A. 清热泻火，利湿通淋
   B. 滋阴清热，补虚止血
   C. 化瘀通淋，凉血止血
   D. 清热通淋，凉血止血
   E. 清热利湿，通淋排石

56. 患者，男，60岁。因发热咳嗽，而出现小便不畅，点滴不爽，烦渴欲饮，呼吸急促，舌红苔薄黄，脉数。其病机是
   A. 肾元亏虚
   B. 湿热蕴结

C. 脾气不升
D. 肺热壅盛
E. 气机阻滞

57. 治疗郁证日久，阴虚火旺者，应首选
   A. 丹栀逍遥散
   B. 知柏地黄丸
   C. 天王补心丹
   D. 六味地黄丸
   E. 滋水清肝饮

58. 患者，女，40岁。精神恍惚，心神不宁，多疑易惊，悲忧善哭，喜怒无常，舌质淡，脉弦。其证候是
   A. 肝气郁结
   B. 痰气郁结
   C. 心神失养
   D. 心脾两虚
   E. 心肾阴虚

59. 患者，男，70岁。小便点滴不通，短赤灼热，尿细如线，小腹胀满，口苦口黏，舌质红，苔黄腻，脉数。治疗应首选
   A. 八正散
   B. 沉香散
   C. 春泽汤
   D. 清肺饮
   E. 石韦散

60. 患者便血紫暗，甚则黑色，腹部隐痛，喜热饮，面色不华，神倦懒言，便溏，舌质淡，脉细。治疗应首选
   A. 当归补血汤
   B. 归脾汤
   C. 黄土汤
   D. 无比山药丸
   E. 黄芪建中汤

61. 患者久病尿血，体倦乏力，气短声低，面色不华，舌质淡，脉弱。治疗应首选
   A. 知柏地黄丸
   B. 无比山药丸
   C. 小蓟饮子
   D. 归脾汤
   E. 十灰散

62. 痰饮的治疗原则是
   A. 宣肺
   B. 健脾
   C. 温化
   D. 补肾
   E. 发汗

63. 患者胸胁疼痛，咳唾引痛，咳逆气喘，息促不能平卧，喜向右侧偏卧，右侧肋间胀满，舌苔白，脉沉弦。其治法是
   A. 攻下逐饮
   B. 和解宣利
   C. 理气和络
   D. 泻肺祛饮
   E. 发表化饮

64. 患者，女，60岁。消渴病史8年。形体消瘦，尿频量多，混浊如脂膏，口干唇燥，舌红，脉细数。治疗应首选
   A. 玉女煎
   B. 消渴方
   C. 六味地黄丸
   D. 金匮肾气丸
   E. 生脉饮

65. 患者汗出恶风，遇劳则发，易于感冒，体倦乏力，面色少华，舌苔薄白，脉细弱。治疗应首选
   A. 桂枝汤
   B. 四妙丸
   C. 玉屏风散
   D. 当归六黄汤

E. 龙胆泻肝汤

66. 虚劳以气虚为主时，主要病变的脏是
   A. 肺、脾
   B. 心、肾
   C. 肺、肾
   D. 脾、肾
   E. 心、肺

67. 治疗虚劳脾胃阴虚者，应首选
   A. 玉女煎
   B. 益胃汤
   C. 沙参麦冬汤
   D. 麦门冬汤
   E. 一贯煎

68. 治疗行痹，应首选
   A. 乌头汤
   B. 薏苡仁汤
   C. 防风汤
   D. 宣痹汤
   E. 白虎加桂枝汤

69. 患者肢体关节疼痛剧烈，痛处固定，得热痛减，遇寒痛增，舌苔薄白，脉紧。治疗应首选
   A. 防风汤
   B. 乌头汤
   C. 薏苡仁汤
   D. 白虎加桂枝汤
   E. 桂枝芍药知母汤

70. 患者肢体痿软，身体困重，足胫热气上腾，发热，胸痞脘闷，舌苔黄腻，脉滑数。其治法是
   A. 清热润燥，养肺生津
   B. 清热利湿，通利筋脉
   C. 泻南补北，滋阴清热
   D. 补益肝肾，清热滋阴

E. 补益脾气，健运升清

71. 治疗肾虚腰痛而无明显阴阳偏盛者，可选用的方剂是
   A. 杜仲丸
   B. 青娥丸
   C. 补髓丹
   D. 虎潜丸
   E. 补血荣筋丸

72. 十二经脉的命名，主要包含了下列哪些内容
   A. 阴阳、五行、脏腑
   B. 五行、手足、阴阳
   C. 手足、阴阳、脏腑
   D. 脏腑、手足、五行
   E. 以上均非

73. 循行于上肢内侧中线的经脉是
   A. 手太阳经
   B. 手少阳经
   C. 手厥阴经
   D. 手少阴经
   E. 手太阴经

74. 与女子妊娠密切相关的经脉是
   A. 督脉
   B. 任脉
   C. 冲脉
   D. 带脉
   E. 阴维脉

75. 手三阳经的走向为
   A. 从头走足
   B. 从足走腹
   C. 从胸走手
   D. 从手走头
   E. 从手走足

76. "阳脉之海"指的是
    A. 阳跷脉
    B. 阳维脉
    C. 带脉
    D. 督脉
    E. 任脉

77. 外邪由皮毛传入脏腑的途径，依次是
    A. 络脉—孙脉—经脉
    B. 孙脉—经脉—络脉
    C. 经脉—孙脉—络脉
    D. 络脉—经脉—孙脉
    E. 孙脉—络脉—经脉

78. 脾经的郄穴是
    A. 外丘
    B. 梁丘
    C. 中都
    D. 地机
    E. 金门

79. 足临泣是八脉交会穴中
    A. 通任脉的穴位
    B. 通督脉的穴位
    C. 通冲脉的穴位
    D. 通带脉的穴位
    E. 通阳跷脉的穴位

80. 十二经脉中，多气多血之经是
    A. 足厥阴肝经
    B. 足太阳膀胱经
    C. 手阳明大肠经
    D. 足少阳胆经
    E. 手少阴心经

81. 患者外感风寒，咽喉赤肿疼痛，吞咽困难，咽干，咳嗽。治疗应首选
    A. 合谷
    B. 内庭
    C. 太溪
    D. 鱼际
    E. 廉泉

82. 下列穴位与关元相平的是
    A. 归来
    B. 大赫
    C. 大横
    D. 外陵
    E. 水道

83. 属足太阴脾经的腧穴是
    A. 血海
    B. 少海
    C. 小海
    D. 照海
    E. 气海

84. 腕横纹尺侧端，尺侧腕屈肌腱桡侧凹陷中的腧穴是
    A. 神门
    B. 大陵
    C. 列缺
    D. 太渊
    E. 内关

85. 耳屏前，下颌骨髁状突后缘的腧穴是
    A. 下关
    B. 听宫
    C. 听会
    D. 耳门
    E. 颧髎

86. 属足少阴肾经的腧穴是
    A. 血海
    B. 少海
    C. 小海
    D. 照海
    E. 气海

87. 悬钟穴位于
    A. 外踝后缘中点上3寸，腓骨前缘
    B. 外踝前缘中点上3寸，腓骨前缘
    C. 外踝下缘中点上3寸，腓骨前缘
    D. 外踝高点上3寸，腓骨前缘
    E. 外踝上缘中点上3寸，腓骨前缘

88. 治疗癃闭、遗尿的穴位是
    A. 太冲
    B. 大陵
    C. 神门
    D. 内关
    E. 阴郄

89. 针刺肌肉浅薄部位的腧穴，常用的进针法是
    A. 指切
    B. 夹持
    C. 舒张
    D. 提捏
    E. 套管

90. 化脓灸属于
    A. 直接灸
    B. 间接灸
    C. 温和灸
    D. 回旋灸
    E. 实按灸

91. 下列哪项不宜用三棱针治疗
    A. 高热
    B. 脱证
    C. 昏迷
    D. 惊厥
    E. 咽痛

92. 下列属于原络配穴法的是
    A. 合谷、偏历
    B. 太溪、大钟

    C. 太渊、列缺
    D. 合谷、列缺
    E. 冲阳、丰隆

93. 采用背俞穴治疗皮肤痒疹，应首选
    A. 肝俞
    B. 肺俞
    C. 脾俞
    D. 三焦俞
    E. 心俞

94. 下列各项，在五输穴中属"水"的是
    A. 少府
    B. 大陵
    C. 后溪
    D. 曲泉
    E. 经渠

95. 患儿，女，10岁。阵发性右上腹绞痛，伴恶心呕吐，腹部平软。用特定穴治疗，应首选
    A. 原穴
    B. 络穴
    C. 背俞穴
    D. 八会穴
    E. 下合穴

96. 患者，男，50岁。肩关节疼痛，痛有定处，抬举困难，夜间痛甚，劳累加剧。治疗应首选
    A. 手太阳经穴
    B. 近取穴为主
    C. 分部近取穴与远取穴相结合
    D. 循经取穴
    E. 手少阳经穴

97. 患者，男，24岁。颈项强痛，活动受限，头向患侧倾斜，项背牵拉痛，颈项部压痛明显，兼见恶风畏寒。治疗除取主穴

外，还应选用的穴位是
A. 内关、外关
B. 肩井、后溪
C. 风池、合谷
D. 血海、阴陵泉
E. 肾俞、关元

98. 患者，男，55岁。1年来每日黎明之前腹微痛，痛即泄泻，或肠鸣而不痛，腹部和下肢畏寒，舌淡苔白，脉沉细，治疗除取主穴外，还应加
A. 胃俞、合谷
B. 肝俞、内关
C. 三焦俞、公孙
D. 命门、关元
E. 关元俞、三阴交

99. 患者，男，22岁。发热恶寒，寒重热轻，头痛身痛，鼻塞流涕，咳嗽，咳痰清稀，舌苔薄白，脉浮紧。治疗应首选
A. 手太阴、手阳明、足太阳经穴
B. 手少阴、手太阳、手太阴经穴
C. 手太阴、足太阳、手少阳经穴
D. 手太阴、手少阳、足少阳经穴
E. 手阳明、足阳明、手太阴经穴

100. 患者，女，26岁。下肢弛缓无力1年余。肌肉明显萎缩，功能严重受限，并感麻木、发凉，腰痛，头晕，舌红少苔，脉细数。治疗应选取何经穴为主
A. 督脉经
B. 太阳经
C. 阳明经
D. 少阳经
E. 厥阴经

101. 患者，男，45岁。大便秘结不通，排便艰难，伴腹胀痛，身热，口干口臭，喜冷饮，舌红，苔黄，脉滑数。治疗除

取主穴外，还应选用的穴位是
A. 足三里、三阴交
B. 中脘、太冲
C. 神阙、关元
D. 合谷、内庭
E. 气海、脾俞

102. 患者，男，32岁。恶寒发热2天。伴咽喉肿痛，口渴，舌苔薄黄。治疗除取主穴外，还应选用的穴位是
A. 风门、肺俞
B. 外关、身柱
C. 曲池、中府
D. 阴陵泉、委中、中冲
E. 曲池、尺泽、鱼际

103. 患儿，男，7岁。睡中遗尿，白天小便频而量少，劳累后遗尿加重，面白气短，食欲不振，大便易溏，舌淡苔白，脉细无力。治疗除取主穴外，还应选用的是
A. 神门、阴陵泉、胃俞
B. 气海、肺俞、足三里
C. 次髎、水道、三阴交
D. 百会、神门、内关
E. 关元俞、肾俞、关元

104. 患者，女，45岁。2天前感觉胁肋部皮肤灼热疼痛，皮色发红，继则出现簇集性粟粒大小丘状疱疹，呈带状排列，兼见口苦，心烦，易怒，脉弦数。治疗除取主穴外，还应选用的穴位是
A. 大椎、曲池、合谷
B. 行间、大敦、阳陵泉
C. 血海、隐白、内庭
D. 足三里、阴陵泉、阳陵泉
E. 内庭、曲池、太白

105. 患者，男，43岁。两耳轰鸣，按之不

减,听力减退,兼见烦躁易怒,咽干,便秘,脉弦。治疗应首选
A. 手、足太阴经穴
B. 手、足少阴经穴
C. 手、足少阳经穴
D. 手阳明经穴
E. 足太阳经穴

106. 患者,女,64岁。耳中如蝉鸣4年,时作时止,劳累则加剧,按之鸣声减弱。治疗应首选
A. 太阳、听会、角孙
B. 丘墟、足窍阴、外关
C. 太阳、听会、合谷
D. 听会、侠溪、中渚
E. 太溪、照海、听宫

107. 患者,男,62岁。外出散步时,突然昏仆,不省人事,伴口噤不开,牙关紧闭,肢体强痉。治疗应首选
A. 督脉、任脉经穴
B. 督脉、足太阳经穴
C. 督脉、手厥阴经穴
D. 任脉、手厥阴经穴
E. 任脉、足太阳经穴

108. 经络系统中,具有维持人体正常运动功能的是
A. 十二经脉
B. 十五络脉
C. 十二经别
D. 十二经筋
E. 十二皮部

109. 按十二经脉气血流注次序,小肠经上接
A. 胆经
B. 心经
C. 胃经
D. 膀胱经

E. 三焦经

110. "阴脉之海"是指
A. 带脉
B. 任脉
C. 冲脉
D. 阴跷脉
E. 阴维脉

111. 循行于腹中线旁开2寸,胸中线旁开4寸的经脉是
A. 手太阴肺经
B. 足阳明胃经
C. 足少阴肾经
D. 足太阴脾经
E. 足厥阴肝经

112. 脾之大络,名为
A. 天池
B. 俞府
C. 鸠尾
D. 大包
E. 虚里

113. 公孙穴所通的奇经是
A. 任脉
B. 督脉
C. 冲脉
D. 阳维脉
E. 阳跷脉

114. 髀枢至膝中的骨度分寸是
A. 14寸
B. 15寸
C. 16寸
D. 18寸
E. 19寸

115. 治疗滞产，应首选
    A. 合谷
    B. 太冲
    C. 足三里
    D. 血海
    E. 至阴

116. 三焦经在上肢的循行部位是
    A. 外侧前缘
    B. 内侧中线
    C. 外侧后缘
    D. 内侧前缘
    E. 外侧中线

117. 十二经脉中，相表里的阴经与阳经的交接部位在
    A. 四肢部
    B. 胸部
    C. 腹部
    D. 头部
    E. 面部

118. 按十二经脉的流注次序，肝经向下流注的经脉是
    A. 膀胱经
    B. 胆经
    C. 三焦经
    D. 心经
    E. 肺经

119. 足三阴经从起始部至内踝上8寸段的分布是
    A. 厥阴在前，太阴在中，少阴在后
    B. 厥阴在前，少阴在中，太阴在后
    C. 少阴在前，太阴在中，厥阴在后
    D. 太阴在前，厥阴在中，少阴在后
    E. 太阴在前，少阴在中，厥阴在后

120. 联系舌根，分散舌下的经脉是
    A. 足厥阴肝经
    B. 足少阴肾经
    C. 足太阴脾经
    D. 足阳明胃经
    E. 足少阳胆经

B 型题

答题说明

以下提供若干组考题，每组考题共用在考题前列出的 A、B、C、D、E 五个备选答案。请从中选择一个与问题关系最密切的答案，并在答题卡上将相应题号的相应字母所属方框涂黑。每个备选答案可能被选择一次、多次或不被选择。

（121～122题共用备选答案）
    A. 桑杏汤
    B. 杏苏散
    C. 沙参麦冬汤
    D. 麦门冬汤
    E. 百合固金汤

121. 咳嗽喉痒，痰中带血，口干鼻燥，或身热，舌红少津苔薄黄，脉数。治疗应首选
122. 咳嗽痰少，痰中带血或反复咯血，血色鲜红，口干咽燥，颧红，潮热盗汗，舌质红，脉细数。治疗应首选

（123～124题共用备选答案）
    A. 肝
    B. 心
    C. 脾
    D. 肺
    E. 肾

123. 实喘病位主要在
124. 肺痈病位主要在

（125～126题共用备选答案）
    A. 胸部刺痛，入夜尤甚

B. 胸闷隐痛，时作时止
C. 胸闷如窒，气短喘促
D. 胸闷气短，畏寒肢冷
E. 胸痛彻背，感寒痛甚
125. 胸痹气阴两虚证，其临床特点是
126. 胸痹阴寒凝滞证，其临床特点是

（127～128题共用备选答案）
A. 气厥实证
B. 气厥虚证
C. 血厥实证
D. 血厥虚证
E. 痰厥
127. 患者突然昏倒，不知人事，呼吸气粗，口噤握拳，舌苔薄白，脉伏。其证候是
128. 患者突然眩晕昏仆，面色苍白，呼吸微弱，汗出肢冷，舌淡，脉沉细微。其证候是

（129～130题共用备选答案）
A. 胃失和降，逆气动膈
B. 胃气壅滞，气逆于中
C. 肝气犯胃，肝胃不和
D. 脾胃虚寒，胃中无火
E. 痰瘀互结，食管狭窄
129. 噎膈的病机是
130. 呃逆的病机是

（131～132题共用备选答案）
A. 连理汤
B. 半夏泻心汤
C. 乌梅丸
D. 左金丸
E. 温脾汤
131. 治疗休息痢，应首选
132. 治疗休息痢日久，脾阳极虚，肠中寒积不化，遇寒即发者，应首选

（133～134题共用备选答案）

A. 清热利湿，佐以泻下
B. 利湿化浊，佐以清热
C. 清热解毒，凉营开窍
D. 健脾和胃，温化寒湿
E. 解表清热利湿
133. 急黄神昏舌绛者，其治法是
134. 阳黄初起见表证者，其治法是

（135～136题共用备选答案）
A. 头后部
B. 前额部
C. 眉棱骨
D. 颠顶部
E. 头之两侧
135. 太阳头痛的部位在
136. 厥阴头痛的部位在

（137～138题共用备选答案）
A. 越婢加术汤
B. 麻黄连翘赤小豆汤合五味消毒饮
C. 五皮饮合胃苓汤
D. 实脾饮
E. 疏凿饮子
137. 治疗水肿风水泛滥证，应首选
138. 治疗水肿湿毒浸淫证，应首选

（139～140题共用备选答案）
A. 痰饮
B. 伏饮
C. 悬饮
D. 溢饮
E. 支饮
139. 饮流于胃肠，称为
140. 饮流溢于四肢，称为

（141～142题共用备选答案）
A. 关节疼痛，局部灼热红肿
B. 肢体关节重着、酸痛，或肿胀
C. 关节酸痛，游走不定，屈伸不利

D. 关节肿痛，屈伸不利，周围结节，皮肤瘀斑
E. 关节疼痛较剧，痛有定处，得热痛减，遇寒痛增

141. 行痹的主要症状是
142. 着痹的主要症状是

（143～144题共用备选答案）
A. 足少阳胆经
B. 足少阴肾经
C. 足厥阴肝经
D. 足阳明胃经
E. 足太阴脾经

143. 行于下肢外侧前线的经脉是
144. 行于下肢外侧中线的经脉是

（145～146题共用备选答案）
A. 后溪
B. 公孙
C. 太渊
D. 列缺
E. 内关

145. 在八脉交会穴中，通任脉的是
146. 在八脉交会穴中，通督脉的是

（147～148题共用备选答案）
A. 地机
B. 养老
C. 中都
D. 郄门
E. 梁丘

147. 手厥阴心包经的郄穴是
148. 足厥阴肝经的郄穴是

（149～150题共用备选答案）
A. 膀胱俞、中极、行间、内庭
B. 阴谷、肾俞、三焦俞、气海、委阳
C. 脾俞、胃俞、足三里、血海
D. 三阴交、阴陵泉、膀胱俞、中极
E. 关元、中极、足三里、肾俞

149. 治疗癃闭湿热下注证，应首选
150. 治疗癃闭肾气不足证，应首选

试卷标识码：

中医执业医师资格考试
最后成功四套胜卷（一）

（医学综合考试部分）

第三单元

考生姓名：_____

准考证号：_____

考　　点：_____

考　场　号：_____

A1 型题

答题说明

每一道考试题下面有 A、B、C、D、E 五个备选答案。请从中选择一个最佳答案，并在答题卡上将相应题号的相应字母所属的方框涂黑。

1. 中医外科成为独立专科的年代是
   A. 商代
   B. 周代
   C. 秦代
   D. 汉代
   E. 明代

2. 明代最有成就的中医外科学著作是
   A.《外科正宗》
   B.《疡科心得集》
   C.《外科大成》
   D.《外科全生集》
   E.《疮秘录》

3. 黄水疮命名的依据是
   A. 部位
   B. 症状
   C. 形态
   D. 疾病特征
   E. 范围大小

4. 下列各项，不属于岩的病因病机的是
   A. 情志郁结
   B. 六淫之邪
   C. 脏腑失调
   D. 饮食不节
   E. 感受特殊之毒

5. 外科辨肿，"肿而皮肉重垂胀急，深则按之如烂棉不起，浅则光亮如水疱，破流黄水"，其成因属
   A. 风
   B. 虚
   C. 火

   D. 湿
   E. 痰

6. 中医外科内治法的总则是
   A. 温、托、补
   B. 清、消、补
   C. 清、补、托
   D. 消、通、补
   E. 消、托、补

7. 下列切开法的注意事项中，错误的是
   A. 在关节部位，宜谨慎开刀，切口应越过关节
   B. 血瘤、岩肿不宜切开
   C. 患者体弱应先内服调补药，然后开刀
   D. 面部疗疮，尤其是口鼻部位，忌早期开刀
   E. 进刀时，刀头要求向上挑取，不宜向下割划

8. 下列外治法，可用于治疗白秃疮、肥疮的是
   A. 拔发法
   B. 挑治法
   C. 挂线法
   D. 结扎法
   E. 熏法

9. 患者，男，23岁。右前臂内侧有红丝一条，向上走窜，停于肘部。下列有关应用砭镰疗法的操作要点错误的是
   A. 沿红线两头，针刺出血
   B. 梅花针沿红线打刺，微微出血
   C. 用三棱针沿红线寸寸挑断，并微微出血

D. 用三棱针点刺出血
E. 梅花针沿红线打刺，微微出血，并加神灯照法

10. 患者，男，38岁。左额面部疔疮，根深坚硬，形如钉丁状，红肿灼痛，伴发热、恶寒、头痛等全身症状，舌红苔腻，脉滑数。其治法是
    A. 清热消肿
    B. 和营消肿
    C. 清热凉血
    D. 清热解毒
    E. 和营托毒

11. 患者，女，28岁。右口角疔疮2天，根深坚硬，形如钉丁状，焮热红肿，疼痛，张口不便，伴恶寒发热，舌苔腻，脉滑数。治疗应首选
    A. 五味消毒饮
    B. 清暑汤
    C. 防风通圣散
    D. 普济消毒饮
    E. 银翘散

12. 患儿，女，7岁。结喉处红肿绕喉，根盘散漫，肿势延及颈部两侧，按之中软，有应指感。治疗应首选
    A. 内服普济消毒饮
    B. 外治以菊花汁调制玉露散箍围束毒
    C. 半流质饮食
    D. 切开排脓
    E. 药线引流

13. 患者，男，40岁。有消渴病史。项后发际处多个红色结块，灼热疼痛，溃脓后愈合，但不久又发，经年难愈。其诊断是
    A. 痈
    B. 疔疮

C. 暑疖
D. 疖病
E. 有头疽

14. 丹毒的主要病因病机是
    A. 风温夹痰凝结经络
    B. 风温湿热蕴结肌肤
    C. 外邪侵犯，血分有热，郁于肌肤
    D. 经络阻塞，气血凝滞
    E. 暑湿热毒流注肌间

15. 疮口呈空腔或伴瘘管，脓水稀薄，夹有败絮样物，见于
    A. 瘰疬溃疡
    B. 岩性溃疡
    C. 附骨疽溃疡
    D. 褥疮溃疡
    E. 梅毒溃疡

16. 正确的乳房检查方法是
    A. 以手掌放于乳房上轻轻按摩
    B. 四指并拢，用指腹平放于乳房上轻柔按触
    C. 以食指先触到肿物，并仔细区别与周围组织的关系
    D. 以食指首先触摸是否有肿物存在，并注意是否活动
    E. 以手托起乳房，用另一手仔细触摸

17. 乳核的特点是
    A. 乳块肿痛，皮色微红，按后痛甚
    B. 乳块皮肉相连，溃破脓稀薄如痰
    C. 乳块呈卵圆形，表面光滑，推之活动
    D. 乳块质地较软，月经后缩小
    E. 肿块高低不平，质硬，推之不动

18. 患者，男，48岁。两乳内发现疼痛性肿物1周。检查：肿物大小约3cm×3cm×1cm。质地中等，有压痛，位于乳晕中

央，界限清楚，可移动。应首先考虑的是
A. 乳癖
B. 乳痨
C. 乳疬
D. 乳岩
E. 乳腺增生病

19. 乳岩的特点是
A. 乳块肿痛，皮色微红，按后痛甚
B. 乳块皮肉相连，溃破脓稀薄
C. 乳块呈卵圆形，表面光滑，推之活动
D. 乳块质地较软，月经后缩小
E. 肿块高低不平，质硬，推之不动

20. 在对瘿病肿块扪诊时，除对其肿块位置、数目、硬度、光滑度、活动度、界限进行重点检查外，还应注意的是
A. 颈部活动是否受限
B. 颈部皮肤是否肿胀
C. 肿块有无震颤，气管是否移位，淋巴结是否肿大
D. 下颌活动是否正常
E. 颈静脉是否怒张

21. 患者，女，20岁。结喉两侧弥漫性肿大，边界不清，皮色如常，无疼痛，诊为气瘿。治疗应首选
A. 海藻玉壶汤
B. 四海舒郁丸
C. 柴胡清肝汤
D. 逍遥散
E. 十全流气饮

22. 下列各项，不属瘿痈特征的是
A. 颈中两侧结块
B. 皮色不变
C. 微有灼热
D. 疼痛牵引至耳后枕部

E. 容易化脓

23. 患者，女，52岁。颈前结喉右侧肿物3cm×3cm×2cm，质地较硬，表面不光，不能随吞咽而上下移动，同时伴有局部疼痛，音哑，临床考虑为石瘿。行同位素扫描，其结果多是
A. 温结节
B. 热结节
C. 冷结节
D. 无改变
E. 中性结节

24. 患者，女，52岁。肉瘿病史3年。近来颈前肿块突然增大，质地坚硬如石，推之不动。应首先考虑的是
A. 失荣
B. 瘰疬
C. 瘿痈
D. 气瘿
E. 石瘿

25. 患者，男，36岁。背部左侧肿物约3年，大小约3cm×3cm×3cm，经常出现红、肿、热、痛等症状。检查后确诊为脂瘤，其简便有效的治疗方法是
A. 中药外敷
B. 中药内服
C. 神灯照法
D. 针刺治疗
E. 手术摘除

26. 治疗失荣早期气郁痰结证，应首选
A. 和营散坚丸
B. 柴胡清肝汤
C. 桃红四物汤
D. 化痰开郁方
E. 二陈汤

27. 患者，女，21岁。手背部有5～6枚表面光滑的扁平丘疹，如针头到米粒大，呈淡褐色，偶有瘙痒感。其诊断是
A. 传染性软疣
B. 寻常疣
C. 掌跖疣
D. 丝状疣
E. 扁平疣

28. 患者，女，44岁。右足第3及第4趾缝间潮湿，糜烂，覆以白皮，渗液较多，伴有剧烈瘙痒。诊断为糜烂型脚湿气，外治应首选
A. 一号癣药水
B. 复方土槿皮酊
C. 青黛膏
D. 雄黄膏
E. 红油膏

29. 患者，女，18岁。两小腿皮肤炎症在急性阶段，大量渗液且红肿。外治剂宜用
A. 洗剂
B. 粉剂
C. 溶液湿敷
D. 油剂
E. 软膏

30. 患者，女，18岁。因牙龈肿痛，服用消炎止痛片，引发全身丘疹、红斑、风团，焮热作痒，伴恶寒发热，舌苔薄黄，脉浮数。诊断为药疹，治疗应首选
A. 桑菊饮
B. 银翘散
C. 黄连解毒汤
D. 消风散
E. 清营汤

31. 患者，女，46岁。半年来头皮、四肢出现皮损，色鲜红，瘙痒，鳞屑增多，有筛状出血点，喜凉怕热，便干尿黄，舌红苔黄，脉滑数。其证候是
A. 血虚肝旺
B. 火毒炽盛
C. 湿热蕴积
D. 血热
E. 风热

32. 下列各项，不属淋病特点的是
A. 尿频尿急
B. 尿道刺痛
C. 尿道溢脓
D. 排尿困难
E. 腹股沟淋巴结肿大

33. 患者，男，25岁。患梅毒痔疮，外治应选用
A. 青黛散
B. 青吹口散
C. 鹅黄散
D. 生肌散
E. 桃花散

34. 患者，女，25岁。外阴部有成群水疱，互相融合，易破糜烂，灼热痛痒，同时伴有发热，尿频，尿急，尿痛，苔黄，脉弦。其治法是
A. 健脾利湿
B. 疏风清热
C. 清热利湿
D. 清泻肝火
E. 养阴清热

35. 患者，男，28岁。肛门部剧痛2天。肛缘可扪及肿物，表面色紫，触痛明显。应首先考虑的是
A. 肛裂
B. 肛旁皮下脓肿
C. 血栓性外痔

D. 肛管癌
E. 内痔嵌顿

36. 患者，男，肛门左侧皮下有一肿物5天，焮红热痛，按之应指。其诊断是
   A. 坐骨直肠间隙脓肿
   B. 骨盆直肠间隙脓肿
   C. 直肠后间隙脓肿
   D. 肛旁皮下间隙脓肿
   E. 直肠脱出嵌顿

37. 患者，男，30岁。肛门部有物反复脱出近10年。检查：脱出物呈圆锥状，长约7cm，上可见沟纹。其诊断是
   A. 混合痔
   B. 内痔三期
   C. Ⅰ度直肠脱垂
   D. Ⅱ度直肠脱垂
   E. Ⅲ度直肠脱垂

38. 临床治疗子痰初起，常选用的方剂是
   A. 透脓散加减
   B. 橘核丸加减
   C. 阳和汤加减
   D. 黄连解毒汤加减
   E. 滋阴除湿汤加减

39. 患者，男，46岁。稍劳后尿道即有白浊溢出，伴头晕，精神不振，腰膝酸软，阳痿，早泄，舌淡胖苔白，脉沉细。实验室检查：前列腺液卵磷脂小体明显减少。其治法是
   A. 活血散瘀
   B. 补肾滋阴
   C. 温肾固精
   D. 温补脾肾
   E. 补中益气

40. 患者，男，70岁。进行性排尿困难2年。症见精神不振，面色㿠白，畏寒喜暖，腰酸膝冷，夜尿3～4次/日，舌苔薄白，脉沉细。其证候是
   A. 湿热下注，膀胱涩滞
   B. 中气下陷，膀胱失约
   C. 肾阴不足，水液不利
   D. 肾阳不足，气化无权
   E. 下焦蓄血，瘀阻膀胱

41. 患者，女，28岁。产后1周突然出现左小腿肿胀，疼痛，皮温增高，浅静脉怒张，足背弯曲时腓肠肌疼痛明显，舌暗淡苔黄腻，脉弦滑。其治法除活血化瘀外，还应
   A. 温阳通脉
   B. 清利湿热
   C. 温阳利水
   D. 通络止痛
   E. 消肿止痛

42. 张某，男，35岁。患脱疽2年，目前左小腿足趾紫红，下垂时更甚，抬高则见苍白，足背毳毛脱落，皮肤、肌肉萎缩，趾甲变厚，趺阳脉搏动消失，患肢持久性静止痛，尤以夜间较甚，舌紫暗苔薄白，脉沉细。治疗应首选
   A. 阳和汤
   B. 顾步汤
   C. 四妙勇安汤
   D. 桃红四物汤
   E. 独活寄生汤

43. 某男半小时前被热气灼伤两前臂，现局部疼痛剧烈，有散在水疱，个别破溃，基底部呈均匀红色、潮湿。其诊断是
   A. 面积约为6%的浅Ⅱ度烧伤
   B. 面积约为4.5%的浅Ⅱ度烧伤
   C. 面积约为9%的Ⅲ度烧伤
   D. 面积约为9%的深Ⅱ度烧伤

E. 面积约为6%的深Ⅱ度烧伤

44. 肌肉强直性痉挛是破伤风的典型症状之一，其首先出现的部位是
   A. 上肢
   B. 下肢
   C. 头面
   D. 颈项
   E. 躯干

45. 最早设妇科专篇的医著是
   A.《黄帝内经》
   B.《金匮要略》
   C.《脉经》
   D.《千金要方》
   E.《景岳全书》

46. 子处又称
   A. 血海
   B. 血室
   C. 胞络
   D. 胞脉
   E. 天癸

47. 中医学女性生殖轴的概念是
   A. 脑－肾－天癸－胞宫
   B. 天癸－冲任－气血－胞宫
   C. 肾－天癸－气血－胞宫
   D. 肾－天癸－冲任－胞宫
   E. 天癸－肾－冲任－胞宫

48. 妊娠足月，胎位下移，腰腹阵痛，有便意或见红者是
   A. 临产
   B. 试胎
   C. 弄胎
   D. 分娩
   E. 以上均非

49. 下列哪项不是直接导致冲任损伤的因素
   A. 邪毒感染
   B. 郁怒悲伤
   C. 房劳多产
   D. 跌仆闪挫
   E. 寒湿之邪

50. 下列月经病的治疗，错误的是
   A. 重在治本调经
   B. 分清先病和后病
   C. 急则治标，缓则治本
   D. 顺应不同年龄阶段论治
   E. 多用辛温暖宫之品

51. 治疗月经先期阳盛血热证，应首选
   A. 清经散
   B. 逍遥散
   C. 当归芍药散
   D. 导赤散
   E. 柴胡疏肝散

52. 患者，女，20岁，未婚。近4个月月经提前8～10天。量多、色淡、质稀，神疲肢倦，小腹空坠，舌淡，脉缓弱。诊为月经先期，其证候是
   A. 气虚
   B. 实热
   C. 虚热
   D. 肝郁血热
   E. 阳盛血热

53. 与月经后期和月经过少的发病均有关的是
   A. 血热
   B. 血虚
   C. 血瘀
   D. 血寒
   E. 湿热

54. 患者，女，29岁，已婚。近半年来月经后期量少现已停经4个月，伴五心烦热，潮热颧红，舌红少苔，脉细数。尿妊娠试验阴性。其治法是
   A. 养阴清热调经
   B. 理气活血通经
   C. 豁痰活血通经
   D. 益气养血调经
   E. 补肾养肝调经

55. 下列各项，不属月经先后不定期肾虚证主要症状的是
   A. 经行或先或后
   B. 月经量少色淡暗
   C. 小腹冷痛拒按
   D. 头晕耳鸣腰痛
   E. 舌淡苔白，脉细弱

56. 患者，女，30岁，已婚。月经25天一行，经来量多，色深红，质稠，有血块，口渴心烦。治疗应首选
   A. 安冲汤
   B. 保阴煎
   C. 两地汤
   D. 解毒四物汤
   E. 清热固经汤

57. 经期延长阴虚血热证的发病机制是
   A. 阴虚失守，冲任不固
   B. 肝郁气滞，疏泄失常
   C. 肾阴不足，封藏失职
   D. 阴虚内热，热扰冲任
   E. 湿热下注，血热妄行

58. 患者，女，27岁，未婚。月经周期33天，经期持续8～10日，量少，色红，质稠，伴经行腹痛隐隐。平时乳房胀痛。应首先考虑的是
   A. 经行乳房胀痛
   B. 月经后期
   C. 经期延长
   D. 痛经
   E. 漏下

59. 治疗崩漏实热证，应首选
   A. 保阴煎
   B. 固本止崩汤
   C. 清热固经汤
   D. 清热调血汤
   E. 左归丸

60. 下列各项，不属导致崩漏常见病因的是
   A. 脾虚
   B. 肾虚
   C. 血虚
   D. 血瘀
   E. 血热

61. 患者，女，33岁，已婚。经血非时而下，淋沥不净，色紫暗、有块，小腹胀痛，舌紫苔薄白，脉涩。治疗应首选
   A. 圣愈汤
   B. 四物汤合失笑散
   C. 血府逐瘀汤
   D. 少腹逐瘀汤
   E. 膈下逐瘀汤

62. 患者，女，40岁，已婚。经血非时而下，淋沥日久不尽，色淡红，质清稀，伴神疲气短，面浮肢肿，纳呆便溏，舌淡胖，苔白，脉沉弱。治疗应首选
   A. 补中益气汤
   B. 固本止崩汤
   C. 加减苁蓉菟丝子丸
   D. 举元煎
   E. 归脾汤

63. 下列哪项不属于闭经的病机

A. 气滞血瘀
B. 痰湿阻滞
C. 阴虚血燥
D. 气血虚弱
E. 湿毒壅盛

64. 患者，女，18岁，未婚。月经尚未初潮，体质虚弱，腰酸腿软，头晕目眩，舌红少苔，脉沉细尺弱。其治法是
A. 补气养血调经
B. 滋阴益气调经
C. 补肾养肝调经
D. 健脾生血调经
E. 补中益气调经

65. 治疗痛经湿热下注证，应首选
A. 清热调血汤
B. 龙胆泻肝汤
C. 知柏地黄汤
D. 血府逐瘀汤
E. 加味逍遥散

66. 圣愈汤治疗痛经的适应证是
A. 气血虚弱
B. 肝肾亏损
C. 心肝血虚
D. 血虚气滞
E. 气滞血瘀

67. 患者，女，18岁，未婚。每于经行小腹绵绵作痛，经净渐除，经量少、质稀，腰酸腿软，舌苔薄白，脉细弱。其治法是
A. 益气止痛
B. 补血止痛
C. 滋阴止痛
D. 益肾养肝止痛
E. 疏肝止痛

68. 患者，女，33岁，已婚。每于经期大便溏泄，脘腹胀满，神疲肢软，舌淡苔薄白，脉濡滑。治疗应首选
A. 参苓白术散
B. 健固汤
C. 柴胡疏肝散
D. 痛泻要方
E. 四苓散

69. 患者，女，20岁，未婚。每于经期鼻衄，量多、色深红，心烦易怒，口苦咽干，尿黄便结。近3个月来，月经提前7天，量少、色红，舌红苔黄，脉弦数。其诊断是
A. 逆经肺肾阴虚证
B. 月经先期血热证
C. 逆经肝经郁火证
D. 月经先期肝郁化热证
E. 月经过少血虚证

70. 绝经前后诸证的产生机制主要是
A. 肝血不足，冲任亏虚
B. 脾气虚弱，冲任失养
C. 肾气虚衰，天癸渐竭
D. 心肾不交，冲任失调
E. 心脾血虚，冲任俱虚

71. 完带汤适用于带下病的哪种证候
A. 脾虚
B. 肾阴虚
C. 肾阳虚
D. 湿热
E. 热毒

72. 患者，女，40岁。月经规律，平时带下量多、色黄白、有臭气，纳呆，大便黏腻不爽，舌苔黄腻，脉濡数。其证候是
A. 脾虚
B. 肾阳虚

C. 肾阴虚
D. 湿热
E. 热毒

73. 患者，女，46岁，已婚。近2周带下量多，色赤白相兼，质稠，有气味，阴部瘙痒，腰膝酸软，头晕耳鸣，舌红，苔黄腻，脉细数。其治法是
    A. 清热疏肝，利湿止带
    B. 滋肾养阴，清热利湿
    C. 清热解毒止带
    D. 健脾祛湿止带
    E. 清热凉血止带

74. 下列各项不属妊娠病范畴的是
    A. 恶阻
    B. 胞转
    C. 儿枕痛
    D. 胞阻
    E. 子冒

75. 患者，女，32岁，已婚。妊娠2个月，近日因恶阻而恶心呕吐。呕吐酸苦水，不能进食，胸满胁痛，舌红苔黄，脉弦滑。其证候是
    A. 肝胃不和
    B. 胃虚
    C. 胃热
    D. 痰滞
    E. 以上均非

76. 患者，女，26岁，已婚。停经2个月，尿妊娠试验阳性，恶心呕吐10天，加重4天，不能进食，呕吐血水，精神萎靡，头晕体倦，舌红，苔薄黄而干，脉细滑无力。其证候是
    A. 肝胃不和
    B. 气阴两虚
    C. 脾胃虚弱

D. 痰湿内阻
E. 肝脾不和

77. 患者，女，32岁，已婚。现停经45天，尿妊娠试验阳性。2小时前因与爱人吵架出现左下腹撕裂样剧痛，伴肛门坠胀，面色苍白。查体：血压80/50mmHg（10.7/6.7kPa），左下腹压痛、反跳痛明显，有移动性浊音，阴道有少量出血。应首先考虑的是
    A. 小产
    B. 堕胎
    C. 胎动不安
    D. 异位妊娠
    E. 妊娠腹痛

78. 患者，女，23岁，已婚。孕后心烦少寐，渴喜冷饮，腰酸腹痛，伴阴道少量出血，舌红苔黄，脉滑数。治疗应首选
    A. 清热固经汤
    B. 保阴煎
    C. 加味阿胶汤
    D. 加味圣愈汤
    E. 以上均非

79. 患者，女，24岁，已婚。停经49天时诊为早孕，近3天少量阴道流血，尿妊娠试验（＋），既往曾2次流产。其诊断是
    A. 妊娠腹痛
    B. 胎动不安
    C. 胎漏
    D. 堕胎
    E. 滑胎

80. 患者，女，35岁，已婚。妊娠68天，双膝酸软，夜尿频多，无腹痛，无阴道出血。以往有3次自然流产史，舌淡嫩，苔薄白，脉沉弱。B超检查：宫内早孕。其他未见异常。治疗应首选

A. 胎元饮
B. 寿胎丸
C. 保阴煎
D. 圣愈汤
E. 补肾固冲丸

81. 患者，女，29岁，已婚。妊娠8个半月，头晕胀痛，面目肢体肿胀，但皮色不变，压痕不明显，舌苔薄腻，脉弦滑。治疗应首选
   A. 镇肝息风汤
   B. 杞菊地黄丸
   C. 天仙藤散
   D. 羚角钩藤汤
   E. 半夏白术天麻汤

82. 患者，女，27岁，已婚。怀孕7个月，面目四肢浮肿，皮薄光亮，按之凹陷，气短懒言，纳少便溏，舌质胖嫩，边有齿痕，舌苔白腻，脉缓滑。治疗应首选
   A. 真武汤
   B. 苓桂术甘汤
   C. 白术散（《全生指迷方》）
   D. 天仙藤散
   E. 四苓散

83. 患者，女，30岁，已婚。怀孕3个月，近3天尿频、尿急、尿道灼热刺痛，两颧潮红，五心烦热，舌红苔薄黄，脉细滑数。治疗应首选
   A. 五皮饮
   B. 加味五苓散
   C. 知柏地黄汤
   D. 六味地黄汤
   E. 导赤散

84. 产后三病是指
   A. 呕吐、泄泻、盗汗
   B. 尿失禁、缺乳、大便难

C. 血晕、发热、痉证
D. 病痉、病郁冒、大便难
E. 腹痛、恶露不下、发热

85. 患者，女，24岁，已婚。产后10天，高热3天，下腹疼痛拒按，恶露量少、色紫暗，有臭味，烦热渴饮，尿黄便结，舌红苔黄厚，脉滑数。其证候是
   A. 外感风热
   B. 阴虚内热
   C. 血热
   D. 血瘀
   E. 感染邪毒

86. 患者，女，28岁，已婚。产时失血较多，产后小腹隐隐作痛，喜按，恶露量少、色淡，头晕耳鸣，大便干燥，舌淡苔薄，脉虚细。治疗应首选
   A. 肠宁汤
   B. 生化汤
   C. 十全大补汤
   D. 人参养荣汤
   E. 八珍汤

87. 患者，女，25岁，已婚。产后恶露量少，少腹阵痛拒按，气粗喘促，不省人事，两手握拳，牙关紧闭，唇舌色紫，脉涩。其证候是
   A. 气滞血瘀
   B. 肝郁气闭
   C. 血热瘀闭
   D. 血瘀气闭
   E. 肝风内动

88. 患者，女，27岁，已婚。产后恶露35天不止，色深红、质稠黏、有臭气，口燥咽干，舌红，脉虚细而数。治疗应首选
   A. 清热固经汤
   B. 保阴煎

C. 清热调血汤
D. 清经散
E. 牡丹散

89. 桂枝茯苓丸的组成是
   A. 桂枝、茯苓、丹皮、芍药、红花
   B. 桂枝、茯苓、丹皮、芍药、桃仁
   C. 桂枝、茯苓、丹皮、芍药、牛膝
   D. 桂枝、茯苓、丹皮、芍药、丹参
   E. 桂枝、茯苓、丹皮、芍药、莪术

90. 患者，女，32岁。小腹及少腹疼痛拒按，有灼热感，伴腰骶疼痛，低热起伏，带下量多，色黄、质稠，溲黄，舌红苔黄腻，脉弦滑。其治法是
   A. 清热除湿，化瘀止痛
   B. 行气活血，化瘀止痛
   C. 疏肝理气，化瘀止痛
   D. 凉血活血，化瘀止痛
   E. 健脾利湿，化瘀止痛

91. 患者，女，32岁，已婚。婚后4年未孕，月经3～5个月一行，经量甚少，形体肥胖，头晕心悸，带下量多、质稠，面色㿠白，舌苔白腻，脉滑。治疗应首选
   A. 温胆汤
   B. 二陈汤
   C. 温胞饮
   D. 调经助孕丸
   E. 启宫丸

92. 患者，女，30岁，已婚。结婚3年未孕，月经周期正常，量少，色红无血块，小腹隐痛，腰腿酸软，头晕眼花，午后低热，口干咽燥，舌红，少苔，脉细数。其证候是
   A. 肾阴虚
   B. 肾阳虚
   C. 脾虚

D. 肝郁
E. 痰湿

93. 下列各项，不属人工流产并发症的是
   A. 人流综合征
   B. 子宫穿孔
   C. 人流后宫缩不良
   D. 人流不全
   E. 人流术后感染

94. 最早把"疳"列为脾胃病的儿科医家是
   A. 万全
   B. 薛铠
   C. 刘昉
   D. 董汲
   E. 钱乙

95. 小儿营养不良是指体重低于正常均值的
   A. 66%
   B. 70%
   C. 85%
   D. 95%
   E. 90%

96. 小儿能独走的时间一般是
   A. 8个月
   B. 10个月
   C. 12个月
   D. 16个月
   E. 18个月

97. 小儿"稚阴稚阳"学说，是指其生理状态为
   A. 阳常有余，阴常不足
   B. 脏腑娇嫩，形气未充
   C. 生机蓬勃，发育迅速
   D. 脏气清灵，易趋健康
   E. 脾常不足，肝常有余

98. 小儿正常舌象是
   A. 淡白
   B. 绛红
   C. 紫暗
   D. 暗红
   E. 淡红

99. 婴儿（＜1岁）服用的中药煎出量是
   A. 10～20mL
   B. 21～30mL
   C. 31～40mL
   D. 41～50mL
   E. 60～100mL

100. 下列除哪项外，均属病理性胎黄
   A. 生后24小时内出现
   B. 黄疸10～14天左右消退
   C. 黄疸退而复现
   D. 黄疸持续加深
   E. 黄疸3周后仍不消退

101. 患儿，7岁。发热1天。恶寒，无汗，头痛，鼻塞流清涕，喷嚏咳嗽，口不渴，咽不红，舌苔薄白，脉浮紧。其证候是
   A. 风寒感冒
   B. 风热感冒
   C. 暑邪感冒
   D. 感冒夹滞
   E. 感冒夹痰

102. 患儿，2岁。咳嗽2周，日轻夜重，咳后伴有深吸气样鸡鸣声，吐出痰涎或食物后暂时缓解，不久又发作，昼夜达十余次，舌质红，舌苔黄，脉滑数。治疗应首选
   A. 清金化痰汤
   B. 苏子降气汤合黛蛤散
   C. 麻杏石甘汤合苏葶丸
   D. 麻黄汤
   E. 泻白散合黛蛤散

103. 患儿，10个月。高热烦躁，气急鼻扇，张口抬肩，喉中痰鸣，声如拽锯，口唇紫绀。其治法是
   A. 清热宣肺，涤痰定喘
   B. 清热解毒，止咳化痰
   C. 辛凉开肺，清热化痰
   D. 清热活血，泻肺化痰
   E. 泻肺镇咳，清热化痰

104. 患儿，7岁。曾咳喘反复发作。现面色白，气短懒言，倦怠乏力，自汗怕冷，舌淡苔薄，脉细无力。治疗应首选
   A. 玉屏风散
   B. 六君子汤
   C. 金匮肾气丸
   D. 二陈汤
   E. 参苓白术散

105. 患儿，1岁。昨起舌上溃破，色红疼痛，进食哭闹，心烦不安，口干欲饮，小便短赤。治疗应首选
   A. 凉膈散
   B. 泻心导赤汤
   C. 清胃散
   D. 泻心汤
   E. 六味地黄丸

106. 患儿，6岁。泄泻1天，泻下稀薄如水注，粪色深黄臭秽，夹有少量黏液，腹部时感疼痛，食欲减退，恶心欲吐，口渴引饮，舌红苔黄腻。其证候是
   A. 脾肾阳虚泻
   B. 伤食泻
   C. 风寒泻
   D. 湿热泻
   E. 脾虚泻

107. 小儿厌食脾失健运证的治法是
    A. 调和脾胃，运脾开胃
    B. 健脾益气，佐以温中
    C. 滋脾养胃，佐以助运
    D. 运脾化湿，消积开胃
    E. 补脾开胃，消食助运

108. 患儿，10个月。近半个月不思乳食，脘腹胀满，疼痛拒按，呕吐酸馊，烦躁哭吵，大便较干，臭秽，舌淡苔白腻。其诊断是
    A. 厌食
    B. 腹痛
    C. 疳证
    D. 积滞
    E. 呕吐

109. 患儿，2岁。形体极度消瘦，面呈老人貌，皮包骨头，腹凹如舟，精神萎靡，大便溏薄，舌淡苔薄腻，其证候是
    A. 疳肿胀
    B. 疳气
    C. 疳积
    D. 干疳
    E. 心疳

110. 患儿，6岁。2个月来胃纳不振，精神疲倦，伴有低热，遍身汗出，微恶风寒。治疗应首选
    A. 玉屏风散
    B. 牡蛎散
    C. 生脉散
    D. 黄芪桂枝五物汤
    E. 当归六黄汤

111. 患儿，男，6岁。皱眉眨眼，摇头耸肩，嘴角抽动，时伴异常发声，病情时轻时重，抽动能受意志遏制，可暂时不发作。查脑电图未见异常。其诊断是

    A. 习惯性抽搐
    B. 多发性抽搐症
    C. 癫痫
    D. 注意力缺陷多动症
    E. 风湿性舞蹈病

112. 患儿，9岁。水肿从眼睑开始，迅速波及全身，皮肤光亮，按之凹陷即起，尿少色赤，伴咽红肿痛，肢体酸痛，苔薄白，脉浮。其治法是
    A. 疏风宣肺，利水消肿
    B. 清热利湿，凉血止血
    C. 清热解毒，淡渗利湿
    D. 温运中阳，行气利水
    E. 滋阴补肾，淡渗利水

113. 患儿，3岁。发育迟缓，坐、立、行走、牙齿的发育都迟于同龄小儿。颈项痿软，天柱骨倒，不能行走，舌淡苔薄。其证候是
    A. 脾肾气虚
    B. 气血虚弱
    C. 肝肾不足
    D. 心血不足
    E. 肾阳亏虚

114. 患儿，2岁。持续壮热5天，起伏如潮，肤有微汗，烦躁不安，目赤眵多，皮疹布发，疹点由细小稀少而逐渐稠密，疹色先红后暗，皮疹凸起，触之碍手，压之退色，大便干结，小便短少，舌质红赤，舌苔黄腻，脉数有力。治疗应首选
    A. 宣毒发表汤
    B. 清解透表汤
    C. 沙参麦冬汤
    D. 麻杏石甘汤
    E. 羚角钩藤汤

115. 患儿，4岁。晨起喷嚏，流涕，继而发

热，体温38.1℃，精神倦怠，晚间头面、躯干见稀疏细小皮疹，疹色淡红。治疗应首选

A. 银翘散
B. 葱豉汤
C. 桑菊饮
D. 杏苏散
E. 清营汤

116. 患儿，4岁。发热2天，纳差恶心，呕吐腹泻，口腔内可见数个疱疹。手、足掌心部出现米粒大小的斑丘疹、疱疹，疱液清亮。躯干处未见有皮疹。舌质红，苔薄黄腻，脉浮数。其证候是

A. 邪伤肺卫
B. 邪犯肺脾
C. 邪炽气营
D. 湿热熏蒸
E. 湿盛阴伤

117. 患儿，7岁。突然胃脘部绞痛，弯腰曲背，肢冷汗出，呕吐蛔虫1条。治疗应首选

A. 使君子散
B. 加味温胆汤

C. 丁萸理中汤
D. 乌梅丸
E. 定吐丸

118. 患儿，3岁。体重14kg，身长86cm。该患儿的生长发育状况为

A. 体重正常，身长偏高
B. 体重正常，身长偏低
C. 体重偏高，身长正常
D. 体重偏高，身长偏低
E. 体重偏低，身长正常

119. 小儿疾病谱中最为多见的是

A. 肺肾系病证
B. 心肺系病证
C. 肺脾系病证
D. 心肝系病证
E. 肝肾系病证

120. 小儿"地图舌"是由于

A. 肺气虚弱
B. 脾阳亏虚
C. 脾失健运
D. 宿食内停
E. 胃之气阴不足

B型题

答题说明

以下提供若干组考题，每组考题共用在考题前列出的A、B、C、D、E五个备选答案。请从中选择一个与问题关系最密切的答案，并在答题卡上将相应题号的相应字母所属方框涂黑。每个备选答案可能被选择一次、多次或不被选择。

（121～122题共用备选答案）

A. 济生肾气丸
B. 大分清饮
C. 加味五苓散
D. 宝鉴当归四逆汤
E. 活血散瘀汤加味

121. 治疗外伤引起的水疝，应首选

122. 治疗先天性水疝，应首选

（123～124题共用备选答案）

A. 外感六淫邪毒
B. 外来伤害
C. 情志内伤
D. 饮食不节

E. 感受特殊之毒
123. 疫疔的致病因素，属
124. 乳岩的致病因素，属

（125～126题共用备选答案）
A. 气血充足
B. 气火有余
C. 气血虚弱
D. 蓄毒日久损伤筋骨
E. 血络受损
125. 脓色绿黑稀薄者，其病机为
126. 脓液黄浊质稠，色泽不净者，其病机为

（127～128题共用备选答案）
A. 螺疔
B. 蛇头疔
C. 蛇眼疔
D. 蛀节疔
E. 舌肚疔
127. 生于手指骨节间的疔疮称为
128. 生于指腹部的疔疮称为

（129～130题共用备选答案）
A. 桂枝汤
B. 桑菊饮
C. 银翘散
D. 茵陈蒿汤合消风散
E. 普济消毒饮
129. 多形性红斑风寒证，内治应首选
130. 多形性红斑风湿热证，内治应首选

（131～132题共用备选答案）
A. 知柏地黄丸
B. 济生肾气丸
C. 真武汤
D. 附桂八味丸
E. 调元肾气丸
131. 治疗前列腺炎阴虚火旺证，应首选
132. 治疗前列腺增生，肾阳不足，气化无权

证，应首选

（133～134题共用备选答案）
A. 白芍、生地、当归、麦冬、沙参、枸杞子
B. 白芍、当归、丹皮、川芎、牛膝、莪术、桂心、人参、甘草
C. 白芍、熟地、丹皮、黄柏、青蒿、茯苓
D. 白芍、生地、地骨皮、麦冬、玄参、阿胶
E. 白芍、生地、当归、丹皮、沙参、茯苓
133. 两地汤的组成药物有
134. 温经汤（《妇人大全良方》）的组成药物有

（135～136题共用备选答案）
A. 滋血汤
B. 归肾丸
C. 桃红四物汤
D. 乌药汤
E. 苍附导痰丸
135. 治疗月经过少血瘀证，应首选
136. 治疗月经过少痰湿证，应首选

（137～138题共用备选答案）
A. 气血虚弱
B. 肾虚肝郁
C. 脾肾亏损
D. 肝郁血热
E. 肝郁脾虚
137. 育龄期崩漏，多属
138. 围绝经期崩漏，多属

（139～140题共用备选答案）
A. 山药、熟地、茯苓、黄柏、知母、丹皮
B. 白芍、熟地、茯苓、黄柏、地骨皮、

丹皮

C. 白芍、当归、川芎、莪术、牛膝、丹皮

D. 赤芍、猪苓、茯苓、车前子、牛膝、丹皮

E. 白芍、白术、苍术、车前子、柴胡、陈皮

139. 完带汤的组成成分有
140. 止带方的组成成分有

（141～142题共用备选答案）

A. 血瘀
B. 风寒
C. 肾虚
D. 血虚
E. 气虚

141. 产后肢体关节疼痛，屈伸不利，痛无定处，其证候是
142. 产后遍身关节酸楚，肢体麻木，头晕心悸，其证候是

（143～144题共用备选答案）

A. 冲任虚衰，胞脉失于濡养，不荣则痛
B. 冲任阻滞，胞脉失畅，不通则痛
C. 肝血不足，冲任失荣
D. 肾阳虚衰，胞脉失于温煦
E. 气血亏虚，冲任失养

143. 实性妇人腹痛与痛经的共同病机是
144. 虚性妇人腹痛与痛经的共同病机是

（145～146题共用备选答案）

A.《颅囟经》
B.《幼科发挥》
C.《幼幼集成》
D.《小儿药证直诀》
E.《温病条辨》

145. "纯阳学说"首见于
146. "稚阴稚阳学说"首见于

（147～148题共用备选答案）

A. 脾病及心
B. 脾病及肺
C. 脾病及肝
D. 阳虚水泛
E. 脾病及肾

147. 舌疳的病机是
148. 疳肿胀的病机是

（149～150题共用备选答案）

A. 宣毒发表汤
B. 清解透表汤
C. 透疹凉解汤
D. 解肌透痧汤
E. 凉营清气汤

149. 治疗麻疹初热期，应首选
150. 治疗丹痧毒在气营证，应首选

试卷标识码：

中医执业医师资格考试
最后成功四套胜卷（一）

（医学综合考试部分）

第四单元

考生姓名：_____

准考证号：_____

考　　点：_____

考　场　号：_____

A1 型题

答题说明

每一道考试题下面有 A、B、C、D、E 五个备选答案。请从中选择一个最佳答案，并在答题卡上将相应题号的相应字母所属的方框涂黑。

1. 下列哪项属于非感染性发热的疾病
   A. 肺结核
   B. 肺炎
   C. 急性肾盂肾炎
   D. 伤寒
   E. 血清病

2. 体温在39℃以上，一日内波动范围超过2℃者，多见于
   A. 风湿热
   B. 伤寒
   C. 疟疾
   D. 大叶性肺炎
   E. 中暑

3. 下列除哪项外，均属急腹症
   A. 消化性溃疡病
   B. 急性胰腺炎伴黄疸
   C. 胃肠穿孔
   D. 肠梗阻
   E. 实质脏器破裂

4. 夜间咳嗽较重者，可见于
   A. 慢性支气管炎
   B. 支气管扩张
   C. 大叶性肺炎
   D. 肺结核
   E. 肺癌

5. 患者，男，26岁。淋雨后寒战、发热、咳嗽、咳铁锈色痰、胸痛。查体：口唇周围有单纯疱疹，叩诊右下肺轻度浊音，听诊呼吸音减低。应首先考虑的是
   A. 急性支气管炎
   B. 肺结核
   C. 急性肺脓肿
   D. 肺炎球菌肺炎
   E. 病毒性肺炎

6. 下列哪项是支气管哮喘呼吸困难的类型
   A. 呼气性
   B. 吸气性
   C. 混合性
   D. 阵发性
   E. 腹式呼吸消失

7. 呕吐与头部位置改变有密切关系的疾病是
   A. 脑炎
   B. 耳源性眩晕
   C. 妊娠反应
   D. 尿毒症
   E. 糖尿病酮症酸中毒

8. 患儿发热，随后出现呕吐和意识障碍，应首先考虑的是
   A. 病毒性脑炎
   B. 尿毒症
   C. 癫痫
   D. 有机磷农药中毒
   E. 先天性心脏病

9. 下列关于溶血性黄疸的叙述，正确的是
   A. 直接迅速反应阳性
   B. 尿中结合胆红素阴性
   C. 血中非结合胆红素不增加
   D. 尿胆原阴性
   E. 大便呈灰白色

10. 患儿，男，10岁。皮肤黄染伴右上腹绞痛2天。实验室检查：尿胆红素（+），尿胆原（－）。应首先考虑的是
    A. 蚕豆病
    B. 胃炎
    C. 胆道蛔虫症
    D. 急性病毒性肝炎
    E. 遗传性球形红细胞增多症

11. 下列除哪项外，均符合问诊的要求
    A. 态度和蔼，言语亲切
    B. 要将患者陈述的内容去粗取精，去伪存真
    C. 交谈时避免使用特定意义的医学术语
    D. 医生要多提出诱导性的问题
    E. 对危重患者只扼要询问，待病情缓和后再补充

12. 正常成人腋测法体温应是
    A. 36℃～37℃
    B. 36.2℃～37℃
    C. 36.2℃～37.2℃
    D. 36.4℃～37.4℃
    E. 36.5℃～37.5℃

13. 患者，男，28岁。高血压病史半年。近日头痛加重，恶心，呕吐，心悸，气短。检查：血压190/135mmHg。眼底视网膜出血。心电图示左室肥厚，心肌劳损。其诊断是
    A. 高血压脑病
    B. 缓进型高血压病
    C. 脑血管痉挛
    D. 急进型高血压病
    E. 急性心力衰竭

14. 患者，女，18岁。2周前患扁桃体炎，近日心悸，气短，发热，出汗，踝、膝关节游走性疼痛。查体：心率110次/分，第一心音减弱，上肢内侧皮肤有环形红斑。应首先考虑的是
    A. 病毒性心肌炎
    B. 类风湿关节炎
    C. 风湿热
    D. 亚急性感染性心内膜炎
    E. 痛风性关节炎

15. 下列各项，可出现双侧瞳孔散大的是
    A. 阿托品影响
    B. 氯丙嗪影响
    C. 有机磷农药中毒
    D. 毒蕈中毒
    E. 毛果芸香碱中毒

16. 患者咳嗽。查体：气管向左偏移，右侧胸廓较左侧饱满，叩诊出现鼓音。应首先考虑的是
    A. 右侧气胸
    B. 左侧肺不张
    C. 右下肺炎
    D. 肺气肿
    E. 右侧胸腔积液

17. 胸腔大量积气患者触觉语颤表现为
    A. 增强
    B. 减弱或消失
    C. 稍增强
    D. 正常
    E. 无变化

18. 正常肺泡呼吸音的最明显听诊部位在
    A. 喉部
    B. 肩胛下部
    C. 胸骨角附近
    D. 右肺尖
    E. 肩胛上部

19. 患者，男，60岁。反复咳嗽、咳痰10

年。近3年每当秋冬发病，天气变暖后逐渐减轻。检查：两肺闻及散在干啰音。X线显示肺纹理增多。其诊断是

A. 肺结核
B. 肺癌
C. 支气管扩张
D. 支气管哮喘
E. 慢性支气管炎

20. 肝硬化腹壁静脉曲张时，其血管杂音常可被闻及的部位是

A. 上腹部
B. 下腹部
C. 右侧腹部
D. 左侧腹部
E. 右肋缘下

21. 容易闻及二尖瓣杂音的体位是

A. 坐位
B. 立位
C. 平卧位
D. 右侧卧位
E. 左侧卧位

22. 下列疾病除哪项外，均可见到周围血管征

A. 主动脉瓣关闭不全
B. 发热
C. 贫血
D. 甲亢
E. 主动脉瓣狭窄

23. 患者多食，大便日2～3次。查体：血压140/60mmHg（18.62/7.98kPa）。双眼突出，心律不齐，脉搏短绌。应首先考虑的是

A. 糖尿病合并缺血性心脏病
B. 风心病伴心房纤颤
C. 高血压性心脏病伴心房纤颤
D. 肺心病伴心房纤颤
E. 甲状腺功能亢进症伴心房纤颤

24. 仰卧位时，前腹壁与胸骨下端到耻骨联合的连线大致在同一水平面上，称为

A. 腹部平坦
B. 腹部饱满
C. 腹部膨隆
D. 腹部低平
E. 腹部凹陷

25. 腹部叩诊出现移动性浊音，应首先考虑的是

A. 尿潴留
B. 幽门梗阻
C. 右心功能不全
D. 巨大卵巢囊肿
E. 急性胃炎

26. 患者，女，40岁。仰卧时腹部呈蛙状，侧卧时下侧腹部明显膨出。应首先虑的是

A. 胃肠胀气
B. 腹腔积液
C. 巨大卵巢囊肿
D. 肥胖
E. 子宫肌瘤

27. 患者，男，24岁。近3年来反复餐后3～4小时上腹痛，持续至下次进餐后才缓解。应首先考虑的是

A. 消化性溃疡
B. 胃癌
C. 慢性胃炎
D. 胃肠神经官能症
E. 胆囊炎

28. 下列除哪项外，均可出现周围性呕吐

A. 洋地黄中毒

B. 急性胃炎
C. 胃穿孔
D. 胆囊炎
E. 咽部受激惹

29. 下列不属锥体束病变时的病理反射的是
   A. 巴宾斯基征
   B. 查多克征
   C. 戈登征
   D. 拉塞格征
   E. 奥本海姆征

30. 下列可引起中性粒细胞生理性增多的是
   A. 睡眠
   B. 妊娠末期
   C. 休息
   D. 缺氧
   E. 情绪激动

31. 血清总胆红素、结合胆红素、非结合胆红素均中度增加，可见于
   A. 蚕豆病
   B. 胆石症
   C. 珠蛋白生成障碍性贫血
   D. 急性黄疸性肝炎
   E. 胰头癌

32. 下列各项，最易发生代谢性碱中毒的是
   A. 慢性肾功能不全
   B. 休克
   C. 肠瘘
   D. 幽门梗阻
   E. 急性肾功能不全

33. 引起病理性血糖升高的原因不包括下列哪种疾病
   A. 甲状腺功能亢进症
   B. 嗜铬细胞瘤
   C. 糖尿病

D. 肾上腺皮质功能亢进症
E. 胰岛细胞瘤

34. 对诊断急性胰腺炎最有价值的血清酶检查是
   A. 谷草转氨酶
   B. 淀粉酶
   C. 碱性磷酸酶
   D. 谷丙转氨酶
   E. 乳酸脱氢酶

35. 下列情况，不出现尿酮体阳性的是
   A. 饥饿状态
   B. 暴饮暴食
   C. 妊娠剧烈呕吐
   D. 糖尿病酮症酸中毒
   E. 厌食症

36. 下列关于感染过程的描述，错误的是
   A. 病原体与人体相互作用，相互斗争的过程称为感染过程
   B. 感染过程的构成必须具备病原体、人体和外环境三个因素
   C. 病原体侵入人体，临床上出现相应的症状、体征则意味着感染过程的开始
   D. 病原体侵入的数量越大，出现显性感染的危险也越大
   E. 病原体的致病力包括毒力、侵袭力、病原体数量和变异性

37. 甲类传染病是指
   A. SARS、狂犬病
   B. 黑热病、炭疽
   C. 高致病性禽流感、天花
   D. 鼠疫、霍乱
   E. 伤寒、流行性出血热

38. 下列各项不属传染病基本特征的是
   A. 有病原体

B. 有感染后免疫性
C. 有流行病学特征
D. 有发热
E. 有传染性

39. 患者，男，20岁。近2周自觉乏力，食欲不振，厌油，腹胀。检查：巩膜无黄染，肝肋缘下2cm，有压痛。丙氨酸转氨酶升高。应首先考虑的是
   A. 急性肝炎
   B. 慢性肝炎
   C. 重型肝炎
   D. 淤胆型肝炎
   E. 肝炎肝硬化

40. 下列各项，不符合淤胆型肝炎临床表现的是
   A. 黄疸深
   B. 自觉症状重
   C. 皮肤瘙痒
   D. 大便颜色变浅
   E. 血清胆固醇升高

41. 下列有关流行性出血热的描述，正确的是
   A. 发病以青少年为主
   B. 一般不经呼吸道传播
   C. 无明显季节性
   D. 所有患者均有五期经过
   E. 可有母婴传播

42. HIV造成机体免疫功能损害主要侵犯的细胞是
   A. CD_4^+T 淋巴细胞
   B. CD_8^+T 淋巴细胞
   C. B淋巴细胞
   D. NK细胞
   E. 浆细胞

43. 下列各项，不支持流行性脑脊髓膜炎诊断的脑脊液检查是
   A. 外观混浊呈脓性
   B. 蛋白质含量高
   C. 细胞数 $< 0.5 \times 10^6/L$，以单核细胞为主
   D. 糖含量明显减少
   E. 氯化物含量减少

44. 高热、头痛、呕吐，全身皮肤散在瘀点，颈项强直，最可能的诊断是
   A. 结核性脑膜炎
   B. 流行性脑脊髓膜炎
   C. 流行性乙型脑炎
   D. 伤寒
   E. 中毒性细菌性痢疾

45. 伤寒患者出现玫瑰疹，多见于
   A. 潜伏期
   B. 发热初期
   C. 极期
   D. 缓解期
   E. 恢复期

46. 治疗伤寒应首选的药物是
   A. 头孢唑啉
   B. 氯霉素
   C. 链霉素
   D. 环丙沙星
   E. 庆大霉素

47. 腹痛、腹泻、黏液脓血便，伴发热恶寒，最可能的诊断是
   A. 细菌性痢疾
   B. 阿米巴痢疾
   C. 急性胃肠炎
   D. 流行性脑脊髓膜炎
   E. 霍乱

48. 发生霍乱时，对疫区接触者的检疫期是

A. 3天
B. 5天
C. 7天
D. 9天
E. 12天

49. 伤寒菌血液培养，阳性率最高的时间是
    A. 第1周
    B. 第2周
    C. 第3周
    D. 第4周
    E. 第5周

50. 撰写"医家五戒十要"的医家是
    A. 李时珍
    B. 陈实功
    C. 孙思邈
    D. 张仲景
    E. 华佗

51. 根据美国哈佛医学院提出的"脑死亡"概念，不能作为确诊"脑死亡"的条件的是
    A. 自主运动和自主呼吸消失
    B. 对外部刺激和内部需求毫无知觉和反应
    C. 体温低于32.2℃或服用中枢抑制药物者
    D. 脑电波平直或等电位
    E. 诱导反射消失

52. 下列各项不符合道德要求的是
    A. 尽量为患者选择安全有效的药物
    B. 要严格遵守各种抗生素的用药规则，尽可能开患者要求的好药、贵重药物
    C. 在医疗过程中要为患者保守秘密
    D. 对婴幼儿、老年患者的用药应该谨慎，防止肾功能损害
    E. 钻研药理知识，防止粗疏和盲目用药

53. 尊重患者知情同意权，其正确的做法是
    A. 婴幼患儿可以由监护人决定其诊疗方案
    B. 家属无承诺，即使患者本人知情同意也不得给予手术
    C. 对特殊急诊患者的抢救都同样对待
    D. 无须做到患者完全知情
    E. 只经患者同意即可手术

54. 下列人体实验类型中，不需要付出道德代价的是
    A. 自体实验
    B. 自愿实验
    C. 欺骗实验
    D. 强迫实验
    E. 天然实验

55. 卫生法的立法宗旨和最终目的是
    A. 预防为主
    B. 中西医并重
    C. 保护公民健康
    D. 动员全社会参与
    E. 卫生工作法制化

56. 不属于卫生法基本原则的是
    A. 预防为主
    B. 卫生工作社会化
    C. 保护公民身体健康
    D. 兼顾经济与社会效益
    E. 患者自主原则

57. 我国卫生法律是由哪一级机构制定和颁布的
    A. 卫计委
    B. 国务院
    C. 最高人民法院
    D. 全国人大及其常委会
    E. 地方人民政府

58. 目前，我国卫生法规中所涉及的民事责任的主要承担方式是
   A. 恢复原状
   B. 赔偿损失
   C. 停止侵害
   D. 消除危险
   E. 支付违约金

59. 根据《中华人民共和国执业医师法》的规定，全国医师资格考试办法的制定部门是
   A. 国务院
   B. 国务院劳动部门
   C. 国务院人事部门
   D. 国务院卫生行政部门
   E. 国务院教育行政部门

60. 受理申请医师注册的卫生行政部门对不符合条件不予注册的，应当自收到申请之日起多少日内给予申请人书面答复，并说明理由
   A. 15 日
   B. 20 日
   C. 30 日
   D. 40 日
   E. 45 日

61. 受理申请医师注册的卫生行政部门除《中华人民共和国执业医师法》第15条规定的情形外，应当自收到申请之日起多少日内准予注册，并发给由国务院卫生行政部门统一印制的医师执业证书
   A. 15 日
   B. 20 日
   C. 30 日
   D. 40 日
   E. 45 日

62. 除特殊需要外，第一类精神药品的处方，每次不得超过多少日的常用量
   A. 1 日
   B. 3 日
   C. 5 日
   D. 7 日
   E. 14 日

63. 《中华人民共和国药品管理法》规定对四类药品实行特殊管理。下列药品中，不属于法定特殊管理药品的是
   A. 生化药品
   B. 麻醉药品
   C. 精神药品
   D. 放射性药品
   E. 医疗用毒性药品

64. 某药店经营者为贪图利益而销售超过有效期的药品，结果造成患者服用后死亡的特别严重后果，依据《中华人民共和国刑法》，给经营者的刑罚是
   A. 处3年以下有期徒刑或拘役，并处罚金
   B. 处3年以上7年以下有期徒刑，并处罚金
   C. 处3年以上10年以下有期徒刑，并处罚金
   D. 处10年以上20年以下有期徒刑，并处罚金
   E. 处10年以上有期徒刑或无期徒刑，并处罚金

65. 传染性非典型肺炎防治工作应坚持的原则是
   A. 预防为主、防治结合、分级负责、依靠科学、依法管理
   B. 预防为主、及时隔离、依靠科学、防治结合、加强监督
   C. 有效预防、宣传教育、加强监测、防治结合、科学管理

D. 预防控制、分级负责、依靠科学、防治结合、及时隔离

E. 预防为主、及时控制、科学治疗、统一监测、防治结合

66. 属于丙类传染病的病种是
    A. 艾滋病
    B. 肺结核
    C. 传染性非典型肺炎
    D. 人感染高致病性禽流感
    E. 流行性和地方性斑疹伤寒

67. 疫情责任报告人发现乙类传染病患者、病原携带者或疑似传染病患者时，向发病地卫生防疫机构报告传染病，报告的时限为
    A. 城镇于 3 小时内，农村于 6 小时内
    B. 城镇于 6 小时内，农村于 10 小时内
    C. 城镇于 6 小时内，农村于 12 小时内
    D. 城镇于 6 小时内，农村于 24 小时内
    E. 城镇于 12 小时内，农村于 24 小时内

68. 《突发公共卫生事件应急条例》规定：突发事件应急工作应当遵循的原则是
    A. 完善并建立监测与预警手段
    B. 预防为主、常备不懈
    C. 积极预防、认真报告
    D. 及时调查、认真处理
    E. 监测分析、综合评价

69. 医疗机构发生重大医疗事故，主管部门接到报告后应依据《医疗事故处理条例》，立即
    A. 逐级报告
    B. 组织人员对事故进行调查处理
    C. 责令当事人书面检查
    D. 赔偿损失
    E. 提起诉讼

70. 必须按照国务院卫生行政部门的有关规定，严格执行消毒隔离制度，防止发生院内感染和医源性感染的机构是
    A. 疾病控制中心
    B. 卫生监督所
    C. 预防保健机构
    D. 医疗保健机构
    E. 卫生行政管理机构

71. 《医疗废物管理条例》中所称医疗废物，是指医疗卫生机构在医疗、预防、保健及其他相关活动中产生的
    A. 麻醉、精神性药品的废弃物
    B. 放射性、医疗用毒性药品的废弃物
    C. 具有直接或间接感染性、毒性以及其他危害性的废物
    D. 医院制剂配制中产生的中药材废渣
    E. 普通医疗生活用品废弃物

72. 对急性支气管炎与流行性感冒的鉴别最有意义的是
    A. 发热
    B. 咳痰
    C. 肺部啰音
    D. 白细胞计数
    E. 流行病学史

73. 肺心病肺动脉高压形成的主要原因是
    A. 肺细小动脉痉挛
    B. 肺血管玻璃样改变
    C. 血容量增加
    D. 右心室肥大
    E. 左心衰竭

74. 患者，男，60 岁。慢性支气管炎病史 20 年，肺心病病史 5 年。近 1 周感冒后咳嗽，吐黄痰，心悸气短加重。下列哪项治疗原则是最重要的
    A. 止咳

B. 祛痰
C. 抗感染
D. 强心
E. 利尿

75. 外源性哮喘的临床表现是
   A. 多见于青壮年
   B. 常于冬季或气候骤变时发病
   C. 前驱症状后发病急，缓解快
   D. 有呼吸道感染症状
   E. 起病慢，症状缓解后哮鸣音可持续多时

76. 患者，男，20岁，反复咳嗽、咳痰量多已2年。今天突然咯鲜血300mL。无发热，不消瘦。听诊：右下肺闻及小水泡音。应首先考虑的是
   A. 大叶性肺炎
   B. 肺结核
   C. 支气管扩张
   D. 风湿性心脏病二尖瓣狭窄
   E. 肺脓肿

77. 患者，男，60岁。脑溢血后长期卧床，2天前出现发热、咳嗽、呼吸困难等症状，胸透见两肺下叶有多数散在边缘不清小灶阴影。应首先考虑的是
   A. 大叶性肺炎
   B. 干酪样肺炎
   C. 间质性肺炎
   D. 转移性肿瘤
   E. 小叶性肺炎

78. 患者，男，20岁。食欲减退伴低热、咳嗽2个月。经一般抗菌治疗无效。X线检查见右肺中叶云雾状阴影，相应淋巴管增粗与肺门淋巴结肿大。应首先考虑的是
   A. 肺炎

B. 肺结核
C. 肺癌
D. 慢性支气管炎
E. 慢性支气管炎急性发作

79. 患者，男，50岁。慢性支气管炎病史5年。近2～3个月咳嗽加重，痰中持续带血，伴胸闷，气急，胸痛。X线检查见肺门阴影增大。应首先考虑的是
   A. 慢性支气管炎
   B. 原发性支气管肺癌
   C. 肺炎
   D. 肺结核
   E. 肺脓肿

80. 患者，男，50岁。咳嗽2个月，痰中带血，不发热，抗感染治疗效果不明显。3次X线检查均显示右肺中叶炎症。为确诊，下列哪项检查最重要
   A. 血常规
   B. 血培养
   C. 结核菌素试验
   D. 痰结核菌检查
   E. 纤维支气管镜检查

81. 患者，女，30岁。心悸气促2个月，咳粉红色泡沫痰。查体：面颊暗红，口唇紫绀，双肺底闻及湿啰音，心尖区可闻及舒张期隆隆样杂音，下肢浮肿。其诊断是
   A. 肺源性心脏病
   B. 冠心病
   C. 二尖瓣狭窄，心功能不全
   D. 高血压心脏病
   E. 心包积液

82. 风心病最常见的并发症是
   A. 呼吸道感染
   B. 心力衰竭

C. 心律不齐
D. 亚急性感染性心内膜炎
E. 栓塞

83. 患者，女，30岁。患风湿热10年，诊断为风心病5年。检查：心尖部可闻及舒张期隆隆样杂音。X线显示左心房增大。应首先考虑的是
    A. 二尖瓣关闭不全
    B. 二尖瓣狭窄
    C. 主动脉瓣关闭不全
    D. 主动脉瓣狭窄
    E. 肺动脉瓣狭窄

84. 患者，男，50岁。高血压病史10年。今日剧烈头痛，眩晕，恶心，呕吐。查体：无肢体活动障碍，血压200/120mmHg（26.6/16kPa）。为快速降压，应选择下列哪种药物
    A. 硝普钠
    B. 心得安
    C. 硝苯吡啶
    D. 降压灵
    E. 复方降压片

85. 典型心绞痛患者，含服硝酸甘油片后，缓解的时间一般是
    A. 1分钟之内
    B. 1～3分钟
    C. 5～10分钟
    D. 11～20分钟
    E. 21～30分钟

86. 患者，男，48岁。上腹部无规律胀痛3年余，常因饮食不当而发作，偶有反酸，嗳气。心血管检查无异常。应首先考虑的是
    A. 慢性胆囊炎
    B. 心绞痛

C. 胃溃疡
D. 胃癌
E. 慢性胃炎

87. 患者，女，30岁。反复上腹痛6年，饥饿时加重，进食后减轻。近1周来进食后上腹部胀痛加重，但大量呕吐后减轻。查体：轻度脱水。上腹部膨隆有振水音。应首先考虑的是
    A. 多发性溃疡病
    B. 复合性溃疡病
    C. 胃溃疡恶变
    D. 十二指肠溃疡伴幽门梗阻
    E. 胃窦部溃疡伴急性穿孔

88. 患者，男，60岁。上腹痛，食欲减退，持续黑便1月余。查体：上腹触及肿块。应首先考虑的是
    A. 胃癌
    B. 胃溃疡
    C. 慢性萎缩性胃炎
    D. 胃原发性淋巴瘤
    E. 食管癌

89. 患者，男，50岁。有长期肝病史，近年来乏力，腹胀明显，反复齿龈出血，近1个月下肢水肿。今呕血后神志不清。应首先考虑的是
    A. 脑血栓形成
    B. 糖尿病高渗昏迷
    C. 内囊出血
    D. 尿毒症昏迷
    E. 肝性昏迷

90. 患者，男，42岁。4年来经常腹胀，下肢浮肿，前胸有蜘蛛痣，腹水，肝未触及，脾大。应首先考虑的是
    A. 普通型病毒性肝炎
    B. 门脉性肝硬化

C. 酒精性肝炎
D. 肝细胞肝癌
E. 慢性肝淤血

91. 患者，男，40岁。乙肝病史10年，近2个月右上腹胀痛加重。检查：面部有蜘蛛痣，右上腹压痛。肝肋缘下3cm，质硬。ALT 40U，HBsAg（+），AFP 500pg/L。应首先考虑的是
A. 慢性乙肝活动期
B. 乙肝合并肝硬化
C. 乙肝合并胆囊炎
D. 原发性肝癌
E. 继发性肝癌

92. 患者，女，32岁。饱餐后出现上腹部剧痛伴恶心呕吐，呕后腹痛反而加重，服解痉剂无效。检查：体温39℃，心率120次/分，腹部紧张。有压痛、反跳痛，血清淀粉酶350U，血钙1.63mmol/L。应首先考虑的是
A. 急性心肌梗死
B. 溃疡病穿孔
C. 急性胰腺炎
D. 急性阑尾炎
E. 急性肠梗阻

93. 急性链球菌感染后肾小球肾炎时，与肾小球滤过率降低无关的是
A. 内皮细胞增生肿胀
B. 肾小球毛细血管腔狭窄
C. 肾小球系膜细胞增生
D. 毛细血管壁基底膜明显增厚
E. 肾小球缺血

94. 患者，女，26岁，已婚。突发尿痛、尿频、尿急，腹痛半天。检查：肾区无叩痛，尿中白细胞（++），菌培养为大肠杆菌。其诊断是

A. 急性肾盂肾炎
B. 肾结核
C. 急性膀胱炎
D. 肾结石
E. 慢性肾炎

95. 治疗慢性再生障碍性贫血，应首选
A. 叶酸
B. 维生素 B_{12}
C. 硫酸亚铁
D. 雄性激素
E. 马利兰

96. 患者巨大脾脏，白细胞计数显著增高，可达 $500×10^9/L$，并见少许各种幼稚粒细胞，血小板计数极度增多。治疗应首选
A. VP方案
B. HOAP方案
C. 雄性激素
D. 马利兰
E. 强的松

97. 粒细胞缺乏症可出现的临床表现是
A. 进行性贫血
B. 皮肤、鼻腔等处发生坏死性溃疡
C. 皮肤、黏膜出血
D. 频繁性呕吐
E. 胸骨压痛

98. 患者，女，37岁。月经量多，皮肤散在出血点。血象：血红蛋白120g/L，白细胞 $8×10^9/L$，中性粒细胞0.7，淋巴细胞0.3，血小板 $50×10^9/L$。骨髓片巨核细胞增多。应首先考虑的是
A. 原发性血小板减少性紫癜
B. 急性淋巴细胞性白血病
C. 缺铁性贫血
D. 过敏性紫癜

E. 再生障碍性贫血

99. 糖尿病最常见最严重的急性并发症是
   A. 心血管病变
   B. 非特异性感染
   C. 肺结核
   D. 酮症酸中毒
   E. 低血糖昏迷

100. 患者，女，30岁。半小时前家人发现其神志不清。既往无特殊病史。检查发现呕吐物有大蒜味，双侧瞳孔明显缩小。应首先考虑的是
   A. 有机磷农药中毒
   B. 阿托品中毒
   C. 糖尿病酮症酸中毒
   D. 尿毒症
   E. 肝昏迷

101. 患者头痛剧烈，伴有喷射性呕吐，无恶心，呕吐后不感觉轻松。应首先考虑的是
   A. 急性胃炎
   B. 胆囊炎
   C. 脑膜炎
   D. 急性肾炎
   E. 甲状腺危象

102. 患者，65岁。查体：心尖搏动出现在剑突下，且深吸气时增强，肺动脉瓣第二心音增强。应首先考虑的是
   A. 冠心病
   B. 高血压性心脏病
   C. 风心病
   D. 肺心病
   E. 心肌炎

103. 内源性哮喘的临床表现是
   A. 多见于儿童与青少年

B. 常于春、秋季发病
C. 可有前驱症状
D. 起病慢，较多见哮喘持续状态
E. 发病急，症状缓解快

104. 患者，40岁。高热寒战3天，伴咳嗽，胸痛，痰中带血。为确诊应首选的检查方法是
   A. 肺部听诊
   B. 血常规检查
   C. X线检查
   D. 痰结核菌检查
   E. 血培养

105. 患者，男，30岁。高热、寒战3天，胸痛，伴咳嗽，痰中带血。听诊：右肺中部可闻及湿啰音，应首先考虑的是
   A. 急性支气管炎
   B. 支气管扩张
   C. 胸膜炎
   D. 肺炎
   E. 肺癌

106. 患者，男，20岁。咳嗽伴低热、盗汗、乏力1个月。X线检查显示右肺尖云雾状阴影。应首先考虑的是
   A. 肺炎球菌肺炎
   B. 慢性支气管炎
   C. 病毒性肺炎
   D. 肺结核
   E. 肺癌

107. 患者，男，50岁。咳嗽2个月，痰中带血，不发热。抗感染治疗效果不明显。3次X线检查均显示右肺中叶炎症。为确诊，下列哪项检查最重要
   A. 血常规
   B. 血培养
   C. 结核菌素试验

D. 痰结核菌检查

E. 纤维支气管镜检查

108. 左心衰竭时，最早出现和最重要的症状是

A. 咳嗽

B. 咳痰

C. 咯血

D. 乏力

E. 呼吸困难

109. 患者，男，60岁。有慢性支气管炎及肺心病病史。近1周感冒后出现咳嗽，吐黄痰，心悸气短加重，神志清，血气分析在正常范围。下列哪项治疗是错误的

A. 抗感染

B. 止咳

C. 祛痰

D. 呼吸兴奋剂

E. 氨茶碱

110. 下列关于哮喘持续状态的紧急处理哪项是错误的

A. 静滴地塞米松

B. 补充水、电解质

C. 纠正酸中毒

D. 吸氧

E. 口服氨茶碱

111. 患者，男，25岁。发热，咳嗽3天。检查：气管位置居中，右胸呼吸动度减弱，右中肺语颤增强，叩诊呈浊音，听诊可闻及湿啰音及支气管肺泡呼吸音。应首先考虑的是

A. 胸膜炎

B. 肺炎

C. 气胸

D. 肺不张

E. 肺结核

112. 下列哪项不符合胸壁疾患所致胸痛的特点

A. 疼痛部位较固定

B. 局部有压痛

C. 举臂动作时可加剧

D. 因情绪激动而诱发

E. 深呼吸或咳嗽可加剧

113. 嘶哑样咳嗽可见于

A. 急性喉炎

B. 声带疾患

C. 百日咳

D. 胸膜炎

E. 支气管扩张

114. 心功能不全肺淤血时，在痰中出现的是

A. 白细胞

B. 夏科－雷登结晶体

C. 上皮细胞

D. 色素细胞

E. 杜什曼螺旋体

115. 我国最常见的咯血原因是

A. 支气管扩张

B. 肺结核

C. 二尖瓣狭窄

D. 肺脓肿

E. 支气管肺癌

116. 患者，男，20岁。近2周自觉乏力，食欲不振，厌油，腹胀。检查：巩膜无黄染，肝肋缘下2cm，有压痛，丙氨酸转氨酶升高。应首先考虑的是

A. 急性肝炎

B. 慢性肝炎

C. 重型肝炎

D. 淤胆型肝炎

E. 肝炎肝硬化

117. 流行性出血热患者全身各组织器官都可有充血、出血、变性、坏死，表现最为明显的器官是
    A. 心
    B. 肺
    C. 肾
    D. 脑垂体
    E. 胃肠

118. 下列各项，不支持流行性脑脊髓膜炎诊断的脑脊液检查是
    A. 外观混浊呈脓性
    B. 蛋白质含量高
    C. 细胞数<0.5×10^6/L，以单核细胞为主
    D. 糖含量明显减少
    E. 氯化物含量减少

119. 下列不支持艾滋病诊断的是
    A. 口腔念珠菌感染
    B. 持续发热
    C. 头痛，进行性痴呆
    D. 皮肤黏膜出血
    E. 慢性腹泻

120. 乙型脑炎（简称乙脑）的主要传染源是
    A. 猪
    B. 乙脑病毒携带者
    C. 乙脑患者
    D. 蚊虫
    E. 野鼠

121. 下列药物，不能用于艾滋病治疗的是
    A. 齐多夫定
    B. 双脱氧胞苷
    C. 双脱氧肌苷
    D. 阿糖腺苷
    E. 拉米夫定

122. 伤寒患者出现玫瑰疹，多见于
    A. 潜伏期
    B. 发热初期
    C. 极期
    D. 缓解期
    E. 恢复期

123. 普通型流脑临床特征性体征是皮肤
    A. 瘀点或瘀斑
    B. 水疱
    C. 黑痂
    D. 斑丘疹
    E. 脓肿

124. 目前认为志贺菌致病必须具备的条件是
    A. 过度劳累
    B. 暴饮暴食
    C. 细菌变异性
    D. 痢疾杆菌对肠黏膜上皮细胞的侵袭力
    E. 发病季节

125. 下列不属急性重型肝炎典型表现的是
    A. 黄疸迅速加深
    B. 出血倾向明显
    C. 肝肿大
    D. 出现烦躁、谵妄等神经系统症状
    E. 急性肾功能不全

126. 患儿近日常感无力，精神萎靡，食欲不佳，并诉右上腹隐痛。检查：面色黄，肝于肋缘下3cm可触及，有压痛。实验室检查：尿胆红素（+），尿胆原（+）。应首先考虑的是
    A. 蚕豆病
    B. 胃炎
    C. 胆道蛔虫症
    D. 急性病毒性肝炎
    E. 胆结石

127. 某患者由印尼入境后2天，频繁腹泻，无腹痛及里急后重，伴有呕吐。最重要的检查是
    A. 血常规
    B. 尿常规
    C. 电解质
    D. 泻吐物悬滴检查
    E. 以上均非

128. 关于伤寒复发的描述正确的是
    A. 进入缓解期，体温接近正常时又重新上升，其他表现可再度加剧
    B. 进入恢复期后，临床症状再度出现，如同初发，但病程较短，症状较轻
    C. 毒血症状轻微，部分患者可因突然性肠出血或肠穿孔而就医始被发现
    D. 起病与典型伤寒相似，但由于人体免疫功能低下，发热持续不退
    E. 起病急，中毒症状重，可出现中毒性心肌炎、肠麻痹等，预后凶险

129. 古代医家把医学称作是
    A. 医术
    B. 仁术
    C. 人术
    D. 技术
    E. 艺术

130. 在使用辅助检查手段时，不适宜的是
    A. 认真严格地掌握适应证
    B. 可以广泛积极地依赖各种辅助检查
    C. 有利于提高医生诊治疾病的能力
    D. 必要检查能尽早确定诊断和进行治疗
    E. 应从患者的利益出发决定该做的项目

131. 卫生法的立法宗旨和最终目的是
    A. 预防为主
    B. 中西医并重
    C. 保护公民健康
    D. 动员全社会参与
    E. 卫生工作法制化

132. 1976年美国学者提出的医患关系基本模式是
    A. 主动–被动型，互相–合作型，平等参与型
    B. 主动–合作型，相互–指导型，共同参与型
    C. 主动–配合型，指导–合作型，共同参与型
    D. 主动–被动型，指导–合作型，共同参与型
    E. 主动–被动型，共同参与型，父权主义型

B 型题

答题说明

以下提供若干组考题，每组考题共用在考题前列出的A、B、C、D、E五个备选答案。请从中选择一个与问题关系最密切的答案，并在答题卡上将相应题号的相应字母所属方框涂黑。每个备选答案可能被选择一次、多次或不被选择。

（133～134题共用备选答案）
    A. 急性发热
    B. 黄疸
    C. 呕吐
    D. 腹泻
    E. 血便

133. 肠梗阻可见腹痛，并伴有
134. 肠套叠可见腹痛，并伴有

（135～136题共用备选答案）

A. 癔病
B. 破伤风
C. 脑血管疾病
D. 中毒性痢疾
E. 菌膜炎

135. 抽搐伴高血压，肢体瘫痪，见于
136. 抽搐伴苦笑面容，见于

（137～138题共用备选答案）
A. 指关节梭状畸形
B. 杵状指
C. 匙状甲
D. 浮髌现象
E. 肢端肥大

137. 支气管扩张，常表现为
138. 类风湿关节炎，常表现为

（139～140题共用备选答案）
A. 红细胞管型
B. 白细胞管型
C. 上皮细胞管型
D. 透明管型
E. 蜡样管型

139. 正常人尿中可以偶见的管型是
140. 主要见于肾盂肾炎的管型是

（141～142题共用备选答案）
A. 医疗事故损害后果与患者原有疾病状况之间的关系
B. 患者的经济状况
C. 患者亲友在纠纷处理过程中的态度
D. 无过错输血感染造成的不良后果
E. 医患双方协商解决

141. 医疗事故赔偿确定具体赔偿数额，应当考虑的因素是
142. 对发生医疗事故的赔偿等民事责任争议问题处理时，可以考虑的方式是

（143～144题共用备选答案）
A. 医学关系中的主体在道义上应享有的权利和利益
B. 医学关系中的主体在道义上应履行的职责和使命
C. 医学关系的主体对应尽义务的自我认识和自我评价的能力
D. 医学关系中的主体因履行道德职责受到褒奖而产生的自我赞赏
E. 医学关系中的主体在医疗活动中对自己和他人关系的内心体验和感受

143. 作为医学伦理学基本范畴的良心是指
144. 作为医学伦理学基本范畴的情感是指

（145～146题共用备选答案）
A. 发热
B. 咳嗽
C. 咯血
D. 肺部啰音
E. 痰液检查

145. 慢性支气管炎与肺结核的主要鉴别依据是
146. 慢性支气管炎与肺癌的主要鉴别依据是

（147～148题共用备选答案）
A. 呼吸道感染
B. 心力衰竭
C. 心律不齐
D. 亚急性感染性心内膜炎
E. 栓塞

147. 风心病最常见的并发症是
148. 风心病二尖瓣狭窄伴房颤最易出现

（149～150题共用备选答案）
A. 全血细胞减少
B. 嗜碱粒细胞增多
C. 骨髓中原始细胞明显增多
D. 酸化溶血试验阳性
E. 网织红细胞增多

149. 慢性粒细胞白血病的特点是
150. 急性白血病的特点是

试卷标识码：

中医执业医师资格考试
最后成功四套胜卷（二）

（医学综合考试部分）

第一单元

考生姓名：＿＿＿＿＿＿

准考证号：＿＿＿＿＿＿

考　　点：＿＿＿＿＿＿

考 场 号：＿＿＿＿＿＿

A1 型题

答题说明
每一道考试题下面有 A、B、C、D、E 五个备选答案，请从中选择一个最佳答案，并在答题卡上将相应题号的相应字母所属的方框涂黑。

1. 感冒的治疗，可分别采用辛温解表或辛凉解表，此属于
   A. 辨病论治
   B. 因人制宜
   C. 同病异治
   D. 异病同治
   E. 对症论治

2. 以昼夜分阴阳，后半夜为
   A. 阴中之阳
   B. 阳中之阴
   C. 阳中之阳
   D. 阴中之阴
   E. 阴中之至阴

3. "阴阳离决，精气乃绝"所反映的阴阳关系是
   A. 对立制约
   B. 互根互用
   C. 相互交感
   D. 消长平衡
   E. 相互转化

4. "壮水之主，以制阳光"的治法最适于治疗的是
   A. 阴盛则寒之证
   B. 阴虚则热之证
   C. 阴盛伤阳之证
   D. 阴损及阳之证
   E. 阳损及阴之证

5. 下列关于五行生克规律的表述正确的是
   A. 木为土之所胜
   B. 木为水之子
   C. 火为土之子
   D. 水为火之所胜
   E. 金为木之所胜

6. "见肝之病，知肝传脾"的病机传变是
   A. 木克土
   B. 木乘土
   C. 土侮木
   D. 母病及子
   E. 子病犯母

7. 肺主气的功能取决于
   A. 司呼吸
   B. 宗气的生成
   C. 全身气机的调节
   D. 朝百脉
   E. 主治节

8. 下列哪项不是脾的生理功能
   A. 水谷的受纳和腐熟
   B. 水谷精微的转输
   C. 水液的吸收和转输
   D. 脏器位置的维系
   E. 血液的统摄

9. 具有"喜燥恶湿"特性的脏腑是
   A. 肝
   B. 脾
   C. 胃
   D. 肾
   E. 肺

10. 肾中精气的主要生理功能是
    A. 促进机体的生长发育

B. 促进生殖机能的成熟
C. 主生长发育和生殖
D. 化生血液的物质基础
E. 人体生命活动的根本

11. 下列各项，与肾中精气生理功能关系不密切的是
    A. 促进机体的生长发育
    B. 促进水液代谢
    C. 促进生殖机能的成熟
    D. 主生长发育和生殖
    E. 人体生命活动的根本

12. 下列各脏中，其生理特性以升为主的是
    A. 肺与脾
    B. 肺与肝
    C. 肝与肾
    D. 心与肾
    E. 肝与脾

13. 与水液代谢关系最密切的脏腑是
    A. 脾胃肝
    B. 肝胆肾
    C. 肝肺脾
    D. 肺肾脾
    E. 心肾肺

14. 具有"喜润恶燥"特性的脏腑是
    A. 肝
    B. 肺
    C. 脾
    D. 胃
    E. 大肠

15. 被称为"决渎之官"的是
    A. 胆
    B. 胃
    C. 三焦
    D. 小肠
    E. 膀胱

16. 元气耗损和功能减退，脏腑功能低下，抗病能力下降的病机是
    A. 气虚
    B. 气脱
    C. 血虚
    D. 津亏
    E. 气陷

17. 手三阳经的走向为
    A. 从头走足
    B. 从足走腹
    C. 从胸走手
    D. 从手走头
    E. 从手走足

18. 在奇经八脉中，其循行多次与手、足三阳经及阳维脉交会的是
    A. 冲脉
    B. 任脉
    C. 督脉
    D. 阴维脉
    E. 阳跷脉

19. 最易导致疼痛的外邪是
    A. 风
    B. 寒
    C. 暑
    D. 燥
    E. 湿

20. 六淫邪气中，具有"阻遏气机"特点的是
    A. 风
    B. 暑
    C. 湿
    D. 寒
    E. 火

21. 患者关节疼痛重着，四肢酸困沉重，头重如裹，其病因是
   A. 风邪
   B. 寒邪
   C. 暑邪
   D. 湿邪
   E. 痰饮

22. 《素问·五脏生成》说：多食甘，则
   A. 肉胝䐢而唇揭
   B. 骨痛而发落
   C. 筋急而爪枯
   D. 脉凝泣而变色
   E. 皮槁而毛拔

23. 患者胃肠热盛，大便秘结，腹满硬痛而拒按，潮热，神昏谵语，但又兼见面色苍白，四肢厥冷，精神委顿。其病机是
   A. 虚中夹实
   B. 真实假虚
   C. 由实转虚
   D. 真虚假实
   E. 实中夹虚

24. 自汗、盗汗并见，其病机是
   A. 精血亏虚
   B. 阴阳两虚
   C. 阳气不足
   D. 津液不足
   E. 以上均非

25. 《素问·四气调神大论》中"春夏养阳，秋冬养阴"的观点是
   A. 春夏顺其生长之气即养生养长，秋冬顺其收藏之气即养收养藏
   B. 阳为阴之根，阴为阳之基
   C. 春夏阳盛于外而养其内虚之阳，秋冬阴盛于外而养其内虚之阴
   D. 春夏顺其阳气，秋冬顺其阴气
   E. 春夏阳盛，故食寒凉以制其亢阳，秋冬阴盛，故宜食热以抑其盛阳

26. 《素问·经脉别论》指出："食气入胃，浊气归心"，其中"浊气"是指
   A. 饮食水谷
   B. 食物残渣
   C. 水谷之悍气
   D. 宗气
   E. 谷食之气中的稠厚部分

27. 《素问·举痛论》曰："余知百病生于气也。"其认为产生各种疾病的基本病机是
   A. 正气虚
   B. 气机逆乱
   C. 邪气盛
   D. 心气不足
   E. 以上均对

28. 据《素问·痹论》所述，下列哪一症状与肝痹无关
   A. 夜卧则惊
   B. 多饮
   C. 小便频数
   D. 腹胀大，如怀妊之状
   E. 色苍黄

29. 据《灵枢·决气》篇，精脱的主要表现是
   A. 目不明
   B. 头晕目眩
   C. 耳数鸣
   D. 耳聋
   E. 腰膝酸软

30. 患儿，男，5岁，身热不恶寒，利下黄色稀水，势急臭秽，灼肛，心烦，口渴，喘而汗出，尿赤，苔黄，脉滑数。应以哪方为主

A. 黄连汤
B. 葛根芩连汤
C. 葛根汤
D. 白头翁汤
E. 以上都不是

脓血，腹痛，里急后重，肛门灼热，小便短赤，舌红苔黄，脉滑数。选方最宜
A. 黄芩汤
B. 葛根芩连汤
C. 白头翁汤
D. 桃花汤
E. 真人养脏汤

31. 太阳蓄水证的"消渴""烦渴"机理为
   A. 燥热伤津，邪热扰心
   B. 津液大伤难以上润
   C. 水饮初化，邪气欲解之兆
   D. 膀胱气化不利，津液不能上濡
   E. 温解过度，津液受损

32. 患者症见高热不退，汗出不止，烦渴不解，时时恶风，气短神疲，微喘鼻扇，舌苔黄燥，脉浮芤。选方最宜
   A. 白虎汤
   B. 白虎加人参汤
   C. 生脉散
   D. 麦门冬汤
   E. 以上均不是

33. 阳明经证谵语，机理为
   A. 燥热阻结胃肠，肠腑浊热攻冲，心神被扰
   B. 阳明热盛，充斥内外，热扰神明
   C. 相火夹胃热上蒸，心神被扰
   D. 阳明血热，热入血室，血热上扰心神
   E. 火逆证邪热入胃

34. 患者见恶寒较甚，发热，头痛无汗，舌淡苔薄白，脉沉。选方最宜
   A. 桂枝汤
   B. 麻黄汤
   C. 麻黄附子细辛汤
   D. 葛根汤
   E. 桂枝加桂汤

35. 患者近日症见发热，口渴欲饮水，下痢

36. 中风邪入腑的特征为
   A. 半身不遂
   B. 但臂不遂
   C. 即不识人
   D. 口吐涎
   E. 舌即难言

37. 病者腹满，发热十日，脉浮而数，饮食如故，宜选用
   A. 厚朴七物汤
   B. 大柴胡汤
   C. 厚朴三物汤
   D. 大承气汤
   E. 大黄附子汤

38. 患者症见心下痞满，呕吐，肠鸣泄泻，选方最宜
   A. 半夏泻心汤
   B. 生姜半夏汤
   C. 黄芩加半夏生姜汤
   D. 桃花汤
   E. 半夏干姜散

39. 叶天士云"两阳相劫"中"两阳"指
   A. 阳明与少阳
   B. 太阳与阳明
   C. 太阳与少阳
   D. 风邪与热邪
   E. 风邪与暑邪

40. 温病战汗的表现多为

A. 壮热，烦渴，脉洪大伴大汗出
B. 气短神疲，舌红无津伴大汗淋漓
C. 肢厥面白，脉微舌淡伴冷汗淋漓
D. 全身战栗，肢冷脉伏，继而全身大汗
E. 时有汗出，汗出热减，继而复热

41. "太阴温病……若吐粉红血水者，死不治；血从上溢，脉七八至以上，面反黑者，死不治"选方宜
   A. 银翘散合清营汤
   B. 犀角地黄汤合银翘散
   C. 清络饮合银翘散
   D. 清营汤合犀角地黄汤
   E. 犀角地黄汤合黄连阿胶汤

42. 患者温病后期症见身热面赤，口干舌燥，齿黑唇裂，脉沉实，脉虚大，手足心热甚于手足背，选方最宜
   A. 猪苓汤
   B. 加减复脉汤
   C. 麦门冬汤
   D. 生脉散
   E. 白虎加人参汤

43. 假神的病机是
   A. 气血不足，精神亏损
   B. 机体阴阳严重失调
   C. 脏腑虚衰，功能低下
   D. 精气衰竭，虚阳外越
   E. 阴盛于内，格阳于外

44. 湿热熏蒸的面色是
   A. 黄而鲜明
   B. 黄如烟熏
   C. 苍黄
   D. 淡黄消瘦
   E. 淡黄浮肿

45. 疹的主要特点是

A. 色深红或青紫
B. 平铺于皮肤
C. 抚之碍手
D. 压之不退色
E. 点大成片

46. 阳虚湿盛的舌象是
   A. 舌红苔白滑
   B. 舌淡嫩苔白滑
   C. 舌边红苔黑润
   D. 舌红瘦苔黑
   E. 舌绛苔黏腻

47. 患儿，3岁。形体消瘦，面色不华，山根青筋显露，容易感冒，腹泻，食欲不佳，舌淡红，其舌苔应见
   A. 白厚
   B. 薄白
   C. 黄腻
   D. 花剥
   E. 白腻

48. 咳声如犬吠样，可见于
   A. 百日咳
   B. 白喉
   C. 感冒
   D. 肺痨
   E. 肺痿

49. 独语、错语的共同病因是
   A. 风痰阻络
   B. 热扰心神
   C. 心气大伤
   D. 心气不足
   E. 痰火扰心

50. 下列除哪项外，均有脉率快的特点
   A. 数
   B. 促

C. 滑
D. 疾
E. 动

51. 在脉象上濡脉与弱脉的主要区别是
    A. 节律
    B. 至数
    C. 脉力
    D. 脉位
    E. 流利度

52. 下列各项不属于弦脉所主病证的是
    A. 肝郁
    B. 胃热
    C. 诸痛
    D. 痰饮
    E. 疟疾

53. 下列除哪项外，均为里实热证的表现
    A. 身发高热
    B. 两颧娇红
    C. 口渴饮冷
    D. 热汗不止
    E. 脉象洪数

54. 患者，男，40岁。素有高血压病史，现眩晕耳鸣，面红头胀，腰膝酸软，失眠多梦，时有遗精或性欲亢进，舌红，脉沉弦细。其病机是
    A. 阴虚内热
    B. 阴损及阳
    C. 阴虚阳亢
    D. 阳损及阴
    E. 阴虚火旺

55. 患者面色苍白，时而泛红如妆，其证型是
    A. 实热内炽
    B. 阴虚火旺

C. 肝胆湿热
D. 真寒假热
E. 真热假寒

56. 舌淡白而裂纹者，属
    A. 血虚不润
    B. 脾胃虚弱
    C. 热盛伤津
    D. 气阴两虚
    E. 水涸火炎

57. 下列哪项不是阴水证的临床表现
    A. 水肿先从下肢肿起
    B. 下半身肿痛
    C. 腰酸肢冷
    D. 水肿皮薄光亮
    E. 起病缓，病程长

58. 患儿，22天。面目皮肤发黄20天。色泽鲜明如橘皮，精神疲倦，不欲吮乳，尿黄便秘，舌红苔黄。其证候是
    A. 肝失疏泄
    B. 瘀积发黄
    C. 寒湿阻滞
    D. 湿热熏蒸
    E. 胆道不利

59. 患者，女，53岁。腹中可扪及积块，软而不坚，固着不移，胀痛并见，脉弦。其证候是
    A. 肝气郁滞
    B. 瘀血内结
    C. 气滞血阻
    D. 气滞痰阻
    E. 气虚血瘀

60. 患者曾发高热，热退而见口鼻、皮肤干燥，形瘦，目陷，唇舌干燥，舌紫绛边有瘀斑、瘀点。其病机是

A. 津液不足
B. 津亏血瘀
C. 津枯血燥
D. 津停气阻
E. 气阴两亏

61. 脏腑湿热证的共同特点是
A. 黄疸
B. 腹痛
C. 腹泻
D. 舌苔黄腻
E. 头胀重

62. 患者，男，54岁。咳嗽气粗，痰多痰黄，面赤身热，口干欲饮，舌红苔黄，脉滑数。其证候是
A. 痰热郁肺
B. 肺阴亏耗
C. 风燥伤肺
D. 风热犯肺
E. 风寒袭肺

63. 患者眩晕耳鸣，头目胀痛，面红目赤，急躁易怒，腰膝酸软，头重足轻，舌红，脉弦细数。其证候是
A. 肝火上炎
B. 肝阳上亢
C. 肝阴不足
D. 肝气郁结
E. 肝阳化风

64. 患者，男，45岁。心烦不寐，眩晕耳鸣，健忘，腰酸梦遗，舌红少津，脉细数。其病变所在脏腑为
A. 心
B. 肾
C. 肝
D. 心、肾
E. 肝、胃

65. 患者，男，65岁。眩晕，耳鸣如蝉，健忘失眠胁痛，腰膝酸痛，盗汗，舌红少苔，脉细数。其证候是
A. 肾精不足
B. 肾阴虚
C. 肝阴虚
D. 肝肾阴虚
E. 肾气虚衰

66. 能缓和拘急疼痛的药物大多具有的药味是
A. 苦味
B. 咸味
C. 辛味
D. 甘味
E. 酸味

67. 干姜配伍附子，可降低附子的毒性，属于
A. 相须
B. 相使
C. 相畏
D. 相杀
E. 相反

68. 下列各组药物中，属于配伍禁忌的是
A. 巴豆与牵牛
B. 丁香与三棱
C. 牙硝与郁金
D. 官桂与五灵脂
E. 人参与石脂

69. 下列药物入汤剂宜包煎的是
A. 茯苓
B. 滑石
C. 地肤子
D. 泽泻
E. 茵陈蒿

70. 具有散风寒、通鼻窍功效的药物是
   A. 桂枝
   B. 生姜
   C. 防风
   D. 辛夷
   E. 紫苏

71. 功能祛风散寒止痛，善治颠顶头痛的药物是
   A. 白芷
   B. 藁本
   C. 细辛
   D. 吴茱萸
   E. 苍耳子

72. 薄荷、牛蒡子除均可疏散风热外，还具有的功效是
   A. 利咽透疹
   B. 宣肺祛痰
   C. 明目退翳
   D. 息风止痉
   E. 疏肝理气

73. 石膏的性味是
   A. 辛苦大寒
   B. 辛咸大寒
   C. 辛酸大寒
   D. 辛甘大寒
   E. 甘淡大寒

74. 肺热壅盛，喘促气急，治疗宜与平喘药配伍的是
   A. 栀子
   B. 芦根
   C. 石膏
   D. 夏枯草
   E. 淡竹叶

75. 胃火炽盛，消谷善饥，烦渴多饮者，治疗宜选用
   A. 黄柏
   B. 栀子
   C. 黄连
   D. 黄芩
   E. 苦参

76. 患者，女，30岁。产后5天，右侧乳房红肿胀痛，触摸到硬块，大便如常，小便色黄。治疗应首选
   A. 大青叶
   B. 蒲公英
   C. 淡竹叶
   D. 栀子
   E. 知母

77. 具有凉血解毒功效的药物是
   A. 大黄
   B. 芒硝
   C. 芦荟
   D. 火麻仁
   E. 桃仁

78. 具有消肿散结功效的药物是
   A. 芫花
   B. 巴豆
   C. 甘遂
   D. 牵牛子
   E. 芦荟

79. 五加皮具有的功效是
   A. 通便
   B. 利尿
   C. 凉血
   D. 安胎
   E. 和胃

80. 砂仁具有的功效是
   A. 温肝

第10页

B. 暖肾
C. 温肺
D. 温中
E. 回阳

81. 利水渗湿作用较强，治疗水湿停滞所致小便不利、水肿、泄泻、带下，宜首选
   A. 石韦
   B. 滑石
   C. 萆薢
   D. 木通
   E. 猪苓

82. 具有清热利湿功效的药物是
   A. 丹参
   B. 牛膝
   C. 苏木
   D. 姜黄
   E. 虎杖

83. 具有补火助阳功效的药物是
   A. 附子
   B. 干姜
   C. 细辛
   D. 花椒
   E. 高良姜

84. 小茴香善于治疗的是
   A. 亡阳厥逆
   B. 厥阴头痛
   C. 寒饮咳喘
   D. 虚阳上浮
   E. 寒疝腹痛

85. 性微寒的行气药是
   A. 木香
   B. 香附
   C. 沉香
   D. 薤白
   E. 枳实

86. 具有行气调中止痛功效的药物是
   A. 柿蒂
   B. 木香
   C. 香附
   D. 乌药
   E. 薤白

87. 既能消食化积，又能降气化痰的药物是
   A. 山楂
   B. 神曲
   C. 莱菔子
   D. 麦芽
   E. 谷芽

88. 小蓟具有的功效是
   A. 解毒消痈
   B. 收湿敛疮
   C. 消肿排脓
   D. 化腐生肌
   E. 燥湿止痒

89. 患者小便短数，灼热刺痛，尿色黄赤，舌苔黄腻，脉数。治疗应选用
   A. 大蓟
   B. 地榆
   C. 槐花
   D. 白茅根
   E. 侧柏叶

90. 具有活血止痛、行气解郁、凉血清心功效的药物是
   A. 川芎
   B. 丹参
   C. 延胡索
   D. 姜黄
   E. 郁金

91. 具有利尿通淋功效的药物是
    A. 川芎
    B. 丹参
    C. 郁金
    D. 桃仁
    E. 牛膝

92. 半夏、天南星均具有的功效是
    A. 祛风止痉
    B. 消痞散结
    C. 降逆止呕
    D. 燥湿化痰
    E. 利气通络

93. 治疗外感风热，咳嗽痰多，咽痛音哑，胸闷不舒者，应首选
    A. 百部
    B. 川贝母
    C. 桔梗
    D. 杏仁
    E. 旋覆花

94. 百部的主要功效是
    A. 化痰
    B. 止咳
    C. 平喘
    D. 清肺
    E. 泻肺

95. 患者自幼患有痫证，近期发作较频，并见心神不安、心悸、失眠、健忘，舌淡白，脉滑。治疗应选用
    A. 竹茹
    B. 茯苓
    C. 琥珀
    D. 党参
    E. 远志

96. 下列除哪项外，均是治疗慢惊风的药物
    A. 羚羊角
    B. 白僵蚕
    C. 全蝎
    D. 蜈蚣
    E. 天麻

97. 下列不具有开窍功效的药物是
    A. 苏合香
    B. 冰片
    C. 琥珀
    D. 牛黄
    E. 远志

98. 下列剂型中没有固定剂型的是
    A. 酒剂
    B. 锭剂
    C. 茶剂
    D. 丹剂
    E. 散剂

99. 九味羌活汤的组成药物中含有
    A. 白芍药
    B. 山茱萸
    C. 生地黄
    D. 麦门冬
    E. 枸杞子

100. 败毒散的组成药物中不包括
    A. 柴胡、前胡
    B. 羌活、独活
    C. 桔梗、枳壳
    D. 人参、甘草
    E. 当归、芍药

101. 舟车丸的功用是
    A. 化瘀行水
    B. 行气逐水
    C. 攻逐水饮
    D. 温阳化饮

E. 健脾利水

102. 由逍遥散变化为黑逍遥散，属于
   A. 药味加减的变化
   B. 药量增减的变化
   C. 剂型更换的变化
   D. 药味加减和药量增减变化的联合运用
   E. 药量增减和剂型更换变化的联合运用

103. 下列具有疏风散邪、清热解毒功用的方剂是
   A. 黄连解毒汤
   B. 普济消毒饮
   C. 清瘟败毒饮
   D. 青蒿鳖甲汤
   E. 龙胆泻肝汤

104. 具有解毒消痈、化痰散结、活血祛瘀功用的方剂是
   A. 四妙勇安汤
   B. 犀黄丸
   C. 仙方活命饮
   D. 大黄牡丹汤
   E. 苇茎汤

105. 具有解表清里功用的方剂是
   A. 葛根黄芩黄连汤
   B. 麻黄杏仁甘草石膏汤
   C. 凉膈散
   D. 小柴胡汤
   E. 竹叶石膏汤

106. 理中丸除温中祛寒外，还具有的功用是
   A. 和中缓急
   B. 和胃止呕
   C. 降逆止痛
   D. 养血通脉
   E. 补气健脾

107. 下列各项，不属理中丸主治范围的是
   A. 阳虚失血证
   B. 脾胃虚寒之腹痛
   C. 中焦虚寒之小儿慢惊风
   D. 肝胃虚寒之胃脘痛
   E. 脾胃虚寒之胸痹

108. 下列方剂组成药物中，不含有附子的是
   A. 实脾散
   B. 真武汤
   C. 乌梅丸
   D. 温脾汤
   E. 阳和汤

109. 参苓白术散中具有芳香醒脾之功的药物是
   A. 桔梗
   B. 砂仁
   C. 藿香
   D. 佩兰
   E. 厚朴

110. 归脾汤除益气补血外，还具有的功用是
   A. 健脾养心
   B. 补血调血
   C. 敛阴止汗
   D. 滋阴复脉
   E. 益阴降火

111. 左归丸与一贯煎相同的功用是
   A. 滋阴
   B. 疏肝
   C. 补脾
   D. 降火
   E. 益气

112. 肾气丸中配伍少量桂枝、附子的主要用意是
   A. 温肾暖脾，以助阳气

B. 温肾助阳，散寒通脉
C. 温补肾阳，少火生气
D. 温补脾阳，化气行水
E. 补阳益精，温肾纳气

113. 主治久泻、久痢属寒热错杂、正气虚弱的方剂是
    A. 乌梅丸
    B. 四神丸
    C. 枳实消痞丸
    D. 真人养脏汤
    E. 半夏泻心汤

114. 天王补心丹与朱砂安神丸组成中均含有的药物有
    A. 酸枣仁
    B. 炙甘草
    C. 玄参
    D. 黄柏
    E. 生地黄

115. 天王补心丹中敛心气而安神的药物是
    A. 丹参、五味子
    B. 茯苓、五味子
    C. 远志、五味子
    D. 人参、五味子
    E. 酸枣仁、五味子

116. 越鞠丸中以行气为主的药物是
    A. 木香
    B. 沉香
    C. 香附

D. 枳壳
E. 厚朴

117. 苏子降气汤组成中不包含的药物是
    A. 当归
    B. 肉桂
    C. 前胡
    D. 厚朴
    E. 葶苈子

118. 生化汤除活血化瘀止痛外，还具有的功用是
    A. 祛风
    B. 温经
    C. 行气
    D. 疏肝
    E. 除湿

119. 组成药物中含有蒲黄、五灵脂的方剂是
    A. 血府逐瘀汤
    B. 通窍活血汤
    C. 膈下逐瘀汤
    D. 少腹逐瘀汤
    E. 身痛逐瘀汤

120. 下列方剂组成药物中含有石膏与知母的是
    A. 大定风珠
    B. 消风散
    C. 川芎茶调散
    D. 地黄饮子
    E. 羚角钩藤汤

B 型题

答题说明

以下提供若干组考题，每组考题共用在考题前列出的 A、B、C、D、E 五个备选答案。请从中选择一个与问题关系最密切的答案，并在答题卡上将相应题号的相应字母所属方框涂黑。每个备选答案可能被选择一次、多次或不被选择。

（121～122 题共用备选答案）
  A. 母病及子
  B. 子病及母
  C. 相乘传变
  D. 相侮传变
  E. 母子同病

121. 脾病及肾，体现的关系是
122. 土壅木郁，体现的关系是

（123～124 题共用备选答案）
  A. 泻南补北
  B. 扶土抑木
  C. 滋水涵木
  D. 培土生金
  E. 佐金平木

123. 心肾不交的治法是
124. 肝阳上亢的治法是

（125～126 题共用备选答案）
  A. 气滞血瘀
  B. 气不摄血
  C. 气随血脱
  D. 气血两虚
  E. 气血失和

125. 肝病日久，两胁胀满疼痛，并见舌质瘀斑、瘀点。其病机是
126. 产后大出血，继则冷汗淋漓，甚则晕厥。其病机是

（127～128 题共用备选答案）
  A. 怒则气上
  B. 悲则气消
  C. 喜则气缓

  D. 思则气结
  E. 恐则气下

127. 患者因受精神刺激突发二便失禁，遗精。其病机是
128. 患者因受精神刺激而气逆喘息，面红目赤，呕血，昏厥猝倒。其病机是

（129～130 题共用备选答案）
  A. 热因热用
  B. 寒因寒用
  C. 通因通用
  D. 塞因塞用
  E. 寒者热之

129. 适用于热结旁流的治则是
130. 适用于真寒假热的治则是

（131～132 题共用备选答案）
  A. 显于风关
  B. 达于气关
  C. 达于命关
  D. 透关射甲
  E. 未超风关

131. 邪入脏腑，病情严重者，指纹的表现是
132. 病情凶险者，指纹的表现是

（133～134 题共用备选答案）
  A. 王孟英
  B. 吴鞠通
  C. 叶天士
  D. 陈平伯
  E. 薛生白

133. 提出"大凡看法，卫之后方言气，营之后方言血"卫气营血证候传变规律的温

病学家是

134. 提出"肺病逆传，则为心包；上焦病不治，则传中焦，胃与脾也；中焦病不治即传下焦，肝与肾也。始上焦，终下焦"的温病学家是

（135～136题共用备选答案）
A. 大黄
B. 芦荟
C. 番泻叶
D. 甘遂
E. 大戟

135. 治疗烧烫伤，应选用
136. 治疗热淋涩痛，应选用

（137～138题共用备选答案）
A. 泽泻
B. 滑石
C. 茵陈
D. 萆薢
E. 地肤子

137. 具有利湿祛浊、祛风除痹功效的药物是
138. 具有利湿退黄、解毒疗疮功效的药物是

（139～140题共用备选答案）
A. 寒湿痹痛
B. 胸痹心痛
C. 热毒血痢
D. 寒饮咳喘
E. 寒疝腹痛

139. 吴茱萸的主治病证是
140. 薤白的主治病证是

（141～142题共用备选答案）
A. 旋覆花
B. 款冬花
C. 紫菀
D. 白芥子
E. 苦杏仁

141. 有小毒，婴幼儿应慎用的药物是
142. 性温燥，阴虚燥咳者不宜的药物是

（143～144题共用备选答案）
A. 祛寒除湿
B. 祛风止痒
C. 益肝明目
D. 活血止痛
E. 温脾止泻

143. 补骨脂具有的功效是
144. 仙茅具有的功效是

（145～146题共用备选答案）
A. 大便稀溏
B. 腰膝酸软
C. 小便频数
D. 久痢赤白
E. 手足厥逆

145. 大黄附子汤的主治证候中有
146. 麻子仁丸的主治证候中有

（147～148题共用备选答案）
A. 茯苓
B. 附子
C. 白术
D. 甘草
E. 人参

147. 生脉散与四君子汤的组成中均含有的药物是
148. 四逆散与四逆汤的组成中均含有的药物是

（149～150题共用备选答案）
A. 温中补虚，理气健脾
B. 温中补虚，和里缓急
C. 温中补虚，降逆止痛
D. 温中补虚，降逆止呕
E. 温中补虚，散寒止痛

149. 大建中汤的功用是
150. 吴茱萸汤的功用是

试卷标识码：

中医执业医师资格考试
最后成功四套胜卷（二）

（医学综合考试部分）

第二单元

考生姓名：_____

准考证号：_____

考　　点：_____

考　场　号：_____

A1 型题

答题说明

每一道考试题下面有 A、B、C、D、E 五个备选答案。请从中选择一个最佳答案，并在答题卡上将相应题号的相应字母所属的方框涂黑。

1. 风寒感冒兼胸脘痞闷，食少纳呆，脉濡者，治疗应首选
   A. 荆防败毒散
   B. 香苏散
   C. 杏苏散
   D. 羌活胜湿汤
   E. 三仁汤

2. 患者恶寒重，发热轻，无汗，头痛，肢体疼痛，鼻塞声重，时流清涕，喉痒，舌苔薄白而润，脉浮。其治法是
   A. 散寒解肌
   B. 辛温解表
   C. 调和营卫
   D. 散寒止痛
   E. 发汗解肌

3. 下列各项除哪项外，均是内伤咳嗽的常见病因
   A. 情志刺激
   B. 饮食不节
   C. 过劳努伤
   D. 肺脏虚弱
   E. 久病伤阴

4. 咳嗽喉痒，痰中带血，口干鼻燥，或身热，舌红少津苔薄黄，脉数。治疗应首选
   A. 桑杏汤
   B. 杏苏散
   C. 沙参麦冬汤
   D. 麦门冬汤
   E. 百合固金汤

5. 治疗气虚感冒，应首选
   A. 玉屏风散
   B. 再造散
   C. 参苏饮
   D. 加减葳蕤汤
   E. 杏苏散

6. 感冒属表寒里热者，其治法是
   A. 清热生津，散寒解表
   B. 解表清里，宣肺泄热
   C. 辛温解表，宣肺泄热
   D. 解表清里，宣肺止咳
   E. 解表宣肺，泄热止咳

7. 患者项背强直，头痛，恶寒发热，肢体酸重，舌苔白腻，脉浮紧。其治法是
   A. 疏散风寒，调和气血
   B. 散寒祛风，解肌发汗
   C. 祛风散寒，和营燥湿
   D. 辛温解表，散寒止痛
   E. 疏风散寒，化痰通络

8. 外感咳嗽的病位主要在
   A. 脾
   B. 心
   C. 肺
   D. 肾
   E. 肝

9. 下列哪项不是外感咳嗽的主要特征
   A. 起病较急
   B. 病程较短
   C. 实证多见

D. 常伴卫表证
E. 易反复发作

10. 患者干咳,连声作呛,咽喉干痛,唇鼻干燥,痰少而黏,口干,伴身热微寒,舌质红干而少津,苔薄黄,脉浮数。其证候是
   A. 风热犯肺
   B. 风燥伤肺
   C. 痰热郁肺
   D. 肝火犯肺
   E. 肺阴亏耗

11. 治疗热哮发作期,应首选
   A. 桑白皮汤
   B. 麻杏石甘汤
   C. 苏子降气汤
   D. 定喘汤
   E. 泻白散

12. 患者,男,50岁。喉中痰鸣如吼,胸高胁胀,痰黄黏稠,咯吐不利,烦闷不安,面赤汗出,舌红苔黄,脉弦滑。治疗应首选
   A. 定喘汤
   B. 射干麻黄汤
   C. 三子养亲汤
   D. 苏子降气汤
   E. 葶苈大枣泻肺汤

13. 下列各项除哪项外,均是虚喘的特有症状
   A. 呼吸浅短难续
   B. 呼出为快
   C. 气怯声低
   D. 深吸为快
   E. 遇劳加重

14. 患者,男,70岁。喘促气短,声低气怯,咳声低弱,咳痰稀白,自汗畏风,舌淡红苔薄白,脉弱无力。治疗应首选
   A. 三子养亲汤合二陈汤
   B. 生脉散合补肺汤
   C. 七味都气丸合生脉散
   D. 参蛤散合金匮肾气丸
   E. 苏子降气汤合二陈汤

15. 肺痈溃脓期的治法是
   A. 清肺化瘀消痈
   B. 养阴补肺消痈
   C. 清肺解表
   D. 排脓解毒
   E. 清热解毒

16. 确立以滋阴降火为肺痨治疗大法的医家是
   A. 张仲景
   B. 华佗
   C. 孙思邈
   D. 朱丹溪
   E. 葛可久

17. 患者,女,32岁。咳嗽3个月,咳声无力,气短声低,痰中带血,血色淡红,潮热,热度不高,盗汗,面色㿠白,舌质嫩红,边有齿痕,脉细弱。其诊断是
   A. 虚劳肺阴虚证
   B. 喘证肺阴虚证
   C. 喘证肾阴虚证
   D. 肺痨气阴耗伤证
   E. 咳嗽肺阴亏耗证

18. 患者,男,62岁。咳喘病史20年。近1个月来咳逆喘促,时有神志恍惚,谵妄,躁烦不安,或有嗜睡,下肢浮肿,舌淡胖,苔白腻,脉沉细。诊断为肺胀。其证候是
   A. 肺肾气虚

B. 阳虚水泛
C. 痰浊壅肺
D. 痰热郁肺
E. 痰蒙神窍

19. 治疗心悸心血不足证，应首选
    A. 天王补心丹
    B. 安神定志丸
    C. 桂枝甘草龙骨牡蛎汤
    D. 归脾汤
    E. 朱砂安神丸

20. 患者，男，45岁。近1年来心悸头晕，倦怠无力，面色无华，舌淡红，脉象细弱。其治法是
    A. 镇惊定志，养心安神
    B. 补血养心，益气安神
    C. 滋阴降火，养心安神
    D. 温补心阳，安神定志
    E. 振奋心阳，化气行水

21. 治疗胸痹心血瘀阻证的代表方剂是
    A. 生脉饮
    B. 瓜蒌薤白白酒汤
    C. 血府逐瘀汤
    D. 瓜蒌薤白半夏汤
    E. 苏合香丸

22. 患者，男，55岁。胸痛如窒，痛引肩背，气短喘促，四肢沉重，形体肥胖，舌苔浊腻，脉滑。其证候是
    A. 心血瘀阻
    B. 阴寒凝滞
    C. 痰浊壅塞
    D. 阳气虚衰
    E. 气阴两虚

23. 不寐实证，其病位多在
    A. 心、脾、肝、肾

B. 心、肝、小肠
C. 心、肝、大肠
D. 心、脾、肝、胃
E. 肝、胃、大肠

24. 患者不易入睡，多梦易醒，心悸健忘，神疲食少，伴头晕目眩，四肢倦怠，舌淡苔薄，脉细无力。治疗应首选
    A. 酸枣仁汤
    B. 归脾汤
    C. 交泰丸
    D. 天王补心丹
    E. 安神定志丸

25. 患者，女，40岁。精神抑郁，表情淡漠，神志痴呆，语无伦次，不思饮食，舌苔腻，脉弦滑。其治法是
    A. 疏肝理气，活血化瘀
    B. 清肝泻火，解郁和胃
    C. 理气解郁，化痰开窍
    D. 理气活血，宁心定志
    E. 顺气化痰，清肝泄热

26. 治疗痫病风痰闭阻证，应首选
    A. 定痫丸
    B. 涤痰汤
    C. 顺气导痰汤
    D. 生铁落饮
    E. 羚角钩藤汤

27. 下列除哪项外，均是厥证的病因
    A. 情志内伤
    B. 体虚劳倦
    C. 亡血失津
    D. 饮食不节
    E. 感受暑热

28. 患者暴饮过食之后，突然昏厥，气息窒塞，脘腹胀满，舌苔厚腻，脉滑实。经

探吐治疗后，应首选
A. 藿香正气散
B. 藿朴夏苓汤
C. 枳实导滞丸
D. 神术散合保和丸
E. 越鞠丸

29. 患者胃痛，脘腹胀满，嗳腐吞酸，吐不消化食物，大便不爽，舌苔厚腻，脉滑。其治法是
A. 理气消胀
B. 消食导滞
C. 理气和胃
D. 消食健脾
E. 和胃止呕

30. 患者胃痛暴作，恶寒喜暖，脘腹得温则痛减，口和不渴，喜热饮，舌苔薄白，脉弦紧。治疗应首选
A. 藿朴夏苓汤
B. 桂枝汤
C. 小建中汤
D. 黄芪建中汤
E. 良附丸

31. 患者脘腹痞塞不舒，胸膈满闷，头晕目眩，身重困倦，呕恶纳呆，口淡不渴，舌苔白厚腻，脉沉滑。治疗应首选
A. 保和丸
B. 泻心汤
C. 二陈平胃汤
D. 越鞠丸
E. 补中益气汤

32. 下列哪项不是痰饮内阻证呕吐的特征
A. 呕吐清水痰涎
B. 脘闷不食
C. 头眩心悸
D. 胸胁疼痛

E. 脉滑

33. 指出噎膈的基本病理改变是食管狭窄的医家是
A. 张仲景
B. 李东垣
C. 朱丹溪
D. 张景岳
E. 叶天士

34. 患者，男，60岁。饮食难下，下而复吐出，呕吐物如赤豆汁，胸膈疼痛，肌肤枯槁，形体消瘦，舌质紫暗，脉细涩。其证候是
A. 痰气交阻
B. 瘀血内结
C. 津亏热结
D. 气虚阳微
E. 肝肾阴虚

35. 呃逆的基本治法是
A. 理气化痰降逆
B. 疏肝解郁降逆
C. 和胃降逆止呃
D. 健脾温中止呃
E. 清热和胃止呃

36. 腹痛与下列哪项无关
A. 任脉
B. 足三阴经
C. 手少阳经
D. 足少阳经
E. 足阳明经

37. 提出著名的"治泻九法"的医家是
A. 张仲景
B. 陈无择
C. 张景岳
D. 李中梓

E. 叶天士

38. 患者胸胁胀闷，嗳气食少，每因抑郁恼怒之时，发生腹痛泄泻，舌淡红，脉弦。其治法是
   A. 调理脾胃
   B. 疏肝理气
   C. 抑肝扶脾
   D. 泻肝和胃
   E. 疏肝和胃

39. 患者，男，56岁。大便时溏时泻，迁延反复，稍进油腻食物，则大便次数明显增加，食少，食后脘闷不舒，面色萎黄，神疲倦怠，舌质淡，苔白，脉细弱。其证候是
   A. 脾阳虚弱
   B. 中气下陷
   C. 脾胃虚弱
   D. 肝气乘脾
   E. 肾阳虚衰

40. 治疗寒湿痢，应首选
   A. 胃苓汤
   B. 桃花汤
   C. 连理汤
   D. 黄土汤
   E. 真人养脏汤

41. 患者痢下赤白，白多赤少，腹痛，里急后重，饮食乏味，胃脘饱胀，舌淡苔白腻，脉濡缓。其证候是
   A. 疫毒痢
   B. 湿热痢
   C. 阴虚痢
   D. 休息痢
   E. 寒湿痢

42. 治疗便秘气秘证，应首选
   A. 大黄附子汤
   B. 麻子仁丸
   C. 大承气汤
   D. 润肠丸
   E. 六磨汤

43. 患者，男，56岁。大便秘结，排出困难，面色无华，头晕目眩，心悸，舌淡，苔白，脉细涩。其诊断是
   A. 气虚便秘
   B. 血虚便秘
   C. 阴虚便秘
   D. 冷秘
   E. 气秘

44. 患者，男，55岁。3个月前因胸胁部撞伤后，出现胁肋刺痛，痛有定处，夜痛甚，舌质紫暗，脉沉涩。治疗应首选
   A. 复元活血汤
   B. 少腹逐瘀汤
   C. 膈下逐瘀汤
   D. 调营饮
   E. 香附旋覆花汤

45. 治疗黄疸热重于湿证，应首选
   A. 茵陈蒿汤
   B. 茵陈五苓散
   C. 大柴胡汤
   D. 犀角散
   E. 茵陈术附汤

46. 患者，女，45岁。突发身目发黄，黄色鲜明，右胁胀闷疼痛，牵引肩背，寒热往来，口苦咽干，尿黄便秘，舌红苔黄，脉弦滑数。其证候是
   A. 热重于湿
   B. 湿重于热
   C. 疫毒炽盛
   D. 胆腑郁热

E. 脾虚湿滞

47. 聚证患者，食滞痰阻，痰湿较重，服六磨汤后，腑气虽通，但症状未减，舌苔白腻而不化。治疗应首选
    A. 二陈汤
    B. 藿朴夏苓汤
    C. 平胃散
    D. 五苓散
    E. 香苏散

48. 患者腹大胀满，按之如囊裹水，颜面微浮肿，胸脘胀闷，遇热则舒，精神困倦，怯寒懒动，小便少，大便溏，舌苔白腻，脉缓。治疗应首选
    A. 柴胡疏肝散
    B. 济生肾气丸
    C. 实脾饮
    D. 调营饮
    E. 胃苓汤

49. 患者，女，50岁。头痛昏蒙，胸脘满闷，呕吐痰涎，舌苔白腻，脉弦滑。治疗应首选
    A. 羌活胜湿汤
    B. 半夏白术天麻汤
    C. 川芎茶调散
    D. 半夏厚朴汤
    E. 苓桂术甘汤

50. 患者，男，35岁。头痛连及项背，恶风畏寒，口不渴，舌苔薄白，脉浮紧。治疗应首选
    A. 瓜蒌桂枝汤
    B. 川芎茶调散
    C. 葛根汤
    D. 防风汤
    E. 增液汤

51. 患者眩晕，头重如蒙，胸闷恶心，食少寐多，舌苔白腻，脉滑。治疗应首选
    A. 苓桂术甘汤
    B. 半夏白术天麻汤
    C. 黄连温胆汤
    D. 半夏厚朴汤
    E. 半夏秫米汤

52. 中风之中脏腑与中经络的鉴别要点是
    A. 神志不清
    B. 半身不遂
    C. 语言不利
    D. 肢体软瘫
    E. 口舌㖞斜

53. 患者平素头痛眩晕，突发半身不遂，口舌㖞斜，舌强语謇，口苦，尿赤便干，舌红苔黄，脉弦数。治疗应首选
    A. 大秦艽汤
    B. 补阳还五汤
    C. 镇肝息风汤
    D. 苏合香丸
    E. 地黄饮子

54. 水肿的关键病位是
    A. 心
    B. 肝
    C. 肺
    D. 脾
    E. 肾

55. 患者面浮肢肿，腹部胀满，咳嗽喘息，咳痰清稀，心悸，怕冷，纳差，尿少，便溏，舌胖苔白滑，脉沉细。其治法是
    A. 温肾健脾，化饮利水
    B. 温肾补肺，化痰利水
    C. 温脾补肺，化瘀利水
    D. 温肺补肾，化瘀利水
    E. 补肺纳气，化瘀平喘

56. 与石淋的发病关系最为密切的病机是
    A. 脾虚中气下陷
    B. 肾虚下元不固
    C. 湿热蕴结下焦
    D. 热盛迫血妄行
    E. 气郁化火伤阴

57. 患者，女，45岁。因淋雨后突发小便频急短数，刺痛灼热，尿色黄赤，口苦，舌苔黄腻，脉濡数。治疗应首选
    A. 八正散
    B. 小蓟饮子
    C. 导赤散
    D. 石韦散
    E. 茜根散

58. 癃闭的病位虽在膀胱，但与本病关系密切的脏腑还有
    A. 肺、脾、肾、三焦
    B. 肺、肾、胃、三焦
    C. 肝、脾、肾、小肠
    D. 肺、脾、胃、三焦
    E. 肺、脾、肝、小肠

59. 患者，男，70岁。小便点滴不通，短赤灼热，尿细如线，小腹胀满，口苦口黏，舌质红，苔黄腻，脉数。治疗应首选
    A. 八正散
    B. 沉香散
    C. 春泽汤
    D. 清肺饮
    E. 石韦散

60. 治疗忧郁伤神之郁证，应首选
    A. 半夏厚朴汤
    B. 甘麦大枣汤
    C. 丹栀逍遥散
    D. 柴胡疏肝散
    E. 茯苓导痰汤

61. 患者，女，45岁。性情急躁易怒，胸胁胀满，口苦而干，头痛，目赤，耳鸣，大便秘结，舌红苔黄，脉弦数。治疗应首选
    A. 柴胡疏肝散
    B. 丹栀逍遥散
    C. 半夏厚朴汤
    D. 甘麦大枣汤
    E. 天王补心丹

62. 治疗尿血肾气不固者，应首选
    A. 六味地黄丸
    B. 十灰散
    C. 春泽汤
    D. 保真汤
    E. 无比山药丸

63. 患者吐血缠绵不止，时轻时重，血色暗淡，神疲乏力，心悸气短，面色苍白，舌质淡，脉细弱。其治法是
    A. 健脾和胃，宁络止血
    B. 和中宁络，凉血止血
    C. 益气养阴，宁络止血
    D. 健脾益气，摄血止血
    E. 健脾升阳，化瘀止血

64. 患者，男，34岁。近来时常鼻衄，或兼齿衄，血色鲜红，牙龈红肿疼痛，口臭便秘，鼻干口干，舌红苔黄，脉洪数。其治法是
    A. 益气摄血
    B. 滋阴润肺
    C. 滋阴降火
    D. 清肝泻火
    E. 清胃泻火

65. 支饮，饮邪停留的部位是
    A. 胁下
    B. 胸肺

C. 肢体
D. 胃
E. 肠

66. 下列各项除哪项外，均是消渴发病的主要病机
   A. 燥热
   B. 气虚
   C. 阴虚
   D. 血瘀
   E. 水停

67. 患者，男，40岁。多食易饥3个月，消瘦5千克，口干渴，大便干燥，舌苔黄，脉滑实有力。其诊断是
   A. 消渴（上消肺热津伤）
   B. 消渴（中消胃热炽盛）
   C. 消渴（下消肾阴亏虚）
   D. 消渴（下消阴阳两虚）
   E. 便秘（热秘）

68. 患者，男，51岁。患糖尿病10年，未予系统治疗。近2年来病情加重，小便频数量多，混浊如脂膏，面色黧黑，腰膝酸软，形寒畏冷，阳痿不举，舌淡苔白，脉沉细无力。治疗应首选
   A. 金匮肾气丸
   B. 知柏地黄丸
   C. 六味地黄丸
   D. 消渴方
   E. 玉女煎

69. 治疗阴虚发热，应首选
   A. 六味地黄丸
   B. 一贯煎
   C. 清骨散
   D. 二阴煎
   E. 三圣散

70. 拟定补中益气汤的医家是
   A. 张仲景
   B. 钱乙
   C. 李东垣
   D. 张景岳
   E. 秦景明

71. 虚劳患者，短气自汗，声音低怯，时寒时热，平素易于感冒，舌质淡，脉弱。其证候是
   A. 肺气虚
   B. 脾气虚
   C. 肺阴虚
   D. 脾阳虚
   E. 肾气虚

72. 治疗久痹风、寒、湿偏盛不明显者，可选用的方剂是
   A. 防风汤
   B. 薏苡仁汤
   C. 宣痹汤
   D. 蠲痹汤
   E. 乌头汤

73. 患者项背强急，四肢抽搐，角弓反张，发热不恶寒，头痛汗出，舌苔薄白，脉沉细。治疗应首选
   A. 羌活胜湿汤
   B. 增液承气汤
   C. 瓜蒌桂枝汤
   D. 天麻钩藤饮
   E. 大定风珠

74. 患者，男，40岁。肢体软弱无力，渐进加重，食少便溏，腹胀，神疲乏力，舌苔薄白，脉细。治疗应首选
   A. 泻白散
   B. 杏苏散
   C. 参苓白术散

D. 清燥救肺汤
E. 沙参麦冬汤

75. 腰痛患者，腰部冷痛重着，转侧不利，静卧痛不减，遇阴雨天疼痛加重，舌苔白腻，脉沉缓。其证候是
   A. 寒湿
   B. 风寒
   C. 瘀血
   D. 湿热
   E. 肾虚

76. 与女子妊娠密切相关的经脉是
   A. 督脉
   B. 任脉
   C. 冲脉
   D. 带脉
   E. 阴维脉

77. 手三阳经的走向为
   A. 从头走足
   B. 从足走腹
   C. 从胸走手
   D. 从手走头
   E. 从手走足

78. "阳脉之海"指的是
   A. 阳跷脉
   B. 阳维脉
   C. 带脉
   D. 督脉
   E. 冲脉

79. 外邪由皮毛传入脏腑的途径依次是
   A. 络脉—孙脉—经脉
   B. 孙脉—经脉—络脉
   C. 经脉—孙脉—络脉
   D. 络脉—经脉—孙脉
   E. 孙脉—络脉—经脉

80. 脾经的郄穴是
   A. 外丘
   B. 梁丘
   C. 中都
   D. 地机
   E. 金门

81. 手、足三阳经在头部的分布规律是
   A. 阳明在前，太阳在侧，少阳在后
   B. 太阳在前，少阳在侧，阳明在后
   C. 少阳在前，阳明在侧，太阳在后
   D. 阳明在前，少阳在侧，太阳在后
   E. 太阳在前，阳明在侧，少阳在后

82. 分布于胸腹第一侧线的经脉是
   A. 足太阴脾经
   B. 足少阴肾经
   C. 足少阳胆经
   D. 足阳明胃经
   E. 足厥阴肝经

83. 经络系统中，具有维持人体正常运动功能的是
   A. 十二经脉
   B. 十五络脉
   C. 十二经别
   D. 十二经筋
   E. 十二皮部

84. 按十二经脉气血流注次序，小肠经上接
   A. 胆经
   B. 心经
   C. 胃经
   D. 膀胱经
   E. 三焦经

85. "阴脉之海"是指
   A. 带脉
   B. 任脉

C. 冲脉
D. 阴跷脉
E. 阴维脉

86. 脾之大络，名为
   A. 天池
   B. 俞府
   C. 鸠尾
   D. 大包
   E. 虚里

87. 公孙穴所通的奇经是
   A. 任脉
   B. 督脉
   C. 冲脉
   D. 阳维脉
   E. 阳跷脉

88. 髀枢至膝中的骨度分寸是
   A. 14寸
   B. 15寸
   C. 16寸
   D. 18寸
   E. 19寸

89. 治疗滞产，应首选
   A. 合谷
   B. 太冲
   C. 足三里
   D. 血海
   E. 至阴

90. 循行于腹中线旁开2寸，胸中线旁开4寸的经脉是
   A. 手太阴肺经
   B. 足阳明胃经
   C. 足少阴肾经
   D. 足太阴脾经
   E. 足厥阴肝经

91. 患者牙痛剧烈，伴口臭、口渴、便秘，舌苔黄，脉洪。治疗应首选
   A. 风池
   B. 外关
   C. 足三里
   D. 风门
   E. 内庭

92. 下列穴位归经，错误的是
   A. 太白——肝经
   B. 列缺——肺经
   C. 合谷——大肠经
   D. 阳陵泉——胆经
   E. 阴陵泉——脾经

93. 心经的原穴是
   A. 神门
   B. 间使
   C. 大陵
   D. 内关
   E. 太渊

94. 治疗乳汁不足的腧穴是
   A. 中冲
   B. 隐白
   C. 少泽
   D. 少冲
   E. 大敦

95. 太溪穴位于
   A. 内踝下缘凹陷处
   B. 外踝下缘凹陷处
   C. 内踝前下方凹陷中
   D. 外踝高点与跟腱之间凹陷处
   E. 内踝高点与跟腱之间凹陷处

96. 乳头直下，第七肋间隙的穴位是
   A. 章门
   B. 期门

C. 带脉
D. 京门
E. 日月

97. 四缝穴的位置在
    A. 手1～5指间，指蹼缘后方赤白肉际处
    B. 手1～4指掌侧，指骨关节横纹中点处
    C. 手2～5指掌侧，近端指骨关节横纹中点处
    D. 手1～4指掌侧，近端指骨关节横纹中点处
    E. 手2～5指掌侧，掌指关节横纹中点处

98. 下列哪项属行针基本手法
    A. 捻转法，震颤法
    B. 提插法，弹针法
    C. 震颤法，弹针法
    D. 提插法，刮柄法
    E. 提插法，捻转法

99. 雀啄灸属于
    A. 天灸
    B. 艾炷灸
    C. 温针灸
    D. 温灸器灸
    E. 艾条灸

100. 患者，男，23岁。右前臂内侧有红丝一条，向上走窜，停于肘部，用砭镰疗法的操作要点是
    A. 沿红线两头，针刺出血
    B. 梅花针沿红线打刺，微微出血
    C. 用三棱针沿红线寸寸挑断，并微微出血
    D. 用三棱针点刺出血
    E. 梅花针沿红线打刺，微微出血，并加神灯照法

101. 用俞募配穴法治疗胃病，应选下列哪组穴位
    A. 脾俞、胃俞
    B. 胃俞、太白
    C. 胃俞、足三里
    D. 脾俞、中脘
    E. 胃俞、中脘

102. 下列腧穴的五行配属属金的是
    A. 少府
    B. 大陵
    C. 阳溪
    D. 后溪
    E. 经渠

103. 在五输穴中，输穴主治
    A. 身热
    B. 心下满
    C. 体重节痛
    D. 喘咳寒热
    E. 逆气而泄

104. 太阳经头痛一般在
    A. 顶部
    B. 颞部
    C. 顶颞部
    D. 前额部
    E. 后枕部

105. 患者，男，48岁。头胀痛近2年，时作时止。伴目眩易怒，面赤口苦，舌红苔黄，脉弦数。治疗除取主穴外，还应选用
    A. 头维、内庭、三阴交
    B. 血海、风池、足三里
    C. 风池、列缺、太阳
    D. 太溪、侠溪、太冲

E. 丰隆、太阳、风门

106. 治疗中风闭证，除选太冲、劳宫外，还应选
A. 水分
B. 水沟
C. 下关
D. 中冲
E. 丰隆

107. 患者，女，40岁。呕吐痰涎，伴头晕，胸痞，心悸，舌苔白，脉滑。治疗除取主穴外，还应加
A. 列缺、尺泽
B. 膻中、丰隆
C. 曲池、外关
D. 风池、尺泽
E. 列缺、合谷

108. 患者，女，43岁。眩晕2个月，加重1周，昏眩欲仆，神疲乏力，面色㿠白，时有心悸，夜寐欠安，舌淡，脉细。治疗应首选
A. 风池、肝俞、肾俞、行间、侠溪
B. 丰隆、中脘、内关、解溪、头维
C. 百会、上星、风池、丰隆、合谷
D. 脾俞、足三里、气海、百会
E. 百会、太阳、印堂、合谷

109. 患者，男，30岁。口角歪向右侧、左眼不能闭合2天，左侧额纹消失，治疗应选取何经穴为主
A. 手、足少阳经
B. 手、足太阴经
C. 手、足太阳经
D. 手、足厥阴经
E. 手、足阳明经

110. 患者，男，20岁。昨日起大便泄泻，发病势急，一日5次，小便减少。治疗应首选
A. 上巨虚、太溪、肾俞、命门
B. 足三里、公孙、脾俞、太白
C. 关元、天枢、足三里、冲阳
D. 天枢、上巨虚、阴陵泉、水分
E. 内庭、上巨虚、神阙、中脘

111. 治疗遗尿伴夜梦多，除主穴外，应加
A. 肾俞、内关
B. 肾俞、肺俞
C. 肺俞、足三里
D. 百会、神门
E. 脾俞、内关

112. 患者，女，22岁。月经不调。常提前7天以上，甚至10余日一行。治疗应首选
A. 足三里、脾俞、太冲
B. 命门、三阴交、足三里
C. 关元、三阴交、血海
D. 气海、三阴交、归来
E. 关元、三阴交、肝俞

113. 患者，女，21岁。食鱼虾后皮肤出现片状风团，瘙痒异常。治疗取神阙穴，所用的方法是
A. 针刺
B. 隔盐灸
C. 拔罐
D. 隔姜灸
E. 艾条灸

114. 患者，女，31岁。右侧牙痛3天，龈肿，痛剧，伴口臭，口渴，大便3日未行，舌苔黄，脉洪。治疗除取颊车、下关穴外，还应加
A. 外关、风池
B. 太溪、行间

C. 中渚、养老
D. 合谷、内庭
E. 太冲、曲池

115. 患者，男，70岁。家属代诉：患者于今晨起床后半小时，突然昏仆，不省人事，目合口张，遗溺，手撒，四肢厥冷，脉细弱。治疗用隔盐灸，应首选
   A. 肾俞、太溪
   B. 关元、神阙
   C. 脾俞、足三里
   D. 胃俞、三阴交
   E. 三焦俞、内关

116. 在经络系统中，具有离、入、出、合循行特点的是
   A. 奇经八脉
   B. 十二经别
   C. 十二经筋
   D. 十二皮部
   E. 十五络脉

117. 心经的郄穴是
   A. 少府
   B. 神门
   C. 阴郄
   D. 灵道
   E. 通里

118. 膀胱经的合穴是
   A. 上巨虚
   B. 下巨虚
   C. 足三里
   D. 委阳
   E. 委中

119. 下列经脉除哪项外，循行都经过心
   A. 手厥阴经
   B. 手少阳经
   C. 手太阳经
   D. 手阳明经
   E. 足少阴经

120. 手三里位于阳溪穴与曲池穴连线上，曲池穴下
   A. 5寸
   B. 4寸
   C. 3寸
   D. 2寸
   E. 1寸

B 型题

答题说明

以下提供若干组考题，每组考题共用在考题前列出的 A、B、C、D、E 五个备选答案。请从中选择一个与问题关系最密切的答案，并在答题卡上将相应题号的相应字母所属方框涂黑。每个备选答案可能被选择一次、多次或不被选择。

（121～122题共用备选答案）
   A. 痰中带血、质浊、有腥臭味
   B. 痰多、色黄、质稠
   C. 痰白、质稀
   D. 脓血相兼浊痰、有腥臭味
   E. 痰少、质黏、夹有血丝
121. 咳嗽肺阴亏耗证，其痰的特点是

122. 咳嗽痰热郁肺证，其痰的特点是

（123～124题共用备选答案）
   A. 桑白皮汤
   B. 麻杏石甘汤
   C. 苏子降气汤
   D. 定喘汤

E. 泻白散
123. 治疗热哮发作期,应首选
124. 治疗喘证痰热郁肺证,应首选

(125～126题共用备选答案)
A. 二阴煎
B. 滋水清肝饮
C. 天王补心丹
D. 左归丸
E. 黄连阿胶汤
125. 治疗阴虚火旺之郁证,应首选
126. 治疗阴虚火旺之不寐,应首选

(127～128题共用备选答案)
A. 健脾化湿
B. 温中健脾
C. 温中补肾
D. 散寒止痛
E. 散寒除湿
127. 胃痛暴作,畏寒喜暖,脘腹得温则痛减,口不渴,喜热饮,舌苔薄白,脉弦紧。其治法是
128. 胃痛隐隐,喜温喜按,空腹痛甚,得食痛减,泛吐清水,神疲乏力,大便溏薄,舌淡苔白,脉迟缓。其治法是

(129～130题共用备选答案)
A. 胃失和降,逆气动膈
B. 胃气壅滞,气逆于中
C. 肝气犯胃,肝胃不和
D. 脾胃虚寒,胃中无火
E. 痰瘀互结,食管狭窄
129. 噎膈的病机是
130. 呃逆的病机是

(131～132题共用备选答案)
A. 不换金正气散
B. 芍药汤
C. 驻车丸

D. 桃花汤
E. 连理汤
131. 治疗痢疾之休息痢,应首选
132. 治疗痢疾之湿热痢,应首选

(133～134题共用备选答案)
A. 气机阻滞,瘀血内结
B. 肝脾肾受损,气滞血结,水停腹中
C. 脾肺肾功能失调,水潴体内
D. 心肝脾功能失常,水结腹内
E. 肝脾肾受损,血郁脾内
133. 积聚的病机主要是
134. 臌胀的病机主要是

(135～136题共用备选答案)
A. 柴胡、黄芩、川芎
B. 杜仲、桑寄生、续断
C. 羌活、蔓荆子、川芎
D. 葛根、白芷、知母
E. 吴茱萸、藁本
135. 治疗太阳经头痛的引经药是
136. 治疗阳明经头痛的引经药是

(137～138题共用备选答案)
A. 越婢加术汤
B. 麻黄连翘赤小豆汤合五味消毒饮
C. 五皮饮合胃苓汤
D. 实脾饮
E. 疏凿饮子
137. 治疗水肿风水泛滥证,应首选
138. 治疗水肿湿毒浸淫证,应首选

(139～140题共用备选答案)
A. 六味地黄丸
B. 玉女煎
C. 左归丸
D. 沙参麦冬汤
E. 麦门冬汤
139. 治疗消渴中消证,应首选

140. 治疗虚劳肺阴虚证，应首选

（141～142题共用备选答案）
A. 羌活胜湿汤
B. 葛根汤
C. 瓜蒌桂枝汤
D. 羚角钩藤汤
E. 大定风珠

141. 治疗痉证邪壅经络证，应首选
142. 治疗痉证肝经热盛证，应首选

（143～144题共用备选答案）
A. 0.5寸
B. 1.5寸
C. 2寸
D. 4寸
E. 6寸

143. 足太阴脾经在胸部的循行为旁开前正中线
144. 足少阴肾经在胸部的循行为旁开前正中线

（145～146题共用备选答案）
A. 大杼
B. 绝骨
C. 太渊
D. 膈俞
E. 膻中

145. 骨会是
146. 脉会是

（147～148题共用备选答案）
A. 当翳风与风池穴连线的中点
B. 乳突前下方与下颌角之间的凹陷中
C. 胸锁乳突肌与斜方肌上端之间的凹陷中
D. 后发际正中直上0.5寸，旁开1.3寸，当斜方肌外缘凹陷中
E. 耳后，乳突后下凹陷处

147. 安眠穴位于
148. 天柱穴位于

（149～150题共用备选答案）
A. 足三里
B. 阳陵泉
C. 悬钟
D. 足临泣
E. 公孙

149. 八会穴中的筋会穴是
150. 八脉交会穴中通带脉的是

试卷标识码：

中医执业医师资格考试
最后成功四套胜卷（二）

（医学综合考试部分）

第三单元

考生姓名：_____

准考证号：_____

考　　点：_____

考　场　号：_____

A1 型题

答题说明

每一道考试题下面有 A、B、C、D、E 五个备选答案。请从中选择一个最佳答案，并在答题卡上将相应题号的相应字母所属的方框涂黑。

1. 吴师机的《理瀹骈文》
   A. 创立了以阴阳为主的辨证论治法则
   B. 立论以鉴别诊断为主
   C. 专述药膏的外治法
   D. 以温病学说进行辨证治疗
   E. 提出了"治外必本诸内"的思想

2. 提出"治外必本诸内"思想的专著是
   A.《外科正宗》
   B.《外科理例》
   C.《外科启玄》
   D.《外台秘要》
   E.《诸病源候论》

3. 冻疮的命名方法是
   A. 以病因命名
   B. 以部位命名
   C. 以疾病特征命名
   D. 以形态命名
   E. 以范围大小命名

4. 下列各项，不属"痒"病因的是
   A. 血瘀
   B. 热胜
   C. 湿胜
   D. 虫淫
   E. 风胜

5. 肿势或软如棉，或硬如馒，形态各异，不红不热。其肿的性质是
   A. 热肿
   B. 寒肿
   C. 风肿
   D. 痰肿
   E. 湿肿

6. 疮疡三陷证中，火陷证的治法是
   A. 凉血清热解毒，养阴清心开窍
   B. 补益气血，清心安神开窍
   C. 温补脾肾，清心开窍
   D. 托毒透邪，养阴清心开窍
   E. 生津养胃，清心解毒

7. 下列关于刀晕的处理，错误的是
   A. 刀晕轻症，只要扶持患者安静平卧，室温保暖即可
   B. 头位稍低，安静卧床
   C. 给饮开水或糖水
   D. 灸百会、人中，或刺合谷、少商等穴救治
   E. 应迅速做完手术，进行急救

8. 贯穿结扎法最适用的是
   A. 内痔嵌顿
   B. 静脉曲张性外痔
   C. 血栓性外痔
   D. 赘皮外痔
   E. Ⅱ、Ⅲ期内痔

9. 下列哪项不是疖病的临床特点
   A. 好发于项后发际部、臀部
   B. 好发于冬、春季节
   C. 好发于消渴患者
   D. 可发生于身体各处
   E. 此愈彼起，日久不愈，反复发作

10. 患者，女，50岁。5天前左足3、4趾缝足癣水疱溃破，次日局部红肿疼痛，并见红线1条向上走窜至小腿中段，边界清晰，伴有发热，左胯腹部淋巴结肿痛。其诊断是
   A. 流火
   B. 流注
   C. 青蛇毒
   D. 蛇串疮
   E. 红丝疔

11. 不属于痈的疾病是
   A. 颈痈
   B. 脐痈
   C. 腋痈
   D. 锁喉痈
   E. 委中毒

12. 可能发生髋关节畸形的疾病是
   A. 流火
   B. 有头疽
   C. 环跳疽
   D. 历节风
   E. 髂窝流注

13. 患者，男，48岁。背部生疮，初起肿块上有一粟粒样脓头，抓破后局部肿痛加剧，色红灼热，脓头相继增多，溃后如蜂窝状，伴有寒热头痛，纳呆，便秘，溲赤，舌质红，苔黄，脉弦数。其诊断是
   A. 疔
   B. 疱
   C. 有头疽
   D. 发
   E. 痈

14. 下列各项，不属下肢丹毒防护要点的是
   A. 患者应卧床休息

B. 患者所用敷料、器械须严格消毒
C. 积极治疗脚湿气
D. 多饮开水，床边隔离
E. 保持患肢下垂位，以防热毒上攻

15. 下列各项，与瘰疬的病因病机无关的是
   A. 心阳不足
   B. 肝气郁结
   C. 脾失健运
   D. 肺阴不足
   E. 肾阴亏虚

16. 检查乳房的最佳时间是
   A. 经前
   B. 经后3天
   C. 经后7～10天
   D. 经后2周
   E. 经后3周

17. 乳疬相当于西医学的病名是
   A. 乳腺囊肿
   B. 乳腺增生病
   C. 乳腺纤维腺瘤
   D. 乳房异常发育症
   E. 导管内乳头状瘤

18. 患者，女，50岁，未婚。右乳内上方可及2cm×2cm×2cm肿物，无疼痛，质地韧，不光滑，界限不清，基底不粘连，推之可移动。应首先考虑的是
   A. 乳癖
   B. 乳疬
   C. 乳痨
   D. 乳岩
   E. 乳腺增生病

19. 乳岩的致病因素，属
   A. 外感六淫邪毒
   B. 外来伤害

C. 情志内伤
D. 饮食不节
E. 感受特殊之毒

20. 诊断瘿病的重要体征是
    A. 肿块的位置
    B. 有无压痛
    C. 有无震颤
    D. 是否随吞咽上下移动
    E. 有无波动感

21. 患者，女，28岁，已婚。颈前肿物10余年，渐渐增大，边缘清晰，皮色如常，无疼痛，可触及肿物表面结节，随吞咽上下移动。其诊断是
    A. 肉瘿
    B. 石瘿
    C. 瘿痈
    D. 气瘿
    E. 血瘿

22. 瘿在古代文献中，有五瘿之分，下列各项，不属于五瘿的是
    A. 瘿痈
    B. 血瘿
    C. 肉瘿
    D. 石瘿
    E. 筋瘿

23. 患者，女，48岁。颈前肿物，生长迅速，质地较硬，轻度疼痛，表面不平，推之不动，声音嘶哑，随吞咽活动减弱，同位素 ^{131}I 扫描显示为冷结节。应首选的治疗措施是
    A. 中药外敷
    B. 中药内服
    C. 中药内服、外敷
    D. 内服、外敷、熏洗
    E. 手术治疗

24. 脂瘤独有的特征是
    A. 数目不等，大小不一，肿形如馒，推之可移
    B. 青筋垒垒，盘曲成团，质地柔软，表面青蓝
    C. 瘤中心有粗大毛囊孔，可挤出臭味脂浆
    D. 瘤体单发，质地硬韧，界限清楚，推之可移
    E. 瘤体深隐，质地坚硬，境界清楚，推之不移

25. 患者，男，45岁。左上臂内侧有一肿块，呈半球形，暗红色，质地柔软，状如海绵，压之可缩小。应首先考虑的是
    A. 气瘤
    B. 筋瘤
    C. 脂瘤
    D. 血瘤
    E. 肉瘤

26. 属于原发性皮肤损害的是
    A. 痂
    B. 丘疹
    C. 鳞屑
    D. 糜烂
    E. 色素沉着

27. 患者，男，38岁。两手出现皮下小水疱，疱壁破裂，叠起白皮，中心已愈，四周续起疱疹。诊断为鹅掌风。外治应首选
    A. 雄黄膏
    B. 皮脂膏
    C. 疯油膏
    D. 青黛膏
    E. 复方土槿皮酊

28. 下列哪项不是疖疮的临床特点
    A. 好发于皮肤皱褶部位

B. 皮损初起为针头大小的丘疹或水疱
C. 幼儿可见于面部及头部
D. 全身遍布抓痕、结痂、黑色斑点和脓疱
E. 轻度瘙痒

29. 患者，女，21岁。两小腿皮炎，在亚急性阶段，渗液与糜烂很少，红肿减轻，有鳞屑和结痂。外治剂宜选用
   A. 洗剂
   B. 粉剂
   C. 溶液湿敷
   D. 软膏
   E. 油剂

30. 患者，女，14岁。进食海虾后，全身发出瘙痒性风团，突然发生，并迅速消退，不留痕迹，皮疹色赤，遇热则加剧，得冷则减轻，舌苔薄黄，脉浮数。治疗应首选
   A. 桂枝汤
   B. 消风散
   C. 防风通圣散
   D. 桑菊饮
   E. 银翘散

31. 患者，男，33岁。患白疕，发病较久，皮疹多呈斑片状，颜色淡红，鳞屑减少，干燥皲裂，自觉瘙痒，伴口干，舌质淡红，苔少，脉沉细。其治法是
   A. 清热泻火，凉血解毒
   B. 清利湿热，解毒通络
   C. 活血化瘀，解毒通络
   D. 养血滋阴，润肤息风
   E. 清热凉血，解毒消斑

32. 患者，男，28岁。3天来尿道口红肿。尿急、尿频、尿痛，淋沥不止，尿液混浊如脂，尿道口溢脓，舌红苔黄腻，脉

滑数。西医诊断为急性淋病。治疗应首选
   A. 知柏地黄丸
   B. 龙胆泻肝汤
   C. 清营汤
   D. 萆薢渗湿汤
   E. 四妙勇安汤

33. 患者，男，27岁。患梅毒疳疮，色呈紫红，四周坚硬突起，伴腹股沟横痃，质坚韧，肝脾肿大，舌淡紫苔腻，脉滑。其证候是
   A. 肝经湿热
   B. 痰瘀互结
   C. 脾虚湿蕴
   D. 气血两虚
   E. 气阴两虚

34. 直肠的全长应为
   A. 3～4.5cm
   B. 10cm
   C. 12cm
   D. 15cm
   E. 18cm

35. 患者，女，42岁。肛门部肿物，异物感明显，时肿痛。经查可见截石位3、7、11点为静脉曲张性外痔。应首选的治疗措施是
   A. 注射法
   B. 枯痔法
   C. 结扎
   D. 切除法
   E. 外剥内扎法

36. 肛瘘患者，脓出稀薄不臭，淋沥不尽，伴低热盗汗，面色萎黄，神疲纳呆。检查：局部疮口潜形，周围有空腔。治疗应首选

A. 二妙丸
B. 萆薢渗湿汤
C. 黄连解毒汤
D. 青蒿鳖甲汤
E. 补中益气汤

37. 肛管直肠癌的早期症状除便血外，还可见
   A. 大便变形
   B. 腹胀肠鸣
   C. 脱出不纳
   D. 排便习惯改变
   E. 肛门潮湿

38. 前列腺炎的主要临床表现是
   A. 无痛性血尿
   B. 精液中有血
   C. 尿中有血，并有腰部剧痛
   D. 尿频、进行性排尿困难
   E. 尿频急而痛，尿末常有白色分泌物

39. 患者，男，43岁。尿道中有白色分泌物滴出3年，劳累后更为明显，伴腰膝酸冷，放射至会阴部，形寒肢冷，精神不振，头晕。治疗应首选
   A. 龙胆泻肝丸
   B. 知柏地黄丸
   C. 左归丸
   D. 济生肾气丸
   E. 独活寄生汤

40. 患者，男，38岁。患急性子痈2天，恶寒发热，左侧睾丸肿大疼痛，疼痛引及子系（精索），舌红苔黄腻，脉滑数。证属湿热下注，气血壅滞，经络阻隔为患。治宜清热解毒，利湿消肿，应首选
   A. 透脓散
   B. 滋阴除湿汤
   C. 萆薢化毒汤
   D. 橘核丸
   E. 枸橘汤加减

41. 患者，男，73岁。左下肢内臁疮，面积5cm×5cm，现疮面仍有少许腐肉。外治应首选
   A. 红油膏、九一丹
   B. 白玉膏、生肌散
   C. 金黄膏、九一丹
   D. 金黄膏掺桃花散
   E. 青黛膏、九一丹

42. 烧伤面积的计算按中国九分法，双上肢面积占
   A. 9%
   B. 18%
   C. 27%
   D. 36%
   E. 45%

43. 患儿，男，12岁。因烧伤面积较大，症见壮热烦渴，躁动不安，口干唇焦，呼吸气粗，鼻翼扇动，大便秘结，小便短赤，舌红苔黄糙，脉弦数。其证为
   A. 火热伤津
   B. 阴伤阳脱
   C. 火毒内陷
   D. 气血两虚
   E. 脾胃虚弱

44. 患者，男，24岁。转移性右下腹痛6小时。临床诊为肠痈。现除轻度腹痛外，尚有轻度发热，恶心纳呆，小便微黄，大便干结，舌苔厚腻，脉弦滑。其治法是
   A. 理气行瘀，疏化导滞
   B. 行气祛瘀，通腑泄热
   C. 理气透脓，通腑泄热
   D. 行气祛瘀，通腑排脓

E. 理气活血，通腑透脓

45. 下列除哪项外，均是玉门的别称
   A. 胞门
   B. 阴门
   C. 产门
   D. 子门
   E. 龙门

46. 与月经产生没有直接关系的脏腑是
   A. 肾
   B. 肺
   C. 胆
   D. 脾
   E. 胃

47. 下列关于生理性带下的描述，错误的是
   A. 色白或无色透明
   B. 质地黏调
   C. 其量适中
   D. 无特殊气味
   E. 从阴道内排出的一种阴液

48. 妊娠月份已足，腹痛或作或止，腰不痛者，称为
   A. 临产
   B. 盛胎
   C. 试胎
   D. 弄胎
   E. 正产

49. 属心而络于胞中的经脉是
   A. 冲脉
   B. 胞脉
   C. 任脉
   D. 督脉
   E. 带脉

50. 下列哪项不是月经先期肝郁血热证的主症
   A. 月经提前8天
   B. 经量或多或少
   C. 经色淡、质稀
   D. 心烦易怒
   E. 口苦咽干

51. 患者，女，45岁，已婚。月经提前，量多、色淡、质稀，纳少便溏，气短懒言，舌淡苔白，脉缓弱。其治法是
   A. 健脾和胃
   B. 补气摄血调经
   C. 养血调经
   D. 益气活血
   E. 补血止血

52. 患者，女，19岁，未婚。经来先期，量少，色红，质稠，手足心热，咽干口燥，舌质红，苔少，脉细数。治疗应首选
   A. 清经散
   B. 丹栀逍遥散
   C. 两地汤
   D. 固阴煎
   E. 归肾丸

53. 患者，女，28岁，已婚。月经50天一行，量少，色淡，质稀，小腹隐痛，喜热喜按，腰酸无力，大便溏薄，小便清长，舌淡苔白，脉沉细而迟。治疗应首选
   A. 温经汤（《金匮要略》）
   B. 艾附暖宫丸
   C. 温胞饮
   D. 大补元煎
   E. 人参养荣汤

54. 患者，女，30岁，已婚。经期延后，量少，色暗红，有小血块，小腹胀痛，伴

胸胁乳房胀痛。现月经中断3月余,尿妊娠试验阴性,舌苔薄白,脉弦。治疗应首选
  A. 调肝汤
  B. 柴胡疏肝散
  C. 少腹逐瘀汤
  D. 血府逐瘀汤
  E. 桃红四物汤

55. 患者,女,34岁,已婚。经行先后不定,经量多、色红、质稠,少腹胀痛,乳房胀痛,舌暗红苔薄黄,脉弦。治疗应首选
  A. 逍遥散
  B. 小柴胡汤
  C. 加味逍遥散
  D. 血府逐瘀汤
  E. 当归芍药散

56. 患者,女,30岁,已婚。经行量多,色淡红,质清稀,伴有神疲肢倦,气短懒言,小腹空坠,面色㿠白,舌淡,苔薄,脉细弱。其证候是
  A. 血虚
  B. 气虚
  C. 血瘀
  D. 血热
  E. 阴虚

57. 下列除哪项外,均是经期延长血瘀证的主症
  A. 经行8～10天始净
  B. 月经量少、色暗、有块
  C. 小腹疼痛拒按
  D. 腰酸腿软
  E. 舌紫暗,脉弦涩

58. 治疗经间期出血肾阴虚证,应首选
  A. 清肝止淋汤
  B. 左归丸
  C. 两地汤合二至丸
  D. 逐瘀止血汤
  E. 调肝汤

59. 崩漏的治疗原则是
  A. 塞流与澄源结合
  B. 澄源与复旧结合
  C. 复旧与塞流结合
  D. 固本与澄源结合
  E. 急则治标,缓则治本

60. 患者,女,25岁,已婚。月经周期先后不定,量多如注,持续十余日不净,婚后1年半,未避孕未孕。可诊断为
  A. 月经先后无定期
  B. 崩漏
  C. 月经过多
  D. 经期延长
  E. 不孕症

61. 患者,女,45岁。月经不规律8个月,现阴道出血40天,量时多时少,近3天量极多、色淡、质稀,伴气短神疲,面浮肢肿,舌淡苔薄白,脉缓弱。治疗应首选
  A. 举元煎
  B. 补中益气汤
  C. 固本止崩汤
  D. 清热固经汤
  E. 保阴煎

62. 下列哪项不是闭经与痛经的共同病机
  A. 气血虚弱
  B. 气滞血瘀
  C. 肺肾阴虚
  D. 肾气亏虚
  E. 寒凝血瘀

63. 患者，女，24岁，已婚。闭经7个月，形体肥胖，胸胁满闷，呕恶痰多，面浮足肿，舌淡苔白腻，脉沉滑。其证候是
    A. 肝肾不足
    B. 气血虚弱
    C. 痰湿阻滞
    D. 肝血不足
    E. 肺肾阴虚

64. 患者，女，38岁，已婚。近几年形体渐胖，胸闷呕恶，倦怠乏力，月经停闭半年，平时带下量多色白，舌淡胖苔白腻，脉沉滑。尿妊娠试验阴性。治疗应首选
    A. 血府逐瘀汤
    B. 苍附导痰丸
    C. 参苓白术散
    D. 开郁二陈汤
    E. 香砂六君子汤

65. 治疗痛经气滞血瘀证，应首选
    A. 血府逐瘀汤
    B. 膈下逐瘀汤
    C. 少腹逐瘀汤
    D. 身痛逐瘀汤
    E. 通窍活血汤

66. 患者，女，28岁，已婚。每于经行小腹冷痛，得热痛减，月经量少，持续2～3天，色暗、质稀，腰腿酸软，舌淡苔白，脉沉细尺弱。其治法是
    A. 散寒除湿止痛
    B. 温经暖宫止痛
    C. 行气活血止痛
    D. 利湿活血止痛
    E. 益肾养肝止痛

67. 患者，女，28岁，已婚。经前小腹疼痛拒按，有灼热感，平素少腹时隐痛，经来时疼痛加剧，低热，经色暗红，质黏，带下黄稠，溲黄，舌红苔黄腻，脉弦数。其治法是
    A. 理气活血，化瘀止痛
    B. 清热除湿，化瘀止痛
    C. 益气补血，化瘀止痛
    D. 养血柔肝，理气止痛
    E. 调和营卫，化瘀止痛

68. 患者，女，26岁，已婚。月经35天一行，量少、色淡、质稀，每于行经出现大便泄泻，腰酸畏寒，四肢不温，带下清稀如水，舌淡苔白，脉沉迟。其证候是
    A. 脾虚
    B. 肾虚
    C. 湿热
    D. 寒湿
    E. 肝木乘脾

69. 患者，女，36岁，已婚。近3个月来，月经提前6～7天，量少、色红。每于经期鼻衄，血量少、色红，潮热咳嗽，两颧潮红，咽干，口渴，舌红苔花剥，脉细数。应引血下行，其治法是
    A. 滋阴清热
    B. 清热凉血
    C. 疏肝清热
    D. 滋肾平肝
    E. 滋肾润肺

70. 患者，女，51岁。月经不规律，精神萎靡，头晕耳鸣，腰痛如折，腹冷阴坠，形寒肢冷，舌淡苔白滑，脉沉细而迟。其治法是
    A. 滋肾益阴
    B. 滋阴潜阳
    C. 益肾清肝
    D. 补肾扶阳，益养冲任
    E. 温肾壮阳，填精养血

71. 带下病的主要发病机制是
    A. 外感湿邪，损及任、带，约固无力
    B. 肾气不足，封藏失职，阴液滑脱而下
    C. 湿邪影响任、带，任脉不固，带脉失约
    D. 脾虚生湿，流注下焦，伤及任、带
    E. 肝经湿热，流注下焦，伤及任、带

72. 患者，女，41岁。平时白带量多，终日不断，质稀清冷，腰膝酸冷，小腹发凉，小便清长，夜尿频多，舌淡苔薄白，脉沉迟。治疗应首选
    A. 完带汤
    B. 金匮肾气丸
    C. 内补丸
    D. 止带方
    E. 易黄汤

73. 患者，女，50岁，已婚。近3天带下量多，色黄，质稀，有味，妇科检查：带下多，黄绿色，质稀，有泡沫。应首先考虑的是
    A. 细菌性阴道病
    B. 滴虫阴道炎
    C. 念珠菌阴道炎
    D. 老年性阴道炎
    E. 非淋菌性阴道炎

74. 妊娠期瘀阻胎元，使用活血化瘀药的原则是
    A. 治病与安胎并举
    B. 衰其大半而止
    C. 禁止使用
    D. 病去即止
    E. 慎用

75. 患者，女，27岁，已婚。停经46天，妊娠试验阳性。恶心呕吐，食入即吐，神疲思睡，舌淡苔白，脉滑缓。诊为妊娠恶阻，其证候是
    A. 脾虚痰滞
    B. 脾胃虚弱
    C. 气阴两虚
    D. 肝胃不和
    E. 以上均非

76. 患者，女，30岁，已婚。孕后因持重而继发腰酸腹痛，胎动下坠，精神倦怠，脉滑无力。治疗应首选
    A. 举元煎
    B. 胎元饮
    C. 固下益气汤
    D. 加味圣愈汤
    E. 加味阿胶汤

77. 患者，女，24岁，已婚。停经38天。突然下腹部疼痛剧烈，呈持续性，伴头晕乏力，甚则晕厥，尿妊娠试验（+）。应首选的检查方法是
    A. 腹腔穿刺
    B. 诊断性刮宫
    C. 后穹隆穿刺
    D. 二合诊检查
    E. 腹腔镜检查

78. 患者，女，34岁，已婚。4年前因患子宫肌瘤自然流产1次，现妊娠43天，阴道不时少量下血，腰酸，胎动下坠，口干不欲饮，舌暗红，脉沉弦。其证候是
    A. 跌仆伤胎
    B. 气虚
    C. 肾虚
    D. 血虚
    E. 癥瘕伤胎

79. 患者，女，27岁，已婚。妊娠70天，阴道下血，色鲜红，腰腹坠胀作痛，手足心热，口干心烦，小便黄，大便秘结，

舌红苔黄，脉滑数。治疗应首选
A. 清经散
B. 两地汤
C. 寿胎丸
D. 保阴煎
E. 胎元饮

80. 患者，女，33岁，已婚。孕3堕3。头晕目眩，神疲乏力，心悸气短，舌质淡，苔薄白，脉细弱。治疗应首选
A. 泰山磐石散
B. 寿胎丸
C. 肾气丸
D. 安奠二天汤
E. 补肾固冲丸

81. 患者，女，24岁，已婚。妊娠6个半月。面目四肢浮肿，皮薄光亮，按之没指，纳呆便溏，舌胖嫩苔薄腻，脉滑缓无力。治疗应首选
A. 茯苓导水汤
B. 真武汤
C. 天仙藤散
D. 猪苓汤
E. 全生白术散

82. 患者，女，27岁，已婚。妊娠5个月，先由脚肿渐及于腿，皮色不变，随按随起，其证候是
A. 脾虚
B. 气滞
C. 肾虚
D. 湿阻
E. 血瘀

83. 患者，女，29岁，已婚。妊娠3个月，小便频数而急，尿黄赤，艰涩不利，形体消瘦，手足心热，舌红苔薄黄，脉细滑数。治疗应首选

A. 知柏地黄汤
B. 加味五淋散
C. 五苓散
D. 子淋汤
E. 导赤散

84. 下列各项，不属产后发热病因的是
A. 感染邪毒
B. 外感
C. 血瘀
D. 血虚
E. 阳盛血热

85. 患者，女，27岁，已婚。产后5日，高热寒战，小腹疼痛拒按，恶露量多，色如败酱，有臭气，纳呆，便秘。应首先考虑的是
A. 产后伤食
B. 产后腹痛
C. 产后发热
D. 疟疾
E. 肠痈

86. 患者，女，27岁，已婚。产后小腹疼痛，拒按，恶露少、色暗、有块，行而不畅，胸胁胀痛，舌暗苔白滑，脉弦涩。其诊断是
A. 产后恶露过少血瘀证
B. 产后血晕血瘀证
C. 产后腹痛血瘀证
D. 产后胁痛血瘀证
E. 以上均非

87. 患者，女，26岁，已婚。产后月余，遍身关节疼痛，四肢酸楚麻木，头晕心悸，舌淡红苔白，脉细无力。其证候是
A. 肝阴虚
B. 气虚
C. 肾虚

D. 风寒
E. 血虚

88. 患者，女，27岁，已婚。产后恶露1个月未止，量多、色淡、无臭气，小腹空坠，神倦懒言，舌淡，脉缓弱。治疗应首选
   A. 举元煎
   B. 固本止崩汤
   C. 生化汤
   D. 八珍汤
   E. 补中益气汤

89. 患者，女，30岁。发现下腹包块1月余，小腹胀痛，痛无定处，舌苔薄润，脉沉弦。其证候是
   A. 血热
   B. 寒凝
   C. 气滞
   D. 痰湿
   E. 湿郁

90. 患者，女，25岁，已婚。有盆腔炎病史，下腹部疼痛结块，缠绵日久，痛连腰骶，经行加重，经血量多有块，带下量多，精神不振，纳少乏力，舌质紫暗有瘀点，苔白，脉弦涩无力。治疗应首选
   A. 理冲汤
   B. 膈下逐瘀汤
   C. 少腹逐瘀汤
   D. 血府逐瘀汤
   E. 银甲丸

91. 患者，女，30岁。已婚3年不孕。月经2～3个月一行，头晕耳鸣，腰酸腿软，畏寒肢冷，性欲淡漠，舌淡苔白，脉沉细而迟。治疗应首选
   A. 大补元煎
   B. 固阴煎

C. 补肾固冲丸
D. 毓麟珠
E. 温胞饮

92. 患者，女，56岁。阴部奇痒干涩7天，五心烦热，腰酸腿软，舌红少苔，脉细数。治疗应首选
   A. 知柏地黄汤
   B. 保阴煎
   C. 两地汤
   D. 六味地黄丸
   E. 左归丸

93. 下列各项，不属雌激素作用的是
   A. 促进卵泡发育
   B. 使阴道上皮细胞脱落加快
   C. 促使乳腺管增生
   D. 促进第二性征发育
   E. 促进骨中钙的沉积

94. 最早把"疳"列为脾胃病的儿科医家是
   A. 万全
   B. 薛铠
   C. 刘昉
   D. 董汲
   E. 钱乙

95. 小儿营养不良是指体重低于正常均值的
   A. 66%
   B. 70%
   C. 85%
   D. 95%
   E. 90%

96. 小儿能独走的时间一般是
   A. 8个月
   B. 10个月
   C. 12个月
   D. 16个月

E. 18 个月

97. 小儿"稚阴稚阳"学说，是指其生理状态为
   A. 阳常有余，阴常不足
   B. 脏腑娇嫩，形气未充
   C. 生机蓬勃，发育迅速
   D. 脏气清灵，易趋健康
   E. 脾常不足，肝常有余

98. 小儿正常舌象是
   A. 淡白
   B. 绛红
   C. 紫暗
   D. 暗红
   E. 淡红

99. 婴儿（<1岁）服用的中药煎出量是
   A. 10～20mL
   B. 21～30mL
   C. 31～40mL
   D. 41～50mL
   E. 60～100mL

100. 下列除哪项外，均属病理性胎黄
   A. 生后24小时内出现
   B. 黄疸10～14天消退
   C. 黄疸退而复现
   D. 黄疸持续加深
   E. 黄疸3周后仍不消退

101. 患儿，7岁。发热1天。恶寒，无汗，头痛，鼻塞流清涕，喷嚏咳嗽，口不渴，咽不红，舌苔薄白，脉浮紧。其证候是
   A. 风寒感冒
   B. 风热感冒
   C. 暑邪感冒
   D. 感冒夹滞

E. 感冒夹痰

102. 患儿，2岁。咳嗽2周，日轻夜重，咳后伴有深吸气样鸡鸣声，吐出痰涎或食物后暂时缓解，不久又复发作，昼夜达十余次，舌质红，舌苔黄，脉滑数。治疗应首选
   A. 桑白皮汤合葶苈大枣泻肺汤
   B. 苏子降气汤合黛蛤散
   C. 麻杏石甘汤合苏葶丸
   D. 麻黄汤合葶苈大枣泻肺汤
   E. 泻白散合黛蛤散

103. 患儿，10个月。高热烦躁，气急鼻扇，张口抬肩，喉中痰鸣，声如拽锯，口唇紫绀。其治法是
   A. 清热宣肺，涤痰定喘
   B. 清热解毒，止咳化痰
   C. 辛凉开肺，清热化痰
   D. 清热活血，泻肺化痰
   E. 泻肺镇咳，清热化痰

104. 患儿，7岁。曾咳喘反复发作。现面色白，气短懒言，倦怠乏力，自汗怕冷，舌淡苔薄，脉细无力。治疗应首选
   A. 玉屏风散
   B. 六君子汤
   C. 金匮肾气丸
   D. 二陈汤
   E. 参苓白术散

105. 患儿，1岁。昨起舌上溃破，色红疼痛，进食哭闹，心烦不安，口干欲饮，小便短赤。治疗应首选
   A. 凉膈散
   B. 泻心导赤汤
   C. 清胃散
   D. 泻心汤
   E. 六味地黄丸

106. 患儿，6岁。泄泻1天，泻下稀薄如水注，粪色深黄臭秽，夹有少量黏液，腹部时感疼痛，食欲减退，恶心欲吐，口渴引饮，舌红苔黄腻。其证候是
   A. 脾肾阳虚泻
   B. 伤食泻
   C. 风寒泻
   D. 湿热泻
   E. 脾虚泻

107. 小儿厌食脾失健运证的治法是
   A. 调和脾胃，运脾开胃
   B. 健脾益气，佐以温中
   C. 滋脾养胃，佐以助运
   D. 运脾化湿，消积开胃
   E. 补脾开胃，消食助运

108. 患儿，10个月。近半个月不思乳食，脘腹胀满，疼痛拒按，呕吐酸馊，烦躁哭吵，大便较干，臭秽，舌淡苔白腻。其诊断是
   A. 厌食
   B. 腹痛
   C. 疳证
   D. 积滞
   E. 呕吐

109. 患儿，2岁。形体极度消瘦，面呈老人貌，皮包骨头，腹凹如舟，精神萎靡，大便溏薄，舌淡苔薄腻。其证候是
   A. 疳肿胀
   B. 疳气
   C. 疳积
   D. 干疳
   E. 心疳

110. 患儿，6岁。2个月来胃纳不振，精神疲倦，伴有低热，遍身汗出，微恶风寒。治疗应首选
   A. 玉屏风散
   B. 牡蛎散
   C. 生脉散
   D. 黄芪桂枝五物汤
   E. 当归六黄汤

111. 患儿，男，6岁。皱眉眨眼，摇头耸肩，嘴角抽动，时伴异常发声，病情时轻时重，抽动能受意志遏制，可暂时不发作。查脑电图未见异常。其诊断是
   A. 习惯性抽搐
   B. 多发性抽搐症
   C. 癫痫
   D. 注意力缺陷多动症
   E. 风湿性舞蹈病

112. 患儿，9岁。水肿从眼睑开始，迅速波及全身，皮肤光亮，按之凹陷即起，尿少色赤，伴咽红肿痛，肢体酸痛，苔薄白，脉浮。其治法是
   A. 疏风宣肺，利水消肿
   B. 清热利湿，凉血止血
   C. 清热解毒，淡渗利湿
   D. 温运中阳，行气利水
   E. 滋阴补肾，淡渗利水

113. 患儿，3岁。发育迟缓，坐、立、行走、牙齿的发育都迟于同龄小儿，颈项痿软，天柱骨倒，不能行走，舌淡苔薄。其证候是
   A. 脾肾气虚
   B. 气血虚弱
   C. 肝肾不足
   D. 心血不足
   E. 肾阳亏虚

114. 患儿，2岁。持续壮热5天，起伏如潮，肤有微汗，烦躁不安，目赤眵多，皮疹布发，疹点由细小稀少而逐渐稠密，疹

色先红后暗，皮疹凸起，触之碍手，压之退色，大便干结，小便短少，舌质红赤，舌苔黄腻，脉数有力。治疗应首选
A. 宣毒发表汤
B. 清解透表汤
C. 沙参麦冬汤
D. 麻杏石甘汤
E. 羚角钩藤汤

115. 患儿，4 岁。晨起喷嚏，流涕，继而发热，体温38.1℃，精神倦怠，晚间头面、躯干见稀疏细小皮疹，疹色淡红。治疗应首选
A. 银翘散
B. 葱豉汤
C. 桑菊饮
D. 杏苏散
E. 清营汤

116. 患儿，4 岁。发热2天，纳差恶心，呕吐腹泻，口腔内可见数个疱疹，手、足掌心部出现米粒大小的斑丘疹、疱疹，疱液清亮，躯干处未见有皮疹，舌质红，苔薄黄腻，脉浮数。其证候是
A. 邪伤肺卫
B. 邪犯肺脾
C. 邪炽气营
D. 湿热熏蒸
E. 湿盛阴伤

117. 患儿，7 岁。突然胃脘部绞痛，弯腰曲背，肢冷汗出，呕吐蛔虫1条。治疗应首选

A. 使君子散
B. 加味温胆汤
C. 丁萸理中汤
D. 乌梅丸
E. 定吐丸

118. 患儿，2 岁。时值夏季，发热持续1月余，朝盛暮衰，口渴多饮，尿多清长，无汗，面色苍白，下肢欠温，大便溏薄，舌淡苔薄。治疗应首选
A. 白虎汤
B. 新加香薷饮
C. 温下清上汤
D. 竹叶石膏汤
E. 王氏清暑益气汤

119. 过敏性紫癜与特发性血小板减少性紫癜的鉴别点是
A. 特发性血小板减少性紫癜出血点高出表面
B. 过敏性紫癜出血点遍布全身
C. 特发性血小板减少性紫癜血小板减少
D. 过敏性紫癜血小板减少
E. 过敏性紫癜出血时间延长

120. 小儿指纹淡红，其证候是
A. 虚寒
B. 食积
C. 痰热
D. 虚热
E. 实热

B 型题

答题说明

以下提供若干组考题，每组考题共用在考题前列出的 A、B、C、D、E 五个备选答案。请从中选择一个与问题关系最密切的答案，并在答题卡上将相应题号的相应字母所属方框涂黑。每个备选答案可能被选择一次、多次或不被选择。

（121～122题共用备选答案）

A. 汪机
B. 高锦庭
C. 陈实功
D. 王洪绪
E. 吴师机

121. 首先将温病学说引进外科领域的是
122. 创立了以阴阳为主的辨证论治法则的是

（123～124题共用备选答案）

A. 红丝疔
B. 失荣
C. 漆疮
D. 水火烫伤
E. 酒渣鼻

123. 其病因属感受特殊之毒的是
124. 其病因属外来伤害的是

（125～126题共用备选答案）

A. 心善
B. 肝善
C. 脾善
D. 肺善
E. 肾善

125. 重证见声音响亮，不喘不咳，呼吸均匀，皮肤润泽，其辨证为
126. 重证见口和齿润，小便清长，夜卧安静，并无潮热，其辨证为

（127～128题共用备选答案）

A. 心
B. 肾
C. 脾
D. 肝
E. 胃

127. 女子的乳房属
128. 男子的乳房属

（129～130题共用备选答案）

A. 龙胆泻肝汤
B. 知柏地黄丸
C. 萆薢渗湿汤
D. 萆薢化毒汤
E. 清营汤

129. 治疗淋病湿热毒蕴证的主方是
130. 治疗淋病正虚毒恋证的主方是

（131～132题共用备选答案）

A. 阳和汤
B. 桃红四物汤
C. 顾步汤
D. 人参养荣汤
E. 附桂八味丸

131. 治疗脱疽寒湿证，应首选
132. 治疗脱疽热毒证，应首选

（133～134题共用备选答案）

A. 气虚
B. 血虚
C. 血热
D. 湿热
E. 血瘀

133. 患者，女，27岁，已婚。月经周期提前，量多，色淡，质稀，神疲乏力，小腹空坠，纳少便溏。其证候是
134. 患者，女，28岁，已婚。产后恶露量多，

过期不止，色深红，质稠黏而臭秽，口干咽燥，面色潮红。其证候是

(135～136题共用备选答案)
A. 两地汤
B. 逐瘀止血汤
C. 清肝止淋汤
D. 清热固经汤
E. 燥湿化痰汤
135. 治疗经间期出血肾阴虚证，应首选
136. 治疗经间期出血湿热证，应首选

(137～138题共用备选答案)
A. 理气化瘀止痛
B. 温经暖宫止痛
C. 益气养血止痛
D. 清热除湿，化瘀止痛
E. 益肾养肝止痛
137. 痛经气滞血瘀证的治法是
138. 痛经气血虚弱证的治法是

(139～140题共用备选答案)
A. 脾胃虚弱
B. 脾虚痰湿
C. 肝胃不和
D. 肝经湿热
E. 肝郁脾虚
139. 恶阻，口淡，呕吐清涎者，多为
140. 恶阻，口苦，呕吐酸水或苦水者，多为

(141～142题共用备选答案)
A. 破瘀散结
B. 理气行滞
C. 先攻后补
D. 攻补兼施
E. 先补后攻
141. 体质较强的癥瘕患者，其治法是
142. 久病体弱的癥瘕患者，其治法是

(143～144题共用备选答案)
A. 温肾助阳，暖宫止痛
B. 行气活血，化瘀止痛
C. 补血养营，和中止痛
D. 清热除湿，化瘀止痛
E. 散寒除湿，化瘀止痛
143. 妇人腹痛肾阳虚衰证的治法是
144. 妇人腹痛气滞血瘀证的治法是

(145～146题共用备选答案)
A.《颅囟经》
B.《幼科发挥》
C.《幼幼集成》
D.《小儿药证直诀》
E.《温病条辨》
145. "纯阳学说"首见于
146. "稚阴稚阳学说"首见于

(147～148题共用备选答案)
A. 脾病及心
B. 脾病及肺
C. 脾病及肝
D. 阳虚水泛
E. 脾病及肾
147. 舌疳的病机是
148. 疳肿胀的病机是

(149～150题共用备选答案)
A. 宣毒发表汤
B. 清解透表汤
C. 透疹凉解汤
D. 解肌透痧汤
E. 凉营清气汤
149. 治疗麻疹初热期，应首选
150. 治疗丹痧毒在气营证，应首选

试卷标识码：

中医执业医师资格考试
最后成功四套胜卷（二）

（医学综合考试部分）

第四单元

考生姓名：＿＿＿＿＿＿

准考证号：＿＿＿＿＿＿

考　　点：＿＿＿＿＿＿

考　场　号：＿＿＿＿＿＿

送审样书

中国中医药研究促进会考试
医学四站考题（二）

（国家临考专用题）

第四单元

主编 ……
副主编 ……
编 委 ……
审 定 ……

A1 型题

答题说明

每一道考试题下面有 A、B、C、D、E 五个备选答案。请从中选择一个最佳答案，并在答题卡上将相应题号的相应字母所属的方框涂黑。

1. 长期使用解热药或激素类药后，常出现的热型是
   A. 消耗热
   B. 不规则热
   C. 回归热
   D. 稽留热
   E. 弛张热

2. 下列哪项不符合胸壁疾患所致胸痛的特点
   A. 疼痛部位较固定
   B. 局部有压痛
   C. 举臂动作时可加剧
   D. 因情绪激动而诱发
   E. 深呼吸或咳嗽可加剧

3. 嘶哑样咳嗽，可见于
   A. 急性喉炎
   B. 声带疾患
   C. 百日咳
   D. 胸膜炎
   E. 支气管扩张

4. 心功能不全肺淤血时，在痰中出现的是
   A. 白细胞
   B. 夏科 – 雷登结晶体
   C. 上皮细胞
   D. 色素细胞
   E. 杜什曼螺旋体

5. 我国最常见的咯血原因是
   A. 支气管扩张
   B. 肺结核
   C. 二尖瓣狭窄
   D. 肺脓肿
   E. 支气管肺癌

6. 夜间阵发性呼吸困难，可见于
   A. 急性脑血管疾病
   B. 癔病
   C. 急性感染所致的毒血症
   D. 慢性阻塞性肺气肿
   E. 左心功能不全

7. 下列除哪项外，均可出现周围性呕吐
   A. 洋地黄中毒
   B. 急性胃炎
   C. 胃穿孔
   D. 胆囊炎
   E. 咽部受激惹

8. 上消化道出血可单纯表现为呕血或黑便，也可两者兼有，这取决于
   A. 原发病
   B. 出血部位
   C. 出血量
   D. 在胃内停留时间
   E. 以上均非

9. 下列除哪项外，均可引起阻塞性黄疸
   A. 疟疾
   B. 胆管癌
   C. 肝癌
   D. 胆道蛔虫症
   E. 胆总管结石

10. 下列哪项不属于意识障碍

A. 嗜睡
B. 抽搐
C. 意识模糊
D. 谵妄
E. 昏迷

A. 上颌第2臼齿相对应的颊黏膜上
B. 下颌第2臼齿相对应的颊黏膜上
C. 舌下
D. 上颌第1臼齿相对应的颊黏膜上
E. 下颌第1臼齿相对应的颊黏膜上

11. 下列除哪项外，均可为正常的叩诊音
    A. 振水音
    B. 清音
    C. 鼓音
    D. 浊音
    E. 实音

16. 心绞痛发作时，应首选的药物是
    A. 普萘洛尔
    B. 硝酸甘油
    C. 硝苯地平
    D. 异搏定
    E. 哌替啶

12. 下列各项，属被动体位的是
    A. 角弓反张
    B. 翻动体位
    C. 肢体瘫痪
    D. 端坐呼吸
    E. 以上均非

17. 肺部叩诊出现实音应考虑的疾病是
    A. 肺炎
    B. 胸膜炎
    C. 肺空洞
    D. 肺气肿
    E. 大量胸腔积液

13. 患者，男，50岁。高血压病史15年，未坚持服药。2小时前因情绪激动突然意识不清，双侧瞳孔不等大。应首先考虑的是
    A. 酒精中毒
    B. 药物中毒
    C. 高血压性脑出血
    D. 脑血栓
    E. 心功能不全

18. 可闻及病理性支气管呼吸音的部位是
    A. 肩胛下区
    B. 喉部
    C. 胸骨上窝
    D. 背部第六颈椎附近
    E. 以上均非

19. 患者呼吸急促。查体：气管向左偏移。右侧胸廓饱满，叩诊出现实音。应首先考虑的是
    A. 右侧胸腔积液
    B. 右侧气胸
    C. 肺气肿
    D. 右侧大叶性肺炎
    E. 右侧肺不张

14. 方颅可见于
    A. 呆小症
    B. 先天性梅毒
    C. 脑膜炎
    D. 脑积水
    E. 小儿营养不良

15. 流行性腮腺炎可出现腮腺管开口处黏膜红肿，其部位在

20. 左心室增大时，心尖搏动移位方向是
    A. 向右
    B. 向左

C. 向右下
D. 向左下
E. 向后

21. 肺气肿时，心脏浊音界的改变多为
    A. 心浊音界向左扩大
    B. 心浊音界缩小
    C. 心浊音界向右扩大
    D. 心浊音界向两侧扩大
    E. 以上均非

22. 颈动脉搏动，多见于
    A. 二尖瓣关闭不全
    B. 主动脉瓣关闭不全
    C. 三尖瓣关闭不全
    D. 肺动脉瓣关闭不全
    E. 二尖瓣狭窄

23. 患者，男，65岁。突感上腹部剧烈疼痛。取硝酸甘油片含服，未能缓解。查体：脸色青白，血压80/60mmHg（10.67/7.98kPa），除心率140次/分外，心肺听诊无异常，腹平软，无压痛、反跳痛，肠鸣音存在。应首先考虑的是
    A. 胃痉挛
    B. 胃穿孔
    C. 急性胰腺炎
    D. 心绞痛
    E. 心肌梗死

24. 下列哪项体征最能提示腹膜炎的存在
    A. 肠鸣音减弱
    B. 叩出移动性浊音
    C. 腹部压痛
    D. 腹部触及肿块
    E. 反跳痛

25. 下列各项，可出现金属样肠蠕动音的是
    A. 麻痹性肠梗阻
    B. 机械性肠梗阻
    C. 低血钾
    D. 急性肠炎
    E. 败血症

26. 患者饱餐后上腹部持续疼痛1天。查体：上腹部压痛、反跳痛。应首先考虑的是
    A. 急性胃炎
    B. 急性胰腺炎
    C. 急性肝炎
    D. 右肾结石
    E. 肝癌

27. 下列脊椎病变，除哪项外，脊椎叩痛常为阳性
    A. 脊椎结核
    B. 棘间韧带损伤
    C. 骨折
    D. 骨质增生
    E. 椎间盘脱出

28. 中枢性瘫痪的特点是
    A. 肌张力降低
    B. 腱反射减弱
    C. 瘫痪肌肉萎缩
    D. 不出现病理反射
    E. 肌张力增强

29. 血白细胞总数增多，可见于
    A. 伤寒杆菌感染
    B. 再生障碍性贫血
    C. 急性失血
    D. 使用氯霉素的影响
    E. 脾功能亢进

30. 下列疾病，可以出现凝血时间缩短的是
    A. 先天性凝血酶原缺乏症
    B. 纤维蛋白原缺乏症
    C. DIC早期

D. 血小板减少性紫癜
E. 严重肝病

31. 患者，男，50岁。乙肝病史6年，呕血1天。检查：腹壁静脉曲张。肝肋下未触及，脾肋下3cm，腹水征（+），HBsAg（+），白蛋白降低，A/G<1，丙氨酸转氨酶升高。其诊断为
   A. 慢性肝炎
   B. 肝硬化合并上消化道出血
   C. 消化性溃疡合并上消化道出血
   D. 白血病
   E. 原发性肝癌

32. 下列关于内生肌酐清除率的叙述，正确的是
   A. 肾功能严重损害时，开始升高
   B. 高于80mL/min 预后不良
   C. 肾功能损害愈重，其清除率愈低
   D. 肾功能损害愈重，其清除率愈高
   E. 其测定与肾功能损害程度无关

33. 患者，男，55岁。劳累及情绪激动后，多次出现短时间胸骨后疼痛，下列哪项血清检查对明确诊断最有参考意义
   A. 钾
   B. 钠
   C. 氯化物
   D. 钙
   E. 胆固醇及甘油三酯

34. 对诊断系统性红斑狼疮最有意义的检查是
   A. 免疫球蛋白测定
   B. 抗核抗体
   C. 总补体溶血活性测定
   D. 玫瑰花形成试验
   E. 淋巴细胞转化试验

35. 粪便中查到巨噬细胞，多见于
   A. 阿米巴痢疾
   B. 细菌性痢疾
   C. 急性胃肠炎
   D. 血吸虫病
   E. 霍乱

36. 患者，男，60岁。咳嗽，吐痰，反复发作5年，近1周症状加重。检查：体温正常，两肺散在干、湿啰音。血白细胞$11.0×10^9$/L，中性粒细胞0.8。应首先考虑的是
   A. 急性支气管炎
   B. 慢性支气管炎急性发作
   C. 肺结核
   D. 支气管哮喘
   E. 肺癌

37. 诊断肺心病的主要依据是
   A. 长期肺结核病
   B. 长期慢性支气管炎
   C. 肺动脉高压及右心室肥大
   D. 肺动脉狭窄
   E. 两下肢浮肿

38. 肺炎链球菌肺炎首选的抗生素是
   A. 红霉素
   B. 青霉素
   C. 氯霉素
   D. 氨基糖苷类抗生素
   E. 阿奇霉素

39. 内源性哮喘的临床表现是
   A. 多见于儿童与青少年
   B. 常于春、秋季发病
   C. 可有前驱症状
   D. 起病慢，较多见哮喘持续状态
   E. 发病急，症状缓解快

40. 患者，40岁。高热寒战3天，伴咳嗽，胸痛，痰中带血。为确诊应首选的检查方法是
   A. 肺部听诊
   B. 血常规检查
   C. X线检查
   D. 痰结核菌检查
   E. 血培养

41. 患者，男，30岁。高热、寒战3天，胸痛，伴咳嗽，痰中带血。听诊：右肺中部可闻及湿啰音。应首先考虑的是
   A. 急性支气管炎
   B. 支气管扩张
   C. 胸膜炎
   D. 肺炎
   E. 肺癌

42. 患者，男，20岁。咳嗽伴低热、盗汗、乏力1个月。X线检查显示右肺尖云雾状阴影。应首先考虑的是
   A. 肺炎球菌肺炎
   B. 慢性支气管炎
   C. 病毒性肺炎
   D. 肺结核
   E. 肺癌

43. 患者，男，50岁。咳嗽2个月，痰中带血，不发热。抗感染治疗效果不明显。3次X线检查均显示右肺中叶炎症。为确诊，下列哪项检查最重要
   A. 血常规
   B. 血培养
   C. 结核菌素试验
   D. 痰结核菌检查
   E. 纤维支气管镜检查

44. 左心衰竭时，最早出现和最重要的症状是
   A. 咳嗽
   B. 咳痰
   C. 咯血
   D. 乏力
   E. 呼吸困难

45. 患者，女，40岁。风心病5年，近半月来胃纳差，恶心，呕吐，肝区疼痛，尿少。查体：颈静脉怒张，心尖区可闻及舒张期杂音，三尖瓣区可闻及收缩期杂音，肝肋下2cm。应首先考虑的是
   A. 肝炎
   B. 右心衰竭
   C. 左心衰竭
   D. 肝硬化
   E. 全心衰竭

46. 患者，女，30岁。10年前患风湿热。检查：心尖部听到舒张期隆隆样杂音。X线显示左心房增大。应首先考虑的是
   A. 二尖瓣关闭不全
   B. 二尖瓣狭窄
   C. 主动脉瓣关闭不全
   D. 主动脉瓣狭窄
   E. 肺动脉瓣狭窄

47. 患者，女，25岁。四肢大关节游走性疼痛3年。近半年心慌气短，双下肢浮肿。检查：颈静脉怒张，双下肢凹陷性水肿，肝肋缘下3.5cm，心尖部可闻及舒张期杂音。其诊断是
   A. 风湿性主动脉瓣关闭不全
   B. 风湿性左房室瓣关闭不全
   C. 左房室瓣狭窄及关闭不全
   D. 心力衰竭
   E. 风湿性左房室瓣狭窄合并右心衰竭

48. 患者，男，60岁。高血压病史15年，突发剧烈头痛，眩晕，恶心，呕吐，

失语。查体：无肢体活动障碍。血压200/120mmHg（26.6/16kPa），神经反射正常。应首先考虑的是
- A. 急进型高血压
- B. 缓进型高血压
- C. 高血压脑病
- D. 高血压性脑出血
- E. 高血压性心脏病

49. 典型心绞痛胸部疼痛的部位是
- A. 心尖部
- B. 左肩背部
- C. 胸部左侧
- D. 胸骨体上段或中段的后方
- E. 胸部右侧

50. 胃溃疡最主要的症状是
- A. 嗳气，反酸
- B. 恶心，呕吐
- C. 呕吐，黑便
- D. 上腹疼痛
- E. 食欲减退

51. 患者，男，28岁。上腹部灼痛1年。饥饿时加重，进食后可缓解，伴反酸。查体：上腹部稍偏右有压痛。应首先考虑的是
- A. 慢性胃炎
- B. 慢性胆囊炎
- C. 十二指肠溃疡
- D. 胰腺炎
- E. 胃癌

52. 肝硬化出血倾向的主要原因是
- A. 维生素缺乏
- B. 血小板功能不良
- C. 凝血因子减少
- D. 毛细血管脆性增加
- E. 肝脏解毒功能下降

53. 患者，男，40岁。乙肝病史6年，近半月肝区持续性疼痛，胃纳差，黄疸，消瘦。查体：肝肋下4cm，质硬，表面不平，压痛。应首先考虑的是
- A. 慢性肝炎
- B. 肝脓肿
- C. 肝硬化
- D. 继发性肝癌
- E. 原发性肝癌

54. 患者，男，42岁。既往脾大，HBsAg阳性。今晨排柏油样便约200mL。应首先考虑的是
- A. 急性糜烂性胃炎
- B. 消化性溃疡
- C. 肝硬化
- D. 白血病
- E. 胃癌

55. 消化性溃疡最常见的并发症是
- A. 上消化道出血
- B. 胃肠道穿孔
- C. 幽门梗阻
- D. 癌变
- E. 休克

56. 患者，男，24岁。暴食后突然上腹剧痛。恶心，呕吐，发热。检查：腹部较软，上腹压痛。血清淀粉酶增高。其诊断是
- A. 急性胃肠炎
- B. 消化性溃疡急性穿孔
- C. 胆囊炎
- D. 急性胰腺炎
- E. 心肌梗死

57. 成年男性，全身高度浮肿半年余，检查：血压正常。腹部移动性浊音（+），尿蛋白（+++），尿中红细胞1~8个/高倍视野，血清白蛋白/球蛋白比例2.1/2.0，

酚红排泄率45%。应首先考虑的是
A. 门脉性肝硬化
B. 急性肾小球肾炎
C. 慢性肾炎肾病型
D. 慢性肾炎普通型
E. 慢性肾盂肾炎

58. 患者，女，25岁。婚后1周，高热，尿频、尿急、尿痛，尿中白细胞40个/高倍视野，可见白细胞管型。其诊断是
A. 急性肾炎
B. 慢性肾炎急性发作
C. 急性肾盂肾炎
D. 慢性肾盂肾炎
E. 膀胱炎

59. 雄激素最适合治疗
A. 缺铁性贫血
B. 海洋性贫血
C. 慢性感染性贫血
D. 铁粒幼红细胞贫血
E. 再生障碍性贫血

60. 患者反复感染，出血2个月。检查：全血细胞减少，肝、脾、淋巴结肿大。骨髓象及淋巴结活检均发现异常组织细胞及多核巨组织细胞。其诊断是
A. 急性淋巴细胞白血病
B. 慢性再生障碍性贫血
C. 特发性血小板减少性紫癜
D. 恶性组织细胞病
E. 慢性粒细胞白血病

61. 患者，女，34岁。皮肤反复出血半年。检查：血红蛋白90g/L，血白细胞 5.0×10^9/L，血小板 46×10^9/L，骨髓增生活跃，颗粒型巨核细胞增多。应首先考虑的是
A. 再生障碍性贫血
B. 急性白血病
C. 特发性血小板减少性紫癜
D. 脾功能亢进
E. 过敏性紫癜

62. 下列除哪项外，均为甲状腺功能亢进症的表现
A. 甲状腺肿大
B. 情绪激动
C. 周围血管体征
D. 肝脏肿大
E. 心动过缓

63. 患儿，男，12岁。2年前诊断为1型糖尿病。今日在家中用胰岛素治疗后，突然发生昏迷。应首选的抢救措施是
A. 小剂量胰岛素静滴
B. 静脉补充氯化钾
C. 快速补充生理盐水
D. 静脉补充高渗葡萄糖
E. 静脉补充碳酸氢钠

64. 患者，男，14岁。患1型糖尿病2年，近日在家中用胰岛素治疗，突然发生昏迷。其昏迷原因最可能是
A. 糖尿病高渗性昏迷
B. 乳酸性酸中毒
C. 呼吸性酸中毒
D. 尿毒症酸中毒
E. 低血糖昏迷

65. 患者，男，26岁。近年来有多次强直、阵挛、昏睡发作。一般数分钟内意识恢复。发作前胸腹有气上冲感。属于癫痫的哪种发作类型
A. 大发作
B. 失神小发作
C. 精神运动性发作
D. 局限性发作

E. 癫痫持续状态

66. 在感染过程的五种结局中最不常见的表现是
    A. 病原体被清除
    B. 隐性感染
    C. 显性感染
    D. 病原携带状态
    E. 潜伏性感染

67. 甲类传染病是指
    A. SARS、狂犬病
    B. 黑热病、炭疽
    C. 高致病性禽流感、天花
    D. 鼠疫、霍乱
    E. 伤寒、流行性出血热

68. 下列不属急性重型肝炎典型表现的是
    A. 黄疸迅速加深
    B. 出血倾向明显
    C. 肝肿大
    D. 出现烦躁、谵妄等神经系统症状
    E. 急性肾功能不全

69. 患者，男，20岁。近2周自觉乏力，食欲不振，厌油，腹胀。检查：巩膜无黄染。肝肋缘下2cm，有压痛。丙氨酸转氨酶升高。应首先考虑的是
    A. 急性肝炎
    B. 慢性肝炎
    C. 重型肝炎
    D. 淤胆型肝炎
    E. 肝炎肝硬化

70. 流行性出血热患者全身各组织器官都可有充血、出血、变性、坏死，表现最为明显的器官是
    A. 心
    B. 肺
    C. 肾
    D. 脑垂体
    E. 胃肠

71. 下列有关流行性出血热的描述，正确的是
    A. 发病以青少年为主
    B. 一般不经呼吸道传播
    C. 无明显季节性
    D. 所有患者均有五期经过
    E. 可由母婴传播

72. 下列不属诊断艾滋病条件的是
    A. 口咽念珠菌感染
    B. 持续发热
    C. 头痛，进行性痴呆
    D. 皮肤黏膜出血
    E. 慢性腹泻

73. 下列各项，不支持流行性脑脊髓膜炎诊断的脑脊液检查是
    A. 外观混浊呈脓性
    B. 蛋白质含量高
    C. 细胞数 $< 0.5 \times 10^6/L$，以单核细胞为主
    D. 糖含量明显减少
    E. 氯化物含量减少

74. 乙型脑炎（简称乙脑）的主要传染源是
    A. 猪
    B. 乙脑病毒携带者
    C. 乙脑患者
    D. 蚊虫
    E. 野鼠

75. 伤寒患者出现玫瑰疹，多见于
    A. 潜伏期
    B. 发热初期
    C. 极期

D. 缓解期
E. 恢复期

76. 目前认为志贺菌致病必须具备的条件是
    A. 过度劳累
    B. 暴饮暴食
    C. 细菌变异性
    D. 痢疾杆菌对肠黏膜上皮细胞的侵袭力
    E. 发病季节

77. 腹痛、腹泻、黏液脓血便，伴发热恶寒，最可能的诊断是
    A. 细菌性痢疾
    B. 阿米巴痢疾
    C. 急性胃肠炎
    D. 流行性脑脊髓膜炎
    E. 霍乱

78. 某患者由印尼入境后2天，频繁腹泻，无腹痛及里急后重，伴有呕吐。最重要的检查是
    A. 血常规
    B. 尿常规
    C. 电解质
    D. 泻吐物悬滴检查
    E. 以上均非

79. 伤寒菌血液培养，阳性率最高的时间是
    A. 第1周
    B. 第2周
    C. 第3周
    D. 第4周
    E. 第5周

80. 对不伤害原则的解释，正确的是
    A. 不伤害原则就是消除任何医疗伤害
    B. 不伤害原则就是要求医生对患者丝毫不能伤害
    C. 因绝大多数医疗行为都存在着不同程度的伤害，所以不伤害原则是做不到的
    D. 不伤害原则要求对医学行为进行受益与伤害的权衡，把可控伤害控制在最低限度之内
    E. 对肿瘤患者进行化疗意味着绝对伤害

81. 下列各项，不符合道德要求的是
    A. 尽量为患者选择安全有效的药物
    B. 要严格遵守各种抗生素的用药规则，尽可能开患者要求的好药，贵重药物
    C. 在医疗过程中要为患者保守秘密
    D. 对婴幼患儿、老年患者的用药应该谨慎，防止肾功能损害
    E. 钻研药理知识，防止粗疏和盲目用药

82. 在使用辅助检查手段时，不适宜的是
    A. 认真严格地掌握适应证
    B. 可以广泛积极地依赖各种辅助检查
    C. 有利于提高医生诊治疾病的能力
    D. 必要检查能尽早确定诊断和进行治疗
    E. 应从患者的利益出发决定该做的项目

83. 下列人体实验类型中，不需要付出道德代价的是
    A. 自体实验
    B. 自愿实验
    C. 欺骗实验
    D. 强迫实验
    E. 天然实验

84. 卫生法的立法宗旨和最终目的是
    A. 预防为主
    B. 中西医并重
    C. 保护公民健康
    D. 动员全社会参与
    E. 卫生工作法制化

85. 《医疗机构管理条例》《医疗机构管理条

例实施细则》《麻醉药品管理办法》《医疗事故处理条例》等规范性文件，在我国卫生法律体系中，属于
A. 卫生行政法规
B. 卫生专门法律
C. 卫生法律
D. 基本法律
E. 卫生技术法规

86. 我国卫生法律是由哪一级机构制定和颁布的
A. 卫计委
B. 国务院
C. 最高人民法院
D. 全国人大及其常委会
E. 地方人民政府

87. 下列各项，属于行政处罚的是
A. 罚款
B. 降级
C. 赔偿损失
D. 撤职
E. 赔礼道歉

88. 根据《中华人民共和国执业医师法》的规定，全国医师资格考试办法的制定部门是
A. 国务院
B. 国务院劳动部门
C. 国务院人事部门
D. 国务院卫生行政部门
E. 国务院教育行政部门

89. 医师甲经执业医师注册，在某医疗机构执业1年后，该医师受聘到另一医疗机构执业。其改变执业地点的行为
A. 医疗机构允许即可
B. 应到准予注册的卫生行政部门办理变更注册手续

C. 无须到准予注册的卫生行政部门办理变更注册手续
D. 任何组织和个人无权干涉
E. 只要其医术高明，就不受限制

90. 受理申请医师注册的卫生行政部门除《中华人民共和国执业医师法》第15条规定的情形外，应当自收到申请之日起多少日内准予注册，并发给由国务院卫生行政部门统一印制的医师执业证书
A. 15日
B. 20日
C. 30日
D. 40日
E. 45日

91. 直接作用于中枢神经系统，使之兴奋或抑制，连续使用能产生依赖性的药品是
A. 毒性药品
B. 放射性药品
C. 解毒药品
D. 精神药品
E. 麻醉药品

92. 《中华人民共和国药品管理法》规定对四类药品实行特殊管理。下列药品中不属于法定特殊管理药品的是
A. 生化药品
B. 麻醉药品
C. 精神药品
D. 放射性药品
E. 医疗用毒性药品

93. 某药店经营者为贪图利益而违法销售超过有效期的药品，依据《中华人民共和国药品管理法》第75条的规定，其所在地的药品监督管理行政执法机构应给予的处罚是没收违法销售药品和违法所得，并

A. 处以非法所得一倍以上三倍以下的罚款
B. 处以非法所得二倍以上五倍以下罚款
C. 处以二千元以上五千元以下的罚款
D. 处以违法销售药品货值金额两倍以上五倍以下的罚款
E. 处以违法销售药品货值金额一倍以上三倍以下的罚款

94. 传染性非典型肺炎防治工作应坚持的原则是
    A. 预防为主、防治结合、分级负责、依靠科学、依法管理
    B. 预防为主、及时隔离、依靠科学、防治结合、加强监督
    C. 有效预防、宣传教育、加强监测、防治结合、科学管理
    D. 预防控制、分级负责、依靠科学、防治结合、及时隔离
    E. 预防为主、及时控制、科学治疗、统一监测、防治结合

95. 城镇中发现甲类传染病和乙类传染病中的艾滋病、肺炭疽病的患者、病原携带者和疑似患者时，国家规定的报告时间是
    A. 6小时以内
    B. 7小时
    C. 10小时
    D. 12小时
    E. 24小时

96. 医疗机构发现甲类传染病时，对病原携带者、疑似病人的密切接触者，应依法及时采取的措施是
    A. 在指定场所进行医学观察
    B. 进行医学观察
    C. 采取预防措施
    D. 予以隔离治疗
    E. 确诊前在指定场所进行单独隔离治疗

97. 依据2002年9月1日实施的《医疗事故处理条例》，不属于医疗事故的是
    A. 医疗机构违反规章造成患者重度残废
    B. 在医疗活动中，由于患者病情异常而发生医疗意外
    C. 医务人员违反诊疗常规，造成患者一般功能性障碍
    D. 医务人员违反护理常规，造成患者轻度残废
    E. 药房等非临床科室因过失导致患者人身损害

98. 医疗机构发生重大医疗事故，主管部门接到报告后应依据《医疗事故处理条例》，立即
    A. 逐级报告
    B. 组织人员对事故进行调查处理
    C. 责令当事人书面检查
    D. 赔偿损失
    E. 提起诉讼

99. 医德规范是指导医务人员进行医疗活动的
    A. 思想准则
    B. 行为准则
    C. 技术规程
    D. 技术标准
    E. 思想和行为准则

100.《医疗废物管理条例》中所称医疗废物，是指医疗卫生机构在医疗、预防、保健及其他相关活动中产生的
    A. 麻醉、精神性药品的废弃物
    B. 放射性、医疗用毒性药品的废弃物
    C. 具有直接或间接感染性、毒性以及其他危害性的废物
    D. 医院制剂配制中产生的中药材废渣

E. 普通医疗生活用品废弃物

101. 下列除哪项外，均属急腹症
    A. 消化性溃疡病
    B. 急性胰腺炎伴黄疸
    C. 胃肠穿孔
    D. 肠梗阻
    E. 实质性脏器破裂

102. 夜间咳嗽较重者，可见于
    A. 慢性支气管炎
    B. 支气管扩张
    C. 大叶性肺炎
    D. 肺结核
    E. 肺癌

103. 患者，男，26岁。淋雨后寒战，发热，咳嗽，咳铁锈色痰，胸痛。查体：口唇周围有单纯疱疹。叩诊右下肺轻度浊音。听诊呼吸音减低。应首先考虑的是
    A. 急性支气管炎
    B. 肺结核
    C. 急性肺脓肿
    D. 肺炎球菌肺炎
    E. 病毒性肺炎

104. 患儿发热，随后出现呕吐和意识障碍。应首先考虑的是
    A. 病毒性脑炎
    B. 尿毒症
    C. 癫痫
    D. 有机磷农药中毒
    E. 先天性心脏病

105. 下列关于溶血性黄疸的叙述，正确的是
    A. 直接迅速反应阳性
    B. 尿中结合胆红素阴性
    C. 血中非结合胆红素不增加
    D. 尿胆原阴性

E. 大便呈灰白色

106. 下列关于哮喘持续状态的紧急处理，哪项是错误的
    A. 静滴地塞米松
    B. 补充水、电解质
    C. 纠正酸中毒
    D. 吸氧
    E. 口服氨茶碱

107. 患者，男，25岁。发热、咳嗽3天。检查：气管位置居中，右胸呼吸动度减弱，右中肺语颤增强，叩诊呈浊音，听诊可闻及湿啰音及支气管肺泡呼吸音。应首先考虑的是
    A. 胸膜炎
    B. 肺炎
    C. 气胸
    D. 肺不张
    E. 肺结核

108. 患者，男，50岁。慢性支气管炎病史5年。近2～3个月咳嗽加重，痰中持续带血，伴胸闷、气急，胸痛。X线检查见肺门阴影增大。应首先考虑的是
    A. 慢性支气管炎
    B. 原发性支气管肺癌
    C. 肺炎
    D. 肺结核
    E. 肺脓肿

109. 患者，男，30岁。高热寒战2天，胸痛，伴咳嗽，痰中带血。听诊：右肺中部可闻及湿啰音。应首先考虑的是
    A. 急性支气管炎
    B. 肺炎
    C. 肺结核
    D. 肺癌
    E. 支气管哮喘

110. 患者，男，20岁。咳嗽伴低热、盗汗、乏力1个月。X线显示右肺上云雾状阴影。应首先考虑的是
   A. 原发型肺结核
   B. 血行播散型肺结核
   C. 浸润型肺结核
   D. 慢性纤维空洞型肺结核
   E. 结核性胸膜炎

111. 肺癌由原发癌肿引起的症状是
   A. 咳嗽，咯血，胸闷，气急
   B. 胸痛
   C. 吞咽困难
   D. 头痛，呕吐，共济失调
   E. 厌食，肝区疼痛，黄疸

112. 患者，男，50岁。每日吸烟20支已多年。近来经常咳嗽，痰中有血丝，1周前突感呼吸困难。X线透视见右侧胸腔大片致密阴影，胸腔穿刺抽出大量血性胸水。应首先考虑的是
   A. 结核性胸膜炎
   B. 大叶性肺炎并发胸膜腔积脓
   C. 肺癌转移至胸膜
   D. 肺癌并发肺脓肿
   E. 肺门淋巴结转移癌压迫胸导管

113. 萎缩性胃炎，胃黏膜的病理改变是
   A. 充血，水肿
   B. 糜烂，出血
   C. 肥厚，粗糙
   D. 灰暗，变薄
   E. 渗出

114. 患者，男，50岁。反复上腹痛15年，腹痛常在饭后，持续1~2小时。近半年疼痛加剧，食欲减退，体重减轻。检查：贫血貌。左锁骨上触及肿大淋巴结。血沉46mm/h。大便隐血试验持续阳性。应首先考虑的是
   A. 慢性胆囊炎发作
   B. 十二指肠溃疡发作
   C. 胃溃疡伴幽门梗阻
   D. 胃溃疡恶变
   E. 复合性溃疡病

115. 下列各项，不符合淤胆型肝炎临床表现的是
   A. 黄疸深
   B. 自觉症状重
   C. 皮肤瘙痒
   D. 大便颜色变浅
   B. 血清胆固醇升高

116. 艾滋病患者肺部机会性感染最常见的病原体是
   A. 白色念珠菌
   B. 结核杆菌
   C. 疱疹病素
   D. 巨细胞病毒
   E. 肺孢子菌

117. HIV造成机体免疫功能损害主要侵犯的细胞是
   A. CD_4^+T 淋巴细胞
   B. CD_8^+T 淋巴细胞
   C. B 淋巴细胞
   D. NK 细胞
   E. 浆细胞

118. 王某1997年于中医药大学毕业分配到市级中医院工作。并于1998年取得了中医师执业资格。《中华人民共和国执业医师法》施行当年，其依照有关开办医疗机构的规定申请个体开业。依据我国执业医师法的规定，卫生行政部门应
   A. 批准其个体行医资格申请
   B. 要求其应具备主治医师资格

C. 要求其参加国家临床中医专业技术资格考试
D. 要求其能保证个体行医质量，才能予以受理申请
E. 要求其经执业医师注册后在医疗机构中执业满5年

119. 除特殊需要外，第一类精神药品的处方，每次不得超过多少日的常用量
A. 1日
B. 3日
C. 5日
D. 7日
E. 14日

120. 依照《麻醉药品管理办法》的规定，麻醉药品的处方剂量，每张处方注射剂不得超过多少日的常用量
A. 2日
B. 3日
C. 5日
D. 7日
E. 14日

121. 患者，26岁。近1个月来，以夜间咳嗽为主，痰中带血丝，伴低热、盗汗。应首先考虑的是
A. 肺结核
B. 支气管扩张
C. 肺癌
D. 风湿性心脏病（二尖瓣狭窄）
E. 急性肺水肿

122. 左心功能不全发生夜间阵发性呼吸困难的机制是
A. 通气功能障碍
B. 换气功能障碍
C. 呼吸中枢受抑制
D. 外周化学感受器调节紊乱

E. 酸中毒

123. 喷射性呕吐，可见于
A. 耳源性眩晕
B. 胃炎
C. 肠梗阻
D. 尿毒症
E. 脑炎

124. 患者反复呕吐隔餐食物。查体：消瘦，上腹部膨胀，并见胃型。应首先考虑的是
A. 肝炎
B. 肝硬化
C. 胃炎
D. 幽门梗阻
E. 胆囊炎

125. 下列除哪项外，常可引起肝细胞性黄疸
A. 疟疾
B. 急性甲型肝炎
C. 中毒性肝炎
D. 钩端螺旋体病
E. 肝癌

126. 下列可引起姿势性脊柱侧凸的是
A. 佝偻病
B. 先天性斜颈
C. 胸膜肥厚
D. 一侧腰肌瘫痪
E. 儿童发育期坐或立姿势不良

127. 上肢锥体束征是指
A. Babinski（巴宾斯基征）
B. Oppenheim（奥本海姆征）
C. Gordon（戈登征）
D. Hoffmann（霍夫曼征）
E. Chaddock（查多克征）

128. 血小板减少，常见于
　　A. 脾切除术后
　　B. 急性胃出血后
　　C. 急性溶血后
　　D. 急性白血病
　　E. 以上均非

129. 下列除哪项外，常可出现血沉明显增快
　　A. 风湿病的病情趋于静止时
　　B. 亚急性细菌性（感染性）心内膜炎
　　C. 重度贫血
　　D. 心肌梗死
　　E. 多发性脊髓瘤

130. 下列检查结果中，最能反映慢性肾炎患者肾实质严重损害的是
　　A. 尿蛋白明显增多
　　B. 尿中白细胞明显增多
　　C. 尿中红细胞明显增多
　　D. 尿中出现管型
　　E. 尿比重固定于1.010左右

131. 患者，男，50岁。咳嗽、咳痰3年，每年发病持续4个月。肺底可听到散在干啰音，X线检查无异常。其诊断是
　　A. 慢性支气管炎
　　B. 肺结核
　　C. 支气管哮喘
　　D. 肺炎球菌肺炎
　　E. 肺癌

132. 患者，男，60岁。慢性支气管炎病史20年。近半年活动后心悸，气短。查体：有肺气肿体征，两肺散在干、湿啰音。剑突下可见心尖搏动，肺动脉瓣区第二心音亢进。应首先考虑的是
　　A. 冠心病
　　B. 肺心病
　　C. 风心病
　　D. 高血压性心脏病
　　E. 心肌炎

B 型题

答题说明

以下提供若干组考题，每组考题共用在考题前列出的 A、B、C、D、E 五个备选答案。请从中选择一个与问题关系最密切的答案，并在答题卡上将相应题号的相应字母所属方框涂黑。每个备选答案可能被选择一次、多次或不被选择。

（133～134题共用备选答案）
　　A. 慢性规律性的上腹痛
　　B. 无规律性的上腹痛
　　C. 右上腹绞痛
　　D. 左上腹剧痛
　　E. 全腹剧痛

133. 胆道结石，常表现
134. 消化性溃疡，常表现

（135～136题共用备选答案）
　　A. 呼吸困难

　　B. 呕吐
　　C. 腰痛
　　D. 肌肉震颤
　　E. 腹泻

135. 属呼吸系统疾病问诊内容的是
136. 属循环系统疾病问诊内容的是

（137～138题共用备选答案）
　　A. Murphy（墨菲）征阳性
　　B. 麦氏点压痛
　　C. Courvoisier（库瓦济埃）征阳性

D. Courvoisier征阴性
　　E. 板状腹
137. 胰头癌引起梗阻性黄疸，可见
138. 急性胆囊炎，可见

（139～140题共用备选答案）
　　A. P波
　　B. QRS波群
　　C. ST段
　　D. T波
　　E. Q-T间期
139. 代表心室除极和复极总时间的是
140. 代表心房除极波形的是

（141～142题共用备选答案）
　　A. 长期、反复咳嗽、咳痰
　　B. 反复咳嗽、咳痰，喘息，并伴有哮鸣音
　　C. 咳嗽、咳痰，伴长期午后低热，消瘦、盗汗
　　D. 发作性带哮鸣音的呼气性呼吸困难
　　E. 夜间熟睡后突然憋醒，伴咳嗽、咳痰
141. 慢性支气管炎单纯型的临床表现是
142. 慢性支气管炎喘息型的临床表现是

（143～144题共用备选答案）
　　A. ST段下移
　　B. ST段明显上抬，呈弓背向上的单向曲线
　　C. T波低平
　　D. T波倒置
　　E. 异常深而宽的Q波
143. 急性心肌梗死心肌损伤的心电图改变是
144. 急性心肌梗死心肌坏死的心电图改变是

（145～146题共用备选答案）
　　A. 进行性贫血
　　B. 皮肤、鼻腔等处发生坏死性溃疡
　　C. 皮肤、黏膜出血
　　D. 频繁性呕吐
　　E. 胸骨压痛
145. 血小板减少性紫癜可出现的临床表现是
146. 急性白血病可出现的临床表现是

（147～148题共用备选答案）
　　A. 医学关系中的主体在道义上应享有的权利和利益
　　B. 医学关系中的主体在道义上应履行的职责和使命
　　C. 医学关系的主体对应尽义务的自我认识和自我评价的能力
　　D. 医学关系中的主体因履行道德职责受到褒奖而产生的自我赞赏
　　E. 医学关系中的主体在医疗活动中对自己和他人关系的内心体验和感受
147. 作为医学伦理学基本范畴的良心是指
148. 作为医学伦理学基本范畴的情感是指

（149～150题共用备选答案）
　　A. 医疗事故损害后果与患者原有疾病状况之间的关系
　　B. 患者的经济状况
　　C. 患者亲友在纠纷处理过程中的态度
　　D. 无过错输血感染造成的不良后果
　　E. 医患双方协商解决
149. 医疗事故赔偿确定具体赔偿数额，应当考虑的因素是
150. 对发生医疗事故的赔偿等民事责任争议问题处理时，可以考虑的方式是

试卷标识码：

中医执业医师资格考试
最后成功四套胜卷（三）

（医学综合考试部分）

第一单元

考生姓名：_____

准考证号：_____

考　　点：_____

考　场　号：_____

A1 型题

答题说明

每一道考试题下面有 A、B、C、D、E 五个备选答案。请从中选择一个最佳答案，并在答题卡上将相应题号的相应字母所属的方框涂黑。

1. 证候不包括
   A. 四诊检查所得
   B. 内外致病因素
   C. 疾病的特征
   D. 疾病的性质
   E. 疾病的全过程

2. 事物或现象阴阳属性的征兆是
   A. 寒热
   B. 上下
   C. 水火
   D. 晦明
   E. 动静

3. 下列各项，可用阴阳消长来解释的是
   A. 阳虚则寒
   B. 阳长阴消
   C. 寒者热之
   D. 阴损及阳
   E. 阴盛则阳病

4. 一年季节中，"长夏"所属的是
   A. 木
   B. 火
   C. 土
   D. 金
   E. 水

5. 五行调节事物整体动态平衡的机制是
   A. 生我
   B. 我生
   C. 克我
   D. 我克
   E. 制化

6. 下列各项中，属于母病及子的是
   A. 肺病及肾
   B. 肝病及肾
   C. 肺病及心
   D. 心病及肝
   E. 脾病及肾

7. 心为"君主之官"的理论依据是
   A. 心总统意志
   B. 心主血脉
   C. 心主神志
   D. 心主情志
   E. 心总统魂魄

8. 下列各项，与肺主通调水道功能关系最密切的是
   A. 气机的调节
   B. 朝百脉
   C. 主宣发与肃降
   D. 司呼吸
   E. 宗气的生成

9. 脾为气血生化之源的理论基础是
   A. 气能生血
   B. 人以水谷为本
   C. 脾主升清
   D. 脾能运化水谷精微
   E. 脾为后天之本

10. 五脏中，具有"刚脏"特性的是
    A. 心
    B. 肺
    C. 脾
    D. 肝

E. 肾

11. 有"水火之宅"之称的脏腑是
    A. 脾
    B. 胃
    C. 肾
    D. 肝
    E. 肺

12. 肝藏血与脾统血的共同生理功能是
    A. 贮藏血液
    B. 调节血量
    C. 统摄血液
    D. 防止出血
    E. 化生血液

13. 脏腑关系中,"水火既济"指的是
    A. 肝与肾
    B. 心与肾
    C. 肝与脾
    D. 肺与脾
    E. 肺与肝

14. "太仓"所指的是
    A. 三焦
    B. 胃
    C. 小肠
    D. 脾
    E. 大肠

15. 气机升降出入的枢纽是
    A. 肝、肺
    B. 肺、肾
    C. 脾、胃
    D. 肝、胆
    E. 心、肾

16. 推动人体生长发育及脏腑功能活动的气是

    A. 元气
    B. 宗气
    C. 营气
    D. 卫气
    E. 中气

17. 治疗血行瘀滞,多配用补气、行气药,是由于
    A. 气能生血
    B. 气能行血
    C. 气能摄血
    D. 血能生气
    E. 血能载气

18. 按十二经脉分布规律,太阳经行于
    A. 面额
    B. 后头
    C. 头侧
    D. 前额
    E. 面部

19. 奇经八脉中既称"血海"又称"经脉之海"者是
    A. 冲脉
    B. 任脉
    C. 督脉
    D. 带脉
    E. 维脉

20. 六淫之中只有外感而无内生的邪气是
    A. 风
    B. 寒
    C. 暑
    D. 湿
    E. 火

21. 易伤人之血分,可会聚于局部,腐蚀血肉,发为痈肿疮疡的邪气是
    A. 风

B. 湿
C. 寒
D. 火
E. 燥

22. 《素问·五脏生成》说：多食辛，则
    A. 肉胝䐔而唇揭
    B. 筋急而爪枯
    C. 骨痛而发落
    D. 脉凝泣而变色
    E. 皮槁而毛拔

23. 患者身患外感实热病证，兼见喘咳，气不能接续，甚则心悸气短。其病机是
    A. 实中夹虚
    B. 虚中夹实
    C. 真虚假实
    D. 真实假虚
    E. 因虚致实

24. 导致虚热证的病理变化是
    A. 阳偏衰
    B. 阴偏衰
    C. 阳偏胜
    D. 阴偏胜
    E. 阳盛格阴

25. 患者急性发病，壮热，烦渴，面红目赤，尿黄，便干，舌苔黄。其病机是
    A. 阳盛格阴
    B. 阳损及阴
    C. 阳热偏盛
    D. 阳盛伤阴
    E. 阴盛格阳

26. 形成寒从中生的原因，主要是
    A. 心肾阳虚，温煦气化无力
    B. 肺肾阳虚，温煦气化失常
    C. 脾肾阳虚，温煦气化失司
    D. 肝肾阳虚，温煦气化失职
    E. 胃肾阳虚，温煦腐化无力

27. 用补益药物治疗具有闭塞不通症状的虚证，其治则是
    A. 实者泻之
    B. 虚者补之
    C. 通因通用
    D. 塞因塞用
    E. 攻补兼施

28. 《素问·阴阳应象大论》中"治病必求其本"的"本"是指
    A. 病因
    B. 病机
    C. 病性
    D. 病位
    E. 阴阳

29. 《素问·经脉别论》之"毛脉合精"的含义是什么
    A. 皮毛与脉中精气相合
    B. 脉中精气滋养皮毛
    C. 皮毛开阖正常，脉中精气不泄
    D. 气血相合
    E. 经脉行于皮肤

30. 《素问·至真要大论》认为"皆属于心"的病证为
    A. 诸热瞀瘛
    B. 诸痛痒疮
    C. 诸躁狂越
    D. 诸禁鼓栗，如丧神守
    E. 诸厥固泄

31. 据《素问·痿论》所述，"主渗灌溪谷"，为"经脉之海"的是
    A. 经脉
    B. 气血

C. 阳明经
D. 冲脉
E. 脾胃

32. 关于太阳病之"太阳"说法错误的是
   A. 分三阴三阳
   B. 又称巨阳
   C. 是阳气隆盛之意
   D. 其经脉走向最长
   E. 源于《伤寒论》

33. 麻黄汤证"无汗而喘"的机理是
   A. 风寒束表，腠理闭塞，肺气不宣
   B. 外寒内饮，壅塞于肺，肺失清肃
   C. 风寒束表，卫强营弱，肺气上逆
   D. 素有喘疾，外感风寒，引动宿疾
   E. 风寒束表，久郁化热，肺气上逆

34. 临床见心悸不安、易惊，不耐劳，劳则心惊、气喘、汗多，不得眠，纳呆，腹中急痛，喜温喜按，面色淡黄，唇舌淡红，舌苔薄白，脉细弱。选方最宜
   A. 小柴胡汤
   B. 小建中汤
   C. 大建中汤
   D. 理中丸
   E. 以上都不是

35. 关于炙甘草汤药物组成意义说法错误的是
   A. 重用炙甘草，补中益气
   B. 用人参以资脉之本源
   C. 大枣补气滋液，益脾养心
   D. 生地、阿胶、麦冬、麻仁养血滋阴
   E. 清酒引药上行

36. 患者见腹满硬痛，不大便，潮热，不恶寒，反恶热；面目俱赤，烦躁谵语；手足濈然汗出；苔黄燥，脉沉滑实有力。

选方最宜
   A. 大承气汤
   B. 小承气汤
   C. 调胃承气汤
   D. 麻仁滋脾丸
   E. 以上都不是

37. 黄连阿胶汤证与栀子豉汤证比较，错误的是
   A. 两者都有心烦不得眠
   B. 两者都有热象
   C. 前者为阴虚火旺，火因水虚而生，后者为无形热邪扰于胸膈
   D. 前者滋阴泻火，后者清宣郁热
   E. 前者多见苔黄，舌红绛，后者则苔多薄腻微黄

38. 以下对《金匮要略》中"利小便所以实大便也"叙述错误的是
   A. 里湿影响膀胱气化功能，则见小便不利
   B. 小便利，里湿除，阳气通，则内外兼治
   C. 大便溏因湿引起
   D. 内湿外湿同时相兼者，则利小便，不可发汗
   E. 内湿的基本治法是利小便

39. 血痹的成因是
   A. 营卫不足，感受风邪，血行不畅
   B. 肝肾不足，血行不畅
   C. 肝肾不足，感受风邪，血行不畅
   D. 气血不足，血行不畅
   E. 感受风邪

40. 患者身体沉重，腰以下冷痛，腰重如带五千钱，选方最宜
   A. 甘草干姜汤
   B. 苓桂术甘汤

C. 甘姜苓术汤
D. 肾气丸
E. 苓桂甘枣汤

41. 妇人妊娠，小腹拘急，绵绵作痛，急躁易怒，身体浮肿，胃纳欠佳。选方最宜
    A. 胶艾汤
    B. 当归芍药散
    C. 温经汤
    D. 四物汤
    E. 桂枝茯苓丸

42. 叶天士说"急急透斑为要"透斑是
    A. 提透升散
    B. 宣肺达邪
    C. 清热凉血
    D. 清热化湿
    E. 以上都不是

43. 叶天士提出的"救阴""通阳"指
    A. 救阴不在津，而在血与汗；通阳不在温，而在利小便
    B. 救阴不在津，而在血与汗；通阳当用温，不在利小便
    C. 救阴不在血，而在津与汗；通阳当用温，不在利小便
    D. 救阴不在血，而在津与汗；通阳当用温，亦在利小便
    E. 救阴不在血，而在津与汗；通阳不在温，而在利小便

44. 吴鞠通认为寒厥和热厥鉴别要点为
    A. 脉象
    B. 肢冷否
    C. 晕厥否
    D. 舌象
    E. 以上都不是

45. 患者温病后期夜热早凉，热退无汗，能食消瘦，舌红苔少，脉沉细数。选方最宜
    A. 青蒿鳖甲汤
    B. 加减复脉汤主
    C. 麦门冬汤
    D. 生脉散
    E. 黄连阿胶汤

46. 视物旋转动荡，如在舟车之上，称为
    A. 目昏
    B. 目痒
    C. 目眩
    D. 雀目
    E. 内障

47. 下列除哪项外，均提示病情严重，预后不良
    A. 目暗睛迷
    B. 舌苔骤剥
    C. 脉微欲绝
    D. 抽搐吐沫
    E. 昏迷烦躁

48. 下列各项，不属面色青主病的是
    A. 寒证
    B. 惊风
    C. 湿证
    D. 气滞
    E. 血瘀

49. 气血两虚证的舌象是
    A. 舌体淡瘦
    B. 舌淡齿痕
    C. 舌尖芒刺
    D. 舌暗瘀点
    E. 舌红裂纹

50. 舌淡白胖嫩，苔白滑者，常提示的是
    A. 阴虚夹湿

B. 脾胃湿热
C. 气分有湿
D. 阳虚水停
E. 瘀血内阻

51. 患者恶寒发热，头身疼痛，无汗，鼻塞流涕，脉浮紧，其舌苔应是
    A. 白厚
    B. 薄白
    C. 黄腻
    D. 花剥
    E. 白腻

52. 肝胃蕴热的口味是
    A. 口中泛酸
    B. 口中酸馊
    C. 口甜黏腻
    D. 口中味苦
    E. 口中味咸

53. 下列除哪项外，指下均有脉气紧张之感觉
    A. 弦
    B. 紧
    C. 长
    D. 革
    E. 牢

54. 下列哪种脉象主虚证
    A. 滑
    B. 结
    C. 促
    D. 动
    E. 疾

55. 下列除哪项外，均是气血不足证的常见脉象
    A. 虚
    B. 细

C. 弱
D. 微
E. 结

56. 辨别寒热真假时要注意，真象常出现于
    A. 面色
    B. 体表
    C. 四肢
    D. 舌、脉
    E. 以上均非

57. 患者胃肠热盛，大便秘结，腹满硬痛而拒按，潮热，神昏谵语，但又兼见面色苍白，四肢厥冷，精神委顿。其病机是
    A. 虚中夹实
    B. 真实假虚
    C. 由实转虚
    D. 真虚假实
    E. 实中夹虚

58. 下列哪项不是火淫的临床表现
    A. 壮热口渴
    B. 面红目赤
    C. 烦躁不宁
    D. 舌质红绛
    E. 脉象濡数

59. 下列各项，不属亡阳证表现的是
    A. 脉微欲绝
    B. 唇舌淡白
    C. 气息微弱
    D. 汗出稀冷
    E. 四肢温和

60. 下列各项，属瘀血内阻临床表现的是
    A. 面色黧黑
    B. 面黑干焦
    C. 面黑浅淡
    D. 眼周发黑

E. 耳轮焦黑

61. 患者神疲乏力，少气懒言，常自汗出，头晕目眩，舌淡苔白，脉虚无力。其证候是
   A. 气虚
   B. 气陷
   C. 气逆
   D. 气微
   E. 气滞

62. 患者，女，42岁。眩晕昏蒙，头重如裹，胸闷恶心，纳呆多寐，舌苔白腻，脉濡滑。其病机是
   A. 风湿
   B. 气虚
   C. 血虚
   D. 痰浊
   E. 肾虚

63. 下列哪项是燥邪犯肺证与肺阴虚证的鉴别要点
   A. 有无发热恶寒
   B. 有无胸痛咯血
   C. 有无口干咽燥
   D. 痰量的多少
   E. 咳痰的难易

64. 呕吐吞酸，胸胁胀满，嗳气频作，脘闷食少。其证候是
   A. 食滞胃脘
   B. 胃阴虚
   C. 肝脾不调
   D. 肝胃不和
   E. 胃阳虚

65. 患者干咳，连声作呛，咽喉干痛，唇鼻干燥，痰少而黏，口干，伴身热恶寒，舌质红干而少津，苔薄黄，脉浮数。其证候是
   A. 风热犯肺
   B. 风燥伤肺
   C. 痰热郁肺
   D. 肝火犯肺
   E. 肺阴亏耗

66. 患者，男，50岁。眩晕欲仆，头重脚轻，筋惕肉瞤，肢麻震颤，腰膝酸软，舌红苔薄白，脉弦细。其病机是
   A. 肝阳上亢
   B. 肝肾阴虚
   C. 肝阳化风
   D. 阴虚风动
   E. 肝血不足

67. 患者，男，50岁。咳喘20日余，现咳嗽痰少，口燥咽干，形体消瘦，腰膝酸软，颧红盗汗，舌红少苔，脉细数。其病机是
   A. 肺气虚损
   B. 肺阴虚亏
   C. 肺肾阴虚
   D. 肺肾气虚
   E. 肾气虚衰

68. 少阴经头痛的特征是
   A. 前额连眉棱骨痛
   B. 两侧太阳穴处痛
   C. 后头部连项痛
   D. 头痛连齿
   E. 头痛晕沉

69. 下列哪项属于药性升浮药物的功效
   A. 止咳平喘
   B. 渗湿利尿
   C. 息风潜阳
   D. 祛风散寒
   E. 清热泻下

70. 下列药物中，不宜与藜芦配伍的是
    A. 黄芩
    B. 黄连
    C. 黄柏
    D. 龙胆草
    E. 苦参

71. 下列各药中，入汤剂宜包煎的药物是
    A. 砂仁
    B. 沉香
    C. 磁石
    D. 五灵脂
    E. 天南星

72. 细辛具有的功效是
    A. 回阳救逆
    B. 温肝暖肾
    C. 温中降逆
    D. 宣通鼻窍
    E. 理气和胃

73. 既可用治外感风寒，又可用于外感风热的药物是
    A. 麻黄
    B. 防风
    C. 桂枝
    D. 紫苏
    E. 羌活

74. 蜜炙桑叶多用于
    A. 清肺热
    B. 疏风热
    C. 清肝热
    D. 清血热
    E. 润肺燥

75. 治疗风热郁闭，咽喉肿痛，大便秘结者，应首选
    A. 薄荷

    B. 蝉蜕
    C. 菊花
    D. 蔓荆子
    E. 牛蒡子

76. 芦根、淡竹叶的共同功效，除清热除烦外，还有
    A. 利尿
    B. 止呕
    C. 生津
    D. 排脓
    E. 凉血

77. 治疗脾虚便溏尤应慎用的药物是
    A. 石膏
    B. 芦根
    C. 知母
    D. 天花粉
    E. 淡竹叶

78. 黄芩具有而黄柏不具有的功效是
    A. 燥湿
    B. 泻火
    C. 解毒
    D. 清肺热
    E. 退虚热

79. 具有清热、解毒、养阴功效的药物是
    A. 玄参
    B. 赤芍
    C. 紫草
    D. 生地黄
    E. 牡丹皮

80. 生地黄、玄参的共同功效，除清热凉血外，还有
    A. 止血
    B. 解毒
    C. 养阴

D. 利尿

E. 化瘀

81. 具有泻下、清肝、杀虫功效的药物是
    A. 番泻叶
    B. 大黄
    C. 芒硝
    D. 甘遂
    E. 芦荟

82. 既能泻下逐水，又能去积杀虫的药物是
    A. 槟榔
    B. 甘遂
    C. 使君子
    D. 牵牛子
    E. 京大戟

83. 治疗风湿痹证，腰膝酸痛，下肢痿软无力，遇劳更甚者，应首选
    A. 防己
    B. 秦艽
    C. 五加皮
    D. 豨莶草
    E. 白花蛇

84. 肉豆蔻与白豆蔻均具有的功效是
    A. 涩肠止泻，下气平喘
    B. 温中散寒，行气消胀
    C. 温中行气，燥湿止带
    D. 收敛固涩，制酸止痛
    E. 涩肠止泻，敛肺止咳

85. 治疗湿热淋证，宜选用
    A. 石韦
    B. 大青叶
    C. 板蓝根
    D. 青黛
    E. 山豆根

86. 具有利尿通淋功效的药物是
    A. 川芎
    B. 丹参
    C. 郁金
    D. 桃仁
    E. 牛膝

87. 具有散寒止痛、疏肝下气、燥湿、助阳止泻功效的药物是
    A. 附子
    B. 肉桂
    C. 干姜
    D. 吴茱萸
    E. 高良姜

88. 治疗气血虚寒，痈肿脓成不溃，或溃后久不收口，肾阳不足，畏寒肢冷，阳痿，尿频，应首选
    A. 吴茱萸
    B. 小茴香
    C. 干姜
    D. 肉桂
    E. 丁香

89. 具有理气、调中、燥湿、化痰功效的药物是
    A. 陈皮
    B. 青皮
    C. 枳实
    D. 木香
    E. 香附

90. 具有行气止痛、温肾纳气功效的药物是
    A. 香附
    B. 青皮
    C. 沉香
    D. 木香
    E. 佛手

91. 具有消食化积、活血散瘀功效的药物是
   A. 山楂
   B. 莱菔子
   C. 鸡内金
   D. 麦芽
   E. 谷芽

92. 具有消食和中、健脾开胃功效的药物是
   A. 莱菔子
   B. 谷芽
   C. 白术
   D. 苍术
   E. 木瓜

93. 既能杀虫,又能润肺止咳的药物是
   A. 贯众
   B. 槟榔
   C. 花椒
   D. 雷丸
   E. 榧子

94. 具有散瘀消痈功效的药物是
   A. 大蓟
   B. 地榆
   C. 槐花
   D. 白茅根
   E. 侧柏叶

95. 患者,女,28岁。经来淋沥不净,经色鲜红,诊为崩漏,近日颜面长有痤疮,色红肿痛,舌红苔略黄,脉细数。治疗应首选
   A. 白茅根、芦根
   B. 大蓟、小蓟
   C. 地榆、白及
   D. 艾叶、地榆
   E. 三七、茜草

96. 治疗血瘀气滞,经行腹痛,兼风湿肩臂疼痛者,应选用
   A. 桃仁
   B. 丹参
   C. 红花
   D. 姜黄
   E. 益母草

97. 下列药物中,不具有行气、止痛功效的药物是
   A. 川芎
   B. 郁金
   C. 丹参
   D. 三棱
   E. 姜黄

98. 具有降逆止呕功效的药物是
   A. 白前
   B. 旋覆花
   C. 桔梗
   D. 前胡
   E. 白芥子

99. 桔梗具有的功效是
   A. 温肺祛痰
   B. 降气止呕
   C. 开宣肺气
   D. 燥湿化痰
   E. 利气宽胸

100. 既能润肺止咳,又能润肠通便的药物是
   A. 郁李仁
   B. 薏苡仁
   C. 杏仁
   D. 火麻仁
   E. 酸枣仁

101. 治疗阴虚阳亢所致的烦躁不安,心悸失眠,头晕目眩,耳鸣者,应首选
   A. 决明子

B. 地龙
C. 钩藤
D. 牡蛎
E. 酸枣仁

102. 白僵蚕具有的功效是
    A. 收敛生肌
    B. 明目祛翳
    C. 化痰散结
    D. 燥湿化痰
    E. 消痰行水

103. 热闭、寒闭神昏，均常选用的药物是
    A. 石菖蒲
    B. 麝香
    C. 牛黄
    D. 羚羊角
    E. 苏合香

104. 甘草具有的功效是
    A. 补气燥湿
    B. 益气养阴
    C. 生津养血
    D. 托毒生肌
    E. 润肺止咳

105. 在使用注意方面，宜从小量开始，缓缓增加，以免阳升风动，头晕目赤的药物是
    A. 冬虫夏草
    B. 石斛
    C. 鳖甲
    D. 白术
    E. 鹿茸

106. 杜仲与续断均具有的功效是
    A. 行血脉
    B. 止呕吐
    C. 逐寒湿

D. 补肝肾
E. 定喘咳

107. 白芍具有的功效是
    A. 补益精血，润肠通便
    B. 补血养阴，润肺止咳
    C. 平抑肝阳，柔肝止痛
    D. 养阴润肺，益胃生津
    E. 滋阴潜阳，清心除烦

108. 患者腰膝酸软乏力，失眠多梦，心悸健忘，治疗宜选用
    A. 麦冬
    B. 百合
    C. 龟甲
    D. 续断
    E. 巴戟天

109. 具有敛肺涩肠、下气利咽功效的药物是
    A. 芡实
    B. 椿皮
    C. 诃子
    D. 乌梅
    E. 莲子

110. 散剂的特点不包括
    A. 节省药材
    B. 吸收缓慢
    C. 不易变质
    D. 制作简便
    E. 便于携带

111. 羌活胜湿汤与九味羌活汤的组成药物中均含有的是
    A. 防风、川芎
    B. 黄芩、川芎
    C. 羌活、藁本
    D. 羌活、独活
    E. 羌活、蔓荆子

112. 再造散的组成药物中含有
    A. 川芎
    B. 当归
    C. 丹参
    D. 桃仁
    E. 红花

113. 半夏泻心汤与小柴胡汤两方组成中均含有的药物是
    A. 人参、黄芩、半夏、干姜、甘草
    B. 人参、生姜、半夏、甘草、大枣
    C. 柴胡、黄芩、人参、甘草、生姜
    D. 半夏、黄芩、人参、甘草、大枣
    E. 半夏、黄连、黄芩、甘草、大枣

114. 逍遥散与一贯煎相同的功用是
    A. 和营
    B. 益气
    C. 滋阴
    D. 疏肝
    E. 补脾

115. 下列除哪项外，均是防风通圣散主治病证的临床表现
    A. 憎寒壮热
    B. 头目眩晕
    C. 目赤睛痛
    D. 大便秘结
    E. 郁郁微烦

116. 清热解毒与疏散风热并用，寓"火郁发之"之义的方剂是
    A. 黄连解毒汤
    B. 普济消毒饮
    C. 清瘟败毒饮
    D. 青蒿鳖甲汤
    E. 龙胆泻肝汤

117. 泻白散与清骨散的组成中，均含有的药物是
    A. 地骨皮
    B. 桑白皮
    C. 牡丹皮
    D. 五加皮
    E. 茯苓皮

118. 小建中汤中配伍芍药的意义是
    A. 益阴养血，柔肝缓急
    B. 养阴复脉，柔肝缓急
    C. 益气养阴，缓急止痛
    D. 益气养血，复脉定悸
    E. 养阴补血，活血通脉

119. 患者，男，58岁。胸满而痛，遇冷易诱发，伴下利，口不渴，不欲饮食，舌淡苔白，脉沉细而弦。治疗应选用
    A. 大建中汤
    B. 小建中汤
    C. 厚朴温中汤
    D. 吴茱萸汤
    E. 理中丸

120. 黄芪桂枝五物汤与当归四逆汤组成中均含有的药物是
    A. 生姜、芍药、桂枝
    B. 大枣、桂枝、生姜
    C. 黄芪、桂枝、芍药
    D. 芍药、生姜、大枣
    E. 桂枝、芍药、大枣

B 型题

答题说明

以下提供若干组考题，每组考题共用在考题前列出的 A、B、C、D、E 五个备选答案。请从中选择一个与问题关系最密切的答案，并在答题卡上将相应题号的相应字母所属方框涂黑。每个备选答案可能被选择一次、多次或不被选择。

（121～122题共用备选答案）

A. 肾
B. 脾
C. 胃
D. 肝
E. 肺

121. "阴阳之根本"是指
122. "贮痰之器"是指

（123～124题共用备选答案）

A. 肺与肾
B. 肺与脾
C. 肺与肝
D. 肺与心
E. 脾与肾

123. 具有先后天关系的两脏是
124. 与呼吸关系密切的两脏是

（125～126题共用备选答案）

A. 郁冒
B. 痉病
C. 大便难
D. 恶露不下
E. 小便难

125. 新产后失血过多，营卫失调，腠理不固，容易感受风邪，筋脉失养即发生
126. 产后失血、多汗，复加寒邪外束，表气闭郁，里气不宣，逆而上冲而成

（127～128题共用备选答案）

A. 舌色淡红
B. 舌质淡白
C. 舌质绛红

D. 舌质紫暗
E. 舌起粗大红刺

127. 邪入营血证的舌象是
128. 气血瘀滞证的舌象是

（129～130题共用备选答案）

A. 脉位的浮沉
B. 脉力的大小
C. 脉形的长短
D. 脉率的快慢
E. 脉律的齐否

129. 濡脉与弱脉的主要不同点，在于
130. 结脉与促脉的主要不同点，在于

（131～132题共用备选答案）

A. 气滞血瘀
B. 气不摄血
C. 气随血脱
D. 气血两虚
E. 气血失和

131. 肝病日久，两胁胀满疼痛，并见舌质瘀斑、瘀点。其病机是
132. 产后大出血，继则冷汗淋漓，甚则晕厥。其病机是

（133～134题共用备选答案）

A. 脾气虚
B. 脾阳虚
C. 寒湿困脾
D. 食滞胃脘
E. 命门火衰

133. 患者大便稀溏，纳差，腹胀，食后尤甚，舌淡白有齿痕。其证候是

134. 患者清晨腹痛，痛即作泻，形寒肢冷，神疲，面色㿠白，脉迟无力。其证候是

（135～136题共用备选答案）
A. 太阳伤寒
B. 太阳中风
C. 卫分证
D. 气分证
E. 少阳证

135. 发热微恶寒，口干微渴，头痛，脉浮数是
136. 恶风发热，头痛，汗出，脉浮缓是

（137～138题共用备选答案）
A. 石膏
B. 知母
C. 栀子
D. 天花粉
E. 夏枯草

137. 治疗肝火上炎，目珠疼痛，应选用
138. 治疗痰火郁结，瘰疬痰核，应选用

（139～140题共用备选答案）
A. 威灵仙
B. 防己
C. 狗脊
D. 独活
E. 木瓜

139. 既能祛风湿，又能消骨鲠的药物是
140. 既能祛风湿，又能强腰膝的药物是

（141～142题共用备选答案）
A. 茵陈
B. 萆薢
C. 虎杖
D. 地肤子
E. 金钱草

141. 具有利湿退黄、解毒消肿功效的药物是
142. 具有利湿退黄、散瘀止痛功效的药物是

（143～144题共用备选答案）
A. 白及
B. 仙鹤草
C. 棕榈炭
D. 血余炭
E. 炮姜

143. 具有止痢功效的药物是
144. 具有杀虫功效的药物是

（145～146题共用备选答案）
A. 葶苈子
B. 杏仁
C. 白芥子
D. 黄药子
E. 苏子

145. 能止咳平喘，润肠通便，且无毒性的药物是
146. 能止咳平喘，润肠通便，但有小毒的药物是

（147～148题共用备选答案）
A. 消风散
B. 二陈汤
C. 川芎茶调散
D. 天麻钩藤饮
E. 半夏白术天麻汤

147. 外感风邪头痛、头风，治宜选用
148. 风痰上扰头痛、眩晕，治宜选用

（149～150题共用备选答案）
A. 肝郁气滞胁痛
B. 肝郁化火胁痛
C. 肝郁血虚胁痛
D. 肝郁阴虚胁痛
E. 肝胆实火胁痛

149. 金铃子散主治
150. 龙胆泻肝汤主治

试卷标识码：

中医执业医师资格考试
最后成功四套胜卷（三）

（医学综合考试部分）

第二单元

考生姓名：_____

准考证号：_____

考　　点：_____

考　场　号：_____

A1 型题

答题说明

每一道考试题下面有 A、B、C、D、E 五个备选答案。请从中选择一个最佳答案，并在答题卡上将相应题号的相应字母所属的方框涂黑。

1. 患者恶寒重，发热轻，无汗，头痛，肢体疼痛，鼻塞声重，时流清涕，喉痒，舌苔薄白而润，脉浮。其治法是
   A. 散寒解肌
   B. 辛温解表
   C. 调和营卫
   D. 散寒止痛
   E. 发汗解肌

2. 下列各项，除哪项外，均是内伤咳嗽的常见病因
   A. 情志刺激
   B. 饮食不节
   C. 过劳努伤
   D. 肺脏虚弱
   E. 久病伤阴

3. 咳嗽喉痒，痰中带血，口干鼻燥，或身热，舌红少津苔薄黄，脉数。治疗应首选
   A. 桑杏汤
   B. 杏苏散
   C. 沙参麦冬汤
   D. 麦门冬汤
   E. 百合固金汤

4. 患者，男，54 岁。咳嗽气粗，痰多痰黄，面赤身热，口干欲饮，舌红苔黄腻，脉滑数。其证候是
   A. 痰热郁肺
   B. 肺阴亏耗
   C. 风燥伤肺
   D. 风热犯肺
   E. 风寒袭肺

5. 哮喘患者，气短息弱，自汗畏风，面色㿠白，咳嗽痰稀，舌淡苔白，脉弱。其诊断是
   A. 哮证缓解期，肺虚
   B. 哮证缓解期，脾虚
   C. 哮证缓解期，肾虚
   D. 虚喘，肺虚
   E. 虚喘，肾虚

6. 患者呼吸急促，喉中哮鸣有声，胸膈满闷，咳嗽痰少，形寒畏冷，舌苔白滑，脉弦紧。其治法是
   A. 温肺化痰，纳气平喘
   B. 温肺散寒，化痰平喘
   C. 温肺散寒，止咳化痰
   D. 温肺化痰，散寒解表
   E. 散寒温脾，化痰平喘

7. 治疗喘证痰热郁肺证，应首选
   A. 桑白皮汤
   B. 麻杏石甘汤
   C. 苏子降气汤
   D. 定喘汤
   E. 泻白散

8. 患者喘促日久，动则喘甚，呼多吸少，气不得续，汗出肢冷，跗肿，面青唇紫，舌淡苔白，脉沉弱。其治疗应首选
   A. 平喘固本汤合补肺汤
   B. 金匮肾气丸合参蛤散
   C. 参附汤合黑锡丹
   D. 生脉散合补肺汤
   E. 生脉地黄汤合金水六君煎

9. 下列哪项不是时行感冒的特征
   A. 传染性强
   B. 证候相似
   C. 集中发病
   D. 老幼易感
   E. 流行性强

10. 患者，女，67岁。平素体弱消瘦，近日外感，出现身热，微恶风，少汗，头晕，心烦，口干咽痛，舌红少苔，脉细数。其证候是
    A. 风寒感冒
    B. 风热感冒
    C. 阴虚感冒
    D. 暑湿感冒
    E. 气虚感冒

11. 患者恶寒较甚，发热，无汗，身楚倦怠，咳嗽，咳痰无力，舌淡苔薄白，脉浮无力。治疗应首选
    A. 杏苏散
    B. 参苏饮
    C. 荆防败毒散
    D. 葛根汤
    E. 桂枝汤

12. 治疗咳嗽，应以治肺为主，还应注意治
    A. 肝、脾、肾
    B. 心、肝、肾
    C. 心、脾、肾
    D. 心、肝、脾
    E. 肝、胃、肾

13. 患者，男，40岁。咳嗽气促，咳痰量多，痰质黏稠而黄，咳吐不爽，胸胁胀满，面赤身热，口干，舌红苔黄腻，脉滑数。治疗应首选
    A. 止嗽散
    B. 桑菊饮
    C. 二陈汤
    D. 清金化痰汤
    E. 加减泻白散

14. 患者，女，20岁。每遇生气后即咳逆阵作，口苦咽干，胸胁胀痛，咳时面赤，舌红苔薄黄，脉弦数。其证候是
    A. 痰热郁肺
    B. 肝肺气逆
    C. 肝火犯肺
    D. 阴虚火旺
    E. 肺热津伤

15. 治疗哮证缓解期脾虚证，应首选
    A. 理中汤
    B. 六君子汤
    C. 黄芪建中汤
    D. 苏子降气汤
    E. 补中益气汤

16. 患者，男，42岁。呼吸气促，喉中哮鸣有声，胸闷如窒，口不渴，形寒怕冷，面色晦暗，舌苔白滑，脉弦紧。治疗应首选
    A. 二陈汤
    B. 麻黄汤
    C. 定喘汤
    D. 射干麻黄汤
    E. 平喘固本汤

17. 虚喘的治疗要点是
    A. 补肺
    B. 健脾
    C. 纳肾
    D. 益气
    E. 养阴

18. 患者，男，56岁。喘咳气急，胸部胀闷，不得卧，痰稀白量多，恶寒发热，无汗，

舌苔薄白，脉浮紧。治疗应首选
   A. 麻黄汤
   B. 木防己汤
   C. 苓桂术甘汤
   D. 越婢加半夏汤
   E. 葶苈大枣泻肺汤

19. 肺胀痰浊壅肺证的治法是
   A. 化痰降气，健脾益肺
   B. 宣肺化痰，止咳定喘
   C. 宣肺定喘，健脾益气
   D. 健脾化痰，宣肺定喘
   E. 健脾化痰，补土生金

20. 肺痨的外在致病因素是
   A. 燥邪
   B. 痨虫
   E. 痰浊
   D. 瘀血
   E. 水饮

21. 肺胀发病的主要病理因素是
   A. 气滞、血瘀、水饮
   B. 气滞、水饮、痰浊
   C. 痰浊、水饮、血瘀
   D. 痰浊、寒邪、血瘀
   E. 风邪、痰浊、水饮

22. 患者，女，70岁。久患肺病，反复发作，本次旧疾又发，呼吸浅短难续，咳声低怯，胸满短气，张口抬肩，倚息不能平卧，咳嗽，痰白如沫，咳吐不利，舌淡暗，脉沉细无力。诊断为肺胀。其证候是
   A. 痰瘀阻肺
   B. 肺肾气虚
   C. 外寒内饮
   D. 脾肾阳衰
   E. 心肾阳衰

23. 患者，男，35岁。心悸不宁，头晕目眩，手足心热，耳鸣腰酸，舌红少苔，脉细数。其证候是
   A. 心血不足
   B. 心虚胆怯
   C. 心阴亏虚
   D. 阴虚火旺
   E. 心火内盛

24. 患者心悸，气短，劳则尤甚，神疲体倦，自汗。治疗应首选
   A. 补肺汤
   B. 七福饮
   C. 加味四君子汤
   D. 大补元煎
   E. 金匮肾气丸

25. 胸痹重证，阴寒极盛者，其治法是
   A. 散寒化痰通络
   B. 理气通阳化瘀
   C. 芳香温通止痛
   D. 益气温阳散寒
   E. 回阳救逆固脱

26. 患者，男，50岁。胸痛剧烈，痛无休止，伴身寒肢冷，气短喘促，脉沉微。治疗应选用的方剂是
   A. 乌头赤石脂丸
   B. 四逆加人参汤
   C. 瓜蒌桂枝汤
   D. 当归四逆汤
   E. 参附汤

27. 不寐的病位主要在
   A. 心
   B. 脑
   C. 肝
   D. 脾
   E. 肾

28. 治疗狂证火盛伤阴者，应首选
    A. 二至丸
    B. 六磨汤
    C. 温胆汤
    D. 二阴煎
    E. 养心汤

29. 下列哪项与痫证发病无直接关系
    A. 情志失调
    B. 饮食不节
    C. 胎气受损
    D. 脑部外伤
    E. 先天因素

30. 患者突然跌倒，神志不清，口吐涎沫，两目上视，四肢抽搐，口中如作猪羊叫声，移时苏醒，舌苔白腻，脉弦滑。治疗应首选
    A. 定痫丸
    B. 导痰汤
    C. 二阴煎
    D. 涤痰汤
    E. 控涎丹

31. 气厥实证反复发作的原因，常是
    A. 精神刺激
    B. 头部外伤
    C. 嗜食肥甘
    D. 思虑过度
    E. 先天禀赋

32. 治疗胃痛饮食停滞证，应首选
    A. 良附丸
    B. 理中汤
    C. 保和丸
    D. 小建中汤
    E. 大建中汤

33. 患者胃痛隐隐，喜温喜按，空腹痛甚，得食痛减，神疲乏力，大便溏薄，舌淡苔白，脉虚弱。其治法是
    A. 散寒止痛
    B. 温中散寒
    C. 温中健脾
    D. 温胃止泻
    E. 温补脾肾

34. 患者，男，40岁。胃脘灼热疼痛，痛势急迫，烦怒，口苦，泛吐酸水，舌红苔薄黄，脉弦数。治疗应首选
    A. 化肝煎
    B. 黛蛤散
    C. 小柴胡汤
    D. 柴胡疏肝散
    E. 龙胆泻肝汤

35. 认为生姜为"呕家圣药"的医家是
    A. 张仲景
    B. 孙思邈
    C. 刘完素
    D. 朱丹溪
    E. 龚廷贤

36. 患者呕吐多为清水痰涎，脘闷不食，头晕心悸，舌苔白腻，脉滑。其证候为
    A. 饮食积滞
    B. 痰饮内阻
    C. 脾胃虚弱
    D. 脾阳虚衰
    E. 气滞痰阻

37. 治疗噎膈气虚阳微证，偏于肾虚者，应首选
    A. 启膈散
    B. 五汁安中饮
    C. 通幽汤
    D. 右归丸
    E. 左归丸

38. 患者胸膈疼痛，食不得下而复吐，甚至水饮难下，大便坚如羊屎，面色晦滞，形体消瘦，舌红少津，脉细涩。其治法是
    A. 滋阴养血，破结行瘀
    B. 益气养阴，行气化痰
    C. 养阴润燥，降气消导
    D. 润燥行瘀，开郁化痰
    E. 滋阴养血，散结化痰

39. 治疗呃逆气机郁滞证，应首选
    A. 丁香散
    B. 益胃汤
    C. 五磨饮子
    D. 竹叶石膏汤
    E. 橘皮竹茹汤

40. 腹痛的基本病机是
    A. 肝脾不和，胃气郁滞
    B. 肝气郁结，胃失和降
    C. 肝脾湿热，络脉不和
    D. 脏腑失和，气血不畅
    E. 脾胃失和，瘀血阻滞

41. 系统提出用酸收法治疗泄泻的医家是
    A. 张仲景
    B. 李东垣
    C. 朱丹溪
    D. 张景岳
    E. 李中梓

42. 患者大便时溏时泻，水谷不化，稍进油腻之物，则大便次数增多，食少，脘腹胀闷，面黄，肢倦乏力，舌淡苔白，脉细弱。其治法是
    A. 健脾益气
    B. 益胃升阳
    C. 健脾益胃
    D. 健脾温中

E. 温补脾胃

43. 患者大便时溏时泻，水谷不化，稍进油腻之物，则大便次数增多，食少，脘腹胀闷，面黄，肢倦乏力，舌淡苔白，脉细弱。治疗应首选
    A. 四君子汤
    B. 大建中汤
    C. 参苓白术散
    D. 小建中汤
    E. 补气运脾汤

44. 治疗痢疾表邪未解而里热已盛者，应首选
    A. 藿香正气散
    B. 人参败毒散
    C. 葛根芩连汤
    D. 芍药汤
    E. 白头翁汤

45. 患者起病急骤，腹痛剧烈，大便频频，痢下鲜紫脓血。伴有壮热口渴，头痛烦躁，恶心呕吐，舌红绛，苔黄燥，脉滑数。治疗应首选
    A. 芍药汤
    B. 白头翁汤合芍药汤
    C. 藿香正气丸
    D. 连理汤
    E. 黄连阿胶汤

46. 血虚便秘证，阴血已复，便仍干燥，治疗应首选
    A. 黄芪汤
    B. 增液汤
    C. 润肠丸
    D. 五仁丸
    E. 青麟丸

47. 患者大便艰涩，腹痛拘急，胀满拒按，

胁下偏痛，手足不温，呃逆呕吐，舌苔白腻，脉弦紧。治疗应首选
A. 麻仁丸
B. 六磨汤
C. 温脾汤合半硫丸
D. 济川煎
E. 更衣丸

48. 患者胸胁胀痛，走窜不定，情绪不佳则加重，胸闷气短，嗳气频作，舌苔薄，脉弦。其证候是
A. 肝胃不和
B. 肝络瘀阻
C. 肝气郁结
D. 肝郁化热
E. 肝脾不调

49. 阴黄的最主要病机是
A. 湿热熏蒸，湿遏热伏
B. 湿热内蕴，蒙蔽心包
C. 瘀阻肝脾，水气内盛
D. 寒湿阻滞，脾阳不足
E. 肝胆郁热，气机阻滞

50. 患者黄疸日久，黄色晦暗如烟熏，纳少脘闷，大便溏，神疲畏寒，口淡不渴，舌淡苔腻，脉沉迟。治疗应首选
A. 茵陈蒿汤
B. 茵陈五苓散
C. 甘露消毒丹
D. 黄连温胆汤
E. 茵陈术附汤

51. 下列各项，不属积聚病因的是
A. 情志失调
B. 饮食所伤
C. 感受寒邪
D. 病后所致
E. 跌打损伤

52. 治疗臌胀水湿困脾证，应首选
A. 柴胡疏肝散合胃苓汤
B. 实脾饮
C. 中满分消丸
D. 调营饮
E. 附子理苓汤

53. 患者，男，60岁。有长期饮酒史，现症腹大胀满，青筋显露，牙龈出血，口干咽燥，心烦失眠，小便短少，舌红少津，脉细数。其证候是
A. 湿热蕴结
B. 寒湿困脾
C. 脾肾阳虚
D. 肝脾血瘀
E. 肝肾阴虚

54. 患者头痛而晕，心悸不宁，神疲乏力，面色无华，舌淡苔薄白，脉细弱。治疗应首选
A. 半夏白术天麻汤
B. 加味四物汤
C. 大定风珠
D. 大补元煎
E. 六君子汤

55. 头痛患者，疼痛日久，其痛如锥刺，固定不移，舌质紫，脉细涩。其证候是
A. 肝阳
B. 痰浊
C. 血虚
D. 肾虚
E. 瘀血

56. 患者，女，42岁。眩晕昏蒙，头重如裹；胸闷恶心，纳呆多寐，舌苔白腻，脉濡滑。其病机是
A. 风湿
B. 气虚

C. 血虚
D. 痰浊
E. 肾虚

57. 患者眩晕，动则加剧，劳则即发，面色㿠白，唇甲不华，心悸少寐，神疲懒言，饮食减少，舌质淡，脉细弱。其治法是
   A. 健脾益气，益肾温中
   B. 温补脾肾，通络宁心
   C. 健脾益肾，活血化瘀
   D. 补益肝肾，化痰通络
   E. 补养气血，健运脾胃

58. 患者突然昏仆，不省人事，肢体软瘫，目合口张，鼻鼾息微，手撒肢冷，汗多，二便自遗，舌痿，脉微欲绝。其中风属
   A. 中经络
   B. 阳闭证
   C. 阴闭证
   D. 脱证
   E. 后遗症

59. 首见"疟疾"病名的医籍是
   A. 《内经》
   B. 《金匮要略》
   C. 《神农本草经》
   D. 《诸病源候论》
   E. 《瘟疫论》

60. 水肿发病涉及的脏腑是
   A. 心、肝、脾
   B. 肝、脾、肾
   C. 肺、脾、肾
   D. 脾、肾、心
   E. 肾、心、肺

61. 患者，女，15岁。浮肿3月余，下肢为甚，按之凹陷不易恢复，心悸，气促，腰部冷痛，尿少，四肢冷，舌质淡胖，苔白，脉沉。其证候是
   A. 湿毒浸淫
   B. 湿热壅盛
   C. 脾阳虚衰
   D. 水湿浸渍
   E. 肾气衰微

62. 以小腹胀满疼痛，小便涩滞，淋沥不尽为特征的病证是
   A. 热淋
   B. 血淋
   C. 石淋
   D. 气淋
   E. 劳淋

63. 患者，男，40岁。病发于夏季，小便艰涩疼痛，尿道窘迫，曾排尿中断，腰腹绞痛难忍，舌红苔黄腻，脉弦数。应首先考虑的是
   A. 膏淋
   B. 石淋
   C. 热淋
   D. 劳淋
   E. 气淋

64. 患者，女，30岁。小便灼热刺痛，尿色如洗肉水色，少腹拘急满痛；舌红苔黄，脉滑数。治疗应首选
   A. 程氏萆薢分清饮
   B. 知柏地黄丸
   C. 小蓟饮子
   D. 八正散
   E. 沉香散

65. 治疗尿路阻塞之癃闭，应首选
   A. 桃红四物汤
   B. 失笑散
   C. 丹参饮
   D. 代抵当丸

E. 血府逐瘀汤

66. 患者小便点滴不通，烦渴欲饮，咽干，呼吸短促，咳嗽，舌苔薄黄，脉数。其治法是
    A. 行瘀散结，通利水道
    B. 疏调气机，通利小便
    C. 清泄肺热，通利水道
    D. 清热利湿，通利小便
    E. 升清降浊，化气利水

67. 患者精神恍惚，心神不宁，悲忧善哭，时时欠伸，舌淡苔薄白，脉弦细。其治法是
    A. 益气养血
    B. 补肾宁心
    C. 养心安神
    D. 解郁化痰
    E. 疏肝解郁

68. 郁证患者，咽中不适，如有物梗阻，咯之不出，咽之不下，胸中窒闷，舌苔白腻，脉弦滑。其证候是
    A. 气滞痰郁
    B. 肝气郁结
    C. 气郁化火
    D. 痰浊上扰
    E. 忧郁伤神

69. 治疗咳血燥热伤肺证，应首选
    A. 沙参麦冬汤
    B. 桑杏汤
    C. 百合固金汤
    D. 麦门冬汤
    E. 清燥救肺汤

70. 患者小便短赤灼热，尿血鲜红，心烦口渴，舌红，脉数。其证候是
    A. 肾气不固

B. 下焦热盛
C. 脾不统血
D. 肾虚火旺
E. 以上均非

71. 患者咳逆阵作，痰中带血，时时汗出，胸胁胀痛，口苦咽干，尿黄便秘，舌红苔薄黄，脉弦数。其诊断是
    A. 肺痨阴虚火旺证
    B. 咳血肝火犯肺证
    C. 喘证肺气郁痹证
    D. 肺痈成痈期
    E. 咳嗽痰热郁肺证

72. 患者胸胁支满，心下痞闷，胃中有振水音，食后胃胀明显，经常呕吐清水痰涎，心悸头晕，形体逐渐消瘦，舌苔白滑，脉弦细而滑。其诊断是
    A. 痰饮，脾阳虚弱
    B. 悬饮，络气不和
    C. 溢饮，寒饮内伏
    D. 支饮，寒饮伏肺
    E. 悬饮，饮停胸胁

73. 患者痰多胸闷，心烦口苦，舌苔黄腻，脉滑数。治疗应首选
    A. 黄连温胆汤
    B. 导痰汤
    C. 六磨汤
    D. 胃苓汤
    E. 二陈汤

74. 患者夜寐盗汗，五心烦热，两颧色红口渴，舌红少苔，脉细数。治疗应首选
    A. 黄连阿胶汤
    B. 黄连温胆汤
    C. 当归六黄汤
    D. 养阴清肺汤
    E. 甘麦大枣汤

75. 患者常在劳累之后低热，伴有头晕乏力，气短懒言，食少纳呆，大便溏薄，舌淡苔白，脉弱。其治法是
   A. 滋阴清热
   B. 活血化瘀
   C. 清肝泻热
   D. 甘温除热
   E. 益气养血

76. 治疗虚劳应以补益哪些脏腑为主
   A. 心、肾
   B. 心、肺
   C. 肺、肾
   D. 脾、肾
   E. 肝、肾

77. 虚劳患者，口干唇燥，不思饮食，大便燥结，甚则干呕，呃逆，面色潮红，舌红干少苔，脉细数。其证候是
   A. 肺阴虚
   B. 脾胃阴虚
   C. 肝阴虚
   D. 肾阴虚
   E. 心阴虚

78. 行痹患者，关节疼痛，以肩、肘等上肢关节为甚。治疗应加用
   A. 杜仲、桑寄生、巴戟天
   B. 独活、牛膝、防己、萆薢
   C. 羌活、白芷、威灵仙、姜黄
   D. 川乌、草乌
   E. 白花蛇、乌梢蛇

79. 治疗痿证使用"泻南方、补北方"的原则，是因为该病
   A. 寒多热少，虚多实少
   B. 热多寒少，虚多实少
   C. 热多寒少，实多虚少
   D. 寒多热少，实多虚少
   E. 以上均非

80. 腰痛发病的关键是
   A. 寒湿
   B. 湿热
   C. 肾虚
   D. 气滞
   E. 血瘀

81. 腰痛患者，腰酸乏力，喜按喜揉，劳则益甚，卧则痛减，反复发作，伴有口燥咽干，手足心热，舌红少苔，脉细数。其证候是
   A. 瘀血
   B. 湿热
   C. 寒湿
   D. 肾阴虚
   E. 肾阳虚

82. 手太阴肺经在上肢的分布是
   A. 内侧前廉
   B. 外侧前廉
   C. 内侧中行
   D. 外侧后廉
   E. 内侧后廉

83. 三焦经在上肢的循行部位是
   A. 外侧前缘
   B. 内侧中线
   C. 外侧后缘
   D. 内侧前缘
   E. 外侧中线

84. 十二经脉中，相表里的阴经与阳经的交接部位在
   A. 四肢部
   B. 胸部
   C. 腹部
   D. 头部

E. 面部

85. 按十二经脉的流注次序，肝经向下流注的经脉是
    A. 膀胱经
    B. 胆经
    C. 三焦经
    D. 心经
    E. 肺经

86. 起于足跟内侧的经脉是
    A. 阳跷脉
    B. 阴跷脉
    C. 阴维脉
    D. 阳维脉
    E. 冲脉

87. 心包经的原穴是
    A. 神门
    B. 间使
    C. 大陵
    D. 内关
    E. 太渊

88. 循行于上肢内侧中线的经脉是
    A. 手太阳经
    B. 手少阳经
    C. 手厥阴经
    D. 手少阴经
    E. 手太阴经

89. 与女子妊娠密切相关的经脉是
    A. 督脉
    B. 任脉
    C. 冲脉
    D. 带脉
    E. 阴维脉

90. 手三阳经的走向为
    A. 从头走足
    B. 从足走腹
    C. 从胸走手
    D. 从手走头
    E. 从手走足

91. "阳脉之海"指的是
    A. 阳跷脉
    B. 阳维脉
    C. 带脉
    D. 督脉
    E. 冲脉

92. 外邪由皮毛传入脏腑的途径，依次是
    A. 络脉—孙脉—经脉
    B. 孙脉—经脉—络脉
    C. 经脉—孙脉—络脉
    D. 络脉—经脉—孙脉
    E. 孙脉—络脉—经脉

93. 在经络系统中，具有离、入、出、合循行特点的是
    A. 奇经八脉
    B. 十二经别
    C. 十二经筋
    D. 十二皮部
    E. 十五络脉

94. 心经的郄穴是
    A. 少府
    B. 神门
    C. 阴郄
    D. 灵道
    E. 通里

95. 膀胱经的合穴是
    A. 上巨虚
    B. 下巨虚

C. 足三里
D. 委阳
E. 委中

96. 下列经脉除哪项外,其循行都经过心
   A. 手厥阴经
   B. 手少阳经
   C. 手太阳经
   D. 手阳明经
   E. 足少阴经

97. 大肠经的下合穴是
   A. 委中
   B. 足三里
   C. 上巨虚
   D. 下巨虚
   E. 阳陵泉

98. 耻骨联合上缘至股骨内上髁上缘的骨度分寸是
   A. 18寸
   B. 19寸
   C. 20寸
   D. 21寸
   E. 22寸

99. 迎香穴位于
   A. 鼻孔外缘,旁开0.5寸
   B. 鼻翼外缘,旁开0.5寸
   C. 鼻翼外缘中点,旁开0.5寸
   D. 鼻翼上缘中点,旁开0.5寸
   E. 平鼻孔,当鼻唇沟中

100. 下列各穴中,常用于保健并具有强壮作用的穴位是
   A. 百会
   B. 肾俞
   C. 脾俞
   D. 足三里
   E. 气海俞

101. 下列哪项不属足太阴经的主治范围
   A. 妇科病
   B. 口舌病
   C. 前阴病
   D. 肾脏病
   E. 脾胃病

102. 治疗痛经,在下列穴位中应首选
   A. 漏谷
   B. 阳陵泉
   C. 冲门
   D. 地机
   E. 公孙

103. 属手少阴心经的腧穴是
   A. 照海
   B. 气海
   C. 血海
   D. 少海
   E. 小海

104. 治疗胎位不正最常用的腧穴是
   A. 合谷
   B. 至阴
   C. 三阴交
   D. 太冲
   E. 足三里

105. 腕掌横纹中央,掌长肌腱与桡侧腕屈肌腱之间的穴位是
   A. 阳溪
   B. 太渊
   C. 大陵
   D. 神门
   E. 腕骨

106. "循喉咙之后，上入颃颡"的经脉是
    A. 足厥阴肝经
    B. 足少阴肾经
    C. 足少阳胆经
    D. 足太阴脾经
    E. 足阳明胃经

107. 治疗昏迷，高热，应首选
    A. 四缝
    B. 曲池
    C. 八邪
    D. 合谷
    E. 十宣

108. 提插补泻法中，补法的操作手法是
    A. 轻插重提，幅度小，频率快
    B. 轻插重提，幅度小，频率慢
    C. 重插轻提，幅度大，频率快
    D. 重插轻提，幅度小，频率快
    E. 重插轻提，幅度小，频率慢

109. 太乙针灸属于
    A. 艾条灸
    B. 艾炷灸
    C. 温针灸
    D. 温灸器灸
    E. 药物灸

110. 耳穴"脾"位于
    A. 耳舟
    B. 耳轮
    C. 耳甲
    D. 耳垂
    E. 三角窝

111. 在五输穴中，合穴主要治疗
    A. 心下满
    B. 身热
    C. 体重节痛
    D. 喘咳寒热
    E. 逆气而泄

112. 用背俞穴治疗耳聋，应首选
    A. 肺俞
    B. 三焦俞
    C. 肝俞
    D. 肾俞
    E. 脾俞

113. 按照五行生克关系，治疗胆经实证应首选
    A. 足临泣
    B. 足窍阴
    C. 丘墟
    D. 侠溪
    E. 阳辅

114. 治疗行痹，在取主穴的基础上，应加
    A. 膈俞、血海
    B. 肾俞、关元
    C. 阴陵泉、足三里
    D. 大椎、曲池
    E. 合谷、内关

115. 患者，男，45岁。关节肌肉疼痛，屈伸不利，疼痛较剧，痛有定处，遇寒痛增，得热痛减，局部皮色不红，触之不热，舌苔薄白，脉弦紧。治疗除选用阿是穴、局部经穴外，还应选用的穴位是
    A. 肾俞、关元
    B. 阴陵泉、足三里
    C. 大椎、曲池
    D. 膈俞、关元
    E. 膈俞、血海

116. 治疗便秘气滞证，除选取主穴外，应加用的腧穴是
    A. 脾俞、胃俞

B. 气海、神阙
C. 关元、命门
D. 合谷、曲池
E. 中脘、行间

117. 患者，女，45岁。失眠2个月，近日来入睡困难，有时睡后易醒，醒后不能再睡，甚至彻夜不眠，舌苔薄，脉沉细。治疗应首选
A. 神门、内关
B. 神门、胆俞
C. 神门、三阴交
D. 心俞、脾俞
E. 心俞、足三里

118. 患者，女，45岁。失眠2年，经常多梦少寐，入睡迟，易惊醒，平常遇事惊怕，多疑善感，气短头晕，舌淡，脉弦细。治疗除取主穴外，还应加
A. 心俞、厥阴俞、脾俞
B. 心俞、肾俞、太溪、足三里
C. 心俞、胆俞、大陵、丘墟
D. 肝俞、间使、太冲

E. 脾俞、胃俞、足三里

119. 患者，男，28岁。1天前因饮食不洁，出现腹痛腹泻，下痢赤白，里急后重，肛门灼热，心烦口渴，小便短赤，舌苔黄腻，脉滑数。治疗除选取主穴外，应加用的腧穴是
A. 中脘、上脘
B. 中脘、内关
C. 曲池、内庭
D. 脾俞、下脘
E. 行间、足三里

120. 患者，女，35岁。胃脘部隐痛，痛处喜按，空腹痛甚，纳后痛减，伴胃脘灼热，似饥而不欲食，咽干口燥，大便干结，舌红少津，脉弦细。治疗应首选
A. 内关、天枢、中脘、膈俞
B. 内关、足三里、中脘、胃俞
C. 内关、天枢、中脘、太冲
D. 内关、足三里、中脘、下脘、梁门
E. 足三里、中脘、内关、三阴交、内庭

B 型题

答题说明

以下提供若干组考题，每组考题共用在考题前列出的 A、B、C、D、E 五个备选答案。请从中选择一个与问题关系最密切的答案，并在答题卡上将相应题号的相应字母所属方框涂黑。每个备选答案可能被选择一次、多次或不被选择。

（121～122题共用备选答案）
A. 桑白皮汤
B. 麻杏石甘汤
C. 苏子降气汤
D. 定喘汤
E. 泻白散

121. 治疗热哮发作期，应首选
122. 治疗喘证痰热郁肺证，应首选

（123～124题共用备选答案）
A. 肝
B. 心
C. 脾
D. 肺
E. 肾

123. 实喘病位主要在
124. 肺痈病位主要在

（125～126题共用备选答案）
A. 癫证
B. 狂证
C. 痫证
D. 痉证
E. 中风

125. 患者喧扰不宁，躁妄打骂，动而多怒。其诊断是
126. 患者沉默痴呆，语无伦次，静而多喜。其诊断是

（127～128题共用备选答案）
A. 枳实导滞丸
B. 保和丸
C. 越鞠丸合枳术丸
D. 二陈平胃散
E. 香砂六君子汤

127. 治疗痞满饮食内停证，应首选
128. 治疗痞满肝胃不和证，应首选

（129～130题共用备选答案）
A. 藿香正气散
B. 不换金正气散
C. 葛根芩连汤
D. 白头翁汤
E. 芍药汤

129. 患者泄泻腹痛，泻下急迫，粪色黄褐，气味臭秽，肛门灼热，烦热口渴，舌质红，苔黄腻，脉滑数。治疗应首选
130. 患者腹痛拘急，痢下赤白黏冻，白多赤少，里急后重，脘腹胀满，舌苔白腻，脉濡缓。治疗应首选

（131～132题共用备选答案）
A. 反胃
B. 噎膈
C. 嗳气
D. 呃逆
E. 梅核气

131. 自觉咽中如物梗塞，吐之不出，吞之不下，但不妨碍进食的病证是
132. 吞咽时哽咽不顺，饮食不下，或食入即吐的病证是

（133～134题共用备选答案）
A. 逍遥散
B. 六磨汤
C. 柴胡疏肝散合失笑散
D. 膈下逐瘀汤合六君子汤
E. 八珍汤合化积丸

133. 患者腹胀，腹部时有条索状物聚起，按之胀痛更甚，便秘，纳呆，舌苔腻，脉弦滑。治疗应首选
134. 患者腹部积块明显，质地较硬，固定不移；刺痛，形体消瘦，纳谷减少，面色晦暗黧黑，舌质紫，脉细涩。治疗应首选

（135～136题共用备选答案）
A. 柴胡截疟饮
B. 白虎加桂枝汤
C. 柴胡桂枝干姜汤
D. 加味不换金正气散
E. 何人饮

135. 治疗正疟，应首选
136. 治疗劳疟，应首选

（137～138题共用备选答案）
A. 玉女煎
B. 龙胆泻肝汤
C. 泻白散合黛蛤散
D. 泻心汤合十灰散
E. 加味清胃散合泻心汤

137. 治疗吐血肝火犯胃证，应首选
138. 治疗鼻衄胃热炽盛证，应首选

（139～140题共用备选答案）
A. 白昼时时汗出，动则益甚

B. 寐中汗出，醒来自止
C. 冷汗如珠，气息微弱
D. 咳而汗出，痰黄质稠
E. 汗出色黄，染衣着色

139. 自汗的特点是
140. 脱汗的特点是

（141～142题共用备选答案）
A. 足阳明胃经
B. 足少阳胆经
C. 足太阳膀胱经
D. 手少阳三焦经
E. 手太阳小肠经

141. 至目外眦，转入耳中的经脉是
142. "起于目外眦……下行耳后"的经脉是

（143～144题共用备选答案）
A. 太渊
B. 合谷
C. 后溪
D. 内关
E. 阳池

143. 既是络穴，又是八脉交会穴的腧穴是
144. 既是原穴，又是八会穴的腧穴是

（145～146题共用备选答案）
A. 灯草灸
B. 隔姜灸
C. 隔蒜灸
D. 隔盐灸
E. 隔泥灸

145. 治疗阳气暴脱，可于神阙穴施
146. 治疗风寒痹痛常用

（147～148题共用备选答案）
A. 0.5寸
B. 1.5寸
C. 2寸
D. 4寸
E. 6寸

147. 足太阴脾经在胸部的循行为旁开前正中线
148. 足少阴肾经在胸部的循行为旁开前正中线

（149～150题共用备选答案）
A. 大杼
B. 绝骨
C. 太渊
D. 膈俞
E. 膻中

149. 骨会是
150. 脉会是

试卷标识码：

中医执业医师资格考试
最后成功四套胜卷（三）

（医学综合考试部分）

第三单元

考生姓名：_____
准考证号：_____
考　　点：_____
考　场　号：_____

A1 型题

答题说明

每一道考试题下面有 A、B、C、D、E 五个备选答案。请从中选择一个最佳答案，并在答题卡上将相应题号的相应字母所属的方框涂黑。

1. 世界上最早进行死骨剔出术和剖腹术的外科学家是
   A. 扁鹊
   B. 郑玄
   C. 华佗
   D. 医缓
   E. 张仲景

2. 以疾病特性命名的外科疾病是
   A. 背疽
   B. 肺痈
   C. 破伤风
   D. 白驳风
   E. 流注

3. "七恶"中，症见"皮肤枯槁，痰多音喑，呼吸喘急，鼻翼扇动"者，称为
   A. 心恶
   B. 肝恶
   C. 脾恶
   D. 肺恶
   E. 气血衰竭

4. 下列各项，属外科辨别阴证、阳证要点的是
   A. 有无麻木
   B. 有无脓液
   C. 有无出血
   D. 有无灼热
   E. 有无瘙痒

5. 辨溃疡，疮面呈翻花或如岩穴属
   A. 瘰疬溃疡
   B. 麻风溃疡
   C. 梅毒溃疡
   D. 岩性溃疡
   E. 流痰溃疡

6. 调制箍围药，取其清凉解毒作用的，应选用
   A. 醋
   B. 葱
   C. 鸡子清
   D. 麻油
   E. 丝瓜叶汁

7. 下列关于切开法切开方向的叙述，错误的是
   A. 一般疮疡，宜循经直开，刀头向上
   B. 乳部宜放射形切开
   C. 面部脓肿沿皮肤纹理切开
   D. 手指脓肿，最好从正面切开，免伤屈伸功能
   E. 关节附近宜用横切口

8. 适用于乳漏疮口漏乳不止，脓腐已脱尽后的外治法是
   A. 腐蚀法
   B. 垫棉法
   C. 切开法
   D. 挂线法
   E. 结扎法

9. 下列各项，不属疔疮走黄原因的是
   A. 麻痘余毒未清
   B. 误食辛热之品
   C. 早期失治
   D. 挤压碰撞

E. 过早切开

10. 患者，男，27岁。左眉上出现一坚硬肿块，约10cm×10cm，中有一粟粒样脓头，坚硬根深，如钉丁之状，疼痛剧烈，左上眼睑肿胀明显，不能睁眼，伴发热头痛。其诊断是
    A. 痈
    B. 发
    C. 疖
    D. 疔疮
    E. 有头疽

11. 患儿，男，5岁。右颌下肿痛3天，灼热，皮色微红，伴恶寒发热，纳呆，舌红苔薄黄，脉滑数。其诊断是
    A. 臖核
    B. 颈痈
    C. 烂疔
    D. 流注
    E. 红丝疔

12. 有头疽切开引流常作
    A. 对口引流
    B. 一字形切口
    C. 十字形切口
    D. 梭形切口
    E. S形切口

13. 患者，男，78岁。患背部有头疽月余，局部疮形平塌，根盘散漫，疮色紫滞，疼痛剧烈，溃后脓水稀少，伴有唇燥口干，便艰溲短，舌质红，脉细数。内治应首选
    A. 仙方活命饮
    B. 竹叶黄芪汤
    C. 托里消毒散
    D. 知柏地黄汤
    E. 清骨散

14. 患者，男，48岁。因鼻部破损引起头额红肿，两目肿胀不能开视，伴形寒发热，舌红苔黄腻，脉滑数。治疗应首选
    A. 化斑解毒汤
    B. 普济消毒饮
    C. 龙胆泻肝汤
    D. 五神汤
    E. 仙方活命饮

15. 患者，男，12岁。患流痰3年，溃口位于左腰部，脓水稀薄，夹有败絮样物，伴有午后潮热，夜间盗汗，口燥咽干，咳嗽痰血，舌红少苔，脉细数。内治应首选
    A. 阳和汤
    B. 知柏地黄丸
    C. 清骨散
    D. 人参养荣汤
    E. 六味地黄丸

16. 乳痈初起，证属肝气不疏，胃热壅滞，内治应首选
    A. 逍遥散
    B. 透脓散
    C. 四妙汤
    D. 瓜蒌牛蒡汤
    E. 牛蒡解肌汤

17. 患者，女，40岁。双乳肿胀疼痛，月经前加重，经后减轻，肿块大小不等，形态不一，伴乳头溢液，月经不调，腰酸乏力，舌淡苔白，脉弦细。其证候是
    A. 肝郁痰凝
    B. 肝气郁结
    C. 冲任失调
    D. 肝郁火旺
    E. 肝郁脾虚

18. 乳衄的病因是

A. 心火旺
B. 肝火旺
C. 肺热上炎
D. 肾阴亏
E. 阴虚火旺

19. 患者，女，62岁。已确诊为右乳岩，胸胁胀满，嗳气频频，纳呆懒言，口苦咽干，舌淡苔薄白，脉弦滑。其证候是
A. 肝肾不足
B. 脾胃不和
C. 情志郁结
D. 气血两亏
E. 冲任失调

20. 气瘿的内治法是
A. 疏肝解郁，化痰软坚
B. 化痰软坚，开郁行瘀
C. 疏肝理气，解郁消肿
D. 疏风清热，化痰散结
E. 疏肝健脾，化痰散结

21. 患者，女，38岁。喉结右侧可及3cm×3cm×3cm肿物，表面光滑，质韧，无压痛，随吞咽上下移动。应首先考虑的是
A. 气瘿
B. 肉瘿
C. 血瘿
D. 石瘿
E. 瘿痈

22. 患儿，女，6岁。左颈项结肿疼痛3天，皮色未变，肿块如鸡卵大，活动度存在，伴咽喉红肿，恶寒发热，头痛，舌苔薄黄，脉浮数。内治应首选
A. 仙方活命饮
B. 牛蒡解肌汤
C. 桑菊饮

D. 五味消毒饮
E. 五神汤

23. 在肿块触诊中，不属癌性肿块特性的是
A. 高低不平
B. 坚硬如石
C. 推之不能移动
D. 表面与皮肤粘连
E. 表面光滑

24. 患者，男，43岁。左大腿内侧发现肿物10年，不疼痛，活动正常。检查：局部皮下可及1个15cm×10cm×5cm大小的肿物，质地软，表面光滑，无压痛及缩小，推之可移。应首选的治疗措施是
A. 内治法
B. 外治法
C. 手术法
D. 针刺法
E. 神灯照

25. 患者，女，58岁。左侧腰周出现绿豆大水疱，簇集成群，累累如串珠，排列成带状，疼痛较重，舌苔薄黄，脉弦数。其诊断是
A. 接触性皮炎
B. 药物性皮炎
C. 蛇串疮
D. 热疮
E. 湿疮

26. 好发于儿童的癣是
A. 白癣、手癣
B. 黄癣、白癣
C. 体癣、花斑癣
D. 脚癣、花斑癣
E. 黄癣、体癣

27. 患儿，男，9岁。头皮部初起丘疹色红，

灰白色鳞屑成斑，毛发干枯，容易折断，易于拔落而不疼痛，已有年余，自觉瘙痒。其诊断是
  A. 肥疮
  B. 牛皮癣
  C. 白秃疮
  D. 白疕
  E. 圆癣

28. 患者，女，26岁。3天前突然发生面、颈部红肿与水疱，自觉痒痛，伴恶寒、发热、头痛，舌苔薄黄，脉滑数。怀疑接触过敏引起。治疗应首选
  A. 桑菊饮
  B. 银翘散
  C. 普济消毒饮
  D. 龙胆泻肝汤
  E. 黄连解毒汤

29. 患者，男，27岁。颈项部皮肤增厚，瘙痒反复发作1年余，局部皮肤成苔藓化。其诊断是
  A. 风热疮
  B. 风瘙痒
  C. 牛皮癣
  D. 白屑风
  E. 慢性湿疮

30. 患者，女，17岁。面、鼻部粉刺，用手指挤压，有米粒样白色脂栓挤出，颜面潮红，舌红苔薄黄，脉浮数。证属肺经风热，治疗应首选
  A. 枇杷清肺饮
  B. 桑菊饮
  C. 银翘散
  D. 消风散
  E. 防风通圣散

31. 一期梅毒的主要症状，多于不洁性交后出现。其时间是
  A. 1周左右
  B. 2周左右
  C. 3周左右
  D. 4周左右
  E. 5周左右

32. 沈某，男，28岁。外生殖器及肛门出现单个质坚韧丘疹，四周焮肿，腹股沟部有杏核样大、色白坚硬之肿块，伴口苦纳呆，尿短赤，大便秘结，舌苔黄腻，脉弦数。西医诊断为梅毒。其证候是
  A. 肝经湿热
  B. 痰瘀互结
  C. 脾虚湿蕴
  D. 气血两虚
  E. 气阴两虚

33. 内痔的主要症状是
  A. 便血，疼痛
  B. 便血，有分泌物
  C. 便血，脱出
  D. 便血，肛门痒
  E. 便血，异物感

34. 肛隐窝炎的并发症是
  A. 肛口肿胀
  B. 肛口疼痛
  C. 肛口出血
  D. 肛乳头炎
  E. 肛口潮湿

35. 患者，男，30岁。便干，便后出血并疼痛1周。检查：肛门外观可见截石位6点有一梭形裂口通向肛内，创面不深，边缘整齐。其分类应是
  A. 内痔
  B. 外痔
  C. 肛窦炎

D. 早期肛裂
E. 陈旧性肛裂

36. 患者，男，61岁。1个月来，大便次数由每日1次变为每日2～3次，并有下坠及排便不尽之感，便中带血，色暗红、量不多。初步诊断为直肠癌，为确诊，应做哪项简便而有意义的检查
   A. 结肠造影
   B. 肛门直肠指诊
   C. 美兰染色
   D. 结肠镜检查
   E. 病理切片

37. 患者，男，40岁。小便频急，茎中热痛，刺痒不适，尿色黄浊，尿末或大便时有白浊滴出，会阴、腰骶、睾丸有明显的胀痛不适，舌红苔黄根腻，脉弦滑。诊为慢性前列腺炎，其证候是
   A. 肾阳不足
   B. 肝肾不足
   C. 阴虚火动
   D. 湿热壅阻
   E. 气滞血瘀

38. 前列腺增生症早期最常见的症状是
   A. 尿闭
   B. 尿失禁
   C. 膀胱胀痛
   D. 小便障碍
   E. 夜尿次数增多

39. 深静脉血栓形成的最大危险性是
   A. 水肿
   B. 肺栓塞
   C. 下肢坏死
   D. 患肢增粗
   E. 浅静脉扩张

40. 脱疽的主要病因病理是
   A. 脾气不健，肝肾不足，寒湿侵袭，凝滞脉络
   B. 湿热蕴结，寒湿外侵，气血瘀滞，脉络滞塞
   C. 湿热下注，气血壅滞，经络阻隔，脉络瘀滞
   D. 肝肾不足，气血两亏，络脉闭阻，筋骨失养
   E. 情志郁结，气滞血瘀，脉络闭阻，筋脉失养

41. 小面积烧伤，初期可用
   A. 清凉油
   B. 红油膏
   C. 金黄膏
   D. 冲和膏
   E. 黄连膏

42. 一烧伤患者，体温不升，呼吸气微，表情淡漠，神志恍惚，嗜睡，语言含糊不清，四肢厥冷，汗出淋漓，舌光无苔，脉细。其证候是
   A. 火热伤津
   B. 阴伤阳脱
   C. 火毒内陷
   D. 气血两伤
   E. 脾胃虚弱

43. 患者，女，43岁。入院时诊断为肠痈。现腹皮挛急，全腹压痛、反跳痛，腹胀，恶心呕吐，大便不爽，次数增多，小便频数，时时汗出，皮肤甲错，二目下陷，口干而臭，舌红苔黄糙，脉细数。其证候是
   A. 积热不散，热盛肉腐
   B. 阳明腑实，热盛伤阴
   C. 寒湿内蕴，瘀血凝滞
   D. 湿热内蕴，气血瘀滞

E. 邪毒内蕴，瘀血凝滞

44. 下列各项，不属阴道口中医名称的是
    A. 廷孔
    B. 四边
    C. 子门
    D. 龙门
    E. 胞门

45. 下列哪项不是天癸臻熟的条件
    A. 肾气充盛
    B. 脾气健旺
    C. 已18岁
    D. 精气充实
    E. 肾阴充盛

46. 临产调护六字要诀是
    A. 惜力、忍痛、勿慌
    B. 睡、忍痛、慢临盆
    C. 安静、忍痛、整洁
    D. 安静、睡眠、忍痛
    E. 睡、忍痛、少活动

47. 哺乳期最佳断乳时间是
    A. 6个月
    B. 8个月
    C. 9个月
    D. 10个月
    E. 12个月

48. 下列疾病，不会出现妇科血崩证的是
    A. 堕胎
    B. 崩漏
    C. 经行吐衄
    D. 晚期产后出血
    E. 小产

49. 清经散的组成是

    A. 丹皮、赤芍、地骨皮、黄芩、黄柏、茯苓、生地
    B. 丹皮、地骨皮、青蒿、黄柏、茯苓、黄芩、麦冬
    C. 丹皮、青蒿、黄芩、黄柏、茯苓、赤芍、地骨皮
    D. 丹皮、地骨皮、白芍、熟地、青蒿、黄柏、茯苓
    E. 丹皮、地榆、白芍、生地、黄柏、茯苓、青蒿

50. 患者，女，20岁，未婚。近4个月月经提前8～10天，量多、色淡、质稀，神疲肢倦，小腹空坠，舌淡，脉缓弱。诊为月经先期，其证候是
    A. 气虚
    B. 脾虚
    C. 肾虚
    D. 血虚
    E. 阴虚

51. 大补元煎的组成是
    A. 人参、熟地、山药、山萸肉、菟丝子、炙甘草、远志、五味子
    B. 人参、熟地、山药、山萸肉、枸杞子、炙甘草、杜仲、当归
    C. 人参、熟地、黄芪、白术、茯神、远志、酸枣仁、当归
    D. 人参、熟地、黄芪、白术、茯苓、甘草、白芍、当归
    E. 人参、熟地、黄芪、白术、陈皮、柴胡、升麻、当归

52. 患者，女，35岁，已婚。月经后期，40～50天一行，量少、色暗、时有血块，小腹较胀，乳房胀痛，舌略暗苔薄，脉弦。其证候是
    A. 血寒
    B. 血虚

C. 肾虚
D. 气滞
E. 血瘀

53. 患者，女，22岁，未婚。月经2～3月一行，量少色淡，质清稀，时有小腹冷痛，喜热喜按，伴有面色少华，小便清长，便溏，腰酸乏力，四肢欠温，舌淡，苔薄白，脉沉迟无力。治疗应首选
    A. 八珍益母丸
    B. 十全大补丸
    C. 艾附暖宫丸
    D. 大补元煎
    E. 肾气丸

54. 患者，女，30岁，已婚。月经先后无定期，质稀、量少，腰痛，头晕，舌淡少苔，脉沉细尺弱。其证候是
    A. 肝郁
    B. 肝血不足
    C. 阴虚
    D. 肾虚
    E. 气血虚弱

55. 下列除哪项外，均属月经过少血虚证的临床表现
    A. 月经量少，色淡无块
    B. 胸闷泛恶，纳呆
    C. 头晕眼花
    D. 舌淡红
    E. 脉细

56. 下列哪项不是经期延长阴虚血热证的主症
    A. 月经持续八九日，量少、色红、质稠
    B. 小腹疼痛拒按
    C. 咽干口燥
    D. 手足心热
    E. 舌红少苔，脉细数

57. 患者，女，36岁，已婚。两次月经中间，阴道少量出血，色鲜红，头晕腰酸，夜寐不宁，五心烦热，舌质红，苔薄，脉细数。其治法是
    A. 益气补肾，固冲止血
    B. 滋肾养阴，固冲止血
    C. 养阴清热，固冲止血
    D. 补肾养肝，固冲止血
    E. 益气养阴，凉血清热

58. 清热固经汤适合于下列哪型崩漏
    A. 虚热
    B. 实热
    C. 肾阴虚
    D. 血瘀
    E. 脾虚

59. 患者，女，46岁，已婚。经来无期，现已持续20天未止，开始量多，现淋沥不尽，色淡、质稀，腰酸腿软，溲频清冷，舌淡苔白，脉沉细。应予止血调经，其治法是
    A. 温肾固冲
    B. 滋水益阴
    C. 补气养血
    D. 健脾益气
    E. 滋阴固肾

60. 患者，女，20岁，未婚。月事非时而下，量多如崩，色鲜、质稠，伴心烦、口渴欲饮，便干溲黄，面部痤疮，舌红苔薄黄，脉细数。根据治崩三法，应首选的是
    A. 塞流
    B. 澄源
    C. 复旧
    D. 调经为本
    E. 塞流、澄源并进

61. 下列除哪项外，均属于虚性闭经的病因病机
   A. 肝肾不足
   B. 痰湿阻滞
   C. 气血虚弱
   D. 阴虚血燥
   E. 脾虚血少

62. 患者，女，30岁，已婚。1年前因产后大失血，月经逐渐后延，量少、色淡、质稀，现停经6月余，头晕目眩，心悸气短，毛发脱落，皮肤干燥，舌淡红苔薄白，脉虚细。治疗应首选
   A. 人参养荣汤
   B. 归脾汤
   C. 加减一阴煎
   D. 举元煎
   E. 归肾丸

63. 痛经之所以随月经周期而发作，与下列哪项有关
   A. 寒凝胞中
   B. 经期胞中血虚邪盛
   C. 经期冲任气血变化急骤
   D. 冲任血虚、胞宫失养
   E. 湿热蕴结胞中

64. 痛经寒湿凝滞证的治法是
   A. 理气化瘀止痛
   B. 温经暖宫止痛
   C. 温经活血，调经止痛
   D. 温经除湿，化瘀止痛
   E. 温经化痰，利湿止痛

65. 肝火引起经行头痛的特点是
   A. 头晕，头部绵绵作痛
   B. 颠顶掣痛，头晕目眩
   C. 头痛剧烈，痛如锥刺
   D. 头部胀痛重着

   E. 头痛如裹，头晕目眩

66. 患者，女，45岁，已婚。每逢月经将潮便泄泻，脘腹胀满，神疲肢软，面浮肢肿，月经量多，色淡质薄，舌淡红，苔白，脉濡缓。治疗应首选
   A. 健固汤
   B. 四神丸
   C. 六君子汤
   D. 痛泻要方
   E. 参苓白术散

67. 患者，女，35岁。月经周期正常，惟月经量少、色红、质稠，经期鼻衄，量不多，色暗红，伴手足心热，潮热颧红，舌红少苔，脉细数。其证候是
   A. 肝经郁火
   B. 阴虚内热
   C. 心肝火旺
   D. 阴虚阳亢
   E. 肺肾阴虚

68. 患者，女，49岁。月经或前或后，烘热出汗，五心烦热，头晕耳鸣，腰酸乏力，舌红苔薄，脉细数。治疗应首选
   A. 左归丸
   B. 内补丸
   C. 肾气丸
   D. 两地汤合二至丸
   E. 二仙汤合二至丸

69. 患者，女，40岁。带下量多、色黄或白、质黏稠、有臭气，小腹作痛，或阴痒，便秘溺赤，舌红苔黄厚腻，脉滑数。治疗应首选
   A. 五味消毒饮
   B. 龙胆泻肝汤
   C. 萆薢渗湿汤
   D. 止带方

E. 易黄汤

70. 患者，女，32岁，已婚。带下量多，色淡黄，质黏稠，无臭气，面色萎黄，四肢不温，舌淡，苔白腻，脉缓弱。其治法是
   A. 清热解毒除湿
   B. 清热利湿止带
   C. 温肾助阳，涩精止带
   D. 滋阴益肾，清热祛湿
   E. 健脾益气，升阳除湿

71. 下列除哪项外，均为妊娠病的发病机制
   A. 血聚养胎，阴血偏虚，阳气偏亢
   B. 胎体渐大，气机升降失调
   C. 寒湿停聚，冲任受阻
   D. 肾气不足，无力系胞，胎元不固
   E. 脾胃虚弱，化源不足，影响胎元

72. 妊娠恶阻的主要发病机制是
   A. 脾胃虚弱，化源不足
   B. 肝郁气滞，失于条达
   C. 痰湿内停，中焦受阻
   D. 重伤津液，胃阴不足
   E. 冲气上逆，胃失和降

73. 患者，女，26岁，已婚。停经2个月，尿妊娠试验阳性。恶心呕吐10天，加重3天，食入即吐，口淡无味，时时呕吐清涎，倦怠嗜卧，舌淡苔白润，脉缓滑无力。其证候是
   A. 脾胃虚弱
   B. 痰湿中阻
   C. 肝胃不和
   D. 肝脾不和
   E. 气阴两伤

74. 下列各项，不属宫外孕手术适应证的是
   A. 输卵管间质部妊娠
   B. 残角子宫妊娠
   C. 妊娠试验持续阳性，包块继续长大
   D. 输卵管破损时间较长，形成血肿包块
   E. 愿意同时施行绝育术者

75. 下列哪项不是寿胎丸的组成药物
   A. 菟丝子
   B. 杜仲
   C. 桑寄生
   D. 川断
   E. 阿胶

76. 患者，女，32岁，已婚。孕后腰酸腹痛，胎动下坠，伴阴道少量出血，头晕耳鸣，小便频数，舌淡苔白，脉沉细滑。治疗应首选
   A. 加味圣愈汤
   B. 胎元饮
   C. 举元煎
   D. 补肾安胎饮
   E. 寿胎丸

77. 患者，女，32岁，已婚。曾孕4次均自然流产。平日头晕眼花，心悸气短，现又妊娠32天，面色苍白，舌淡苔白，脉细弱。治疗应首选
   A. 补肾固冲丸
   B. 补肾安胎饮
   C. 泰山磐石散
   D. 加味阿胶汤
   E. 以上均非

78. 患者，女，29岁，已婚。妊娠中期出现腹大异常，胸膈满闷，呼吸急促，神疲肢软，舌淡胖，苔白腻，脉沉滑。应首先考虑的是
   A. 子肿
   B. 子烦
   C. 子满

D. 子痔
E. 子晕

79. 患者，女，23岁，已婚。妊娠7个月，面浮肢肿，下肢尤甚，心悸气短，腰酸无力，舌淡苔薄润，脉沉细。其诊断是
   A. 妊娠肿胀脾虚证
   B. 妊娠肿胀肾虚证
   C. 妊娠肿胀气滞证
   D. 胎动不安肾虚证
   E. 以上均非

80. 患者，女，26岁，已婚。妊娠3个月，尿少色黄，尿时艰涩而痛，心烦，口舌生疮，舌红少苔，脉数。治疗应首选
   A. 导赤散
   B. 加味五淋散
   C. 知柏地黄汤
   D. 清热通淋汤
   E. 以上均非

81. 产后三急是指
   A. 呕吐、泄泻、盗汗
   B. 高热、昏迷、自汗
   C. 心悸、气短、抽搐
   D. 尿闭、便难、冷汗
   E. 下血、腹痛、心悸

82. 治疗产后发热感染邪毒证，应首选
   A. 小柴胡汤
   B. 大柴胡汤
   C. 桃红消瘀汤
   D. 白虎汤
   E. 解毒活血汤

83. 下列哪项不是生化汤的组成药物
   A. 当归
   B. 川芎
   C. 桃仁

D. 炮姜
E. 赤芍

84. 患者，女，29岁，已婚。因分娩时受寒，产后小腹疼痛，拒按，恶露量少、行而不畅、色暗、有块，四肢不温，面色青白，脉沉紧。治疗应首选
   A. 温经汤（《妇人大全良方》）
   B. 肠宁汤
   C. 温胞饮
   D. 生化汤
   E. 川楝汤

85. 患者，女，35岁，已婚。产后半月余，全身关节疼痛，肢体酸楚麻木，头晕心悸，舌淡红，少苔，脉细无力。治疗应首选
   A. 黄芪桂枝五物汤
   B. 养荣壮肾汤
   C. 独活寄生汤
   D. 八珍汤
   E. 黄芪汤

86. 患者，女，24岁，已婚。产后4周恶露过期不止，量多、色淡红、质稀，小腹空坠，面色白，舌淡，脉缓弱。治疗应首选
   A. 归脾汤
   B. 补中益气汤
   C. 圣愈汤
   D. 人参养营汤
   E. 参附汤

87. 患者，女，45岁，已婚。下腹积块，固定不移，疼痛拒按，舌边瘀点，脉沉涩。治疗应首选
   A. 桂枝茯苓丸
   B. 逍遥散
   C. 乌药汤

D. 香棱丸

E. 三棱煎

88. 患者，女，25岁，已婚。近半年来常感小腹部隐痛，拒按，痛连腰骶，劳累时加重，带下量多，色黄，质黏稠，胸闷纳呆，口干便秘，小便黄赤，舌体胖大，色红，苔黄腻，脉滑数。治疗应首选
    A. 膈下逐瘀汤
    B. 少腹逐瘀汤
    C. 银甲丸
    D. 理冲汤
    E. 止带方

89. 患者，女，38岁。结婚3年，夫妇同居未孕。月经先后不定期，经行乳房胀痛，善太息，舌淡红苔薄白，脉弦细。其证候是
    A. 肝肾阴虚
    B. 肝郁脾虚
    C. 肝阳上亢
    D. 肝郁
    E. 气滞血瘀

90. 患者，女，51岁，已婚。阴部干涩，灼热瘙痒，带下量少色黄，五心烦热，烘热汗出，口干不欲饮，舌红少苔，脉细数无力。其治法是
    A. 清热利湿，杀虫止痒
    B. 清肝利湿，杀虫止痒
    C. 滋肾降火，调补肝肾
    D. 滋肾养阴，除湿止带
    E. 养阴清热，燥湿止痒

91. 下列各项，不属宫颈锥形切除术适应证的是
    A. 宫颈轻、中度不典型增生
    B. 疑有宫颈管内癌变
    C. 宫颈刮片多次异常而活检未发现病变

D. 宫颈重度糜烂

E. 宫颈息肉

92. 创立儿科"五脏证治法则"的专著是
    A.《颅囟经》
    B.《幼科发挥》
    C.《幼幼集成》
    D.《小儿药证直诀》
    E.《小儿卫生总微论方》

93. 小儿出齐20颗乳牙的时间是
    A. 8～10个月
    B. 11～12个月
    C. 13～15个月
    D. 16～19个月
    E. 20～30个月

94. 新生儿在上腭中线和齿龈部位有散在黄白色、碎米粒样颗粒，称为
    A. 马牙
    B. 板牙
    C. 螳螂子
    D. 口疮
    E. 鹅口疮

95. 小儿患病后易趋康复的主要原因是
    A. 心常有余
    B. 肝常有余
    C. 稚阴稚阳
    D. 脏腑已成
    E. 脏气清灵

96. 小儿指纹色紫主证为
    A. 燥
    B. 热
    C. 寒
    D. 滞
    E. 瘀

97. 5岁小儿的收缩压是
   A.70mmHg
   B.80mmHg
   C.85mmHg
   D.90mmHg
   E.95mmHg

98. 可治疗风热感冒与时邪感冒的方剂是
   A. 银翘散
   B. 桑菊饮
   C. 新加香薷饮
   D. 普济消毒饮
   E. 杏苏散

99. 下列各项，可见咳嗽痰多、色黄稠黏、喉中痰鸣症状的是
   A. 风寒咳嗽
   B. 风热咳嗽
   C. 痰热咳嗽
   D. 痰湿咳嗽
   E. 气虚咳嗽

100. 肺炎喘嗽的基本病机是
   A. 肺气失宣
   B. 肺失清肃
   C. 肺气上逆
   D. 邪热闭肺
   E. 痰热内蕴

101. 患儿，2岁。高热、咳喘9天后，潮热盗汗，面色潮红，口唇樱赤，干咳无痰，质红而干，舌苔光剥。其治法是
   A. 养阴清肺
   B. 清肺止咳
   C. 止咳化痰
   D. 养阴益胃
   E. 益气健脾

102. 治疗小儿口疮脾胃积热证，应首选
   A. 清胃散
   B. 清热泻脾散
   C. 六味地黄丸
   D. 泻心导赤汤
   E. 凉膈散

103. 《景岳全书·泄泻》云：泄泻之本，无不由于
   A. 脾、胃
   B. 肝、胆
   C. 心、小肠
   D. 肺、大肠
   E. 肾、膀胱

104. 患儿，11个月。泄泻2周。起病时日泻10多次，经治疗大减，但近日仍日行3～4次，大便稀溏色淡，每于食后作泻，面色萎黄，神疲倦怠，舌质淡，苔薄白。其证候是
   A. 风寒
   B. 湿热
   C. 伤食
   D. 脾虚
   E. 脾肾阳虚

105. 患儿，2岁。纳差2个月，腹泻1周。平素食欲不振，挑食偏食。近日大便日行3～4次，食后作泻，面色萎黄，舌淡苔白，指纹淡红。治疗应首选
   A. 熏洗法
   B. 擦拭法
   C. 割治疗法
   D. 推拿疗法
   E. 拔罐疗法

106. "疳者甘也"的含义是指
   A. 病证
   B. 病位
   C. 病情

D. 病因

E. 症状

107. 患儿，2岁。面色苍白，唇淡甲白，发黄稀疏，神疲乏力，形体消瘦3个月，诊断为"营养性缺铁性贫血"。西药选用铁剂治疗后，正确的停药时间为：血红蛋白

A. 开始升高时

B. 达正常时

C. 达正常后2个月左右

D. 达正常后4个月左右

E. 达正常后6个月左右

108. 患儿自汗，头、肩、背出汗明显，活动后加重，易感冒，神倦乏力，面色少华，四肢欠温，舌淡苔薄，脉弱。其治法是

A. 调和营卫

B. 益气固表

C. 益气养阴

D. 益气敛汗

E. 敛汗潜阳

109. 急性肾小球肾炎血清补体C一过性明显下降，恢复正常的时间是

A. 2～3周

B. 4～5周

C. 6～8周

D. 9～11周

E. 12～15周

110. 患儿，3岁。全身明显浮肿，按之凹陷难起，腰腹下肢尤甚，畏寒肢冷，神疲倦卧，小便短少，纳少便溏，舌胖质淡苔白，脉沉细。其治法是

A. 疏风利水

B. 清热利湿

C. 健脾渗湿

D. 温肾健脾

E. 滋阴补肾

111. 麻疹的好发年龄是

A. 6个月以内

B. 6个月～5岁

C. 6～7岁

D. 8～9岁

E. 10～12岁

112. 患儿，1岁。发热1天，全身见散在细小淡红色皮疹，喷嚏，流涕，偶有咳嗽，精神不振，胃纳欠佳，耳后臀核肿大，咽红，舌苔薄白。其诊断是

A. 麻疹

B. 奶麻

C. 风疹

D. 丹痧

E. 水痘

113. 患儿，5岁。发热2天，咳嗽，鼻塞，流涕，皮肤出疹，见有丘疹、水疱，疱浆清亮，分布稀疏，以躯干为多，舌苔薄白，脉浮数。治疗应首选

A. 柴葛解肌汤

B. 透疹凉解汤

C. 清胃解毒汤

D. 银翘散

E. 桑菊饮

114. 患儿，男，10岁。患痄腮，腮部肿胀渐消退，右侧睾丸肿胀疼痛，舌红苔黄，脉数。治疗应首选

A. 银翘散

B. 小柴胡汤

C. 知柏地黄丸

D. 龙胆泻肝汤

E. 普济消毒饮

115. 患儿，2 岁。时值夏季，发热持续 1 月余，朝盛暮衰，口渴多饮，尿多清长，无汗，面色苍白，下肢欠温，大便溏薄，舌淡苔薄。治疗应首选
    A. 白虎汤
    B. 新加香薷饮
    C. 温下清上汤
    D. 竹叶石膏汤
    E. 王氏清暑益气汤

116. 小儿"地图舌"是由于
    A. 肺气虚弱
    B. 脾阳亏虚
    C. 脾失健运
    D. 宿食内停
    E. 胃之气阴不足

117. 下列除哪项外，均可使用培元补肾法
    A. 解颅
    B. 五迟
    C. 五软
    D. 哮喘
    E. 肺炎喘嗽

118. 患儿，22 天。面目皮肤发黄 20 天，色泽鲜明如橘皮，精神疲倦，不欲吮乳，尿黄便秘，舌红苔黄。其证候是
    A. 肝失疏泄
    B. 瘀积发黄
    C. 寒湿阻滞
    D. 湿热熏蒸
    E. 胆道不利

119. 小儿指纹淡红，其证候是
    A. 虚寒
    B. 食积
    C. 痰热
    D. 虚热
    E. 实热

120. 患儿，11 个月。早产，生后一直人工喂养，经常泄泻。近 4 个月来食欲不振，面色㿠白，唇舌爪甲苍白，毛发稀黄，精神萎靡，手足欠温，舌淡苔白，指纹淡。检查：血红蛋白 60g/L。治疗应首选
    A. 金匮肾气丸
    B. 六味地黄丸
    C. 右归丸
    D. 理中丸
    E. 小建中汤

B 型题

答题说明
以下提供若干组考题，每组考题共用在考题前列出的 A、B、C、D、E 五个备选答案。请从中选择一个与问题关系最密切的答案，并在答题卡上将相应题号的相应字母所属方框涂黑。每个备选答案可能被选择一次、多次或不被选择。

（121～122 题共用备选答案）
A. 发
B. 背疽
C. 岩
D. 烂疔
E. 委中毒

121. 以部位命名的是
122. 以疾病特性命名的是

（123～124 题共用备选答案）
A. 邪气偏盛
B. 阴阳失调

C. 阴毒结聚
D. 正气不足
E. 经络阻塞
123. 形成瘤的主要病机是
124. 形成岩的主要病机是

（125～126题共用备选答案）
A. 五味消毒饮
B. 仙方活命饮
C. 黄连解毒汤
D. 犀角地黄汤
E. 清骨散
125. 疮疡内治，清气分热之常用方剂是
126. 疮疡内治，清血分热之常用方剂是

（127～128题共用备选答案）
A. 透脓散
B. 瓜蒌牛蒡汤
C. 龙胆泻肝汤
D. 四妙汤加味
E. 托里消毒散
127. 治疗乳痈溃后热退身凉，肿痛渐消，应首选
128. 治疗乳痈成脓期，应首选

（129～130题共用备选答案）
A. 1周左右
B. 3周左右
C. 5周左右
D. 8周左右
E. 11周左右
129. 梅毒的疳疮（硬下疳）在不洁性交后出现的时间是
130. 梅毒的杨梅疮在感染后出现的时间是

（131～132题共用备选答案）
A. 寒湿阻络
B. 血脉瘀阻
C. 湿热毒盛

D. 热毒伤阴
E. 气阴两虚
131. 脱疽表现为患肢暗红、紫红或青紫，下垂更甚，肌肉萎缩，跗阳脉搏动消失，患肢持久性疼痛，夜间尤甚。其证候是
132. 脱疽表现为患肢暗红而肿，患肢如煮熟之红枣，渐变为紫黑色，呈浸淫蔓延，溃破腐烂，疼痛异常，彻夜不得安眠。其证候是

（133～134题共用备选答案）
A. 固阴煎
B. 六味地黄丸
C. 大补元煎
D. 左归丸
E. 归肾丸
133. 月经先后无定期，经来量少，色淡暗，质稀，头晕耳鸣，腰骶酸痛。治疗应首选
134. 经乱无期，出血淋沥不尽，色鲜红，质稍稠，头晕耳鸣，腰膝酸软。治疗应首选

（135～136题共用备选答案）
A. 知柏地黄汤
B. 清肝止淋汤
C. 血府逐瘀汤
D. 解毒活血汤
E. 逐瘀止血汤
135. 经间期出血量少，色紫黑，有小血块，少腹胀痛。治疗应首选
136. 经间期出血量少，色红质黏腻，胸闷烦躁。治疗应首选

（137～138题共用备选答案）
A. 丹栀逍遥散
B. 乌药汤
C. 通窍活血汤
D. 天仙藤散

E. 龙胆泻肝汤

137. 治疗经行头痛血瘀证，应首选
138. 治疗子肿气滞证，应首选

（139～140题共用备选答案）
A. 少腹逐瘀汤
B. 生化汤
C. 清热调血汤
D. 大黄牡丹皮汤
E. 大柴胡汤

139. 患者产后高热，小腹剧痛，恶露有臭气，大便秘结。治疗应首选
140. 患者产后寒热时作，恶露甚少，色紫暗，腹痛拒按，口干不欲饮。治疗应首选

（141～142题共用备选答案）
A. 开郁二陈汤
B. 苍附导痰丸
C. 香棱丸
D. 桂枝茯苓丸
E. 血府逐瘀汤

141. 治疗癥瘕气滞证，应首选
142. 治疗癥瘕痰湿证，应首选

（143～144题共用备选答案）
A. 清宫术
B. 取适量内膜活检
C. 测基础体温
D. 经行24～48小时刮宫
E. 分段诊刮

143. 疑有宫颈管病变时，应采取的措施是
144. 疑有人流术后残留时，应采取的措施是

（145～146题共用备选答案）
A. 人参五味子汤
B. 沙参麦冬汤
C. 参附龙牡救逆汤
D. 四君子汤
E. 玉屏风散

145. 治疗肺炎喘嗽肺脾气虚证，应首选
146. 治疗顿咳恢复期脾胃气虚证，应首选

（147～148题共用备选答案）
A. 白昼时时汗出，动则益甚
B. 寐中汗出，醒来自止
C. 冷汗如珠，气息微弱
D. 咳而汗出，痰黄质稠
E. 汗出色黄，染衣着色

147. 自汗的特点是
148. 脱汗的特点是

（149～150题共用备选答案）
A. 银翘散
B. 清瘟败毒饮
C. 白虎汤
D. 新加香薷饮
E. 凉膈散

149. 治疗皮肤黏膜淋巴结综合征卫气同病，应首选
150. 治疗皮肤黏膜淋巴结综合征气营两燔，应首选

试卷标识码：

中医执业医师资格考试
最后成功四套胜卷（三）

（医学综合考试部分）

第四单元

考生姓名：_____

准考证号：_____

考　　点：_____

考　场　号：_____

A1 型题

答题说明

每一道考试题下面有 A、B、C、D、E 五个备选答案，请从中选择一个最佳答案，并在答题卡上将相应题号的相应字母所属的方框涂黑。

1. 下列哪种病变引起的胸痛常沿一侧肋间神经分布
   A. 胸肌劳损
   B. 流行性胸痛
   C. 颈椎病
   D. 带状疱疹
   E. 皮下蜂窝织炎

2. 肺炎球菌肺炎的痰液特征是
   A. 粉红色泡沫样痰
   B. 鲜红色痰
   C. 棕褐色痰
   D. 铁锈色痰
   E. 灰黄色痰

3. 患者，26岁。近1个月来，以夜间咳嗽为主，痰中带血丝，伴低热、盗汗。应首先考虑的是
   A. 肺结核
   B. 支气管扩张
   C. 肺癌
   D. 风湿性心脏病（二尖瓣狭窄）
   E. 急性肺水肿

4. 左心功能不全发生夜间阵发性呼吸困难的机制是
   A. 通气功能障碍
   B. 换气功能障碍
   C. 呼吸中枢受抑制
   D. 外周化学感受器调节紊乱
   E. 酸中毒

5. 下列各项，可见间歇热的是
   A. 急性肾盂肾炎
   B. 肺炎
   C. 风湿热
   D. 渗出性胸膜炎
   E. 霍奇金病

6. 下列除哪项外，均可见胸痛
   A. 带状疱疹
   B. 肺癌
   C. 气胸
   D. 心包炎
   E. 哮喘

7. 犬吠样咳嗽，可见于
   A. 急性喉炎
   B. 急性支气管炎
   C. 支气管哮喘
   D. 肺结核
   E. 肺癌

8. 患者，女，70岁。冠心病史5年。今日突然心悸气短，不能平卧，咳嗽，咳粉红色泡沫样痰。应首先考虑的是
   A. 肺癌
   B. 肺脓肿
   C. 肺结核
   D. 急性肺水肿
   E. 支气管扩张

9. 引起吸气性呼吸困难的疾病是
   A. 气管肿瘤
   B. 慢性阻塞性肺气肿
   C. 支气管哮喘
   D. 气胸
   E. 大块肺不张

10. 下列除哪项外，均可引起中枢性呕吐
    A. 耳源性眩晕
    B. 洋地黄中毒
    C. 尿毒症
    D. 胆囊炎
    E. 妊娠反应

11. 患者，男，18岁。突然出现无痛性腹泻，米泔水样便，量多，大便频繁，继之出现喷射状呕吐，呕吐物为米泔水样。查体：神志淡漠，声音嘶哑，眼窝深陷，口唇干燥。应首先考虑的是
    A. 霍乱
    B. 急性细菌性痢疾
    C. 急性胃肠炎
    D. 伤寒
    E. 副伤寒

12. 呕血呈暗红色，是由于
    A. 在胃中停留时间长，被氧化
    B. 是静脉血，非动脉血
    C. 血红蛋白与胃酸结合而变性
    D. 患者在缺氧情况下发生呕血
    E. 血红蛋白与硫化物结合而变性

13. 患者食欲减退，乏力。查体：全身及巩膜黄染，胆囊明显肿大，无压痛。应首先考虑的是
    A. 胰腺癌
    B. 胰腺炎
    C. 胆道蛔虫症
    D. 胆囊炎
    E. 胆结石

14. 意识障碍伴瞳孔缩小，可见于
    A. 阿托品中毒
    B. 酒精中毒
    C. 有机磷农药中毒
    D. 癫痫
    E. 肝昏迷

15. 下列哪种疾病触诊语颤消失
    A. 肺炎性浸润
    B. 肺梗死
    C. 肺结核空洞
    D. 肺纤维化
    E. 支气管阻塞

16. 正常人呼吸与脉搏之比为
    A. 1：1
    B. 1：2
    C. 1：3
    D. 1：4
    E. 1：5

17. 蜘蛛痣罕见于下列哪个部位
    A. 面颊部
    B. 手背
    C. 前胸
    D. 上臂
    E. 下肢

18. 两侧瞳孔大小不等，多见于
    A. 有机磷农药中毒
    B. 阿托品类药物影响
    C. 吗啡药物影响
    D. 濒死状态
    E. 脑肿瘤

19. 下列不是生理性甲状腺肿大体征的是
    A. 轻度肿大
    B. 表面光滑
    C. 无任何症状
    D. 可闻及连续性血管杂音
    E. 质地柔软

20. 常见胸骨明显压痛或叩击痛的疾病是
    A. 上呼吸道感染

B. 肺炎
C. 慢性支气管炎
D. 肺结核
E. 白血病

21. 肺气肿患者心浊音界改变的特点是
    A. 向左下扩大
    B. 向右扩大
    C. 向左右两侧扩大
    D. 缩小
    E. 不变

22. 心包摩擦音和胸膜摩擦音的鉴别要点是
    A. 有无心脏病史
    B. 呼吸是否增快
    C. 改变体位后摩擦音是否消失
    D. 屏住呼吸后摩擦音是否消失
    E. 咳嗽后摩擦音是否消失

23. 下列哪项提示左心功能不全
    A. 脉搏强而大
    B. 舒张早期奔马律
    C. 奇脉
    D. 脉搏过缓
    E. 脉搏绝对不齐

24. 最易触及心包摩擦感的是
    A. 坐位，胸骨左缘第4肋间处，深呼气末
    B. 坐位，胸骨左缘第4肋间处，深吸气末
    C. 卧位，胸骨左缘第2肋间处，深呼气末
    D. 卧位，胸骨左缘第2肋间处，深吸气末
    E. 卧位，剑突下，屏住呼吸时

25. 高血压性心脏病左心室增大，其心脏浊音界呈

    A. 靴形
    B. 梨形
    C. 烧瓶形
    D. 普大型
    E. 心腰部凸出

26. 风湿性二尖瓣狭窄的特有体征是
    A. 心尖部第一心音亢进
    B. 心尖部舒张期隆隆样杂音
    C. 心尖部收缩期吹风样杂音
    D. 胸骨左缘第二肋间隙第二心音亢进伴分裂
    E. 开瓣音

27. 患者心悸。查体：心律完全不规则。心率快慢不等，心音强弱绝对不一致，脉搏短绌。应首先考虑的是
    A. 窦性心律不齐
    B. 房性早搏
    C. 心房纤颤
    D. 房室交界性早搏
    E. 室性早搏

28. 胆道疾病引起的腹痛多放射至
    A. 左肩部
    B. 右肩部
    C. 背部
    D. 左腰背
    E. 右股内侧

29. 下列哪项不是腹水的表现
    A. 蛙状腹
    B. 移动性浊音
    C. 波动感
    D. 振水音
    E. 直立时下腹饱满

30. 患者，女，20岁。突然发作上腹痛，按压后疼痛程度减轻。应首先考虑的是

第57页

A. 胃溃疡
B. 胃痉挛
C. 胃炎
D. 急性胃扩张
E. 胃穿孔

31. 下列可引起姿势性脊柱侧凸的是
    A. 佝偻病
    B. 先天性斜颈
    C. 胸膜肥厚
    D. 一侧腰肌瘫痪
    E. 儿童发育期坐或立姿势不良

32. 上肢锥体束征是指
    A.Babinski（巴宾斯基征）
    B.Oppenheim（奥本海姆征）
    C.Gordon（戈登征）
    D.Hoffmann（霍夫曼征）
    E.Chaddock（查多克征）

33. 血小板减少，常见于
    A. 脾切除术后
    B. 急性胃出血后
    C. 急性溶血后
    D. 急性白血病
    E. 以上均非

34. 下列除哪项外，常可出现血沉明显增快
    A. 风湿病的病情趋于静止时
    B. 亚急性细菌性（感染性）心内膜炎
    C. 重度贫血
    D. 心肌梗死
    E. 多发性骨髓瘤

35. 下列检查结果中，最能反映慢性肾炎患者肾实质严重损害的是
    A. 尿蛋白明显增多
    B. 尿中白细胞明显增多
    C. 尿中红细胞明显增多
    D. 尿中出现管型
    E. 尿比重固定于1.010左右

36. 成人血清钠的正常值是
    A.110～120mmol/L
    B.121～130mmol/L
    C.136～146mmol/L
    D.150～155mmol/L
    E.156～160mmol/L

37. 对心肌缺血与心内膜下梗死的鉴别，最有意义的是
    A. 淀粉酶
    B. 血清转氨酶
    C. 谷氨酰基转肽酶
    D. 肌酸磷酸激酶
    E. 血清碱性磷酸酶

38. 下列关于甲状腺功能亢进症的叙述，正确的是
    A.T_4、T_3 均增高时，才能诊断
    B.T_4、T_3 均降低时，才能诊断
    C. 仅有 T_3 增高即可诊断
    D.T_3 增高时，T_4 则降低
    E. 以上均非

39. 出现大便隐血试验阳性，其上消化道出血量至少达到的数量是
    A.5mL
    B.10mL
    C.20mL
    D.50mL
    E.60mL

40. 下列关于感染过程的描述，错误的是
    A. 病原体与人体相互作用，相互斗争的过程称为感染过程
    B. 感染过程的构成必须具备病原体、人体和外环境三个因素

C. 病原体侵入人体，临床上出现相应的症状、体征则意味着感染过程的开始
D. 病原体侵入的数量越大，出现显性感染的危险也越大
E. 病原体的致病力包括毒力、侵袭力、病原体数量和变异性

41. 下列各项中属乙类传染病的是
   A. 霍乱
   B. 鼠疫
   C. 传染性非典型肺炎
   D. 风疹
   E. 流行性感冒

42. 下列各项，不属传染病基本特征的是
   A. 有病原体
   B. 有感染后免疫性
   C. 有流行病学特征
   D. 有发热
   E. 有传染性

43. 患儿近日常感无力，精神萎靡，食欲不佳，并诉右上腹隐痛。检查：面色黄，肝于肋缘下 3cm 可触及，有压痛。实验室检查：尿胆红素（+），尿胆原（+）。应首先考虑的是
   A. 蚕豆病
   B. 胃炎
   C. 胆道蛔虫症
   D. 急性病毒性肝炎
   E. 胆结石

44. 下列各项，不符合淤胆型肝炎临床表现的是
   A. 黄疸深
   B. 自觉症状重
   C. 皮肤瘙痒
   D. 大便颜色变浅
   E. 血清胆红素升高

45. 男，40 岁，因反复机会性感染入院，检查发现患者伴发卡波西肉瘤，诊断应首先考虑
   A. 先天性胸腺发育不全
   B. 腺苷脱氨酶缺乏症
   C. X-性连锁低丙球血症
   D. 艾滋病
   E. 选择性 IgA 缺乏症

46. HIV 造成机体免疫功能损害主要侵犯的细胞是
   A. CD_4^+T 淋巴细胞
   B. CD_8^+T 淋巴细胞
   C. B 淋巴细胞
   D. NK 细胞
   E. 浆细胞

47. 普通型流脑临床特征性体征是皮肤
   A. 瘀点或瘀斑
   B. 水疱
   C. 黑痂
   D. 斑丘疹
   E. 脓肿

48. 高热、头痛、呕吐，全身皮肤散在瘀点，颈项强直，最可能的诊断是
   A. 结核性脑膜炎
   B. 流行性脑脊髓膜炎
   C. 流行性乙型脑炎
   D. 伤寒
   E. 中毒性细菌性痢疾

49. 下列有关伤寒肥达反应的描述，正确的是
   A. 只要阳性就有明确诊断价值
   B. 阴性结果即可除外伤寒
   C. 可根据"O"抗体效价的不同区别伤寒或副伤寒
   D. "H"抗体出现较早，消失快，更有利

于诊断

E. 检测 Vi 抗体可用于慢性带菌者的调查

50. 治疗伤寒应首选的药物是
   A. 头孢唑啉
   B. 氯霉素
   C. 链霉素
   D. 环丙沙星
   E. 庆大霉素

51. 下列中毒性细菌性痢疾的治疗措施错误的是
   A. 抗菌治疗
   B. 扩充血容量
   C. 纠正代谢性酸中毒
   D. 血管活性药物的应用
   E. 纠正代谢性碱中毒

52. 发生霍乱时，对疫区接触者的检疫期是
   A. 3 天
   B. 5 天
   C. 7 天
   D. 9 天
   E. 12 天

53. 下列不属急性重型肝炎典型表现的是
   A. 黄疸迅速加深
   B. 出血倾向明显
   C. 肝肿大
   D. 出现烦躁、谵妄等神经系统症状
   E. 急性肾功能不全

54. 嘶哑样咳嗽，可见于
   A. 急性喉炎
   B. 声带疾患
   C. 百日咳
   D. 胸膜炎
   E. 支气管扩张

55. 流行性出血热患者全身各组织器官都可有充血、出血、变性、坏死，表现最为明显的器官是
   A. 心
   B. 肺
   C. 肾
   D. 脑垂体
   E. 胃肠

56. 下列各项，不属中国古代医德思想内容的是
   A. 救死扶伤、一视同仁的道德准则
   B. 仁爱救人、赤诚济世的事业准则
   C. 清廉正直、不图钱财的道德品质
   D. 认真负责、一丝不苟的服务态度
   E. 不畏权贵、忠于医业的献身精神

57. 根据美国哈佛医学院提出的"脑死亡"概念，不能作为确诊"脑死亡"的条件的是
   A. 自主运动和自主呼吸消失
   B. 对外部刺激和内部需求毫无知觉和反应
   C. 体温低于 32.2 ℃ 或服用中枢抑制药物者
   D. 脑电波平直或等电位
   E. 诱导反射消失

58. 1976 年美国学者提出的医患关系基本模式是
   A. 主动 – 被动型，互相 – 合作型，平等参与型
   B. 主动 – 合作型，相互 – 指导型，共同参与型
   C. 主动 – 配合型，指导 – 合作型，共同参与型
   D. 主动 – 被动型，指导 – 合作型，共同参与型
   E. 主动 – 被动型，共同参与型，父权主

义型

59. 尊重患者知情同意权，其正确的做法是
    A. 婴幼患儿可以由监护人决定其诊疗方案
    B. 家属无承诺，即使患者本人知情同意也不得给予手术
    C. 对特殊急诊患者的抢救都同样对待
    D. 无须做到患者完全知情
    E. 只经患者同意即可手术

60. 我国依法制定卫生行政法规的国家机构是
    A. 国务院
    B. 卫生行政部门
    C. 最高人民法院
    D. 全国人大及其常委会
    E. 地方人民政府

61. 不属于卫生法基本原则的是
    A. 预防为主
    B. 保护社会健康
    C. 保护公良身体健康
    D. 兼顾经济与社会效益
    E. 公平原则

62. 根据违法行为的性质和危害程度的不同，法律责任分为
    A. 赔偿责任、补偿责任、刑事责任
    B. 经济责任、民事责任、刑事责任
    C. 行政处分、经济补偿、刑事责任
    D. 行政处罚、经济赔偿、刑事责任
    E. 民事责任、行政责任、刑事责任

63. 目前，我国卫生法规中所涉及的民事责任的主要承担方式是
    A. 恢复原状
    B. 赔偿损失
    C. 停止侵害
    D. 消除危险
    E. 支付违约金

64. 国家实行医师资格考试制度，目的是检查评价申请医师资格者是否具备
    A. 医学专业学历
    B. 取得医学专业技术职务的条件
    C. 从事医学专业教学、科研的资格
    D. 开办医疗机构的条件
    E. 从事医学实践必需的基本专业知识与能力

65. 受理申请医师注册的卫生行政部门对不符合条件不予注册的，应当自收到申请之日起多少日内给予申请人书面答复，并说明理由
    A. 15 日
    B. 20 日
    C. 30 日
    D. 40 日
    E. 45 日

66. 王某 1997 年于中医药大学毕业分配到市级中医院工作，并于 1998 年取得了中医师执业资格。《中华人民共和国执业医师法》施行当年，其依照有关开办医疗机构的规定申请个体开业。依据我国执业医师法的规定，卫生行政部门应
    A. 批准其个体行医资格申请
    B. 要求其应具备主治医师资格
    C. 要求其参加国家临床中医专业技术资格考试
    D. 要求其能保证个体行医质量，才能予以受理申请
    E. 要求其经执业医师注册后在医疗机构中执业满 5 年

67. 除特殊需要外，第一类精神药品的处方，每次不得超过多少日的常用量

A. 1 日
B. 3 日
C. 5 日
D. 7 日
E. 14 日

68. 依照《麻醉药品管理办法》的规定，麻醉药品的处方剂量，每张处方注射剂不得超过多少日的常用量
    A. 2 日
    B. 3 日
    C. 5 日
    D. 7 日
    E. 14 日

69. 某药店经营者为贪图利益而销售超过有效期的药品，结果造成患者服用后死亡的特别严重后果，依据《中华人民共和国刑法》，给经营者的刑罚是
    A. 处 3 年以下有期徒刑或拘役，并处罚金
    B. 处 3 年以上 7 年以下有期徒刑，并处罚金
    C. 处 3 年以上 10 年以下有期徒刑，并处罚金
    D. 处 10 年以上 20 年以下有期徒刑，并处罚金
    E. 处 10 年以上有期徒刑或无期徒刑，并处罚金

70. 制定《医院感染管理规范（试行）》的目的是
    A. 有效预防和控制医院感染，保障医疗安全，提高医疗质量
    B. 有效预防和控制传染性非典型肺炎的发生和流行
    C. 预防、控制和消除传染病的发生与流行，保障公众的身体健康和生命安全
    D. 有效预防、及时控制和清除突发公共卫生事件，保障公众身体健康与生命安全
    E. 有效预防和控制疾病，维护正常的社会秩序

71. 属于丙类传染病的病种是
    A. 艾滋病
    B. 肺结核
    C. 传染性非典型肺炎
    D. 人感染高致病性禽流感
    E. 流行性和地方性斑疹伤寒

72. 《中华人民共和国传染病防治法》规定应予以隔离治疗的是
    A. 疑似传染病患者
    B. 甲类传染病患者
    C. 甲类传染病患者和病原携带者
    D. 乙类传染病患者和病原携带者
    E. 除艾滋病患者、炭疽中的肺炭疽以外的乙类传染病患者

73. 《突发公共卫生事件应急条例》规定：突发事件应急工作应当遵循的原则是
    A. 完善并建立监测与预警手段
    B. 预防为主、常备不懈
    C. 积极预防、认真报告
    D. 及时调查、认真处理
    E. 监测分析、综合评价

74. 李某，自费学医后自行开业，因违反诊疗护理常规，致使患者死亡，追究其刑事责任的机关是
    A. 卫生行政部门
    B. 工商行政部门
    C. 医疗事故鉴定委员会
    D. 管辖地人民政府
    E. 管辖地人民法院

75. 必须按照国务院卫生行政部门的有关规

定，严格执行消毒隔离制度，防止发生院内感染和医源性感染的机构是
A. 疾病控制中心
B. 卫生监督所
C. 预防保健机构
D. 医疗保健机构
E. 卫生行政管理机构

76. 在使用辅助检查手段时，不适宜的是
A. 认真严格地掌握适应证
B. 可以广泛积极地依赖各种辅助检查
C. 有利于提高医生诊治疾病的能力
D. 必要检查能尽早确定诊断和进行治疗
E. 应从患者的利益出发决定该做的项目

77. 患者，男，45岁。咳嗽、咳痰5年。近3年每年持续咳嗽、咳痰3～4个月。肺部X线检查仅见肺纹理增粗。其诊断是
A. 肺结核
B. 支气管哮喘
C. 慢性支气管炎
D. 肺脓肿
E. 支气管扩张

78. 肺心病心功能失代偿期多表现为
A. 以右心衰竭为主
B. 低氧血症
C. 二氧化碳潴留
D. 全心衰竭
E. 肺水肿

79. 患者，男，60岁。有慢性支气管炎及肺心病病史。近1周感冒后出现咳嗽，吐黄痰，心悸气短加重，神志清，血气分析在正常范围。下列哪项治疗是错误的
A. 抗感染
B. 止咳
C. 祛痰
D. 呼吸兴奋剂

E. 氨茶碱

80. 下列关于哮喘持续状态的紧急处理哪项是错误的
A. 静滴地塞米松
B. 补充水、电解质
C. 纠正酸中毒
D. 吸氧
E. 口服氨茶碱

81. 患者，男，25岁。发热、咳嗽3天。检查：气管位置居中，右胸呼吸动度减弱，右中肺语颤增强，叩诊呈浊音，听诊可闻及湿啰音及支气管肺泡呼吸音。应首先考虑的是
A. 胸膜炎
B. 肺炎
C. 气胸
D. 肺不张
E. 肺结核

82. 患者，男，20岁。咳嗽伴低热，盗汗，乏力1个月，X线显示右肺上云雾状阴影。应首先考虑的是
A. 原发型肺结核
B. 血行播散型肺结核
C. 浸润型肺结核
D. 慢性纤维空洞型肺结核
E. 结核性胸膜炎

83. 患者，男，20岁。持续低热、盗汗2个月，咳嗽，痰中带血。应首先考虑的是
A. 肺癌
B. 肺结核
C. 肺脓肿
D. 肺梗塞
E. 支气管扩张

84. 患者，男，50岁。咳嗽2个月，痰中带

血，不发热，抗感染治疗效果不明显。3次X线检查均显示右肺中叶炎症。应首先考虑的是

A. 肺炎球菌肺炎
B. 肺结核
C. 肺脓肿
D. 肺癌
E. 支气管扩张

85. 患者，女，40岁。3年前发现患有风湿性心脏病，近半年来，体力活动明显受限，轻度活动即出现心悸、气短。其心功能为

A. Ⅰ级
B. Ⅱ级
C. Ⅲ级
D. Ⅳ级
E. 以上均非

86. 可直接导致意识障碍的心律失常是

A. 室性早搏
B. 房性早搏
C. 心室颤动
D. 右束支阻滞
E. 窦性心动过速

87. 患者，女，20岁。2周前开始咽痛，发热，双膝、踝、腕关节红、肿、热、痛。检查：体温38℃，心率90次/分，心律齐，未闻及器质性杂音，血沉30min/h。抗"O"800单位。治疗应首选

A. 糖皮质激素
B. 阿司匹林
C. 消炎痛
D. 硫唑嘌呤
E. 环磷酰胺

88. 患者，男，65岁。慢性支气管炎及高血压病史10年，近半年活动后自觉气短。

检查：血压160/95mmHg(21.3/12.6kPa)，心脏听诊未闻及器质性杂音，两肺听诊无异常，心电图及X线显示左心室增大。应首先考虑的是

A. 冠心病
B. 高血压性心脏病
C. 风心病
D. 肺心病
E. 病毒性心肌炎

89. 患者，男，40岁。十二指肠溃疡病史15年。近2个月来自感头痛、眩晕而就诊。检查：血压160/100mmHg，诊断为高血压，下列降压药应慎用的是

A. 利血平
B. 硝苯地平
C. 氢氯噻嗪
D. 肼苯酞嗪
E. 卡托普利

90. 患者，男，50岁。半年来经常突发胸骨后疼痛，有窒息感，持续1～5分钟，休息后迅速缓解。心电图示ST段下移及T波倒置。应首先考虑的是

A. 稳定型劳累性心绞痛
B. 初发劳累性心绞痛
C. 恶化型劳累性心绞痛
D. 自发性心绞痛
E. 急性心肌梗死

91. 消化性溃疡最常见的并发症是

A. 上消化道出血
B. 胃肠穿孔
C. 幽门梗阻
D. 癌变
E. 休克

92. 胃癌血行转移，首先转移到

A. 肝脏

B. 肺脏
C. 骨骼
D. 脑部
E. 卵巢

93. 天门冬酸氨基转移酶（AST）的正常参考值为
   A. < 10U/L
   B. < 20U/L
   C. < 30U/L
   D. < 40U/L
   E. < 50U/L

94. 患者近来尿少，大便反复带有鲜血，查体：面部有蜘蛛痣，左肋缘下触及脾脏，腹部叩诊出现移动性浊音。应首先考虑的是
   A. 肾病综合征
   B. 右心功能不全
   C. 肝硬化
   D. 慢性肾功能不全
   E. 乙型肝炎

95. 患者，男，45岁。因突然呕血入院。10年前患乙肝，因肝功能损害曾多次住院治疗。近感腹胀、乏力。查体：脾肿大，腹水。应首先考虑的是
   A. 肺结核慢性空洞咯血
   B. 胃溃疡出血
   C. 急性支气管炎出血
   D. 肝硬化，食管下端静脉丛破裂出血
   E. 十二指肠溃疡出血

96. 急性胰腺炎属于
   A. 感染性疾病
   B. 遗传性疾病
   C. 自身消化性疾病
   D. 免疫性疾病
   E. 结缔组织疾病

97. 慢性肾小球肾炎的主要发病机制是
   A. 链球菌感染
   B. 病毒感染
   C. 感染后免疫损害
   D. 霉菌感染
   E. 健存肾单位代偿性高负荷

98. 膀胱炎最易发生于
   A. 女性婴幼儿
   B. 50岁以上男性
   C. 育龄妇女
   D. 老年妇女
   E. 青年男性

99. 患者，女，32岁。近2年来间断发生尿路刺激症状，不发热。尿液检查可见白细胞与颗粒管型。应首先考虑的是
   A. 急性肾炎
   B. 慢性肾炎
   C. 急性肾盂肾炎
   D. 慢性肾盂肾炎
   E. 急性膀胱炎

100. 原发性再障的病因是
   A. 化学物质
   B. 医用药物
   C. 放射线
   D. 病毒感染
   E. 以上均非

101. 患者因腹胀、全身疼痛就诊。检查：脾肋缘下6cm，血液白细胞计数 160×10^9/L，可见各阶段幼稚粒细胞少许。应首先考虑的是
   A. 脾功能亢进
   B. 门脉性肝硬化
   C. 急性粒细胞白血病
   D. 慢性粒细胞白血病
   E. 急性淋巴细胞白血病

102. 患者，女，30岁。因进食海鲜后，四肢出现出血点，对称分布。检查：血象嗜酸粒细胞偏高，骨髓象正常，毛细血管脆性试验阳性。应首先考虑的是
   A. 过敏性紫癜
   B. 败血症
   C. 急性粒细胞白血病
   D. 急性型原发性血小板减少性紫癜
   E. 慢性型原发性血小板减少性紫癜

103. 甲亢患者，给予他巴唑20mg，一日3次，在家中治疗。半月后应到医院复查
   A. 心率、心律
   B. 心电图
   C. 甲状腺大小
   D. 白细胞计数
   E. 突眼程度

104. 患者，男，45岁。肥胖体形，无症状，健康查体时发现尿糖阳性，空腹血糖稍高，葡萄糖耐量降低。其诊断是
   A. 2型糖尿病
   B. 1型糖尿病
   C. 糖尿病酮症酸中毒
   D. 肾炎
   E. 肾病

105. 患者，男，40岁。近年来反复发作全身强直，阵挛，昏睡。本次发作强直，阵挛持续时间达90分钟以上。应首先考虑的是
   A. 癔病性发作
   B. 癫痫合并低钙血症
   C. 急性脑出血
   D. 急性脑栓塞
   E. 癫痫持续状态

106. 患者，男，60岁。慢性支气管炎病史20年。近半年活动后心悸，气短。查体：有肺气肿体征，两肺散在干、湿啰音。剑突下可见心尖搏动，肺动脉瓣区第二心音亢进。应首先考虑的是
   A. 冠心病
   B. 肺心病
   C. 风心病
   D. 高血压性心脏病
   E. 心肌炎

107. 哮喘持续状态是指重度哮喘发作持续时间超过
   A. 8小时
   B. 12小时
   C. 24小时
   D. 36小时
   E. 48小时

108. 患者，男，20岁。突发胸闷，气急，咳嗽。听诊：两肺满布哮鸣音。应首先考虑的是
   A. 急性支气管炎
   B. 慢性支气管炎喘息型
   C. 心源性哮喘
   D. 支气管哮喘
   E. 支气管肺癌

109. 患者，男，60岁。慢性支气管炎病史20年，肺心病病史5年。近1周感冒后咳嗽，吐黄痰，心悸气短加重。下列哪项治疗原则是最重要的
   A. 止咳
   B. 祛痰
   C. 抗感染
   D. 强心
   E. 利尿

110. 外源性哮喘的临床表现是
   A. 多见于青壮年
   B. 常于冬季或气候骤变时发病

C. 前驱症状后发病急,缓解快
D. 有呼吸道感染症状
E. 起病慢,症状缓解后哮鸣音可持续多时

111. 患者,男,20岁。反复咳嗽、咳痰量多已2年。今天突然咯鲜血300mL。无发热,不消瘦。听诊:右下肺闻及小水泡音。应首先考虑的是
    A. 大叶性肺炎
    B. 肺结核
    C. 支气管扩张
    D. 风湿性心脏病二尖瓣狭窄
    E. 肺脓肿

112. 患者,男,60岁。咳嗽,吐痰,反复发作5年,近1周症状加重。检查:体温正常,两肺散在干、湿啰音。血白细胞$11.0×10^9/L$,中性粒细胞0.8。应首先考虑的是
    A. 急性支气管炎
    B. 慢性支气管炎急性发作
    C. 肺结核
    D. 支气管哮喘
    E. 肺癌

113. 诊断肺心病的主要依据是
    A. 长期肺结核病
    B. 长期慢性支气管炎
    C. 肺动脉高压及右心室肥大
    D. 肺动脉狭窄
    E. 两下肢浮肿

114. 肺炎链球菌肺炎首选的抗生素是
    A. 红霉素
    B. 青霉素
    C. 氯霉素
    D. 氨基糖苷类抗生素
    E. 阿奇霉素

115. 内源性哮喘的临床表现是
    A. 多见于儿童与青少年
    B. 常于春、秋季发病
    C. 可有前驱症状
    D. 起病慢,较多见哮喘持续状态
    E. 发病急,症状缓解快

116. 下列哪项属于非感染性发热的疾病
    A. 肺结核
    B. 肺炎
    C. 急性肾盂肾炎
    D. 伤寒
    E. 血清病

117. 体温在39℃以上,一日内波动范围超过2℃者,多见于
    A. 风湿热
    B. 伤寒
    C. 疟疾
    D. 大叶性肺炎
    E. 中暑

118. 下列关于溶血性黄疸的叙述,正确的是
    A. 直接迅速反应阳性
    B. 尿中结合胆红素阴性
    C. 血中非结合胆红素不增加
    D. 尿胆原阴性
    E. 大便呈灰白色

119. 患儿,男,10岁。皮肤黄染伴右上腹绞痛2天。实验室检查:尿胆红素(+),尿胆原(−)。应首先考虑的是
    A. 蚕豆病
    B. 胃炎
    C. 胆道蛔虫症
    D. 急性病毒性肝炎
    E. 遗传性球形红细胞增多症

120. 咳嗽带有鸡鸣样吼声,可见于

A. 急性喉炎
B. 声带疾患
C. 百日咳
D. 胸膜炎
E. 支气管扩张

121. 心功能不全肺淤血时，在痰中出现的是
    A. 白细胞
    B. 夏科-雷登结晶体
    C. 上皮细胞
    D. 色素细胞
    E. 杜什曼螺旋体

122. 我国最常见的咯血原因是
    A. 支气管扩张
    B. 肺结核
    C. 二尖瓣狭窄
    D. 肺脓肿
    E. 支气管肺癌

B 型题

答题说明

以下提供若干组考题，每组考题共用在考题前列出的 A、B、C、D、E 五个备选答案。请从中选择一个与问题关系最密切的答案，并在答题卡上将相应题号的相应字母所属方框涂黑。每个备选答案可能被选择一次、多次或不被选择。

（123～124题共用备选答案）
A. 呼吸道感染
B. 心力衰竭
C. 心律不齐
D. 亚急性感染性心内膜炎
E. 栓塞

123. 风心病最常见的并发症是
124. 风心病二尖瓣狭窄伴房颤最易出现

（125～126题共用备选答案）
A. ST段下移
B. ST段明显上抬，呈弓背向上的单向曲线
C. T波低平
D. T波倒置
E. 异常深而宽的Q波

125. 急性心肌梗死心肌损伤的心电图改变是
126. 急性心肌梗死心肌坏死的心电图改变是

（127～128题共用备选答案）
A. 咳铁锈色痰
B. 咳粉红色泡沫痰
C. 咯吐大量鲜血
D. 咳大量脓痰
E. 干咳无痰

127. 急性左心功能不全，常伴有
128. 肺炎球菌肺炎，常伴有

（129～130题共用备选答案）
A. 苦笑面容
B. 伤寒面容
C. 甲亢面容
D. 二尖瓣面容
E. 慢性病面容

129. 消瘦，两眼球突出，兴奋不安，呈惊恐貌，多见于
130. 两颧紫红，口唇发绀，多见于

（131～132题共用备选答案）
A. HBsAg（+）
B. 抗-HBs（+）
C. HBeAg（+）
D. 抗-HBe（-）
E. 抗-HBe（+）

131. 作为机体获得对 HBV 免疫力及乙型肝炎患者痊愈的指标是
132. HBV 感染进入后期与传染减低的指标是

（133～134题共用备选答案）
A. 肺大疱
B. 肺脓肿
C. 浸润型肺结核空洞形成
D. 慢性纤维空洞型肺结核
E. 周围型肺癌空洞形成

133. X线下见右上肺有多发的厚壁空洞，周围有较广泛的纤维条索影，应首先考虑的是
134. X线下见右下肺出现大片的浓密阴影，其内见一个含有液平面的圆形空洞，洞内壁光整，洞壁较厚，应首先考虑的是

（135～136题共用备选答案）
A. 脉搏短绌
B. 水冲脉
C. 奇脉
D. 颈静脉搏动
E. 交替脉

135. 主动脉瓣关闭不全，多表现为
136. 缩窄性心包炎，多表现为

（137～138题共用备选答案）
A. 劣药
B. 假药
C. 保健药品
D. 非处方用药
E. 特殊药品

137. 药品所含成分的名称与国家药品标准或者省、自治区、直辖市药品标准规定不符合的是
138. 药品成分的含量与国家药品标准或者省、自治区、直辖市药品标准规定不符合的是

（139～140题共用备选答案）
A.《省心录·论医》
B.《备急千金要方》
C.《外科正宗》
D.《本草纲目》
E.《迈蒙尼提斯祷文》

139. "无恒德者，不可以作医，人命死生之系。"出自的著作是
140. "启我爱医术，复爱世间人，愿绝名利心，尽力为患者，无分爱与憎，不问富与贫，凡诸疾病者，一视如同仁。"出自的著作是

（141～142题共用备选答案）
A. 医患关系是一种民事法律关系
B. 医患关系是具有道德意义较强的社会关系
C. 医患关系是一种商家与消费者的关系
D. 医患关系是包括非技术性和技术性方面的关系
E. 医患关系是患者与治疗者在诊疗和保健中所建立的联系

141. 反映医患关系本质的是
142. 概括医患关系内容的是

（143～144题共用备选答案）
A. 长期、反复咳嗽、咳痰
B. 反复咳嗽、咳痰，喘息，并伴有哮鸣音
C. 咳嗽、咳痰，伴长期午后低热，消瘦、盗汗
D. 发作性带哮鸣音的呼气性呼吸困难
E. 夜间熟睡后突然憋醒，伴咳嗽、咳痰

143. 支气管哮喘的临床表现是
144. 慢性支气管炎喘息型的临床表现是

（145～146题共用备选答案）
A. 轻度水肿

B. 大量蛋白尿
C. 中度以上高血压
D. 肾功能衰竭
E. 贫血

145. 慢性肾小球肾炎高血压型的主要特点是
146. 慢性肾小球肾炎肾病型的主要特点是

（147～148题共用备选答案）
A. 瞳孔扩大
B. 瞳孔缩小
C. 瞳孔呈白色
D. 两瞳孔大小不等
E. 瞳孔形状不规则

147. 有机磷农药中毒的瞳孔变化是
148. 阿托品中毒的瞳孔变化是

（149～150共用备选答案）
A. 高热
B. 抽搐
C. 三偏征
D. 脑膜刺激征明显
E. 脑脊液大多正常

149. 蛛网膜下腔出血的体征是
150. 内囊区出血的表现是

试卷标识码：

中医执业医师资格考试
最后成功四套胜卷（四）

（医学综合考试部分）

第一单元

考生姓名：＿＿＿＿＿＿＿＿
准考证号：＿＿＿＿＿＿＿＿
考　　点：＿＿＿＿＿＿＿＿
考　场　号：＿＿＿＿＿＿＿＿

A1 型题

答题说明

每一道考试题下面有 A、B、C、D、E 五个备选答案。请从中选择一个最佳答案，并在答题卡上将相应题号的相应字母所属的方框涂黑。

1. 因中气下陷所致的久痢、脱肛及子宫下垂，都可采用升提中气法治疗，此属于
   A. 因人制宜
   B. 同病异治
   C. 异病同治
   D. 审因论治
   E. 虚则补之

2. 言脏腑之阴阳，脾为
   A. 阴中之阳
   B. 阴中之阴
   C. 阴中之至阴
   D. 阳中之阴
   E. 阳中之阳

3. "重阴必阳，重阳必阴"说明了阴阳之间的哪种关系
   A. 相互交感
   B. 对立制约
   C. 互根互用
   D. 消长平衡
   E. 相互转化

4. 按五行属性分类，五化中属土者是
   A. 生
   B. 长
   C. 化
   D. 收
   E. 藏

5. 五行中火的"所胜"是
   A. 水
   B. 木
   C. 土
   D. 金
   E. 火

6. 下列哪项在心主血脉中起关键作用
   A. 心血充盈
   B. 心气充沛
   C. 心神安宁
   D. 心搏如常
   E. 脉道通利

7. 肺主通调水道的功能主要依赖于
   A. 肺主一身之气
   B. 肺司呼吸
   C. 肺输精于皮毛
   D. 肺朝百脉
   E. 肺主宣发和肃降

8. 与血液生成关系最密切的脏是
   A. 心
   B. 肺
   C. 脾
   D. 肝
   E. 肾

9. 肝主疏泄的基本生理功能是
   A. 调畅情志活动
   B. 调畅全身气机
   C. 促进脾胃运化
   D. 促进血行和津液代谢
   E. 调节月经和精液的排泄

10. 下列关于五脏所藏的叙述，错误的是
    A. 心藏神
    B. 肝藏魂

C. 肺藏魄
D. 脾藏意
E. 肾藏智

11. 被称为先天之本的脏是
    A. 肾
    B. 脾
    C. 心
    D. 肝
    E. 肺

12. 有主水和纳气功能的脏是
    A. 肝
    B. 心
    C. 脾
    D. 肺
    E. 肾

13. 患者，女，25岁。口舌生疮，心烦失眠，小便黄赤，尿道灼热涩痛，口渴，舌红无苔，脉数。其病位在
    A. 心、脾
    B. 心、胃
    C. 心、膀胱
    D. 心、小肠
    E. 心、肾

14. 下列哪项是胃的生理功能
    A. 水谷精微的转输
    B. 水谷的受纳和腐熟
    C. 水液的吸收和转输
    D. 脏器位置的维系
    E. 血液的统摄

15. 脏腑关系中，被称为"燥湿相济"的是
    A. 肺与大肠
    B. 肾与膀胱
    C. 心与肾
    D. 肺与肝

E. 脾与胃

16. 具有推动呼吸和血行功能的气是
    A. 心气
    B. 肺气
    C. 营气
    D. 卫气
    E. 宗气

17. 中医治疗血虚证时，常加入一定量的补气药，其根据是
    A. 气能生血
    B. 血能生气
    C. 血能载气
    D. 气能行血
    E. 气能摄血

18. 足厥阴肝经与足太阴脾经循行交叉，变换前中位置，是在
    A. 外踝上8寸处
    B. 内踝上2寸处
    C. 内踝上3寸处
    D. 内踝上5寸处
    E. 内踝上8寸处

19. 最易导致病位游走不定的外邪是
    A. 暑
    B. 燥
    C. 湿
    D. 风
    E. 寒

20. 《素问·阴阳应象大论》的内容，"少火"能够
    A. 食气
    B. 生气
    C. 生津
    D. 化血
    E. 化精

21.《素问·太阴阳明论》所述脾与季节的关系是
   A. 脾主长夏
   B. 脾主四时
   C. 脾不主时
   D. 脾主四时末十八日
   E. 以上都不是

22.《素问·热论》中强调伤寒已满三日者方可施用
   A. 发汗法
   B. 解表法
   C. 通便法
   D. 泄热法
   E. 和解法

23. 据《素问·汤液醪醴论》所述，水肿的治疗原则主要是
   A. 平治于权衡
   B. 缪刺其处，以复其形
   C. 微动四极
   D. 温衣
   E. 开鬼门，洁净府

24. 太阳病出现最早和贯穿始终的症状是
   A. 头痛
   B. 恶寒
   C. 项强
   D. 脉浮
   E. 发热

25. 麻黄汤中杏仁的主要作用为
   A. 发卫气之闭以开腠理
   B. 透营分之郁以畅营阴
   C. 甘缓和中
   D. 调和诸药
   E. 降气平喘

26. 患者身热不显，心下硬满，按之疼痛，舌苔黄滑腻，脉浮滑。选方最宜
   A. 大陷胸汤
   B. 半夏厚朴汤
   C. 小陷胸汤
   D. 十枣汤
   E. 小柴胡汤

27. 患者，男，50岁。身黄，黄色鲜明如橘子色，伴见汗出不彻，发热，口渴，心烦，大便秘结，小便黄赤不利，舌红苔黄。选方最宜
   A. 小柴胡汤
   B. 茵陈蒿汤
   C. 栀子柏皮汤
   D. 吴茱萸汤
   E. 麻黄连轺赤小豆汤

28. 患者腹满，伴腹泻便溏，手足不温，口不渴，脉沉缓而弱，苔薄白，选方最宜
   A. 小建中汤
   B. 厚朴生姜半夏甘草人参汤
   C. 理中汤
   D. 温脾汤
   E. 吴茱萸汤

29. 苓桂术甘汤证与真武汤证均为阳虚饮停为患，对其区别叙述不正确的是
   A. 前者病变重点在脾，后者病变重点在肾
   B. 前者为脾阳虚而水停心下，后者为肾阳虚而水泛全身
   C. 前者病情重，后者病情轻
   D. 前者水停中焦，后者水停下焦
   E. 前者有心下逆满，起则头眩，后者有水肿，振振欲擗地，四肢沉重疼痛

30. 百合病"百脉一宗，悉致其病"，其中"一宗"是指
   A. 先天之本肾脏

B. 主血脉的心脏
C. 朝百脉的肺脏
D. 包括心肺两脏
E. 宗气

31. 桂枝加龙骨牡蛎汤证的病机是
    A. 阴阳两虚
    B. 肝肾阴虚
    C. 心肾阳虚
    D. 心脾气虚
    E. 阴虚阳亢

32. 患者，口渴多饮，小便反多，饮水一斗，小便一斗。选方最宜
    A. 栝蒌瞿麦丸
    B. 白虎汤
    C. 肾气丸
    D. 五苓散
    E. 猪苓汤

33. 妇人表现为哭笑无常，急躁易怒，心烦失眠，呵欠连连，胡言乱语。选方最宜
    A. 半夏厚朴汤
    B. 甘麦大枣汤
    C. 小柴胡汤
    D. 旋覆代赭汤
    E. 百合地黄汤

34. 关于叶天士温邪内传营血分的证治说法错误的是
    A. 所提出的"撤去气药"指完全不能治疗气分证的药物
    B. 所说"透斑"是指用清热解毒、凉血透邪之法透达热邪
    C. 从湿热陷入者，宜凉血清热方配犀角、花露等药物清泄芳化
    D. 对于老年人或素体虚寒者，可人中黄取代金汁
    E. 若热毒壅盛内结，加入金汁以加强清

热凉血解毒之功

35. 多发于春末夏初感染温热病邪，表现为热象较高的一种温病
    A. 温热
    B. 湿温
    C. 温疟
    D. 温疫
    E. 温毒

36. 患者症见面目俱赤，语声重浊，呼吸俱粗，大便闭，小便涩，舌苔老黄，但恶热，不恶寒，日晡更剧。选方最宜
    A. 大承气汤
    B. 白虎汤
    C. 小承气汤
    D. 麻子仁丸
    E. 白虎加人参汤

37. 吴氏指出三焦分证在治疗上的主要特点，治中焦如
    A. 权
    B. 羽
    C. 衡
    D. 雾
    E. 渎

38. 下列哪项不属于谵妄的表现
    A. 意识大部分丧失
    B. 谵语
    C. 躁动不安
    D. 意识模糊
    E. 错觉

39. 邪热夹酒毒上壅的舌象是
    A. 舌色青紫
    B. 舌色晦暗
    C. 舌紫肿胀
    D. 舌脉粗长

E. 舌多瘀斑

40. 下列除哪项外，均是舌颤动的病因
    A. 气血两虚
    B. 亡阳伤津
    C. 热极生风
    D. 酒毒所伤
    E. 心脾有热

41. 患者腹部痞胀，纳呆呕恶，肢体困重，身热起伏，汗出热不解，尿黄便溏。其舌象应是
    A. 舌红苔黄腻
    B. 舌红苔黄糙
    C. 舌绛苔少而干
    D. 舌绛苔少而润
    E. 舌红苔白而干

42. 语言謇涩，病因多属
    A. 热扰心神
    B. 痰火扰心
    C. 风痰阻络
    D. 心气不足
    E. 心阴大伤

43. 言语轻迟低微，欲言不能复言者，称为
    A. 郑声
    B. 谵语
    C. 错语
    D. 夺气
    E. 独语

44. 胃热患者，其口气为
    A. 酸臭
    B. 奇臭
    C. 臭秽
    D. 腥臭
    E. 腐臭

45. 下列哪项不属于滑脉所主病证
    A. 痰饮
    B. 食滞
    C. 实热
    D. 疟疾
    E. 恶阻

46. 腹胀满，无压痛，叩之作空声，可见于
    A. 水臌
    B. 气胀
    C. 痰饮
    D. 积聚
    E. 内痈

47. 下列哪项是虚热证与实热证的鉴别要点
    A. 发热口干
    B. 盗汗颧红
    C. 大便干结
    D. 小便短赤
    E. 舌红而干

48. 下列除哪项外，都是虚寒证的临床表现
    A. 畏寒喜暖
    B. 口淡不渴
    C. 脉沉而紧
    D. 小便清长
    E. 大便溏薄

49. 久病患者，纳食减少，疲乏无力，腹部胀满，但时有缓减，腹痛而喜按，舌胖嫩而苔润，脉细弱而无力。其病机是
    A. 真实假虚
    B. 真实病证
    C. 真虚假实
    D. 真虚病证
    E. 虚中夹实

50. 暑淫证候的表现是
    A. 头昏沉，嗜睡，胸脘痞闷

B. 口渴饮水，口唇鼻咽干燥
C. 发热恶热，汗出，气短神疲
D. 突发皮肤瘙痒、丘疹
E. 肠鸣腹泻，脘腹拘急冷痛

51. 患者恶寒发热，无汗，头痛，身痛，喘咳。其证候是
   A. 湿淫证候
   B. 暑淫证候
   C. 寒淫证候
   D. 风淫证候
   E. 燥淫证候

52. 患者头晕目花，少气倦怠，腹部有坠胀感，脱肛，舌淡苔白，脉弱。其证候是
   A. 气滞
   B. 气虚
   C. 气陷
   D. 气结
   E. 气逆

53. 患者，男，60岁。腹胀大如鼓，按之如囊裹水，有波动感。应首先考虑的是
   A. 水饮
   B. 痞满
   C. 积聚
   D. 水臌
   E. 内痈

54. 齿燥如枯骨者，属
   A. 热盛伤津
   B. 阳明热盛
   C. 肾阴枯涸
   D. 胃阴不足
   E. 肾气虚乏

55. 患者，男，70岁。神志痴呆，表情淡漠，举止失常，面色晦滞，胸闷泛恶，舌苔白腻，脉滑。其病机是

A. 痰迷心窍
B. 痰火扰心
C. 心血瘀阻
D. 肾精亏虚
E. 心脾两虚

56. 患者，女，36岁，已婚。面色萎黄，神疲乏力，气短懒言，食少便溏，月经淋沥不断，经血色淡，舌淡无苔，脉沉细无力。其病机是
   A. 脾不统血
   B. 脾肾阳虚
   C. 气血两虚
   D. 脾肺气虚
   E. 肝血不足

57. 患者，男，45岁。平日急躁易怒，今日因事与人争吵时突感头晕，站立不住，面赤如醉，舌体颤动，脉弦。其证候是
   A. 肝火上炎
   B. 肝阳上亢
   C. 热极生风
   D. 肝阳化风
   E. 肝气郁结

58. 患者，女，56岁。咳喘10年，伴见胸闷心悸，咳痰清稀，声低乏力，面白神疲，舌质淡白，脉弱。其证候是
   A. 心肺气虚
   B. 肺气虚
   C. 寒邪客肺
   D. 脾肺气虚
   E. 肾不纳气

59. 患儿，3岁。发育迟缓，坐、立、行走、牙齿的发育都迟于同龄小儿，颈项痿软，天柱骨倒，不能行走，舌淡苔薄。其证候是
   A. 脾肾气虚

B. 气血虚弱
C. 肝肾不足
D. 心血不足
E. 肾阳亏虚

60. 下列各组药物不属于配伍禁忌的是
    A. 川贝母与川乌
    B. 藜芦与赤芍
    C. 肉桂与赤石脂
    D. 水银与砒霜
    E. 硫黄与厚朴

61. "十九畏"中,人参"畏"的是
    A. 三棱
    B. 朴硝
    C. 硫黄
    D. 五灵脂
    E. 密陀僧

62. 辛夷入汤剂宜
    A. 烊化
    B. 冲服
    C. 后下
    D. 包煎
    E. 先煎

63. 下列解表药中兼有化湿和中功效的是
    A. 紫苏
    B. 香薷
    C. 生姜
    D. 白芷
    E. 防风

64. 患者外感风寒,恶寒发热,头身疼痛,无汗,喘咳。治疗宜选用
    A. 麻黄
    B. 桂枝
    C. 细辛
    D. 杏仁
    E. 白前

65. 治疗外感发热,邪郁肌腠,项背强痛者,应首选
    A. 荆芥
    B. 白芷
    C. 薄荷
    D. 葛根
    E. 柴胡

66. 具有凉血功效的药物是
    A. 石膏
    B. 知母
    C. 芦根
    D. 天花粉
    E. 栀子

67. 功能泻火除烦,善于清泻三焦火邪的药物是
    A. 栀子
    B. 决明子
    C. 金银花
    D. 夏枯草
    E. 芦根

68. 下列清热解毒药中,兼有止血功效的是
    A. 穿心莲
    B. 秦皮
    C. 白鲜皮
    D. 熊胆
    E. 马齿苋

69. 治疗大头瘟毒,头面红肿,咽喉不利,宜首选
    A. 穿心莲
    B. 板蓝根
    C. 金银花
    D. 山豆根
    E. 蒲公英

70. 具有养阴生津功效的药物是
    A. 生地黄
    B. 牡丹皮
    C. 赤芍
    D. 紫草
    E. 金银花

71. 独活具有的功效是
    A. 活血
    B. 行气
    C. 化痰
    D. 泻下
    E. 解表

72. 桑寄生、五加皮除均可祛风湿外，还具有的功效是
    A. 清热安胎
    B. 利尿消肿
    C. 定惊止痉
    D. 温通经络
    E. 补肝肾，强筋骨

73. 患者，女，58岁。因暑天乘凉饮冷，出现恶寒发热，头痛脘痞，恶心，呕吐频作，食少泄泻，舌苔腻，脉濡。治疗应首选
    A. 黄连
    B. 藿香
    C. 生姜
    D. 竹茹
    E. 紫苏

74. 滑石具有的功效是
    A. 清热除痹
    B. 清肝明目
    C. 清肺化痰
    D. 清热凉血
    E. 清解暑热

75. 金钱草具有的功效是
    A. 清肺润燥
    B. 清肺化痰
    C. 泄热通便
    D. 解毒消肿
    E. 清热解暑

76. 肉桂具有的功效是
    A. 温通经脉
    B. 回阳救逆
    C. 温肺化饮
    D. 疏肝下气
    E. 温中降逆

77. 患者呕吐吞酸，嗳气频繁，胸胁闷痛，脉弦。治疗应选用
    A. 干姜
    B. 高良姜
    C. 吴茱萸
    D. 丁香
    E. 小茴香

78. 下列各项，不属青皮主治病证的是
    A. 胸胁胀痛
    B. 乳房胀痛
    C. 食积腹痛
    D. 疝气疼痛
    E. 呕吐呃逆

79. 患者胁肋胀痛，常因情志变动而痛有增减，胸闷不舒，嗳气吞酸，饮食减少，舌红苔薄黄，脉弦数。治疗应选用
    A. 川楝子
    B. 陈皮
    C. 木香
    D. 佛手
    E. 枳实

80. 治疗外感表证兼有食积者，宜选用的药

物是
A. 神曲
B. 麦芽
C. 青皮
D. 莪术
E. 山楂

81. 具有行气消积功效的药物是
A. 使君子
B. 苦楝皮
C. 槟榔
D. 贯众
E. 雷丸

82. 既能解毒消痈，又能凉血止血的药物是
A. 侧柏叶、茜草
B. 艾叶、炮姜
C. 三七、蒲黄
D. 紫草、赤芍
E. 大蓟、小蓟

83. 既能活血定痛，又能敛疮生肌的药物是
A. 三七
B. 茜草
C. 红花
D. 血竭
E. 桃仁

84. 患者经期小腹胀痛拒按，胸胁乳房胀痛，经行不畅，月经色紫暗、有块，舌质紫暗，脉弦。治疗应选用
A. 肉桂
B. 艾叶
C. 牡丹皮
D. 川芎
E. 青皮

85. 桃仁与红花共同的功效是
A. 活血祛瘀

B. 化瘀止血
C. 利尿消肿
D. 润肠通便
E. 止咳平喘

86. 长于治疗寒痰咳喘、胸满胁痛的药物是
A. 白芥子
B. 紫苏子
C. 杏仁
D. 葶苈子
E. 桔梗

87. 具有清热化痰功效的药物是
A. 海藻
B. 竹沥
C. 贝母
D. 昆布
E. 瓜蒌

88. 患者失眠，健忘，心悸，自汗出。治疗应选用
A. 朱砂
B. 酸枣仁
C. 合欢皮
D. 远志
E. 磁石

89. 既能息风止痉，又能祛风湿、止痹痛的药物是
A. 羚羊角
B. 石决明
C. 决明子
D. 天麻
E. 珍珠

90. 苍术具有的功效是
A. 消积平喘
B. 利水消肿
C. 行气止呕

D. 燥湿健脾
E. 温中截疟

91. 太阳病，发汗未愈，风寒入里化热，身热不解，汗出而喘，舌苔薄白，脉滑数者。治疗应选用
  A. 泻白散
  B. 葛根黄芩黄连汤
  C. 麻黄杏仁甘草石膏汤
  D. 桂枝加厚朴杏子汤
  E. 小青龙加石膏汤

92. 桑菊饮与桑杏汤中均含有的药物是
  A. 杏仁
  B. 桔梗
  C. 象贝
  D. 连翘
  E. 苇根

93. 不属于济川煎组成药物的是
  A. 芍药
  B. 牛膝
  C. 泽泻
  D. 升麻
  E. 枳壳

94. 柴葛解肌汤与大柴胡汤的组成药物中均含有的是
  A. 枳实、芍药
  B. 桔梗、芍药
  C. 黄芩、半夏
  D. 黄芩、桔梗
  E. 黄芩、芍药

95. 体现寒热并用、辛开苦降、消补兼施配伍特点的方剂是
  A. 半夏泻心汤
  B. 生姜泻心汤
  C. 甘草泻心汤

D. 健脾丸
E. 枳实消痞丸

96. 组成药物中含有连翘的方剂是
  A. 温胆汤
  B. 凉膈散
  C. 清骨散
  D. 温脾汤
  E. 清胃散

97. 下列方剂，组成药物中不含有栀子的是
  A. 茵陈蒿汤
  B. 八正散
  C. 凉膈散
  D. 龙胆泻肝汤
  E. 仙方活命饮

98. 芍药汤与白头翁汤的组成中，均含有的药物是
  A. 大黄
  B. 秦皮
  C. 黄连
  D. 黄芩
  E. 黄柏

99. 大建中汤的组成药物是
  A. 生附子、干姜、肉桂、炙甘草
  B. 蜀椒、人参、干姜、胶饴
  C. 蜀椒、人参、干姜、炙甘草
  D. 蜀椒、生附子、肉桂、胶饴
  E. 干姜、人参、桂枝、胶饴

100. 下列各项中，属于四逆汤主治病证临床表现的是
  A. 神衰欲寐
  B. 脐腹痛
  C. 心下满痛
  D. 泻利下重
  E. 烦躁欲死

101. 胶艾汤主治证的病机是
    A. 冲任虚损
    B. 脾阳不足
    C. 血热妄行
    D. 肝火犯肺
    E. 下焦瘀热

102. 玉屏风散与牡蛎散相同的功用是
    A. 固表
    B. 涩肠
    C. 止遗
    D. 固冲
    E. 补肾

103. 下列各项，不属六味地黄丸主治证临床表现的是
    A. 腰膝酸软，盗汗遗精
    B. 耳鸣耳聋，头晕目眩
    C. 骨蒸潮热，手足心热
    D. 小便不利或反多
    E. 舌红少苔，脉沉细数

104. 逍遥散与一贯煎相同的功用是
    A. 和营
    B. 益气
    C. 滋阴
    D. 疏肝
    E. 补脾

105. 四神丸的组成药物中含有
    A. 草豆蔻
    B. 白豆蔻
    C. 肉豆蔻
    D. 砂仁
    E. 厚朴

106. 固冲汤的组成药物中不含有的是
    A. 白术
    B. 生黄芪
    C. 五味子
    D. 海螵蛸
    E. 山萸肉

107. 甘麦大枣汤的主治病证是
    A. 肠风
    B. 喑痱
    C. 脏毒
    D. 脏躁
    E. 梅核气

108. 下列除哪项外，均是至宝丹的功用
    A. 清热
    B. 开窍
    C. 通便
    D. 化浊
    E. 解毒

109. 苏子降气汤中配伍当归和肉桂的意义是
    A. 温肾纳气
    B. 养血补肝
    C. 温补下虚
    D. 祛痰止咳
    E. 温肾祛寒

110. 旋覆花、代赭石在旋覆代赭汤中的配伍意义是
    A. 温胃化痰止呕
    B. 平冲降逆止呕
    C. 祛痰降逆和胃
    D. 镇冲逆除噫气
    E. 化痰消食和胃

111. 组成药物中含有炮姜、川芎的方剂是
    A. 生化汤
    B. 温经汤
    C. 血府逐瘀汤
    D. 通窍活血汤
    E. 身痛逐瘀汤

112. 槐花散的功用有
 A. 祛湿排脓
 B. 清热解毒
 C. 行气解郁
 D. 疏风下气
 E. 解表散邪

113. 大定风珠的组成药物中含有
 A. 柏子仁
 B. 桃仁
 C. 郁李仁
 D. 杏仁
 E. 麻子仁

114. 补中益气汤有，而参苓白术散没有的功用是
 A. 和营
 B. 益气
 C. 滋阴
 D. 升阳
 E. 止泻

115. 百合固金汤的主治证候中常见
 A. 咳痰带血
 B. 干咳无痰
 C. 咳痰黄稠
 D. 咳痰不爽
 E. 咳喘

116. 二妙散的功用是
 A. 清热利水
 B. 清热燥湿
 C. 清热养阴
 D. 利湿消肿
 E. 解毒化湿

117. 白术与苍术并用的方剂是
 A. 健脾丸
 B. 完带汤
 C. 参苓白术散
 D. 藿香正气散
 E. 九味羌活汤

118. 清气化痰丸的主治证候中，不包括的是
 A. 胸膈痞满
 B. 舌苔白腻
 C. 脉象滑数
 D. 咳嗽痰黄
 E. 小便短赤

119. 健脾丸的组成药物中含有
 A. 薏苡仁
 B. 莱菔子
 C. 鸡内金
 D. 黄芪
 E. 黄连

120. 乌梅丸主治证候中可见
 A. 虚烦不寐
 B. 食入吐蛔
 C. 四肢欠温
 D. 胸痛满闷
 E. 嗳气吞酸

B 型题

答题说明
以下提供若干组考题，每组考题共用在考题前列出的 A、B、C、D、E 五个备选答案。请从中选择一个与问题关系最密切的答案，并在答题卡上将相应题号的相应字母所属方框涂黑。每个备选答案可能被选择一次、多次或不被选择。

（121～122题共用备选答案）
  A. 结脉
  B. 促脉
  C. 代脉
  D. 微脉
  E. 弱脉
121. 脉来缓而时止，止无定数者，称为
122. 脉沉细而软者，称为

（123～124题共用备选答案）
  A. 气血两虚
  B. 气血失和
  C. 气滞血瘀
  D. 气不摄血
  E. 气随血脱
123. 两胁胀痛，舌紫暗及瘀斑，其病机是
124. 气短乏力，兼见月经量多，其病机是

（125～126题共用备选答案）
  A. 脾阳不足，水湿泛滥
  B. 肺失宣降，水湿停留，泛溢肌肤
  C. 肾阳不足，水湿停滞
  D. 肾阳衰微，阴寒凝结
  E. 水湿郁表，继而湿郁化热
125. 风水的病机为
126. 正水的病机应是

（127～128题共用备选答案）
  A. 肾
  B. 脾
  C. 胃
  D. 肝
  E. 肺
127. "阴阳之根本"是指
128. "贮痰之器"是指

（129～130题共用备选答案）
  A. 舌色淡红
  B. 舌质淡白
  C. 舌质绛红
  D. 舌质紫暗
  E. 舌起粗大红刺
129. 邪入营血证的舌象是
130. 气血瘀滞证的舌象是

（131～132题共用备选答案）
  A. 石膏
  B. 知母
  C. 芦根
  D. 天花粉
  E. 夏枯草
131. 治疗胃热呕逆，宜选用
132. 治疗热淋涩痛，宜选用

（133～134题共用备选答案）
  A. 化湿和胃
  B. 凉血消肿
  C. 活血止痛
  D. 清热解毒
  E. 清退虚热
133. 豨莶草具有的功效是
134. 络石藤具有的功效是

（135～136题共用备选答案）
  A. 丁香
  B. 肉桂

C. 吴茱萸
D. 干姜
E. 花椒

135. 治疗中焦虚寒，肝气上逆之巅顶头痛，宜选用
136. 治疗蛔虫引起的腹痛、呕吐，宜选用

（137～138题共用备选答案）
A. 活血行气，祛风止痛
B. 活血行气，清心凉血
C. 活血调经，除烦安神
D. 活血通经，清热解毒
E. 活血通经，祛瘀止痛

137. 郁金具有的功效是
138. 红花具有的功效是

（139～140题共用备选答案）
A. 合欢皮
B. 酸枣仁
C. 远志
D. 琥珀
E. 磁石

139. 既能活血消肿，又能解郁安神的药物是
140. 既能活血散瘀，又能镇惊安神的药物是

（141～142题共用备选答案）
A. 内泻热结
B. 活血祛瘀
C. 和解清热
D. 泻火除湿
E. 缓急止痛

141. 大柴胡汤中配伍大黄的主要意义是
142. 大柴胡汤中配伍芍药的主要意义是

（143～144题共用备选答案）
A. 玉女煎
B. 导赤散
C. 六一散
D. 黄连解毒汤
E. 竹叶石膏汤

143. 心胸烦热，口渴面赤，口舌生疮者，治疗应选用
144. 小便短赤，溲时热涩刺痛者，治疗应选用

（145～146题共用备选答案）
A. 四物汤
B. 归脾汤
C. 当归补血汤
D. 四君子汤
E. 八珍汤

145. 患者妊娠2个月，食少便软，面色萎白，语声低微，四肢乏力，舌质淡，脉细缓。治疗应首选
146. 患者面色萎黄，头晕眼花，四肢倦怠，气短少言，心悸不安，食欲减退，舌淡苔白，脉细弱。治疗应首选

（147～148题共用备选答案）
A. 养心
B. 渗湿
C. 温胃
D. 益阴
E. 温阳

147. 归脾汤除益气健脾、补血外，还具有的功用是
148. 参苓白术散除益气健脾、止泻外，还具有的功用是

（149～150题共用备选答案）
A. 舟车丸
B. 保和丸
C. 枳实消痞丸
D. 木香槟榔丸
E. 枳实导滞丸

149. 具有消导化积、清热祛湿功用的方剂是
150. 具有行气导滞、攻积泄热功用的方剂是

试卷标识码：

中医执业医师资格考试
最后成功四套胜卷（四）

（医学综合考试部分）

第二单元

考生姓名：_____

准考证号：_____

考　　点：_____

考　场　号：_____

A1 型题

答题说明

每一道考试题下面有 A、B、C、D、E 五个备选答案。请从中选择一个最佳答案，并在答题卡上将相应题号的相应字母所属的方框涂黑。

1. 时行感冒与感冒风热证的区别点，关键在于
   A. 恶寒的轻与重
   B. 发热的轻与重
   C. 咽喉肿痛与否
   D. 有无流行性
   E. 脉数与否

2. 患者身热，微恶风，汗少，肢体酸重，头昏重胀痛，咳嗽痰黏，鼻流浊涕，心烦，口渴，舌苔薄黄而腻，脉濡数。治疗应首选
   A. 银翘散
   B. 桑菊饮
   C. 新加香薷饮
   D. 桑白皮汤
   E. 藿香正气散

3. 患者，男，23岁。恶寒，发热，鼻塞声重，流清涕，头痛，咳嗽，口不渴，舌苔薄白，脉浮紧。其治法是
   A. 清暑解表
   B. 益气解表
   C. 滋阴解表
   D. 辛温解表
   E. 辛凉解表

4. 咳嗽痰少，痰中带血或反复咯血，血色鲜红，口干咽燥，颧红，潮热盗汗，舌质红，脉细数。治疗应首选
   A. 桑杏汤
   B. 杏苏散
   C. 沙参麦冬汤
   D. 麦门冬汤

   E. 百合固金汤

5. 患者，女，20岁。每逢生气时即咳逆阵作，口苦咽干，胸胁胀痛，咳时面赤舌红苔薄黄，脉弦数。治疗应首选
   A. 加减泻白散合黛蛤散
   B. 龙胆泻肝汤合黛蛤散
   C. 清金化痰汤合桔梗汤
   D. 二陈汤合柴胡疏肝散
   E. 桑白皮汤合柴胡疏肝散

6. 治疗哮病之虚哮证，应首选
   A. 三子养亲汤
   B. 六君子汤
   C. 平喘固本汤
   D. 金水六君煎
   E. 金匮肾气丸

7. 下列除哪项外，均为喘证的病因
   A. 外邪侵袭
   B. 饮食不当
   C. 情志所伤
   D. 痰热素盛
   E. 劳欲久病

8. 治疗喘证痰热郁肺证，应首选
   A. 桑白皮汤
   B. 麻杏石甘汤
   C. 苏子降气汤
   D. 定喘汤
   E. 泻白散

9. 患者喘促日久，动则喘甚，呼多吸少，气不得续，汗出肢冷，跗肿，面青唇紫，舌

淡苔白，脉沉弱。其治疗应首选
　A. 平喘固本汤合补肺汤
　B. 金匮肾气丸合参蛤散
　C. 参附汤合黑锡丹
　D. 生脉散合补肺汤
　E. 生脉地黄汤合金水六君煎

10. 肺痈患者，咳吐大量脓血痰，气味腥臭异常，舌红苔黄腻，脉滑数。其病期是
　A. 初期
　B. 成痈期
　C. 溃脓期
　D. 恢复期
　E. 慢性期

11. 患者干咳少痰，痰中带血，潮热盗汗，胸闷隐痛，身体逐渐消瘦，口燥咽干，舌红少苔，脉细数。其诊断是
　A. 肺痨
　B. 肺痿
　C. 咳血
　D. 虚劳
　E. 肺胀

12. 肺胀晚期，以哪几脏的病变为主
　A. 肺、脾、肾
　B. 肺、脾、心
　C. 肺、肾、心
　D. 脾、肾、心
　E. 肺、肝、肾

13. 患者，女，57岁。有15年肺胀病史。1周前劳累后出现面浮肿，呼吸喘促难续，心悸，胸脘痞闷，尿少，怕冷，纳呆，舌苔白滑，脉沉细。治疗应首选
　A. 济生肾气丸
　B. 真武汤
　C. 实脾饮
　D. 参附汤

　E. 金匮肾气丸

14. 患者，女，40岁。平素善惊易恐，因受惊而心悸1个月余，坐卧不安，少寐多梦，舌苔薄白，脉虚弦。治疗应首选
　A. 归脾汤
　B. 炙甘草汤
　C. 朱砂安神丸
　D. 天王补心丹
　E. 安神定志丸

15. 胸痹的病机，总属
　A. 气血失和
　B. 寒热错杂
　C. 气血两虚
　D. 本虚标实
　E. 上盛下虚

16. 患者，男，42岁。胸闷且痛，心悸盗汗，头晕目眩，心烦不寐，腰酸膝软，舌红少津，脉细数。其治法是
　A. 益气养血，宁心和络
　B. 补气活血，通络止痛
　C. 益气温阳，活血通络
　D. 滋阴益肾，养心安神
　E. 行气活血，温经止痛

17. 患者，男，60岁。胸闷疼痛，痰多气短，肢体沉重，形体肥胖，倦怠乏力，纳呆便溏，苔浊腻，脉滑。治疗应首选
　A. 瓜蒌薤白半夏汤合涤痰汤
　B. 枳实薤白桂枝汤
　C. 血府逐瘀汤
　D. 瓜蒌薤白白酒汤
　E. 柴胡疏肝散

18. 治疗不寐痰热内扰证，应首选
　A. 温胆汤
　B. 朱砂安神丸

C. 安神定志丸
D. 黄连阿胶汤
E. 甘麦大枣汤

19. 狂证火盛伤阴证，其治法是
    A. 活血化瘀，涤痰镇静
    B. 安神定志，祛痰降火
    C. 降火豁痰，安神宁心
    D. 镇心涤痰，泻肝清火
    E. 育阴潜阳，交通心肾

20. 痫病与五脏均有关联，但主要责之于
    A. 肺、脾
    B. 肝、肾
    C. 心、肝
    D. 肺、肾
    E. 肝、脾

21. 患者，女，28岁。平日情绪急躁，心烦失眠，口苦而干，便秘，突发昏仆抽搐，尖叫吐涎，牙关紧闭，舌红苔黄腻，脉弦滑数。治疗应首选
    A. 定痫丸
    B. 六君子汤
    C. 大补元煎
    D. 甘麦大枣汤
    E. 龙胆泻肝汤合涤痰汤

22. 厥证的基本病机是
    A. 气虚下陷，清阳不升
    B. 气机逆乱，升降乖戾
    C. 痰随气升，上蒙清窍
    D. 失血过多，气随血脱
    E. 气血凝滞，脉络瘀阻

23. 胃痛的治疗，主要是
    A. 调肝理气止痛
    B. 调肝和胃止痛
    C. 理气和胃止痛
    D. 调理脾胃止痛
    E. 调肝理脾止痛

24. 患者，女，59岁。胃痛时作，喜温喜按，空腹痛甚，得食痛减，纳差，大便溏薄，舌淡苔白，脉虚弱。治疗应首选
    A. 一贯煎
    B. 左归丸
    C. 化肝煎
    D. 黄芪建中汤
    E. 龙胆泻肝汤

25. 患者以胃脘痞塞，满闷不舒为主，按之柔软，压之不痛，望无胀形，发病缓慢，时轻时重，反复发作，病程漫长，多因饮食、情志、起居、寒温等因素诱发。其诊断是
    A. 胃痛
    B. 臌胀
    C. 痞满
    D. 胸痹
    E. 结胸

26. 呕吐的基本病机是
    A. 肝气犯胃，胃气上逆
    B. 胃失和降，胃气上逆
    C. 食滞伤胃，胃失和降
    D. 外邪犯胃，胃失和降
    E. 脾胃受损，胃失润降

27. 患者，女，29岁。外感后，突发呕吐，恶寒头痛，胸脘满闷，舌苔白腻，脉濡缓。治疗应首选
    A. 左金丸
    B. 白虎汤
    C. 小柴胡汤
    D. 藿香正气散
    E. 龙胆泻肝汤

28. 治疗噎膈痰气交阻证，应首选
   A. 通幽汤
   B. 丁香散
   C. 启膈散
   D. 通关散
   E. 四七汤

29. 呃逆病变的关键脏腑是
   A. 肝
   B. 脾
   C. 肺
   D. 胃
   E. 胆

30. 患者呃声洪亮，冲逆而出，口臭烦渴喜冷饮，小便短赤，大便秘结，舌苔黄，脉滑数。其治法是
   A. 清胃化痰止呃
   B. 清热化湿降逆
   C. 清热化瘀止呃
   D. 清胃平肝降逆
   E. 清降泻热止呃

31. 治疗腹痛饮食积滞重证，应首选
   A. 保和丸
   B. 越鞠丸
   C. 枳实导滞丸
   D. 枳术丸
   E. 木香顺气丸

32. 泄泻的病理因素，最为多见的是
   A. 寒
   B. 湿
   C. 热
   D. 滞
   E. 痰

33. 患者腹痛肠鸣，泻下粪便臭如败卵，但泻而不爽，脘腹胀满，舌苔白厚而腐，脉滑。治疗应首选
   A. 保和丸
   B. 藿香正气散
   C. 葛根芩连汤
   D. 参苓白术汤
   E. 龙胆泻肝汤

34. 患者泄泻腹痛，泻下急迫，粪色黄褐而臭，肛门灼热，烦热口渴，小便短赤，舌苔黄腻，脉滑数。其治法是
   A. 消食导滞
   B. 泄热导滞
   C. 清热利湿
   D. 通腑泄热
   E. 通腑消食

35. 患者腹痛，里急后重，下痢赤白相杂，肛门灼热，小便短赤，舌苔微黄，脉滑数。其治法是
   A. 清热解毒，调气行血
   B. 清热化湿，理气止痛
   C. 清热凉血，和胃利湿
   D. 清肠和胃，利湿解毒
   E. 清胃利湿，和胃通降

36. 疟疾患者，热多寒少，汗出不畅，头痛，骨节酸痛，口渴引饮，便秘，溲赤，舌红苔黄，脉弦数。治疗应首选
   A. 柴胡桂枝干姜汤
   B. 柴胡截疟饮
   C. 截疟七宝饮
   D. 小柴胡汤
   E. 白虎加桂枝汤

37. 患者大便不干硬，虽有便意，临厕努挣无力，挣则汗出短气，便后疲乏，面色㿠白，舌淡嫩苔薄，脉虚。其治法是
   A. 补脾和胃
   B. 温阳通便

C. 益气补肺
D. 温中健脾
E. 益气润肠

38. 患者，男，60岁。久患胁痛，悠悠不休，遇劳加重，头晕目眩，口干咽燥，舌红少苔，脉弦细。治疗应首选
   A. 柴胡疏肝散
   B. 逍遥散
   C. 杞菊地黄丸
   D. 一贯煎
   E. 二阴煎

39. 最早指出黄疸有传染性的中医文献是
   A.《黄帝内经》
   B.《伤寒论》
   C.《金匮要略》
   D.《丹溪心法》
   E.《沈氏尊生书》

40. 黄疸最具特征的表现是
   A. 面黄
   B. 目黄
   C. 小便黄
   D. 恶心纳呆
   E. 腹胀呕吐

41. 黄疸患者，身目俱黄，黄色鲜明，恶心欲吐，发热恶寒，无汗身痛，小便短赤，舌苔薄黄腻，脉弦滑。治疗应首选
   A. 大柴胡汤
   B. 小柴胡汤
   C. 麻黄连翘赤小豆汤
   D. 茵陈蒿汤
   E. 犀角散

42. 患者，女，53岁。腹中可扪及积块，软而不坚，固着不移，胀痛并见，舌苔薄，脉弦。其证候是

A. 肝气郁滞
B. 瘀血内结
C. 气滞血阻
D. 气滞痰阻
E. 气虚血瘀

43. 患者，男，60岁。腹胀大如鼓，按之如囊裹水，有波动感。应首先考虑的是
   A. 水饮
   B. 痞满
   C. 积聚
   D. 水臌
   E. 内痈

44. 患者腹大胀满不舒，早宽暮急，面色苍黄，嗜睡，语无伦次，逐渐昏迷，舌苔灰腻，脉弦细而滑。治疗应首选
   A. 温胆汤
   B. 菖蒲郁金汤
   C. 白金丸
   D. 苏合香丸
   E. 涤痰汤

45. 阳明头痛的"引经药"应首选
   A. 葛根、白芷、知母
   B. 羌活、川芎、蔓荆子
   C. 柴胡、黄芩、川芎
   D. 藁本、吴茱萸、钩藤
   E. 细辛、白芷、羌活

46. 患者，男，45岁。头痛经久不愈，痛处固定不移，刺痛，舌质紫暗，脉涩。治疗应首选
   A. 川芎茶调散
   B. 芎芷石膏汤
   C. 龙胆泻肝汤
   D. 通窍活血汤
   E. 天麻钩藤饮

47. 患者眩晕，精神萎靡，健忘多梦，腰膝酸软，四肢不温，形寒怯冷，舌质淡，脉沉细无力。治疗应首选
   A. 左归丸
   B. 右归丸
   C. 大定风珠
   D. 大补元煎
   E. 附子理中丸

48. 患者平素头晕头痛，突然昏倒，不省人事，有半侧身体不遂，牙关紧闭，面红身热，舌红苔黄腻，脉弦滑数。其诊断是
   A. 中风（中经络，络脉空虚，风邪入中）
   B. 中风（中经络，肝肾阴虚，风阳上扰）
   C. 中风（中脏腑，闭证，阳闭）
   D. 中风（中脏腑，闭证，阴闭）
   E. 中风（中脏腑，脱证）

49. 疟疾患者，热多寒少，汗出不畅，头痛，骨节酸痛，口渴引饮，便秘，溲赤，舌红苔黄，脉弦数。其治法是
   A. 和解表里，温阳达邪
   B. 祛邪截疟，和解表里
   C. 解毒除瘴，清热保津
   D. 益气养血，扶正祛邪
   E. 清热解表，和解祛邪

50. 阳水之风水泛滥证的治法是
   A. 散风清热，宣肺行水
   B. 宣肺解毒，利湿消肿
   C. 健脾化湿，温阳利水
   D. 温运脾阳，以利水湿
   E. 分利湿热，攻下逐水

51. 患者，女，42岁。全身水肿，下肢明显，按之没指，小便短少，身体困重，胸闷，纳呆，泛恶，舌苔白腻，脉沉缓。治疗应首选
   A. 五皮饮合胃苓汤
   B. 麻黄连翘赤小豆汤
   C. 越婢加术汤
   D. 实脾饮
   E. 疏凿饮子

52. 下列各项，除哪项外，均为各种淋证的共同表现
   A. 小便频急
   B. 腰部酸痛
   C. 淋沥涩痛
   D. 尿血而痛
   E. 小腹拘急

53. 患者小便短赤灼热，尿血鲜红，心烦口渴，舌红，脉数。其证候是
   A. 肾气不固
   B. 下焦热盛
   C. 脾不统血
   D. 肾虚火旺
   E. 以上均非

54. 患者小便频数短涩，灼热刺痛，尿中夹砂石，排尿时突然中断，尿道窘迫疼痛，尿中带血。治疗应首选
   A. 八正散
   B. 石韦散
   C. 小蓟饮子
   D. 沉香散
   E. 无比山药丸

55. 患者小便点滴不畅，烦渴欲饮，咽干咳嗽，舌苔薄黄，脉数。治疗应首选
   A. 八正散
   B. 导赤散
   C. 沉香散
   D. 代抵当丸
   E. 清肺饮

56. 首创六郁学说的医家是
   A. 张仲景
   B. 巢元方
   C. 朱丹溪
   D. 虞抟
   E. 叶天士

57. 患者，男，45岁。神思恍惚，梦魂颠倒，心悸易惊，善悲欲哭，肢体困乏，饮食减少，舌质淡，脉细无力。其治法是
   A. 健脾养心，益气活血
   B. 健脾养心，化痰解郁
   C. 益气养血，化浊祛痰
   D. 健脾养心，益气安神
   E. 益气和胃，养心安神

58. 提出"止血、消瘀、宁血、补血"治血四法的医著是
   A. 《血证论》
   B. 《景岳全书》
   C. 《医林改错》
   D. 《临证指南医案》
   E. 《先醒斋医学广笔记》

59. 治疗吐血胃热壅盛证，应首选
   A. 玉女煎
   B. 龙胆泻肝汤
   C. 加味清胃散合泻心汤
   D. 地榆散合槐角丸
   E. 泻心汤合十灰散

60. 患者小便黄赤灼热，尿血鲜红，心烦口渴，面赤口疮，夜寐不安，舌红，脉数。其治法是
   A. 清肝凉血，化瘀止血
   B. 清利湿热，凉血止血
   C. 清热泻火，凉血止血
   D. 清心泻火，宁络止血
   E. 清热生津，宁络止血

61. 患者2个月前患悬饮，经积极治疗，饮邪已退病情好转。现仍胸胁灼痛，呼吸不畅，闷咳，天阴时明显，舌暗苔薄，脉弦。治疗应首选
   A. 柴胡疏肝散
   B. 柴枳半夏汤
   C. 小柴胡汤
   D. 香附旋覆花汤
   E. 瓜蒌薤白白酒汤

62. 患者胸胁支满，心下痞闷，胃中有振水音，脘腹喜温畏冷，背寒，呕吐清水痰涎，水入易吐，口渴不欲饮，心悸，气短，头昏目眩，食少，形体逐渐消瘦，舌苔白滑，脉弦细而滑。其治法是
   A. 宣肺化饮
   B. 淡渗利水
   C. 温脾化饮
   D. 温化寒湿
   E. 逐水化饮

63. 患者，女，48岁。时常汗出，恶风，周身酸楚，时寒时热，舌苔薄白，脉缓。其治法是
   A. 益气固表
   B. 调和营卫
   C. 滋阴降火
   D. 清肝泄热
   E. 益气化湿

64. 患者低热，头晕眼花，心悸不宁，面白少华，唇甲淡白，舌质淡，脉细。其治法是
   A. 益气养血
   B. 益气健脾
   C. 滋阴清热
   D. 活血化瘀
   E. 疏肝清热

65. 治疗虚劳心阳虚者，应首选
    A. 桂枝甘草汤
    B. 苓桂术甘汤
    C. 拯阳理劳汤
    D. 炙甘草汤
    E. 人参养荣丸

66. 下列各项，属着痹特点的是
    A. 疼痛游走不定
    B. 痛势较剧，痛有定处
    C. 关节酸痛、重着、漫肿
    D. 关节肿胀局限，见皮下结节
    E. 关节肿胀僵硬，疼痛不移

67. 患者肢体关节疼痛较剧，痛有定处，得热痛减，遇寒痛增，疼痛局部皮色不红，触之不热，舌苔薄白，脉弦紧。治疗应首选
    A. 独活寄生汤
    B. 蠲痹汤
    C. 薏苡仁汤
    D. 乌头汤
    E. 白虎加桂枝汤

68. 治疗痿证肝肾亏损证，应首选
    A. 虎潜丸
    B. 圣愈汤
    C. 鹿角胶丸
    D. 补血荣筋丸
    E. 独活寄生汤

69. 治疗湿热腰痛，应首选
    A. 甘姜苓术汤
    B. 四妙丸
    C. 羌活胜湿汤
    D. 薏苡仁汤
    E. 乌头汤

70. 患者腰部冷痛重着，转侧不利，每逢阴雨天加重，静卧时其痛不减，舌苔白腻，脉沉缓。其治法是
    A. 散寒行湿，温经通络
    B. 清热利湿，舒筋止痛
    C. 活血化瘀，理气止痛
    D. 温补肾阳，补虚止痛
    E. 滋补肾阴，补虚止痛

71. 患者恶寒重，发热轻，无汗，头痛，肢体疼痛，鼻塞声重，时流清涕，喉痒，舌苔薄白而润，脉浮。其治法是
    A. 散寒解肌
    B. 辛温解表
    C. 调和营卫
    D. 散寒止痛
    E. 发汗解肌

72. 下列各项除哪项外，均是内伤咳嗽的常见病因
    A. 情志刺激
    B. 饮食不节
    C. 过劳努伤
    D. 肺脏虚弱
    E. 久病伤阴

73. 咳嗽喉痒，痰中带血，口干鼻燥，或身热，舌红少津苔薄黄，脉数。治疗应首选
    A. 桑杏汤
    B. 杏苏散
    C. 沙参麦冬汤
    D. 麦门冬汤
    E. 百合固金汤

74. 患者，男，54岁。咳嗽气粗，痰多痰黄，面赤身热，口干欲饮，舌红苔黄腻，脉滑数。其证候是
    A. 痰热郁肺
    B. 肺阴亏耗

C. 风燥伤肺
D. 风热犯肺
E. 风寒袭肺

75. 哮喘患者，气短息弱，自汗畏风，面色㿠白，咳嗽痰稀，舌淡苔白，脉弱。其诊断是
   A. 哮证缓解期，肺虚
   B. 哮证缓解期，脾虚
   C. 哮证缓解期，肾虚
   D. 虚喘，肺虚
   E. 虚喘，肾虚

76. 患者呼吸急促，喉中哮鸣有声，胸膈满闷，咳嗽痰少，形寒畏冷，舌苔白滑，脉弦紧。其治法是
   A. 温肺化痰，纳气平喘
   B. 温肺散寒，化痰平喘
   C. 温肺散寒，止咳化痰
   D. 温肺化痰，散寒解表
   E. 散寒温脾，化痰平喘

77. 喘证的病变部位在
   A. 心、肺
   B. 肺、肾
   C. 心、肾
   D. 脾、肾
   E. 肺、脾

78. 下列各项，哪项不属实喘的特点
   A. 深吸为快
   B. 呼出为快
   C. 伴有表证
   D. 痰鸣咳嗽
   E. 脉实有力

79. 足三阴经从起始部至内踝上8寸段的分布是
   A. 厥阴在前，太阴在中，少阴在后
   B. 厥阴在前，少阴在中，太阴在后
   C. 少阴在前，太阴在中，厥阴在后
   D. 太阴在前，厥阴在中，少阴在后
   E. 太阴在前，少阴在中，厥阴在后

80. 联系舌根，分散于舌下的经脉是
   A. 足厥阴肝经
   B. 足少阴肾经
   C. 足太阴脾经
   D. 足阳明胃经
   E. 足少阳胆经

81. 手太阳小肠经与足太阳膀胱经的交接部位是
   A. 目外眦
   B. 目内眦
   C. 目中
   D. 鼻旁
   E. 口角旁

82. 十二经之海是指
   A. 督脉
   B. 任脉
   C. 冲脉
   D. 带脉
   E. 阴维脉

83. 在经络系统中，具有离、入、出、合循行特点的是
   A. 奇经八脉
   B. 十二经别
   C. 十二经筋
   D. 十二皮部
   E. 十五络脉

84. 心经的郄穴是
   A. 少府
   B. 神门
   C. 阴郄

D. 灵道
E. 通里

85. 膀胱经的合穴是
   A. 上巨虚
   B. 下巨虚
   C. 足三里
   D. 委阳
   E. 委中

86. 下列经脉循行除哪项外，都经过心
   A. 手厥阴经
   B. 手少阳经
   C. 手太阳经
   D. 手阳明经
   E. 足少阴经

87. 手三里位于阳溪穴与曲池穴连线上，曲池穴下
   A. 5寸
   B. 4寸
   C. 3寸
   D. 2寸
   E. 1寸

88. 下合穴中可治疗肠痈、痢疾的是
   A. 足三里
   B. 上巨虚
   C. 下巨虚
   D. 委中
   E. 阳陵泉

89. 公孙穴位于
   A. 第一跖骨小头后缘，赤白肉际处
   B. 第一跖骨小头前缘，赤白肉际处
   C. 第一跖趾关节部，赤白肉际处
   D. 第一跖骨基底部前下缘，赤白肉际处
   E. 第一跖骨基底部后下缘，赤白肉际处

90. 地机穴位于
   A. 胫骨内侧面后缘，内踝尖上5寸
   B. 胫骨内侧髁下方凹陷处
   C. 胫骨内侧面中央，内踝尖上5寸
   D. 胫骨内侧面中央，内踝尖上7寸
   E. 内踝尖与阴陵泉穴的连线上，阴陵泉下3寸

91. 患者，男，45岁。自觉心慌，时息时作，健忘失眠。治疗应首选
   A. 三阴交
   B. 神门
   C. 足三里
   D. 太溪
   E. 合谷

92. 下列腧穴中，归经错误的是
   A. 合谷——大肠经
   B. 太溪——肝经
   C. 列缺——肺经
   D. 阳陵泉——胆经
   E. 阴陵泉——脾经

93. 翳风穴位于
   A. 胸锁乳突肌后缘，平下颌角处
   B. 乳突前下方与下颌角之间的凹陷中
   C. 乳突后下方凹陷中
   D. 胸锁乳突肌与斜方肌上端之间的凹陷中
   E. 后发际正中直上0.5寸，旁开1.3寸，当斜方肌外缘凹陷中

94. 下列哪项不是足厥阴肝经的循行
   A. 起于大趾丛毛之际
   B. 上循足跗上廉，去内踝一寸
   C. 循喉咙之后，上入颃颡
   D. 循股阴，入毛中，环阴器
   E. 上腘内廉，下股内后廉

95. 治疗疳积，应首选
    A. 印堂
    B. 二白
    C. 太阳
    D. 四缝
    E. 八风

96. 提插补泻法中，泻法的操作手法是
    A. 重插轻提，幅度大，频率快
    B. 重插轻提，幅度小，频率快
    C. 重插轻提，幅度小，频率慢
    D. 轻插重提，幅度小，频率快
    E. 轻插重提，幅度大，频率快

97. 治疗丹毒首选的拔罐法是
    A. 留罐法
    B. 走罐法
    C. 留针拔罐法
    D. 刺血拔罐法
    E. 闪罐法

98. 中风左侧肢体瘫痪的患者针灸应取
    A. 左侧顶颞前斜线和顶颞后斜线
    B. 右侧顶颞前斜线和顶颞后斜线
    C. 右侧顶颞后斜线
    D. 左侧顶颞后斜线
    E. 左侧颞后线

99. 与公孙穴相通的奇经是
    A. 冲脉
    B. 带脉
    C. 阴维脉
    D. 阴跷脉
    E. 任脉

100. 下列腧穴在五行配属中，属火的是
    A. 少府
    B. 大陵
    C. 后溪
    D. 曲泉
    E. 经渠

101. 五输穴中所行为
    A. 井
    B. 荥
    C. 输
    D. 经
    E. 合

102. 面瘫的恢复，应加用
    A. 膏肓俞
    B. 命门
    C. 气海
    D. 关元
    E. 足三里

103. 患者，男，50岁。腰部疼痛10年余，有劳伤史，久坐加重，痛处固定不移，治疗除取主穴外，还应选用的穴位是
    A. 膏肓
    B. 膈俞
    C. 志室
    D. 腰阳关
    E. 环跳

104. 治疗咳嗽肝火犯肺证，应首选
    A. 肝俞、鱼际、侠溪、阴陵泉
    B. 肺俞、尺泽、阳陵泉、太冲
    C. 中府、丰隆、肺俞、太渊
    D. 列缺、合谷、中府、章门
    E. 肝俞、肺俞、太渊、章门

105. 患者，女，40岁。呕吐清水，胃部不适，食久乃吐，喜热畏寒，身倦，便溏，小便可，舌苔白，脉迟。治疗除取主穴外，还应加
    A. 上脘、胃俞
    B. 肝俞、太冲

C. 肾俞、太溪
D. 胆俞、丘墟
E. 次髎、血海

106. 患者，女，43岁。眩晕半年，加重1周。伴神疲乏力，面色㿠白，时有心悸，夜寐欠安，舌淡，脉细。治疗应首选
    A. 风池、肝俞、肾俞、行间
    B. 中脘、内关、解溪、头维
    C. 百会、上星、风池、丰隆
    D. 百会、太阳、印堂、合谷
    E. 脾俞、足三里、气海、百会

107. 患者，男，66岁。小便滴沥不爽，排出无力，甚则点滴不通，精神疲惫，兼见面色白，腰膝酸软，畏寒乏力，舌质淡，脉沉细而弱。治疗除取主穴外，应选用的是
    A. 太溪、复溜
    B. 曲骨、委阳
    C. 太冲、大敦
    D. 中极、膀胱俞
    E. 血海、三阴交

108. 患者，女，41岁。精神抑郁善忧，情绪不宁，伴胸胁胀满，脘闷嗳气，不思饮食，大便不调，脉弦。治疗除取主穴外，还应选用的穴位是
    A. 曲泉、膻中、期门
    B. 行间、侠溪、外关
    C. 通里、心俞、三阴交、太溪
    D. 太溪、三阴交、肝俞、肾俞
    E. 心俞、脾俞、足三里、三阴交

109. 患儿，男，3岁。面色萎黄，形体消瘦，时有口干腹胀，不思饮食，烦躁啼哭，毛发稀疏，大便如米泔，舌苔黄腻，脉细。治疗应首选

A. 下脘、足三里、四缝、商丘
B. 上脘、三阴交、太冲、解溪
C. 下脘、中脘、上脘、内庭
D. 下脘、上脘、四缝、足三里
E. 中脘、合谷、曲池、四缝

110. 患者，男，50岁。右额面部束带状刺痛5天。局部皮肤潮红，皮疹呈簇状水疱，排列如带状，小便黄，大便干，舌红苔薄黄，脉弦。治疗除取血海、三阴交、太冲外，还应加
    A. 曲池、合谷、大椎
    B. 外关、合谷、侠溪
    C. 尺泽、合谷、大椎
    D. 风池、合谷、膈俞
    E. 曲池、合谷、支沟

111. 治疗风火牙痛，除选取主穴外，应加用的腧穴是
    A. 太溪、行间
    B. 太溪、外关
    C. 太冲、曲池
    D. 太冲、阳溪
    E. 外关、风池

112. 患者，男，31岁。目赤肿痛，羞明，流泪，伴头痛发热，脉浮数。治疗除取主穴外，还应选用的是
    A. 太渊、风池
    B. 上星、少商
    C. 行间、侠溪
    D. 太溪、鱼腰
    E. 外关、四白

113. 患者，女，72岁。1小时前，突然昏仆，不省人事，半身不遂，目合口张，遗尿，汗出，四肢厥冷，脉细弱。治疗应首选
    A. 背俞穴，灸法

B. 任脉经穴，灸法

C. 督脉经穴，灸法

D. 足阳明经穴，灸法

E. 足厥阴经穴，毫针泻法

114. 与女子妊娠密切相关的经脉是

A. 督脉

B. 任脉

C. 冲脉

D. 带脉

E. 阴维脉

115. 手三阳经的走向为

A. 从头走足

B. 从足走腹

C. 从胸走手

D. 从手走头

E. 从手走足

116. "阳脉之海"指的是

A. 阳跷脉

B. 阳维脉

C. 带脉

D. 督脉

E. 冲脉

117. 属足太阴脾经的腧穴是

A. 血海

B. 少海

C. 小海

D. 照海

E. 气海

118. 腕横纹尺侧端，尺侧腕屈肌腱桡侧凹陷中的腧穴是

A. 神门

B. 大陵

C. 列缺

D. 太渊

E. 内关

119. 耳屏前，下颌骨髁状突后缘的腧穴是

A. 下关

B. 听宫

C. 听会

D. 耳门

E. 颧髎

120. 属足少阴肾经的腧穴是

A. 血海

B. 少海

C. 小海

D. 照海

E. 气海

B 型题

答题说明

以下提供若干组考题，每组考题共用在考题前列出的 A、B、C、D、E 五个备选答案。请从中选择一个与问题关系最密切的答案，并在答题卡上将相应题号的相应字母所属方框涂黑。每个备选答案可能被选择一次、多次或不被选择。

（121～122 题共用备选答案）

A. 热证

B. 表证

C. 实证

D. 虚证

E. 寒证

121. 惊悸，临床上多见于

122. 怔忡，临床上多见于

（123～124题共用备选答案）
  A. 七福饮
  B. 还少丹
  C. 转呆丹
  D. 知柏地黄丸
  E. 河车大造丸
123. 治疗痴呆髓海不足证，应首选
124. 治疗痴呆脾肾两虚证，应首选

（125～126题共用备选答案）
  A. 反胃
  B. 噎膈
  C. 噫气
  D. 呃逆
  E. 梅核气
125. 自觉咽中如物梗塞，吐之不出，吞之不下，但不妨碍进食的病证是
126. 吞咽时哽咽不顺，饮食不下，或食入即吐的病证是

（127～128题共用备选答案）
  A. 温药
  B. 凉药
  C. 血药
  D. 气药
  E. 寒药
127. 利下赤多者，应重用
128. 利下白多者，应重用

（129～130题共用备选答案）
  A. 龙胆泻肝汤
  B. 柴胡疏肝散
  C. 旋覆花汤
  D. 一贯煎
  E. 茵陈蒿汤
129. 治疗胁痛肝胆湿热证，应首选
130. 治疗胁痛瘀血停着证，应首选

（131～132题共用备选答案）
  A. 气机阻滞，瘀血内结
  B. 肝脾肾受损，气滞血结，水停腹中
  C. 脾肺肾功能失调，水潴体内
  D. 心肝脾功能失常，水结腹内
  E. 肝脾肾受损，血郁脾内
131. 积聚的病机主要是
132. 臌胀的病机主要是

（133～134题共用备选答案）
  A. 风水泛滥
  B. 湿毒浸淫
  C. 水湿浸渍
  D. 湿热壅盛
  E. 脾阳虚衰
133. 患者水肿日久，腰以下肿甚，按之凹陷不起，畏寒肢冷，尿少，舌淡苔白滑，脉沉弱。其证候是
134. 患者眼睑浮肿，继则四肢及全身皆肿，来势迅速，伴有恶寒发热，小便不利，舌苔薄白，脉浮紧。其证候是

（135～136题共用备选答案）
  A. 百合固金丸
  B. 泻心汤
  C. 泻白散
  D. 知柏地黄丸
  E. 龙胆泻肝汤
135. 治疗咳血肝火犯肺证，应首选
136. 治疗吐血胃热炽盛证，应首选

（137～138题共用备选答案）
  A. 附子理中丸
  B. 济生肾气丸
  C. 都气丸
  D. 左归丸
  E. 右归丸
137. 治疗虚劳脾阳虚证，应首选
138. 治疗虚劳肾阴虚证，应首选

（139～140题共用备选答案）
A. 井穴
B. 荥穴
C. 合穴
D. 经穴
E. 输穴

139. 曲池在五输穴中，属
140. 太溪在五输穴中，属

（141～142题共用备选答案）
A. 足三里
B. 阳陵泉
C. 悬钟
D. 足临泣
E. 公孙

141. 八会穴中的筋会穴是
142. 八脉交会穴中通带脉的是

（143～144题共用备选答案）
A. 慢性病证
B. 五脏病证
C. 六腑病证
D. 急性病证
E. 表里经脉病证

143. 络穴主治的是
144. 下合穴主治的是

（145～146题共用备选答案）
A. 当翳风与风池穴连线的中点
B. 乳突前下方与下颌角之间的凹陷中
C. 胸锁乳突肌与斜方肌上端之间的凹陷中
D. 后发际正中直上0.5寸，旁开1.3寸，当斜方肌外缘凹陷中
E. 耳后，乳突后下凹陷处

145. 安眠穴位于
146. 天柱穴位于

（147～148题共用备选答案）
A. 足阳明胃经
B. 足少阳胆经
C. 足太阳膀胱经
D. 手少阳三焦经
E. 手太阳小肠经

147. 至目外眦，转入耳中的经脉是
148. "起于目外眦……下行耳后"的经脉是

（149～150题共用备选答案）
A. 太渊
B. 合谷
C. 后溪
D. 内关
E. 阳池

149. 既是络穴，又是八脉交会穴的腧穴是
150. 既是原穴，又是八会穴的腧穴是

试卷标识码：

中医执业医师资格考试
最后成功四套胜卷（四）

（医学综合考试部分）

第三单元

考生姓名：＿＿＿＿＿＿＿

准考证号：＿＿＿＿＿＿＿

考　　点：＿＿＿＿＿＿＿

考 场 号：＿＿＿＿＿＿＿

A1 型题

答题说明

每一道考试题下面有 A、B、C、D、E 五个备选答案。请从中选择一个最佳答案，并在答题卡上将相应题号的相应字母所属的方框涂黑。

1. 我国最早提出治疗脱疽用截趾手术法的专著是
   A.《刘涓子鬼遗方》
   B.《五十二病方》
   C.《金创瘛疭方》
   D.《山海经》
   E.《内经》

2. 翻花疮命名的依据是
   A. 部位
   B. 症状
   C. 形态
   D. 疾病特征
   E. 范围大小

3. 外科辨肿，肿势平坦，根盘散漫，其成因是
   A. 火
   B. 风
   C. 气
   D. 郁结
   E. 虚

4. 外科疾病辨证的总纲是
   A. 脏腑
   B. 经络
   C. 气血
   D. 阴阳
   E. 局部

5. 下列各项，不属确认成脓方法的是
   A. 按触法
   B. 推拿法
   C. 穿刺法
   D. 透光法
   E. 点压法

6. 溃疡疮口太小，脓腐难去，常用的腐蚀药是
   A. 红灵丹
   B. 白降丹
   C. 七三丹
   D. 八宝丹
   E. 九黄丹

7. 下列各项中，需用砭镰法治疗的是
   A. 托盘疔
   B. 颜面部疔
   C. 红丝疔
   D. 蛇眼疔
   E. 蛀节疔

8. 下列各项，不属溻渍法适应证的是
   A. 阳证疮疡初起
   B. 阴证疮疡
   C. 美容
   D. 保健
   E. 创面干燥，僵而不敛

9. 下列疔疮，容易损筋伤骨的是
   A. 烂疔
   B. 红丝疔
   C. 颜面疔
   D. 疫疔
   E. 手足疔

10. 患者，女，43岁。左手中指末节红肿10天，疼痛剧烈，呈跳痛，患指下垂时更

为明显，局部不可碰触。透光验脓法提示有脓。切开排脓时应选择
   A. 沿甲旁挑开引流
   B. 在手指侧面作横形切口，以利引流
   C. 在手指背面作一切口，并拔除指甲
   D. 在指掌侧面作一纵形切口，必要时可贯穿指端到对侧
   E. 在手指掌侧面作一纵形切口，并延伸到下一关节，以利引流

11. 患者，女，24岁。患腿痈1周，溃腐3天，脓腐稠厚且多，不易脱落。外用掺药应首选
    A. 青黛散
    B. 八二丹
    C. 红灵丹
    D. 八宝丹
    E. 三石散

12. 患者，男，50岁。1周前项后发际处突发一肿块，红肿热痛，渐渐加剧，其后出现多个粟米样脓头，部分溃破溢脓。其治法是
    A. 凉血祛风，行瘀通络
    B. 凉血清热，解毒利湿
    C. 和营托毒，清热利湿
    D. 清热解毒，活血通络
    E. 养阴清热，托毒透邪

13. 下列哪项不是丹毒的临床特点
    A. 病起缓慢，恶寒发热
    B. 局部皮肤焮热肿胀，迅速扩大
    C. 局部皮肤忽然变赤
    D. 好发于小腿部
    E. 容易复发

14. 患者，男，50岁。右颜面部红肿疼痛伴恶寒发热2天，皮色鲜红，色如涂丹，压之退色，扪之灼手，边界清楚，触痛

明显，大便2日未行，舌红，苔薄黄，脉滑数。治疗应首选
    A. 萆薢渗湿汤加减
    B. 五味消毒饮加减
    C. 普济消毒饮加减
    D. 黄连解毒汤加减
    E. 犀角地黄汤加减

15. 患者，女，22岁。半年来颈部右侧出现结块，逐步增大增多，不痛不热，皮色暗红，2～3枚互相融合，1周前一处穿溃，脓出清稀。其诊断是
    A. 颈痈
    B. 臀核
    C. 瘰疬
    D. 失荣
    E. 肉瘿

16. 患者，女，28岁。产后乳房胀痛，位于乳房外上方，皮肤焮红，肿块形似鸡卵，压痛明显，按之中软，有波动感，伴壮热口渴。切开引流的部位及切口是
    A. 循乳络方向作放射状切口
    B. 乳晕旁弧形切口
    C. 脓肿处作任意切口
    D. 以乳头为中心的弧形切口
    E. 脓肿波动明显处作切口

17. 患者，女，40岁。双乳肿块界限不清，经前乳房胀痛，伴有月经不调，腰酸乏力，舌质淡红，苔白，脉细。治疗应首选
    A. 左归丸
    B. 开郁散
    C. 逍遥贝蒌散
    D. 二仙汤合四物汤
    E. 六味地黄汤

18. 患者，女，42岁。乳头溢出血性液体1

周，同时伴有急躁易怒，胸胁胀痛，口苦咽干，舌红苔黄，脉弦数。其证候是
A. 阴虚火旺
B. 肝郁脾虚
C. 肝郁火旺
D. 脾虚失摄
E. 气阴两虚

19. 张某，女，52岁。左乳癌晚期，破溃外翻如菜花，疮口渗流血水，面色苍白，动则气短，身体瘦弱，不思饮食，舌淡红，脉沉细无力。其治法是
A. 疏肝解郁
B. 扶正解毒
C. 调理冲任
D. 化痰散结
E. 调补气血

20. 患者，女，19岁。半月前无意中发现颈部粗大，无异常不适。颈部呈弥漫性肿大，边缘不清，皮色不变，无触痛，并可扪及数个大小不等的结节，随吞咽动作而上下移动。具体诊断是
A. 气瘿
B. 石瘿
C. 肉瘿
D. 瘿痈
E. 颈痈

21. 患者，男，40岁。结喉两侧各有1个3cm×2cm×1cm、表面光滑、质地韧、无压痛、随吞咽上下活动的肿物。为明确诊断，应首选的检查方法是
A. 胸颈部X线
B. 血常规
C. 血气分析
D. T_3、T_4测定
E. ^{131}I扫描

22. 石瘿的病因病理是
A. 肝郁胃热，夹痰上壅，气血凝滞，郁滞结喉
B. 情志内伤，肝脾气逆，气血湿痰，凝滞结喉
C. 肝肾不足，肾火郁结，夹痰上攻，凝滞结喉
D. 脾肾阳虚，脾虚不运，津液留聚，凝结颈部
E. 肺脾两亏，津液不布，留聚成痰，凝结颈部

23. 患儿，女，6岁。左侧颈旁肿痛结块3天，皮色未变，肿核形如鸽卵大，活动度不大。外治应首选
A. 冲和膏
B. 金黄膏
C. 青黛膏
D. 红油膏
E. 白玉膏

24. 患者，男，48岁。肩背皮肤浅层肿块，与皮肤粘连，瘤体表面中心有黑色粗大毛孔，挤压时有臭脂浆溢出，其诊断是
A. 脂瘤
B. 肉瘤
C. 流痰
D. 血瘤
E. 筋瘤

25. 失荣初期的治法是
A. 益气养荣，疏肝散结
B. 调补气血，化痰散结
C. 解郁化痰，活血散结
D. 益气养阴，疏肝解郁
E. 养血柔肝，化痰散结

26. 患者，男，60岁。腰胁部出现红色成簇丘疹、水疱3天，疼痛剧烈，舌红苔薄，

脉弦数。应首先考虑的是
A. 瘾疹
B. 热疮
C. 丹毒
D. 药毒
E. 蛇串疮

27. 患者，女，36岁。两大腿内侧有钱币形红斑2枚，自觉瘙痒，边界清楚，中央有自愈趋向，多在夏季加重。其诊断是
A. 紫白癜风
B. 圆癣
C. 多形性红斑
D. 牛皮癣
E. 肥疮

28. 患者，男，68岁。因感冒伴发口唇成群小水疱，破溃后呈糜烂与结痂，自觉瘙痒，灼热。其治法是
A. 内服黄连解毒汤
B. 内服普济消毒饮
C. 内服五味消毒饮
D. 外搽青吹口油膏
E. 外搽白玉膏

29. 患者，女，21岁。因喉炎而服用磺胺药物，继见皮肤红斑及血疱，口腔、阴部黏膜糜烂，伴有口干，便秘，溲赤，舌红苔薄，脉细数。诊断为固定性红斑型药疹。内治应首选
A. 消风散合黄连解毒汤
B. 萆薢渗湿汤合黄连解毒汤
C. 犀角地黄汤合黄连解毒汤
D. 清营汤
E. 普济消毒饮

30. 患者，女，26岁。经常于发热咽痛后出现双小腿胫前对称性红肿结节，轻微疼痛，并伴关节痛，口渴，尿黄，舌红苔

薄黄而腻，脉滑数。其诊断是
A. 热疮
B. 药毒
C. 猫眼疮
D. 红斑性狼疮
E. 结节性红斑

31. 下列各项，不属系统性红蝴蝶疮临床表现的是
A. 80%患者出现对称性皮损
B. 患部对日光不敏感，春夏减轻
C. 发生在指甲周围皮肤及甲下者，可有出血性紫红色斑片
D. 严重者，可有全身泛发性多形性红斑
E. 手部遇冷可出现雷诺现象

32. 创面边缘整齐，坚硬削直而如凿成，基底部高低不平，有稀薄臭秽分泌物，其溃疡属于
A. 麻风性溃疡
B. 压迫性溃疡
C. 疮痨性溃疡
D. 梅毒性溃疡
E. 岩性溃疡

33. 张某，女，23岁。患尖锐湿疣，外生殖器及肛门出现疣状赘生物、色灰，质柔软，表面秽浊潮湿，触之易出血，恶臭，小便色黄，不畅，舌苔黄腻，脉弦数。治拟利湿化浊，清热解毒。应首选
A. 黄连解毒汤
B. 萆薢化毒汤
C. 龙胆泻肝汤
D. 知柏地黄丸
E. 土茯苓合剂

34. 患者，男，65岁。动则气急，欲便无力，排便时有肿物自肛门内脱出，严重时走路、咳嗽均有脱出，须手助复位，伴有

少量出血，舌淡苔薄，脉细。其诊断是
A. Ⅰ期内痔
B. Ⅱ期内痔
C. Ⅲ期内痔
D. 肛乳头肥大
E. 炎性混合痔

35. 患者，男，30岁。便后肛门部疼痛、出血反复发作10年。检查：肛门外观截石位6点有结缔组织外痔，并有梭形裂口通向肛内，边缘不齐，创面较深。术中见肛管狭窄明显。应首选的治疗措施是
A. 注射疗法
B. 扩肛疗法
C. 切除疗法
D. 纵切横缝
E. 肛裂切开

36. 脱肛外治法的治疗原则是
A. 熏洗、外敷
B. 涂药、烙法
C. 收敛、固涩
D. 熨法、热烘
E. 针灸、垫棉

37. 下列各项，不属于子痰溃后症状的是
A. 脓液清稀如痰涎
B. 脓液中夹有败絮状物
C. 疮口凹陷
D. 容易形成瘘管
E. 疮口容易愈合

38. 患者，男，39岁。尿道中有白色分泌物滴出3年，伴腰膝酸软，头晕眼花，失眠多梦，遗精，舌红少苔，脉细数。治疗应首选
A. 右归丸
B. 左归丸
C. 大分清饮

D. 龙胆泻肝丸
E. 知柏地黄丸

39. 患者，男，76岁。小便失禁，精神倦怠，少气懒言，面色无华，舌淡苔薄白，脉弱无力。诊为前列腺增生症，其证候是
A. 肾阳不足，气化失权
B. 肺失治节，水道不利
C. 湿热下注，膀胱涩滞
D. 肾阴不足，水液不利
E. 中气下陷，膀胱失约

40. 患者，男，36岁。手术后1周突然出现右下肢疼痛肿胀，皮肤色泽发绀，皮温增高，浅静脉怒张，大腿内侧有明显压痛，并伴有低热。应首先考虑的是
A. 脱疽
B. 血栓性浅静脉炎
C. 血栓性深静脉炎
D. 动脉硬化闭塞症
E. 糖尿病坏疽

41. 下列哪项不是附骨疽的临床特点
A. 好发于儿童
B. 多发于脊柱骨
C. 局部胖肿，疼痛彻骨
D. 溃后脓水淋沥，不易收口
E. 可成窦道，损筋伤骨

42. 患者，男，18岁。左下肢被沸水烫伤，局部疼痛剧烈，遍布水疱，有部分破裂，可见基底部呈均匀红色。据此，确定其烧烫伤的深度是
A. 轻度
B. Ⅰ度
C. 浅Ⅱ度
D. 深Ⅱ度
E. Ⅲ度

43. 蛇咬伤后（神经毒）者，其治法是
    A. 活血祛风
    B. 清热解毒，凉血止血
    C. 清利湿热，凉血息风
    D. 凉血息风，豁痰开窍
    E. 清热解毒，活血祛风，凉血止血

44. 胞宫的主要生理功能是
    A. 主月经
    B. 主带下
    C. 主孕育胎儿
    D. 主月经和孕育胎儿
    E. 主经、带、胎、产

45. 主人体生殖的阴精是
    A. 肾精
    B. 天癸
    C. 月水
    D. 水谷之精
    E. 五脏六腑之精

46. 妊娠八九个月时，或腹中痛，痛定仍然如常者，称为
    A. 试胎
    B. 弄胎
    C. 垢胎
    D. 盛胎
    E. 滑胎

47. 下列各项，易导致妇产科疾病发生的是
    A. 风、寒、湿
    B. 风、湿、热
    C. 寒、热、湿
    D. 寒、暑、热
    E. 寒、湿、燥

48. 下列各项，不属月经病主要病因的是
    A. 寒热湿邪
    B. 房劳多产
    C. 内伤七情
    D. 营卫不调
    E. 体质因素

49. 下列哪项不是月经先期气虚证的临床特点
    A. 月经量多
    B. 月经色淡
    C. 月经质稀
    D. 舌淡，脉弱
    E. 月经色红

50. 患者，女，19岁，未婚。月经提前，量少、色红、质黏稠，伴手足心热，两颧潮红，舌红少苔，脉细数。治疗应首选
    A. 大补元煎
    B. 丹栀逍遥散
    C. 清经散
    D. 保阴煎
    E. 两地汤

51. 下列哪项不是月经后期虚寒证的主症
    A. 经期延后，量少色淡、质清稀
    B. 小腹空痛，心悸失眠
    C. 腰酸无力
    D. 小便清长，大便稀溏
    E. 脉沉迟或细弱无力

52. 患者，女，22岁，未婚。经期延后，量少、色暗、有血块，腹痛喜热，畏寒，舌暗苔白，脉沉紧。其治法是
    A. 暖宫止痛调经
    B. 理气止痛调经
    C. 活血行气调经
    D. 扶阳祛寒调经
    E. 温经散寒调经

53. 月经先后不定期的主要发病机制是
    A. 肝郁气滞，疏泄失调

B. 肾气不足，封藏失职
C. 脾气虚弱，统摄无权
D. 湿热下注，任带不固
E. 气血失调，血海蓄溢失常

54. 患者，女，27岁，已婚。经来量多，周期23天，经期7天，妇科检查示子宫前位，如鸡蛋大小，质中，双侧附件（-）。应首先考虑的是
    A. 血崩
    B. 经乱
    C. 月经先期
    D. 癥瘕出血
    E. 月经过多

55. 患者，女，28岁。近2个月经量渐减，点滴即止，胸闷呕恶，带下量多，形体肥胖，舌淡苔白腻，脉滑。其诊断是
    A. 月经过少血瘀证
    B. 带下病脾虚证
    C. 月经过少痰湿证
    D. 月经过少阴虚证
    E. 月经过少血虚证

56. 患者，女，38岁，已婚。近半年来，月经23～25天一行。量少、色红、质稠，持续12～14天，咽干，潮热，舌红少苔，脉细数。应首先考虑的是
    A. 经期延长
    B. 月经先期
    C. 月经量少
    D. 漏下
    E. 绝经前后诸证

57. 下列哪项是固本止崩汤的组成药物
    A. 人参、黄芪、白术、熟地、当归、干姜
    B. 人参、黄芪、白术、熟地、当归、生姜

    C. 人参、黄芪、白术、生地、当归、干姜
    D. 人参、黄芪、白术、熟地、当归、黑姜
    E. 人参、黄芪、白术、生地、当归、黑姜

58. 崩漏的主要病机是
    A. 阴虚火旺，经血失约
    B. 气虚不摄，经血失约
    C. 瘀血内阻，血不归经
    D. 冲任损伤，经血失约
    E. 阳盛血热，迫血妄行

59. 患者，女，35岁，已婚。患崩漏1年余。经血非时而至，经量甚多、色淡、质稀，面色苍白，气短懒言，大便不成形，舌淡苔薄白，脉沉弱。其证候是
    A. 肾阴虚
    B. 肾阳虚
    C. 脾虚
    D. 血瘀
    E. 以上均非

60. 患者，女，20岁，未婚。月经淋沥20日不止，色淡红，质清稀，面色晦暗，头晕耳鸣，腰腿酸软，倦怠乏力，舌淡暗，苔白润，脉沉弱。治疗应首选
    A. 八珍汤
    B. 归脾汤
    C. 加减苁蓉菟丝子丸
    D. 右归丸
    E. 加减一阴煎

61. 闭经虚证的发病机制是
    A. 多产房劳或久病伤肾
    B. 血海空虚，无血可下
    C. 脾胃虚弱，化源不足
    D. 思虑过度，损伤心脾

E. 素体阴虚或久病伤血

62. 患者，女，34岁，已婚。2年来月经量逐渐减少，现闭经半年，带下量少，五心烦热，盗汗失眠，口干欲饮，舌红少苔，脉细数。其证候是
   A. 肝肾不足
   B. 气血虚弱
   C. 肾阳虚弱
   D. 脾虚
   E. 阴虚血燥

63. 下列除哪项外，均为痛经气血虚弱证的主症
   A. 腹痛出现在行经之后
   B. 腹痛喜按
   C. 月经量少、色淡、质稀
   D. 神疲乏力，纳少便溏
   E. 头晕眼花，腰痛如折

64. 下列哪项不是清热调血汤的组成药物
   A. 当归、川芎、白芍、生地
   B. 元胡、香附
   C. 黄柏
   D. 桃仁、红花、莪术、丹皮
   E. 黄连

65. 患者，女，22岁。月经初潮年龄16岁，痛经6年，每于第1天出现小腹冷痛，喜温喜按，经量少、色暗淡，腰腿酸软，小便清长，舌苔白润，脉沉迟。治疗应首选
   A. 温经汤（《妇人大全良方》）
   B. 圣愈汤
   C. 调肝汤
   D. 温经汤（《金匮要略》）
   E. 金匮肾气丸

66. 患者，女，36岁，已婚。经行时肢体疼痛麻木，肢软无力，月经量少，色淡质稀，面色无华，舌淡，苔白，脉细弱。治疗应首选
   A. 八珍汤
   B. 当归补血汤
   C. 血府逐瘀汤
   D. 趁痛丸
   E. 圣愈汤

67. 顺经汤的组成是
   A. 当归、生地、白芍、丹皮、栀子、茜草、白茅根
   B. 人参、麦冬、山药、半夏、大枣、甘草、丹参
   C. 栀子、赤茯苓、当归、黄芩、白芍、生地、泽泻
   D. 当归、熟地、沙参、白芍、茯苓、黑荆芥、丹皮
   E. 生地、当归、川芎、蒲黄、牛膝、白芍、甘草梢

68. 患者，女，20岁，未婚。经行鼻衄3年，量较多，色红，月经周期提前，经量偏少，经行第2天鼻衄，情绪波动影响出血量，舌质红，脉细弦。治疗应首选
   A. 丹栀逍遥散
   B. 清肝引经汤
   C. 清热固经汤
   D. 清肝止淋汤
   E. 顺经汤加牛膝

69. 止带方适用于带下病的哪种证候
   A. 肾阳虚
   B. 肾阴虚
   C. 脾虚
   D. 湿热
   E. 湿毒

70. 患者，女，27岁，已婚。近几个月来

带下量多、黏稠、色黄，胸闷心烦，纳少便溏，舌淡红苔黄略腻，脉细。其治法是
A. 清热利湿止带
B. 健脾利湿止带
C. 健脾益气止带
D. 清热解毒止带
E. 补肾健脾止带

71. 患者，女，40岁，已婚。月经规律，平时带下量多，色黄，黏稠，无臭气，纳呆，大便黏腻不爽，舌苔黄腻，脉濡数。治疗应首选
A. 止带方
B. 内补丸
C. 易黄汤
D. 参苓白术散
E. 萆薢渗湿汤

72. 下列除哪项外，均是妊娠禁药
A. 峻下剂
B. 破血剂
C. 逐瘀剂
D. 和血剂
E. 有毒剂

73. 妊娠恶阻脾胃虚弱证的特点是
A. 呕吐痰涎
B. 食入即吐
C. 呕吐黏痰
D. 呕吐酸水或苦水
E. 呕吐血性分泌物

74. 患者，女，30岁，已婚。孕50天。呕吐酸水或苦水，胸满胁痛，嗳气叹息，烦渴口苦，舌淡红，苔微黄，脉滑数。治疗应首选
A. 小半夏加茯苓汤
B. 香砂六君子汤

C. 四君子汤
D. 归脾汤
E. 橘皮竹茹汤

75. 患者，女，29岁。已婚2年一直未孕，既往月经周期26～28天，行经期4～6天。现停经45天，突然左下腹撕裂样剧痛，并伴头晕恶心，面色苍白。不应采取的措施是
A. 妊娠试验
B. 腹部叩诊
C. 后穹隆穿刺
D. 立即转院
E. 妇科检查

76. 下列各项，不属胎动不安和异位妊娠鉴别要点的是
A. 阴道出血
B. 腹痛程度、性质
C. B超检测孕囊着床部位
D. 妇检宫颈举痛
E. 妇检附件包块

77. 患者，女，34岁，已婚。4年前因患子宫肌瘤自然流产1次，现妊娠43天，阴道不时少量下血，腰酸，胎动下坠，口干不欲饮，舌暗红，脉沉弦。治疗应首选
A. 下瘀血汤
B. 固下益气汤
C. 补肾安胎饮
D. 加味圣愈汤
E. 桂枝茯苓丸

78. 患者，女，31岁，已婚。曾孕3次。均自然流产，平日头晕耳鸣，腰膝酸软，精神萎靡，现又妊娠33天，夜尿频多，面色晦暗，舌淡苔白，脉沉弱。治疗应首选

A. 加味阿胶汤
B. 补肾安胎饮
C. 泰山磐石散
D. 补肾固冲丸
E. 以上均非

79. 治疗子肿脾虚证的代表方剂是
A. 真武汤
B. 白术散
C. 四苓散
D. 鲤鱼汤
E. 天仙藤散

80. 患者，女，22岁，已婚。妊娠6个半月，面目四肢浮肿，皮薄光亮，按之没指，纳呆便溏，舌质胖嫩苔薄腻，脉滑缓无力。治疗应首选
A. 茯苓导水汤
B. 真武汤
C. 天仙藤散
D. 猪苓汤
E. 白术散

81. 患者，女，23岁，已婚。孕期突然小便频数而急，艰涩不利，灼热刺痛，口干不欲饮，舌红苔黄腻，脉滑数。治疗应首选
A. 导赤散
B. 知柏地黄汤
C. 加味五苓散
D. 清热通淋汤
E. 以上均非

82. 下列哪项是产后用药三禁
A. 活血、通便、消导
B. 大汗、峻下、利小便
C. 清热、凉血、滋阴
D. 祛寒、开郁、化瘀
E. 以上均非

83. 患者，女，26岁，已婚。产后3天高热寒战，小腹疼痛拒按，恶露初时量多，后量少、色紫暗如败酱、有臭气，烦躁口渴，溺赤便结，舌红苔黄，脉滑数有力。其诊断是
A. 产后发热外感证
B. 产后发热血瘀证
C. 产后腹痛血瘀证
D. 产后恶露过少血瘀证
E. 产后发热感染邪毒证

84. 生化汤的组成药物是
A. 当归、川芎、桃仁、炮姜、炙甘草
B. 当归、川芎、桃仁、赤芍、炙甘草
C. 当归、川芎、生地、白芍、炙甘草
D. 当归、川芎、桃仁、红花、益母草
E. 当归、川芎、红花、赤芍、益母草

85. 患者，女，24岁，已婚。产后1周，小腹隐隐作痛，喜按，恶露量少、色淡，头晕耳鸣，舌淡红苔薄白，脉虚细。其证候是
A. 气虚
B. 肾虚
C. 血虚
D. 虚寒
E. 脾肾两虚

86. 生化汤治疗血被寒凝，瘀阻胞宫而致的产后恶露淋沥不爽，常加用的药物是
A. 桃仁、赤芍
B. 红花、赤芍
C. 蒲黄、五灵脂
D. 蒲黄、益母草
E. 黑荆芥、茜草

87. 患者，女，27岁，已婚。人流术后恶露持续20天未净，量较多，色紫红，质稠，有臭味，面色潮红，口燥咽干，舌

质红，脉细数。其证候是
A. 气虚
B. 血虚
C. 血热
D. 湿热
E. 肝郁

88. 患者，女，30岁，已婚。2个月前曾做人流术，术后即时觉下腹疼痛，伴腰痛，活动后明显，月经22～25天一行，带下量稍多。其诊断是
A. 痛经
B. 带下病
C. 月经先期
D. 妇人腹痛
E. 以上均非

89. 女子婚后未避孕，有正常性生活，丈夫查精液常规正常，同居2年未受孕者，称为
A. 断绪
B. 不育
C. 全不产
D. 绝对不孕
E. 五不女

90. 患者，女，30岁，已婚。4年未孕，每逢经行小腹冷痛喜按，经量少，色暗淡，腰酸腿软，小便清长，舌苔润，脉沉。治疗应首选
A. 温经汤（《金匮要略》）
B. 开郁种玉汤
C. 艾附暖宫丸
D. 膈下逐瘀汤
E. 少腹逐瘀汤

91. 下列各项，不属放置宫内节育器禁忌证的是
A. 滴虫阴道炎

B. 月经过多
C. 重度痛经
D. 宫颈口松
E. 足月产后3个月

92. 最早提出烧灼法断脐预防脐风的儿科专著是
A. 《小儿药证直诀》
B. 《小儿卫生总微论方》
C. 《幼科发挥》
D. 《保婴撮要》
E. 《幼幼集成》

93. 随着小儿年龄的增加
A. 脉搏增快，血压增高
B. 脉搏增快，血压减低
C. 脉搏减慢，血压增高
D. 脉搏减慢，血压减低
E. 脉搏、血压均无明显变化

94. "纯阳"学说是指小儿
A. 发育迅速
B. 脏腑娇嫩
C. 有阳无阴
D. 阳亢阴亏
E. 形气未充

95. 小儿面呈红色，证候多属
A. 热
B. 湿
C. 燥
D. 虚
E. 实

96. 小儿指纹淡红，其证候是
A. 虚寒
B. 食积
C. 痰热
D. 虚热

E. 实热

97. 患儿，11个月。早产，生后一直人工喂养，经常泄泻。近4个月来食欲不振，面色㿠白，唇舌爪甲苍白，毛发稀黄，精神萎靡，手足欠温，舌淡苔白，指纹淡。检查：血红蛋白60g/L。治疗应首选
   A. 金匮肾气丸
   B. 六味地黄丸
   C. 右归丸
   D. 理中丸
   E. 小建中汤

98. 小儿感冒夹痰的病机是
   A. 肺脏娇嫩
   B. 先天不足
   C. 乳食积滞
   D. 脾胃湿困
   E. 肾气不足

99. 患儿，2岁。咳嗽2天，咳声不爽，痰黄黏稠，口渴咽痛，鼻流浊涕，伴发热、恶心、头痛、微汗出，舌红苔薄黄，脉浮数。其证候是
   A. 风寒咳嗽
   B. 风热咳嗽
   C. 痰热咳嗽
   D. 痰湿咳嗽
   E. 阴虚燥咳

100. 患儿，10岁。昨天受凉后，见喷嚏、鼻塞、流清涕。今晨起喘咳，咳痰稠黄，口渴欲饮，大便干燥。查体：鼻扇，口周发绀，咽红，双肺满布哮鸣音，舌质红，苔薄白，脉滑数。其证候是
   A. 寒性哮喘
   B. 热性哮喘
   C. 外寒内热
   D. 肺实肾虚

E. 肺肾阴虚

101. 患儿，3岁。壮热不退，气急鼻扇，张口抬肩，摇身撷肚，口唇紫绀，胸闷腹胀，大便秘结。治疗应在正确选方的基础上加
   A. 黄芩、连翘
   B. 天竺黄、全瓜蒌
   C. 丹参、红花
   D. 牛黄夺命散
   E. 桑白皮、沉香末

102. 患儿，6岁。发热3天，口腔内黏膜、齿龈溃烂，周围焮红，疼痛拒食，舌质红，苔薄黄。其诊断是
   A. 感冒
   B. 口糜
   C. 心疳
   D. 燕口疮
   E. 鹅口疮

103. 大便澄澈清冷、完谷不化的病机是
   A. 感受外邪
   B. 伤于饮食
   C. 脾胃虚弱
   D. 脾肾阳虚
   E. 气阴两伤

104. 患儿，2岁。泄泻2天，大便日行10余次，质稀如水，色黄混浊，精神不振，口渴心烦，眼眶凹陷，皮肤干燥，小便短赤，舌红少津，苔少。其治法是
   A. 消食化积
   B. 疏风散寒
   C. 酸甘敛阴
   D. 渗湿止泻
   E. 清热利湿

105. 患儿，5岁。1年来食少饮多，皮肤干燥，

大便干结,舌红少津,舌苔光剥,脉细数。治疗应首选
　　A. 沙参麦冬汤
　　B. 增液承气汤
　　C. 养胃增液汤
　　D. 六味地黄丸
　　E.麦门冬汤

106. 疳证的基本病理改变为
　　A. 脾胃虚弱,运化失健
　　B. 脾胃虚弱,乳食停滞
　　C. 脾失运化,水湿内停
　　D. 脾胃不和,生化乏源
　　E. 脾胃受损,津液消亡

107. 小儿汗证的常见病因是
　　A. 气虚
　　B. 阴虚
　　C. 阳虚
　　D. 血虚
　　E. 体虚

108. 患儿,3岁。自汗明显,伴盗汗,汗出以头部、肩背明显,动则益甚,面色少华,少气乏力,平时容易感冒,舌淡苔少,脉细弱。其证候是
　　A. 表虚不固
　　B. 营卫不和
　　C. 气阴虚弱
　　D. 心脾两虚
　　E. 肝肾阴虚

109. 患儿,6岁。初起发热恶寒,咳嗽,咽痛,乳蛾肿大,继则眼睑浮肿,波及全身,皮肤光亮,按之凹陷即起,小便短少,尿色红赤,舌苔薄白。其证候是
　　A. 外感风热
　　B. 风水相搏
　　C. 湿热内侵

　　D. 肺脾气虚
　　E. 脾肾两虚

110. 患儿,6岁。小便频数日久,淋沥不尽,尿液不清,畏寒怕冷,舌淡苔薄腻。治疗应首选
　　A. 八正散
　　B. 缩泉丸
　　C. 菟丝子散
　　D. 补中益气汤
　　E. 金匮肾气丸

111. 麻疹的特殊体征是
　　A. 高热
　　B. 咳嗽
　　C. 眼泪汪汪
　　D. 喷嚏流涕
　　E. 麻疹黏膜斑

112. 治疗风疹邪郁肺卫证,应首选
　　A. 桑菊饮
　　B. 银翘散
　　C. 透疹凉解汤
　　D. 清胃解毒汤
　　E. 普济消毒饮

113. 患儿,6岁。发热2天,出现淡红色小丘疹,根盘红晕,丘疹上部可见疱疹,形态椭圆,疱浆清亮,皮疹以躯干为多,苔薄白,脉浮数。其治法是
　　A. 疏风清热,利湿解毒
　　B. 清气凉营,解毒化湿
　　C. 发散风寒,清热利湿
　　D. 芳香化湿,兼以健脾
　　E. 清解郁热,活血化瘀

114. 患儿,5岁。小儿暑温恢复期,肢体震颤,强直性瘫痪,舌红苔薄白,脉细数。其治法是

A. 养阴清热
B. 开窍泄浊
C. 清心豁痰
D. 疏风通络
E. 调和营卫

C. 6～7个月
D. 8～12个月
E. 13～18个月

115. 患儿，5岁。臀部及下肢紫癜1天，呈对称性，色鲜红，瘙痒，发热，舌红，苔薄黄，脉浮数。治疗应首选
A. 犀角地黄汤
B. 连翘败毒散
C. 归脾汤
D. 化斑汤
E. 大补阴丸

118. 可治疗风热感冒与时邪感冒的方剂是
A. 银翘散
B. 桑菊饮
C. 新加香薷饮
D. 普济消毒饮
E. 杏苏散

119. 下列各项，可见咳嗽痰多，色黄稠黏，喉中痰鸣症状的是
A. 风寒咳嗽
B. 风热咳嗽
C. 痰热咳嗽
D. 痰湿咳嗽
E. 气虚咳嗽

116. 小儿指纹色紫主证为
A. 燥
B. 热
C. 寒
D. 滞
E. 瘀

120. 肺炎喘嗽的基本病机是
A. 肺气失宣
B. 肺失清肃
C. 肺气上逆
D. 邪热闭肺
E. 痰热内蕴

117. 小儿断奶时间宜在
A. 2～3个月
B. 4～5个月

B 型题

答题说明

以下提供若干组考题，每组考题共用在考题前列出的 A、B、C、D、E 五个备选答案。请从中选择一个与问题关系最密切的答案，并在答题卡上将相应题号的相应字母所属方框涂黑。每个备选答案可能被选择一次、多次或不被选择。

（121～122题共用备选答案）
A. 颈痈
B. 委中毒
C. 蛇头疔
D. 丹毒
E. 破伤风

121. 以形态命名的外科疾病是

122. 以颜色命名的外科疾病是

（123～124题共用备选答案）
A. 热
B. 寒
C. 风
D. 气

E. 虚

123. 疼痛而皮色不红、不热，得暖则痛缓，其痛的原因是

124. 攻痛无常，时感抽掣，喜缓怒甚，其痛的原因是

（125～126题共用备选答案）
A. 痈
B. 瘰疬
C. 流痰
D. 有头疽
E. 红丝疔

125. 易发生内陷的疾病是
126. 可发生走黄的疾病是

（127～128题共用备选答案）
A. 推疣法
B. 浸渍法
C. 针挑法
D. 挖除法
E. 结扎法

127. 寻常疣的外治，应选用
128. 传染性软疣的外治，应选用

（129～130题共用备选答案）
A. 截石位3、7、11点
B. 截石位3、9点
C. 截石位6、12点
D. 截石位1、8点
E. 截石位4、10点

129. 血栓外痔好发于肛门齿线下
130. 内痔好发于肛门齿线上

（131～132题共用备选答案）
A. 举元煎
B. 大补元煎
C. 保阴煎
D. 固阴煎
E. 失笑散

131. 治疗月经过多气虚证，应首选
132. 治疗月经过多血热证，应首选

（133～134题共用备选答案）
A. 滋阴清热，止血调经
B. 清热凉血，止血调经
C. 温肾固冲，止血调经
D. 滋水益阴，止血调经
E. 益气摄血，养血调经

133. 崩漏虚热证的治法是
134. 崩漏脾虚证的治法是

（135～136题共用备选答案）
A. 补中益气汤
B. 香砂六君子汤
C. 人参养营汤
D. 参苓白术散
E. 健固汤合四神丸

135. 治疗经行泄泻肾虚证，应首选
136. 治疗经行泄泻脾虚证，应首选

（137～138题共用备选答案）
A. 养血活血
B. 补血益气
C. 行气养血
D. 活血止痛
E. 活血化瘀，散寒止痛

137. 产后腹痛气血两虚证的治法是
138. 产后腹痛血瘀证的治法是

（139～140题共用备选答案）
A. 逐瘀止血汤
B. 身痛逐瘀汤
C. 生化汤
D. 香棱丸
E. 少腹逐瘀汤

139. 治疗癥瘕气滞血瘀证，应首选
140. 治疗不孕瘀滞胞宫证，应首选

（141～142题共用备选答案）
A. 温肺化痰
B. 清肺化痰
C. 补肺固卫
D. 健脾化痰
E. 补肾固本

141. 哮喘肺气虚弱证的治法是
142. 哮喘肾虚不纳证的治法是

（143～144题共用备选答案）
A. 大定风珠
B. 十全大补汤
C. 缓肝理脾汤
D. 固真汤
E. 逐寒荡惊汤

143. 治疗慢惊风脾虚肝亢证，应首选
144. 治疗慢惊风阴虚风动证，应首选

（145～146题共用备选答案）
A. 人参五味子汤
B. 沙参麦冬汤
C. 参附龙牡救逆汤
D. 四君子汤
E. 玉屏风散

145. 治疗肺炎喘嗽肺脾气虚证，应首选
146. 治疗顿咳恢复期脾胃气虚证，应首选

（147～148题共用备选答案）
A. 白昼时时汗出，动则益甚
B. 寐中汗出，醒来自止
C. 冷汗如珠，气息微弱
D. 咳而汗出，痰黄质稠
E. 汗出色黄，染衣着色

147. 自汗的特点是
148. 脱汗的特点是

（149～150题共用备选答案）
A. 自汗为主，头部、肩背部明显
B. 自汗为主，汗出遍身而不温
C. 盗汗为主，手足心热
D. 自汗或盗汗，头部、四肢为多
E. 盗汗为主，遍身汗出

149. 汗证肺卫不固的主症是
150. 汗证营卫失调的主症是

试卷标识码：

中医执业医师资格考试
最后成功四套胜卷（四）

（医学综合考试部分）

第四单元

考生姓名：＿＿＿＿＿＿＿

准考证号：＿＿＿＿＿＿＿

考　　点：＿＿＿＿＿＿＿

考 场 号：＿＿＿＿＿＿＿

A1 型题

答题说明

每一道考试题下面有 A、B、C、D、E 五个备选答案。请从中选择一个最佳答案，并在答题卡上将相应题号的相应字母所属的方框涂黑。

1. 下列疾病表现为弛张热的是
   A. 肺炎球菌肺炎
   B. 疟疾
   C. 布鲁斯菌病
   D. 渗出性胸膜炎
   E. 风湿热

2. 下列哪种病变引起的胸痛常沿一侧肋间神经分布
   A. 胸肌劳损
   B. 流行性胸痛
   C. 颈椎病
   D. 带状疱疹
   E. 皮下蜂窝织炎

3. 肺炎球菌肺炎的痰液特征是
   A. 粉红色泡沫样痰
   B. 鲜红色痰
   C. 棕褐色痰
   D. 铁锈色痰
   E. 灰黄色痰

4. 患者，26 岁。近 1 个月来，以夜间咳嗽为主，痰中带血丝，伴低热、盗汗。应首先考虑的是
   A. 肺结核
   B. 支气管扩张
   C. 肺癌
   D. 风湿性心脏病（二尖瓣狭窄）
   E. 急性肺水肿

5. 左心功能不全发生夜间阵发性呼吸困难的机制是
   A. 通气功能障碍
   B. 换气功能障碍
   C. 呼吸中枢受抑制
   D. 外周化学感受器调节紊乱
   E. 酸中毒

6. 喷射性呕吐，可见于
   A. 耳源性眩晕
   B. 胃炎
   C. 肠梗阻
   D. 尿毒症
   E. 脑炎

7. 患者反复呕吐隔餐食物。查体：消瘦，上腹部膨胀，并见胃形。应首先考虑的是
   A. 肝炎
   B. 肝硬化
   C. 胃炎
   D. 幽门梗阻
   E. 胆囊炎

8. 下列除哪项外，常可引起肝细胞性黄疸
   A. 疟疾
   B. 急性甲型肝炎
   C. 中毒性肝炎
   D. 钩端螺旋体病
   E. 肝癌

9. 患者，65 岁。皮肤、巩膜黄染呈进行性加重，大便持续变白，病后消瘦明显。应首先考虑的是
   A. 急性病毒性肝炎
   B. 肝硬化
   C. 肝癌
   D. 胰头癌

E. 胆总管结石

10. 下列不属谵妄表现的是
    A. 意识大部分丧失
    B. 谵语
    C. 躁动不安
    D. 意识模糊
    E. 错觉

11. 过清音见于
    A. 叩击富有弹性、含气量正常的肺组织所产生的音响
    B. 叩击含有大量气体的空腔脏器时出现
    C. 叩击含气量增多、弹性减退的肺组织时出现
    D. 叩击不含气的实质性脏器时出现
    E. 叩击各种原因所致含气减少的肺组织时出现

12. 我国高血压病最常见的死亡原因是
    A. 高血压危象
    B. 急性脑血管病
    C. 尿毒症
    D. 心力衰竭
    E. 缺血性心脏病

13. 下列疾病，蜘蛛痣有诊断意义的是
    A. 肝硬化
    B. 麻疹
    C. 猩红热
    D. 伤寒
    E. 药物过敏

14. 病理性双侧瞳孔缩小，可见于
    A. 有机磷中毒
    B. 青光眼
    C. 视神经萎缩
    D. 脑肿瘤
    E. 脑疝

15. 下列疾病，常使气管移向患侧的是
    A. 胸膜粘连
    B. 大量胸腔积液
    C. 胸腔积气
    D. 肺气肿
    E. 纵隔肿瘤

16. 患者胸骨下部显著前突，左、右胸廓塌陷，肋骨与肋软骨交界处变厚增大，上下相连呈串珠状。其诊断是
    A. 肺结核
    B. 佝偻病
    C. 肺气肿
    D. 支气管哮喘
    E. 肺纤维化

17. 肺气肿时，肺部叩诊音应是
    A. 清音
    B. 过清音
    C. 浊音
    D. 鼓音
    E. 实音

18. 患者咳嗽。查体：右侧呼吸动度减弱，右下肺叩诊出现浊音，听诊可闻及支气管呼吸音。应首先考虑的是
    A. 右下肺不张
    B. 右下肺实变
    C. 右侧胸腔积液
    D. 右侧气胸
    E. 肺气肿

19. 心包摩擦音通常在什么部位听诊最清楚
    A. 心尖部
    B. 心底部
    C. 胸骨左缘第3、4肋间
    D. 胸骨右缘第3、4肋间
    E. 左侧腋前线3、4肋间

20. 在胸骨左缘第3、4肋间触及收缩期震颤，应考虑为
   A. 主动脉瓣关闭不全
   B. 室间隔缺损
   C. 二尖瓣狭窄
   D. 三尖瓣狭窄
   E. 肺动脉瓣狭窄

21. 心室收缩时颈静脉有搏动，可见于
   A. 高血压病
   B. 严重贫血
   C. 三尖瓣关闭不全
   D. 主动脉瓣关闭不全
   E. 甲状腺功能亢进症

22. 患者，65岁。查体：桶状胸，心尖搏动出现在剑突下，且深吸气时增强，肺动脉瓣第二心音增强。应首先考虑的是
   A. 冠心病
   B. 高血压性心脏病
   C. 风心病
   D. 肺心病
   E. 心肌炎

23. 患者突感胸闷，心前区痛，心电图显示室间隔前部心肌梗死。营养患处的动脉来自
   A. 左冠状动脉旋支
   B. 右冠状动脉右缘支
   C. 右冠状动脉后室间支
   D. 冠状动脉前室间支
   E. 右冠状动脉窦房结支

24. 空腹听诊出现振水音，可见于
   A. 肝硬化腹水
   B. 肾病综合征
   C. 结核性腹膜炎
   D. 幽门梗阻
   E. 急性肠炎

25. 患者腹部膨隆呈球形，转动体位时形状改变不明显。应首先考虑的是
   A. 肝硬化
   B. 右心功能不全
   C. 缩窄性心包炎
   D. 肾病综合征
   E. 肠麻痹

26. 患者，男，45岁。近日发现大便色黑，伴不规则上腹痛。检查：左锁骨上窝触及1个1cm×1.2cm大小的淋巴结，质硬，大便隐血试验（+++）。首先考虑的是
   A. 消化性溃疡病
   B. 胆道感染合并出血
   C. 胃癌
   D. 血小板减少性紫癜
   E. 肝硬化

27. 患者，男，58岁。腰痛，腰部活动受限。检查：脊柱叩击痛，坐骨神经刺激征（+）。应首先考虑的是
   A. 腰肌劳损
   B. 脑膜炎
   C. 蛛网膜下腔出血
   D. 腰椎间盘突出
   E. 肾下垂

28. 下列哪项不属于神经反射的深反射
   A. 肱二头肌反射
   B. 肱三头肌反射
   C. 膝腱反射
   D. 腹壁反射
   E. 跟腱反射

29. 下列各项对诊断伤寒最有意义的是
   A. 稽留热
   B. 血细菌培养阳性
   C. 脾肿大

D. 肝肿大
E. 相对缓脉

30. 患者食欲和记忆力减退。检查：眼睑苍白，血红细胞、白细胞和血小板均减少。应首先考虑的是
   A. 再生障碍性贫血
   B. 缺铁性贫血
   C. 溶血性贫血
   D. 失血性贫血
   E. 巨幼红细胞性贫血

31. 下列关于血尿素氮的改变及临床意义的叙述，正确的是
   A. 上消化道出血时，血尿素氮减少
   B. 大面积烧伤时，血尿素氮减少
   C. 严重的肾盂肾炎，血尿素氮减少
   D. 血尿素氮对早期肾功能损害的敏感性差
   E. 血尿素氮对早期肾功能损害的敏感性强

32. 下列除哪项外，均可引起血清钾增高
   A. 急慢性肾功能衰竭
   B. 静脉滴注大量钾盐
   C. 严重溶血
   D. 代谢性酸中毒
   E. 代谢性碱中毒

33. 下列关于急性胰腺炎酶学检查的叙述，正确的是
   A. 血清淀粉酶多在发病1~2小时开始增高
   B. 尿淀粉酶多在发病3~4小时开始增高
   C. 胰腺广泛坏死时，尿淀粉酶可增高不明显
   D. 尿淀粉酶的增高多早于血清淀粉酶
   E. 尿、血淀粉酶常同时开始增高

34. 病理性蛋白尿，可见于
   A. 剧烈活动后
   B. 严重受寒
   C. 直立性蛋白尿
   D. 妊娠中毒
   E. 以上均非

35. 下列哪项符合漏出液的特点
   A. 外观呈血性
   B. 比重 > 1.018
   C. 能自凝
   D. 白细胞计数 > $0.5 \times 10^9/L$
   E. 无病原菌

36. 下列除哪项外，均可见胸痛
   A. 带状疱疹
   B. 肺癌
   C. 气胸
   D. 心包炎
   E. 哮喘

37. 犬吠样咳嗽，可见于
   A. 急性喉炎
   B. 急性支气管炎
   C. 支气管哮喘
   D. 肺结核
   E. 肺癌

38. 患者，女，70岁。冠心病史5年。今日突然心悸气短，不能平卧，咳嗽，咳粉红色泡沫样痰。应首先考虑的是
   A. 肺癌
   B. 肺脓肿
   C. 肺结核
   D. 急性肺水肿
   E. 支气管扩张

39. 引起吸气性呼吸困难的疾病是
   A. 气管肿瘤

B. 慢性阻塞性肺气肿

C. 支气管哮喘

D. 气胸

E. 大块肺不张

40. 下列除哪项外，均可引起中枢性呕吐

　A. 耳源性眩晕

　B. 洋地黄中毒

　C. 尿毒症

　D. 胆囊炎

　E. 妊娠反应

41. 长期使用解热药或激素类药后，常出现的热型是

　A. 消耗热

　B. 不规则热

　C. 回归热

　D. 稽留热

　E. 弛张热

42. 下列哪项不符合胸壁疾患所致胸痛的特点

　A. 疼痛部位较固定

　B. 局部有压痛

　C. 举臂动作时可加剧

　D. 因情绪激动而诱发

　E. 深呼吸或咳嗽可加剧

43. 嘶哑样咳嗽，可见于

　A. 急性喉炎

　B. 声带疾患

　C. 百日咳

　D. 胸膜炎

　E. 支气管扩张

44. 心功能不全肺淤血时，在痰中出现的是

　A. 白细胞

　B. 夏科－雷登结晶体

　C. 上皮细胞

D. 色素细胞

E. 杜什曼螺旋体

45. 我国最常见的咯血原因是

　A. 支气管扩张

　B. 肺结核

　C. 二尖瓣狭窄

　D. 肺脓肿

　E. 支气管肺癌

46. 下列哪项属于非感染性发热的疾病

　A. 肺结核

　B. 肺炎

　C. 急性肾盂肾炎

　D. 伤寒

　E. 血清病

47. 体温在39℃以上，一日内波动范围超过2℃者，多见于

　A. 风湿热

　B. 伤寒

　C. 疟疾

　D. 大叶性肺炎

　E. 中暑

48. 下列除哪项外，均属急腹症

　A. 消化性溃疡病

　B. 急性胰腺炎伴黄疸

　C. 胃肠穿孔

　D. 肠梗阻

　E. 实质脏器破裂

49. 夜间咳嗽较重者，可见于

　A. 慢性支气管炎

　B. 支气管扩张

　C. 大叶性肺炎

　D. 肺结核

　E. 肺癌

50. 患者，男，26岁。淋雨后寒战，发热，咳嗽，咳铁锈色痰，胸痛。查体：口唇周围有单纯疱疹，叩诊右下肺轻度浊音，听诊呼吸音减低。应首先考虑的是
    A. 急性支气管炎
    B. 肺结核
    C. 急性肺脓肿
    D. 肺炎球菌肺炎
    E. 病毒性肺炎

51. 在感染过程的五种结局中最不常见的表现是
    A. 病原体被清除
    B. 隐性感染
    C. 显性感染
    D. 病原携带状态
    E. 潜伏性感染

52. 下列各项中属乙类传染病的是
    A. 霍乱
    B. 鼠疫
    C. 传染性非典型肺炎
    D. 风疹
    E. 流行性感冒

53. 下列不属急性重型肝炎典型表现的是
    A. 黄疸迅速加深
    B. 出血倾向明显
    C. 肝肿大
    D. 出现烦躁、谵妄等神经系统症状
    E. 急性肾功能不全

54. 患儿近日常感无力，精神萎靡，食欲不佳，并诉右上腹隐痛。检查：面色黄，肝于肋缘下3cm可触及，有压痛。实验室检查：尿胆红素（+），尿胆原（+）。应首先考虑的是
    A. 蚕豆病
    B. 胃炎
    C. 胆道蛔虫症
    D. 急性病毒性肝炎
    E. 胆结石

55. 流行性出血热患者全身各组织器官都可有充血、出血、变性、坏死，表现最为明显的器官是
    A. 心
    B. 肺
    C. 肾
    D. 脑垂体
    E. 胃肠

56. 下述哪项不是艾滋病的主要传播途径
    A. 性接触
    B. 注射及输血和血制品
    C. 母婴传播
    D. 器官移植
    E. 消化道传播

57. 下列不支持艾滋病诊断的是
    A. 咽念珠菌感染
    B. 持续发热
    C. 头痛，进行性痴呆
    D. 皮肤黏膜出血
    E. 慢性腹泻

58. 普通型流脑临床特征性体征是皮肤
    A. 瘀点或瘀斑
    B. 水疱
    C. 黑痂
    D. 斑丘疹
    E. 脓肿

59. 乙型脑炎（简称乙脑）的主要传染源是
    A. 猪
    B. 乙脑病毒携带者
    C. 乙脑患者
    D. 蚊虫

E. 野鼠

60. 下列有关伤寒肥达反应的描述，正确的是
   A. 只要阳性就有明确诊断价值
   B. 阴性结果即可除外伤寒
   C. 可根据"O"抗体效价的不同区别伤寒或副伤寒
   D. "H"抗体出现较早，消失快，更有利于诊断
   E. 检测 Vi 抗体可用于慢性带菌者的调查

61. 目前认为志贺菌致病必须具备的条件是
   A. 过度劳累
   B. 暴饮暴食
   C. 细菌变异性
   D. 痢疾杆菌对肠黏膜上皮细胞的侵袭力
   E. 发病季节

62. 下列中毒性细菌性痢疾的治疗措施，错误的是
   A. 抗菌治疗
   B. 扩充血容量
   C. 纠正代谢性酸中毒
   D. 血管活性药物的应用
   E. 纠正代谢性碱中毒

63. 某患者由印尼入境后2天，频繁腹泻，无腹痛及里急后重，伴有呕吐。最重要的检查是
   A. 血常规
   B. 尿常规
   C. 电解质
   D. 泻吐物悬滴检查
   E. 以上均非

64. 下列关于感染过程的描述，错误的是
   A. 病原体与人体相互作用，相互斗争的过程称为感染过程
   B. 感染过程的构成必须具备病原体、人体和外环境三个因素
   C. 病原体侵入人体，临床上出现相应的症状、体征则意味着感染过程的开始
   D. 病原体侵入的数量越大，出现显性感染的危险也越大
   E. 病原体的致病力包括毒力、侵袭力、病原体数量和变异性

65. 乙型脑炎三大严重症状是
   A. 高热、抽搐和昏迷
   B. 高热、昏迷和呼吸衰竭
   C. 高热、脑膜刺激征和呼吸衰竭
   D. 高热、抽搐和呼吸衰竭
   E. 高热、失语和呼吸衰竭

66. 属于丙类传染病的病种是
   A. 艾滋病
   B. 肺结核
   C. 传染性非典型肺炎
   D. 人感染高致病性禽流感
   E. 流行性和地方性斑疹伤寒

67. 甲类传染病是指
   A. SARS、狂犬病
   B. 黑热病、炭疽
   C. 高致病性禽流感、天花
   D. 鼠疫、霍乱
   E. 伤寒、流行性出血热

68. 下列各项，不属传染病基本特征的是
   A. 有病原体
   B. 有感染后免疫性
   C. 有流行病学特征
   D. 有发热
   E. 有传染性

69. 下列各项，不属中国古代医德思想内容的是

A. 救死扶伤、一视同仁的道德准则
B. 仁爱救人、赤诚济世的事业准则
C. 清廉正直、不图钱财的道德品质
D. 认真负责、一丝不苟的服务态度
E. 不畏权贵、忠于医业的献身精神

70. 对不伤害原则的解释，正确的是
    A. 不伤害原则就是消除任何医疗伤害
    B. 不伤害原则就是要求医生对患者丝毫不能伤害
    C. 因绝大多数医疗行为都存在着不同程度的伤害，所以不伤害原则是做不到的
    D. 不伤害原则要求对医学行为进行受益与伤害的权衡，把可控伤害控制在最低限度之内
    E. 对肿瘤患者进行化疗意味着绝对伤害

71. 1976年美国学者提出的医患关系基本模式是
    A. 主动－被动型，互相－合作型，平等参与型
    B. 主动－合作型，相互－指导型，共同参与型
    C. 主动－配合型，指导－合作型，共同参与型
    D. 主动－被动型，指导－合作型，共同参与型
    E. 主动－被动型，共同参与型，父权主义型

72. 在使用辅助检查手段时，不适宜的是
    A. 认真严格地掌握适应证
    B. 可以广泛积极地依赖各种辅助检查
    C. 有利于提高医生诊治疾病的能力
    D. 必要检查能尽早确定诊断和进行治疗
    E. 应从患者的利益出发决定该做的项目

73. 我国依法制定卫生行政法规的国家机构是
    A. 国务院
    B. 卫生行政部门
    C. 最高人民法院
    D. 全国人大及其常委会
    E. 地方人民政府

74. 《医疗机构管理条例》《医疗机构管理条例实施细则》《麻醉药品管理办法》《医疗事故处理条例》等规范性文件，在我国卫生法律体系中，属于
    A. 卫生行政法规
    B. 卫生专门法律
    C. 卫生法律
    D. 基本法律
    E. 卫生技术法规

75. 根据违法行为的性质和危害程度的不同，法律责任分为
    A. 赔偿责任、补偿责任、刑事责任
    B. 经济责任、民事责任、刑事责任
    C. 行政处分、经济补偿、刑事责任
    D. 行政处罚、经济赔偿、刑事责任
    E. 民事责任、行政责任、刑事责任

76. 下列各项，属于行政处罚的是
    A. 罚款
    B. 降级
    C. 赔偿损失
    D. 撤职
    E. 赔礼道歉

77. 国家实行医师资格考试制度，目的是检查评价申请医师资格者是否具备
    A. 医学专业学历
    B. 取得医学专业技术职务的条件
    C. 从事医学专业教学、科研的资格
    D. 开办医疗机构的条件
    E. 从事医学实践必需的基本专业知识与

能力

78. 医师甲经执业医师注册，在某医疗机构执业。1年后，该医师受聘到另一医疗机构执业。其改变执业地点的行为
   A. 医疗机构允许即可
   B. 应到准予注册的卫生行政部门办理变更注册手续
   C. 无须经过准予注册的卫生行政部门办理变更注册手续
   D. 任何组织和个人无权干涉
   E. 只要其医术高明，就不受限制

79. 王某1997年于中医药大学毕业分配到市级中医院工作，并于1998年取得了中医师执业资格。《中华人民共和国执业医师法》施行当年，其依照有关开办医疗机构的规定申请个体开业。依据我国执业医师法的规定，卫生行政部门应
   A. 批准其个体行医资格申请
   B. 要求其应具备主治医师资格
   C. 要求其参加国家临床中医专业技术资格考试
   D. 要求其能保证个体行医质量，才能予以受理申请
   E. 要求其经执业医师注册后在医疗机构中执业满5年

80. 直接作用于中枢神经系统，使之兴奋或抑制，连续使用能产生依赖性的药品是
   A. 毒性药品
   B. 放射性药品
   C. 解毒药品
   D. 精神药品
   E. 麻醉药品

81. 依照《麻醉药品管理办法》的规定，麻醉药品的处方剂量，每张处方注射剂不得超过多少日的常用量

   A. 2日
   B. 3日
   C. 5日
   D. 7日
   E. 14日

82. 某药店经营者为贪图利益而违法销售超过有效期的药品。依据《中华人民共和国药品管理法》第75条的规定，其所在地的药品监督管理行政执法机构应给予的处罚是，没收违法销售药品和违法所得，并
   A. 处以非法所得一倍以上三倍以下的罚款
   B. 处以非法所得二倍以上五倍以下罚款
   C. 处以二千元以上五千元以下的罚款
   D. 处以违法销售药品货值金额两倍以上五倍以下的罚款
   E. 处以违法销售药品货值金额一倍以上三倍以下的罚款

83. 制定《医院感染管理规范（试行）》的目的是
   A. 有效预防和控制医院感染，保障医疗安全，提高医疗质量
   B. 有效预防和控制传染性非典型肺炎的发生和流行
   C. 预防、控制和消除传染病的发生与流行，保障公众的身体健康和生命安全
   D. 有效预防、及时控制和清除突发公共卫生事件，保障公众身体健康与生命安全
   E. 有效预防和控制疾病，维护正常的社会秩序

84. 城镇中发现甲类传染病和乙类传染病中的艾滋病、肺炭疽病的患者、病原携带者和疑似患者时，国家规定的报告时间是

A. 6 小时以内
B. 7 小时
C. 10 小时
D. 12 小时
E. 24 小时

85. 《传染病防治法》规定应予以隔离治疗的是
A. 疑似传染病患者
B. 甲类传染病患者
C. 甲类传染病患者和病原携带者
D. 乙类传染病患者和病原携带者
E. 除艾滋病患者、炭疽中的肺炭疽以外的乙类传染病患者

86. 依据2002年9月1日实施的《医疗事故处理条例》，不属于医疗事故的是
A. 医疗机构违反规章造成患者重度残废
B. 在医疗活动中，由于患者病情异常而发生医疗意外
C. 医务人员违反诊疗常规，造成患者一般功能性障碍
D. 医务人员违反护理常规，造成患者轻度残废
E. 药房等非临床科室因过失导致患者人身损害

87. 李某，自费学医后自行开业，因违反诊疗护理常规，致使患者死亡，追究其刑事责任的机关是
A. 卫生行政部门
B. 工商行政部门
C. 医疗事故鉴定委员会
D. 管辖地人民政府
E. 管辖地人民法院

88. 医德规范是指导医务人员进行医疗活动的
A. 思想准则

B. 行为准则
C. 技术规程
D. 技术标准
E. 思想和行为准则

89. 患者，男，50岁。咳嗽、咳痰3年，每年发病持续4个月，肺底可听到散在干啰音，X线检查无异常。其诊断是
A. 慢性支气管炎
B. 肺结核
C. 支气管哮喘
D. 肺炎球菌肺炎
E. 肺癌

90. 患者，男，60岁。慢性支气管炎病史20年。近半年活动后心悸，气短。查体：有肺气肿体征，两肺散在干、湿啰音。剑突下可见心尖搏动，肺动脉瓣区第二心音亢进。应首先考虑的是
A. 冠心病
B. 肺心病
C. 风心病
D. 高血压性心脏病
E. 心肌炎

91. 哮喘持续状态是指重度哮喘发作持续时间超过
A. 8 小时
B. 12 小时
C. 24 小时
D. 36 小时
E. 48 小时

92. 患者，男，20岁。突发胸闷，气急，咳嗽。听诊：两肺满布哮鸣音。应首先考虑的是
A. 急性支气管炎
B. 慢性支气管炎喘息型
C. 心源性哮喘

D. 支气管哮喘

E. 支气管肺癌

93. 患者，男，30岁。高热寒战2天，胸痛，伴咳嗽，痰中带血。听诊：右肺中部可闻及湿啰音。应首先考虑的是

A. 急性支气管炎

B. 肺炎

C. 肺结核

D. 肺癌

E. 支气管哮喘

94. 患者，男，20岁。咳嗽伴低热、盗汗、乏力1个月。X线显示右肺尖云雾状阴影。应首先考虑的是

A. 肺炎

B. 慢性支气管炎

C. 支气管扩张

D. 肺癌

E. 肺结核

95. 肺癌由原发癌肿引起的症状是

A. 咳嗽，咯血，胸闷，气急

B. 胸痛

C. 吞咽困难

D. 头痛，呕吐，共济失调

E. 厌食，肝区疼痛，黄疸

96. 患者，男，50岁。每日吸烟20支已多年。近来经常咳嗽，痰中有血丝，1周前突感呼吸困难。X线透视见右侧胸腔大片致密阴影，胸腔穿刺抽出大量血性胸水。应首先考虑的是

A. 结核性胸膜炎

B. 大叶性肺炎并发胸膜腔积脓

C. 肺癌转移至胸膜

D. 肺癌并发肺脓肿

E. 肺门淋巴结转移癌压迫胸导管

97. 患者，男，26岁。心悸、气促1年。查体：两颊暗红，颈静脉明显怒张，下肢浮肿。心浊音界向左扩大，心尖区可闻及舒张期隆隆样杂音，肝右肋下4cm，质软，有压痛，肝颈静脉回流征阳性。应首先考虑的是

A. 二尖瓣狭窄并发右心衰竭

B. 二尖瓣关闭不全后期所致右心衰竭

C. 主动脉瓣狭窄并发左心衰竭

D. 主动脉瓣关闭不全并发左心衰竭

E. 肺源性心脏病致右心衰竭

98. 风心病并发心律失常最多见的是

A. 早搏

B. 阵发性心动过速

C. 房颤

D. 房性心动过速

E. 心房扑动

99. 患者，女，30岁。有风湿性关节炎病史。检查：心尖部可听到4级收缩期杂音，X线显示左心房、左心室增大。应首先考虑的心瓣膜病变是

A. 二尖瓣关闭不全

B. 二尖瓣狭窄

C. 主动脉瓣关闭不全

D. 主动脉瓣狭窄

E. 肺动脉瓣狭窄

100. 患者，男，40岁。确诊高血压病3年。无自觉症状。检查：血压：160/95mmHg（21.3/12.6kPa），尿常规无异常，心电图及X线显示左心室肥大。应首先考虑的是

A. 高血压病一期

B. 高血压病二期

C. 高血压病三期

D. 急进型高血压

E. 高血压脑病

101. 下列哪项不是自发性心绞痛的特点
    A. 休息或夜间发作
    B. 可持续 15～30 分钟
    C. 含服硝酸甘油片不易缓解
    D. 心电图出现异常 Q 波
    E. 血清酶一般正常

102. 萎缩性胃炎，胃黏膜的病理改变是
    A. 充血，水肿
    B. 糜烂，出血
    C. 肥厚，粗糙
    D. 灰暗，变薄
    E. 渗出

103. 患者，男，50 岁。反复上腹痛 15 年，腹痛常在饭后，持续 1～2 小时。近半年疼痛加剧，食欲减退，体重减轻。检查：贫血貌。左锁骨上触及肿大淋巴结，血沉 46mm/h，大便隐血试验持续阳性。应首先考虑的是
    A. 慢性胆囊炎发作
    B. 十二指肠溃疡发作
    C. 胃溃疡伴幽门梗阻
    D. 胃溃疡恶变
    E. 复合性溃疡病

104. 患者，男，48 岁。近 1 个月来，因上腹部不适、食欲减退、体重减轻而疑诊为胃癌。为确诊，首选的检查方法是
    A. 癌胚抗原测定
    B. 大便隐血试验
    C. 胃液分析
    D. X 线钡餐检查
    E. 胃镜检查

105. 巨大脾脏常见于
    A. 急性粒细胞白血病
    B. 慢性粒细胞白血病
    C. 急性淋巴细胞白血病
    D. 慢性淋巴细胞白血病
    E. 肝硬化脾功能亢进

106. 患者，男，48 岁。近 3 年来疲劳乏力，食欲减退，间歇性鼻出血，齿龈出血。今晨进硬食后，突然呕血，并出现黑便。检查：血压明显下降，心率 120 次/分，腹部膨隆，有移动性浊音，肝脾触诊不满意。应首选的止血措施是
    A. 肌注安络血
    B. 静滴止血芳酸
    C. 冰水洗胃
    D. 三腔管压迫
    E. 迅速补充血容量

107. 肝癌的组织学类型，最多见的是
    A. 肝细胞型
    B. 胆管细胞型
    C. 结节型
    D. 弥漫型
    E. 混合型

108. 急性出血性坏死型胰腺炎的重要特征是
    A. 血淀粉酶明显升高
    B. 休克
    C. 恶心，呕吐
    D. 白细胞计数增高
    E. 血糖升高

109. 下列哪项是慢性肾炎普通型的表现
    A. 中等程度蛋白尿
    B. 高度水肿
    C. 大量蛋白尿
    D. 血脂升高
    E. 血浆白蛋白降低

110. 引起尿路感染的病原体最多见的是
    A. 葡萄球菌
    B. 变形杆菌

C. 副大肠杆菌
D. 大肠杆菌
E. 链球菌

111. 患者，女，30岁。尿频、尿痛2天。检查：体温38℃。右肾区叩击痛。尿蛋白（±），尿中红细胞2～4/HP，白细胞20～30/HP。应首先考虑的是
   A. 急性膀胱炎
   B. 急性肾炎
   C. 急性肾盂肾炎
   D. 尿道综合征
   E. 右肾结石

112. 有助于再障与急性白血病鉴别的是
   A. 感染发热
   B. 皮肤黏膜出血
   C. 贫血苍白
   D. 胸骨压痛
   E. 网织红细胞减少

113. 血小板减少可出现的临床表现是
   A. 进行性贫血
   B. 皮肤、鼻腔等处发生坏死性溃疡
   C. 皮肤、黏膜出血
   D. 频繁性呕吐
   E. 胸骨压痛

114. 患者，女，20岁。四肢皮肤反复出现紫斑1年。检查：肝、脾不大，轻度贫血，血小板$60×10^9$/L，骨髓颗粒型巨核细胞比例增加。其诊断是
   A. 急性白血病
   B. 再生障碍性贫血
   C. 脾功能亢进
   D. 过敏性紫癜
   E. 特发性血小板减少性紫癜

115. 1型糖尿病的临床表现是

A. 有明显的"三多一少"症状
B. 中老年多见
C. 肥胖者多见
D. 起病缓，症状轻
E. 对胰岛素较不敏感

116. 患者，女，26岁。被人发现时躺在公园一角落呈半昏迷状态。查体：神志不清，两瞳孔针尖样大小，口角流涎，口唇紫绀，两肺满布水泡音，心率60次/分，肌肉有震颤。应首先考虑的是
   A. 癫痫大发作
   B. 严重心律失常
   C. 左心功能衰竭
   D. 有机磷农药中毒
   E. 安眠药中毒

117. 患者，男，68岁。高血压病史20年，近日突然意识丧失，深度昏迷，出现三偏征，伴有高热与呕血。应首先考虑的是
   A. 内囊－基底节出血（外侧型）
   B. 内囊－基底节出血（内侧型）
   C. 桥脑出血
   D. 小脑出血
   E. 蛛网膜下腔出血

118. 对急性支气管炎与流行性感冒的鉴别，最有意义的是
   A. 发热
   B. 咳痰
   C. 肺部啰音
   D. 白细胞计数
   E. 流行病学史

119. 肺心病肺动脉高压形成的主要原因是
   A. 肺细小动脉痉挛
   B. 肺血管玻璃样改变
   C. 血容量增加

D. 右心室肥大

E. 左心衰竭

120. 患者，男，60岁。慢性支气管炎病史20年，肺心病病史5年。近1周感冒后咳嗽、吐黄痰、心悸气短加重。下列哪项治疗原则是最重要的
   A. 止咳
   B. 祛痰
   C. 抗感染
   D. 强心
   E. 利尿

121. 肺炎链球菌肺炎首选的抗生素是
   A. 红霉素
   B. 青霉素
   C. 氯霉素
   D. 氨基糖苷类抗生素
   E. 阿奇霉素

122. 内源性哮喘的临床表现是
   A. 多见于儿童与青少年
   B. 常于春、秋季发病
   C. 可有前驱症状
   D. 起病慢，较多见哮喘持续状态
   E. 发病急，症状缓解快

123. 患者，40岁。高热寒战3天，伴咳嗽、胸痛，痰中带血。为确诊应首选的检查方法是
   A. 肺部听诊

B. 血常规检查

C. X线检查

D. 痰结核菌检查

E. 血培养

124. 患者，男，30岁。高热、寒战3天，胸痛，伴咳嗽，痰中带血。听诊：右肺中部可闻及湿啰音。应首先考虑的是
   A. 急性支气管炎
   B. 支气管扩张
   C. 胸膜炎
   D. 肺炎
   E. 肺癌

125. 患者，男，60岁。有慢性支气管炎及肺心病病史。近1周感冒后出现咳嗽，吐黄痰，心悸气短加重，神志清，血气分析在正常范围。下列哪项治疗是错误的
   A. 抗感染
   B. 止咳
   C. 祛痰
   D. 呼吸兴奋剂
   E. 氨茶碱

126. 下列关于哮喘持续状态的紧急处理哪项是错误的
   A. 静滴地塞米松
   B. 补充水、电解质
   C. 纠正酸中毒
   D. 吸氧
   E. 口服氨茶碱

B 型题

答题说明

以下提供若干组考题，每组考题共用在考题前列出的 A、B、C、D、E 五个备选答案。请从中选择一个与问题关系最密切的答案，并在答题卡上将相应题号的相应字母所属方框涂黑。每个备选答案可能被选择一次、多次或不被选择。

（127～128 题共用备选答案）

A. 慢性规律性的上腹痛
B. 无规律性的上腹痛
C. 右上腹绞痛
D. 左上腹剧痛
E. 全腹剧痛

127. 胆道结石，常表现
128. 消化性溃疡，常表现

（129～130 题共用备选答案）

A. 红细胞管型
B. 白细胞管型
C. 上皮细胞管型
D. 透明管型
E. 蜡样管型

129. 正常人尿中可以偶见的管型是
130. 主要见于肾盂肾炎的管型是

（131～132 题共用备选答案）

A. 急性发热
B. 黄疸
C. 呕吐
D. 腹泻
E. 血便

131. 肠梗阻可见腹痛，并伴有
132. 肠套叠可见腹痛，并伴有

（133～134 题共用备选答案）

A. 呕吐物为隔餐食物，带腐臭味
B. 呕吐物为黄绿色，带粪臭味
C. 呕吐物为大量黏液及食物
D. 呕吐物为血液
E. 吐出胃内容物后仍干呕不止

133. 急性胃炎的临床表现是
134. 急性胆囊炎的临床表现是

（135～136 题共用备选答案）

A. 脉搏短绌
B. 水冲脉
C. 奇脉
D. 颈静脉搏动
E. 交替脉

135. 主动脉瓣关闭不全，多表现为
136. 缩窄性心包炎，多表现为

（137～138 题共用备选答案）

A. 淀粉酶
B. 血清转氨酶
C. 谷氨酰基转肽酶
D. 血清碱性磷酸酶
E. 肌酸磷酸激酶

137. 对诊断骨质疏松最有意义的是
138. 对诊断心肌梗死最有意义的是

（139～140 题共用备选答案）

A. 劣药
B. 假药
C. 保健药品
D. 非处方用药
E. 特殊药品

139. 药品所含成分的名称与国家药品标准或者省、自治区、直辖市药品标准规定不符合的是
140. 药品成分的含量与国家药品标准或者

省、自治区、直辖市药品标准规定不符合的是

（141～142题共用备选答案）
A.《省心录·论医》
B.《备急千金要方》
C.《外科正宗》
D.《本草纲目》
E.《迈蒙尼提斯祷文》

141. "无恒德者，不可以作医，人命死生之系。"出自的著作是
142. "启我爱医术，复爱世间人，愿绝名利心，尽力为患者，无分爱与憎，不问富与贫，凡诸疾病者，一视如同仁。"出自的著作是

（143～144题共用备选答案）
A. 医患关系是一种民事法律关系
B. 医患关系是具有道德意义较强的社会关系
C. 医患关系是一种商家与消费者的关系
D. 医患关系是包括非技术性和技术性方面的关系
E. 医患关系是患者与治疗者在诊疗和保健中所建立的联系

143. 反映医患关系本质的是
144. 概括医患关系内容的是

（145～146题共用备选答案）
A. 呼吸困难
B. 咳嗽
C. 咯血
D. 下垂性凹陷性水肿
E. 紫绀

145. 左心衰竭时最早出现和最重要的症状是
146. 右心衰竭时典型的体征是

（147～148题共用备选答案）
A. 急性粒细胞白血病
B. 急性淋巴细胞白血病
C. 慢性粒细胞白血病
D. 慢性淋巴细胞白血病
E. 慢性再生障碍性贫血

147. VP方案常用于治疗
148. HOAP方案常用于治疗

（149～150共用备选答案）
A. 高热
B. 抽搐
C. 三偏征
D. 脑膜刺激征明显
E. 脑脊液大多正常

149. 蛛网膜下腔出血的体征是
150. 内囊区出血的表现是

中医执业医师资格考试最后成功四套胜卷（一）答案

第一单元

1.E	2.B	3.B	4.A	5.D	6.E	7.C	8.B	9.E	10.A
11.E	12.E	13.B	14.D	15.C	16.A	17.D	18.A	19.E	20.A
21.D	22.A	23.A	24.C	25.C	26.D	27.D	28.D	29.B	30.B
31.C	32.E	33.C	34.C	35.D	36.B	37.D	38.C	39.C	40.C
41.A	42.D	43.C	44.A	45.D	46.A	47.D	48.C	49.B	50.C
51.A	52.D	53.C	54.C	55.B	56.B	57.C	58.C	59.B	60.E
61.B	62.A	63.E	64.C	65.D	66.B	67.D	68.D	69.A	70.D
71.E	72.C	73.A	74.C	75.B	76.C	77.C	78.E	79.D	80.E
81.D	82.A	83.A	84.D	85.C	86.A	87.A	88.D	89.C	90.D
91.B	92.C	93.B	94.C	95.B	96.C	97.A	98.A	99.A	100.E
101.A	102.C	103.A	104.C	105.B	106.B	107.E	108.E	109.B	110.A
111.D	112.E	113.E	114.E	115.C	116.D	117.A	118.C	119.B	120.C
121.C	122.E	123.A	124.D	125.A	126.C	127.B	128.D	129.B	130.A
131.E	132.B	133.D	134.A	135.E	136.A	137.D	138.B	139.C	140.C
141.E	142.C	143.A	144.C	145.A	146.D	147.D	148.E	149.C	150.D

第二单元

1.C	2.D	3.B	4.C	5.A	6.A	7.A	8.B	9.B	10.A
11.A	12.B	13.B	14.B	15.E	16.D	17.E	18.A	19.B	20.D
21.E	22.C	23.D	24.C	25.E	26.B	27.B	28.B	29.E	30.A
31.A	32.A	33.E	34.B	35.E	36.A	37.B	38.C	39.C	40.E
41.D	42.A	43.D	44.A	45.C	46.C	47.C	48.A	49.B	50.A
51.B	52.C	53.D	54.E	55.D	56.D	57.E	58.C	59.A	60.C
61.D	62.C	63.D	64.C	65.D	66.A	67.C	68.C	69.B	70.B
71.B	72.C	73.C	74.B	75.D	76.D	77.E	78.D	79.D	80.C
81.A	82.E	83.A	84.A	85.B	86.D	87.D	88.A	89.D	90.A
91.B	92.D	93.B	94.D	95.E	96.C	97.C	98.D	99.A	100.C
101.D	102.E	103.E	104.B	105.C	106.E	107.C	108.D	109.B	110.B
111.B	112.D	113.C	114.E	115.A	116.D	117.A	118.E	119.A	120.C
121.A	122.C	123.D	124.D	125.B	126.E	127.A	128.B	129.E	130.A

131.A 132.E 133.C 134.E 135.A 136.D 137.A 138.B 139.A 140.D
141.C 142.B 143.D 144.A 145.D 146.A 147.D 148.C 149.D 150.B

第三单元

1.B   2.A   3.B   4.E   5.D   6.E   7.A   8.A   9.C   10.D
11.A 12.D 13.E 14.C 15.A 16.B 17.C 18.C 19.E 20.C
21.B 22.B 23.C 24.E 25.E 26.D 27.E 28.D 29.C 30.D
31.D 32.D 33.C 34.C 35.C 36.D 37.D 38.C 39.C 40.D
41.B 42.D 43.A 44.C 45.B 46.D 47.D 48.A 49.B 50.E
51.A 52.A 53.B 54.A 55.C 56.B 57.D 58.C 59.B 60.C
61.B 62.B 63.E 64.C 65.A 66.A 67.D 68.A 69.C 70.C
71.A 72.D 73.B 74.C 75.A 76.B 77.D 78.B 79.C 80.E
81.C 82.C 83.C 84.D 85.E 86.A 87.D 88.B 89.B 90.A
91.E 92.A 93.C 94.E 95.C 96.C 97.B 98.E 99.E 100.B
101.A 102.A 103.A 104.A 105.B 106.D 107.A 108.D 109.D 110.D
111.B 112.A 113.C 114.B 115.A 116.B 117.D 118.B 119.C 120.E
121.A 122.E 123.E 124.C 125.D 126.E 127.D 128.A 129.A 130.D
131.A 132.B 133.D 134.B 135.C 136.E 137.B 138.C 139.E 140.D
141.B 142.D 143.B 144.A 145.C 146.E 147.A 148.D 149.A 150.E

第四单元

1.E   2.A   3.A   4.D   5.D   6.A   7.B   8.A   9.B   10.C
11.D 12.A 13.D 14.C 15.A 16.A 17.B 18.B 19.E 20.A
21.E 22.E 23.E 24.A 25.C 26.B 27.A 28.A 29.D 30.B
31.D 32.D 33.E 34.B 35.B 36.C 37.D 38.D 39.A 40.B
41.E 42.A 43.C 44.B 45.C 46.D 47.A 48.B 49.A 50.B
51.C 52.B 53.A 54.E 55.C 56.D 57.D 58.B 59.D 60.C
61.C 62.B 63.A 64.E 65.A 66.E 67.C 68.B 69.B 70.D
71.C 72.E 73.A 74.C 75.C 76.C 77.E 78.B 79.B 80.E
81.C 82.B 83.B 84.A 85.B 86.E 87.D 88.A 89.E 90.B
91.D 92.C 93.E 94.C 95.D 96.D 97.C 98.D 99.D 100.A
101.C 102.D 103.D 104.C 105.D 106.C 107.E 108.E 109.D 110.E
111.B 112.D 113.A 114.D 115.B 116.A 117.C 118.C 119.D 120.D
121.D 122.C 123.A 124.D 125.C 126.D 127.C 128.B 129.B 130.B
131.C 132.D 133.C 134.E 135.C 136.E 137.B 138.A 139.D 140.B
141.A 142.E 143.C 144.E 145.C 146.E 147.D 148.E 149.B 150.C

中医执业医师资格考试最后成功四套胜卷（一）解析

第一单元

1. 答案：E　解析：中医学整体观念的内涵包括：①人体是有机的整体。②人与自然界的统一性。故选择 E。

2. 答案：B　解析：同病异治，指同一病证，因时、因地、因人不同，或由于病情进展程度、病机变化，以及用药过程中正邪消长等差异，治疗上应相应采取不同治法。故选择 B。

3. 答案：B　解析：上午为阳中之阳，下午为阳中之阴；上半夜为阴中之阴，下半夜为阴中之阳。故选择 B。

4. 答案：A　解析："寒极生热，热极生寒"反映了阴阳之间相互转化的关系，"极"即为阴阳转化的条件。故选择 A。

5. 答案：D　解析：生我者为母，我生者为子。克我者，为所不胜，我克者为所胜；金克木，金为木之所不胜。故选择 D。

6. 答案：E　解析：五行相乘次序是：木乘土、土乘水、水乘火、火乘金、金乘木。根据五脏的五行所属，可知选项中脾病及肾为相乘传变。故选择 E。

7. 答案：C　解析：脾的运化水谷的功能，全赖于脾气，只有在脾气强健的情况下，水谷精微才得以正常消化吸收，为化生精、气、血、津液提供足够的养料。所以与血液生成关系最密切的脏腑为脾。故选择 C。

8. 答案：B　解析：心藏神，肺藏魄，肝藏魂，脾藏意，肾藏志；心为君主之官，神明之府，是精神活动产生和依附的器官；《灵枢·邪客》亦说："心者，五脏六腑之大主也，精神之所舍也。"故选择 B。

9. 答案：E　解析：肺为娇脏，是指肺为清虚之脏，轻清肃静，不容纤芥，不耐邪气之侵，肺气通于天，不耐寒热，故为娇嫩之脏。故选择 E。

10. 答案：A　解析：纳，即受纳、摄纳之意。肾主纳气，是指肾有摄取肺所吸入的清气的生理功能。所以具体表现为肺吸入的清气必须下达肾，由肾来摄纳之，才能保持呼吸运动的平稳和深沉。故选择 A。

11. 答案：E　解析：肾主纳气，具有帮助肺保持呼吸的深度、防止呼吸浅表的作用。吸气的降纳，必须得到肾的摄纳作用的帮助。也就是说，肺的吸气，一定要依靠肾的摄纳，才能维持其深度。故选择 E。

12. 答案：E　解析：肾因开窍二阴而司大小便。又寄藏命门之火，为元阴、元阳之脏，故有"水火之脏""阴阳之宅"之称，为最易发生阴阳互损的脏腑。故选择 E。

13. 答案：B　解析：心主血脉，心气推动和调控血液在脉管中正常运行，流注全身；肝藏血，具有贮藏血液、调节血量及防止出血的功能；脾统血，可统摄血液在脉内运行。故选择 B。

14. 答案：D　解析：心主神志，心烦不寐，病位在心；腰为肾府，腰酸梦遗，病位在肾，故选择 D。

15. 答案：C　解析：胃主受纳、腐熟水谷，排除 B；小肠主受盛与化物，排除 D；三焦通行元气，排除 E；脾主运化，统血，排除 A；大肠，主津，故选择 C。

16. 答案：A　解析：脑为元神之府，骨为髓之府。故选择 A。

17. 答案：D　解析：气的推动作用是指气对于人体的生长发育，以及脏腑经络等组织器官生理活动起推动和激发作用，排除 A；气的温煦作用是指气是人体热量的来源，排除 B；气的防御作用是指护卫全身的肌表，防御外邪的入侵，排除 C；气的固摄作用是指对于血液、津液等液态物质具有防止其无故流失的作用；气的气化作用是指通过气的运动而产生的各种变化，排除 E。故选择 D。

18. 答案：A　解析：十二经脉的流注次序为：从手太阴肺经开始，依次传至手阳明大肠经、足阳明胃经、足太阴脾经、手少阴心经、手太阳小肠经、足太阳膀胱经、足少阴肾经、手厥阴心包经、手少阳三焦经、足少阳胆经、足厥阴肝经，再回到手太阴肺经。故选择 A。

19. 答案：E　解析：太阴、阳明在前缘；厥阴、少阳在中线；少阴、太阳在后缘；阴经行于内侧，阳经行于外侧；手少阳三焦经，在外侧中线。故选择 E。

20. 答案：A　解析：寒性收引，寒邪侵袭人体，可使气机收敛，腠理、经络、筋脉收缩挛急。故选择 A。

21. 答案：D　解析：湿性重浊，"重"，即沉重或重着之意，"浊"，即秽浊，多指分泌物秽浊不清而言。湿邪致病可出现多种秽浊症状，如面垢眵多、大便溏泄、下痢黏液脓血、小便混浊、妇女白带过多、湿疹浸淫流水等，都是湿性秽浊的病理反映。患者大便溏泄，时发下痢脓血，小溲混浊不清，反映的是湿邪秽浊的特性，故选择 D。

22. 答案：A　解析：怒则气上，喜则气缓，悲则气消，恐则气下，寒则气收，惊则气乱，劳则气耗，思则气结，故选择 A。

23. 答案：A　解析：久视伤血，久卧伤气，久坐伤肉，久立伤骨，久行伤筋，是谓五劳所伤。故选择 A。

24. 答案：C　解析：患者腹部胀满，为实象；纳食减少，疲乏无力，舌胖嫩而苔润，脉细弱而无力为虚象。此患者为脾虚患者，脾虚则运化无力，故患者纳食减少，腹部胀满，脉细弱而无力也支持脾虚证。故选择 C。

25. 答案：C　解析：素有高血压病史，现症见眩晕耳鸣，面红头胀，为肝阳上亢；面红头胀，腰膝酸软，失眠多梦，时有遗精或性欲亢进，舌红，脉沉弦细，为肾阴亏虚之证。故选择 C。

26. 答案：D　解析：发病初起恶寒发热，头痛无汗，咳吐白痰，舌苔白，脉浮紧，2日后壮热而不恶寒，面赤口渴，溲赤便干，舌红而干，脉数。其证候是由寒转热。初起为表寒，后转为里热实证。故选择 D。

27. 答案：D　解析：用寒远寒，是指秋冬季节，气候由凉变寒，阴盛阳衰，人体腠理致密，阳气内敛，此时若非大热之证，就当慎用寒凉之品，以防苦寒伤阳。用热远热，亦然，炎热的季节，慎用热性的药物。故选择 D。

28. 答案：D　解析：《素问·上古天真论》提出的具体养生方法包括五个方面：一是法于阴阳，顺应四时，调养身心；二是和于术数，锻炼身体，保精养神；三是食饮有节，五味和调，滋养气血，日常饮食有节制、有规律；四是起居有常，按时作息，睡眠充足，怡养神气；五是不妄作劳，劳逸结合，保养形气。如此则保全形神，达到祛病延年，健康长寿的养生目的。

29. 答案：B　解析：《素问·阴阳应象大论》曰："形不足者，温之以气；精不足者，补之以味。"其指形体虚弱者，宜用气厚之品温补阳气。阴精虚损者，宜用厚味之品滋补阴精。张介宾注："以形精言，则形为阳，精为阴；以气味言，则气为阳，味为阴。阳者卫外而为固也,阴者藏精而起亟也。故形不足者,阳之衰也,非气不足以达表而温之;精不足者,阴之衰也,非味不足以实中而补之。阳性缓,故曰温;阴性静,故曰补。"

30. 答案:B 解析:《灵枢·本神》曰:"随神往来者谓之魂。"魂是神支配下的意识活动。魂属神志活动之一,依附神而存在,故属阳。如果魂离开了神的支配,则出现梦话、梦游、梦幻等无意识的感觉和动作。张介宾注:"盖神之为德,如光明爽朗、聪慧灵通之类皆是也。魂之为言,如梦寐恍惚、变幻游行之境皆是也。神藏于心,故心静则神清;魂随乎神,故神昏则魂荡。"

31. 答案:C 解析:《素问·评热病论》曰:"劳风法在肺下,其为病也。"肺下指肺部。劳风的病因为因劳而虚,因虚而受风,邪气化热壅肺;病机为太阳受风,卫阳郁遏,肺失清肃,痰热壅积。

32. 答案:E 解析:《灵枢·决气》曰:"壅遏营气,令无所避,是谓脉。"脉,是营血运行的道路,能约束营血运行于脉中。

33. 答案:C 解析:"阳浮而阴弱",阳浮而阴弱既指脉象又指病机。阳指浮取,阴指沉取,意为轻取见浮,沉取则弱。从病机言则卫阳浮盛,营阴不足。这里的"而"字,卫强而营弱,卫受邪,卫不固表致营阴不足,有因果转属之意。

34. 答案:C 解析:本证病机为太阳之腑膀胱受邪,气化不利。太阳病发汗太过,损伤津液,如果表证已解,只是大汗伤津致口渴,必伴胃津不足之烦躁、失眠,治疗只需少量多次饮水,使津复胃和自愈;如表证不解,表邪内传膀胱,致膀胱气化不利,水津不布,津不上承之口渴,必伴见小便不利,脉浮发热等症,治以五苓散化气利水,兼以解表。这里应注意五苓散证与小青龙汤证均属外有表寒、内有水饮为病的表里同病之证。均有口渴或不渴,均可见小便不利,治疗均用表里双解之法。但两证水停部位不同,小青龙汤证,水饮停在上焦,以喘咳、咳吐白色清稀痰涎为主症,治以温肺化饮,而五苓散证,水蓄下焦,以小便不利、少腹满为主症,治以通阳化气利水。而茯苓甘草汤证因水停胃脘,故见心下悸,四肢厥冷,小便自利,口不渴,治疗重用生姜温胃散水,用桂枝配茯苓化气蠲饮。

35. 答案:D 解析:生姜泻心汤证与干姜黄芩黄连人参汤、黄连汤、甘草泻心汤均为辛开苦降之法。这里需注意生姜泻心汤证为寒热错杂于中焦,水食停滞,临床以心下痞硬,干噫食臭为主症,治疗重在和中消痞,其用药寒温较为均衡;黄连汤证与干姜黄芩黄连人参汤证均属上热下寒,胃热脾寒,黄连汤以下寒为主,临床以腹痛为主症,治疗去黄芩之苦寒,加桂枝温通阳气,全方药性偏温,干姜黄芩黄连人参汤证,偏于上热,临床以呕吐为主症,故治疗重用芩连以清上热,全方药性偏于寒。

36. 答案:B 解析:此证由于邪热内盛,热郁气滞,故腹满,胃热炽盛,灼伤津液,故口渴、面垢;热扰神明,故谵语;此热邪充斥上下内外,逼迫津液外泄而见自汗。应独清阳明之热,用辛凉清热重剂白虎汤治疗。若妄行发汗,则津液外泄,里热愈炽,谵语愈甚。若误下之,则阴竭而阳无所附,故额上汗出,手足逆冷。

37. 答案:D 解析:太阴虚寒证与阳明中寒证的证治异同:太阴虚寒证与阳明中寒证均属中焦虚寒证。太阴虚寒,乃脾阳亏虚,寒湿内盛。脾主运化,脾虚邪入,则运化无权,故太阴病多见腹满而吐,食不下,时腹自痛,下利不渴,舌苔白腻,脉沉迟而弱等证候。治疗当温脾祛寒,燥湿除满。方用理中汤。阳明中寒证乃胃阳亏虚,寒邪内盛,不能受纳水谷,故临床表现为不能食,食谷欲呕,小便不利,大便初硬后溏,手足濈然汗出。治疗温中和胃,降逆止呕,方用吴茱萸汤。

38. 答案：C 解析：伤寒论326条"厥阴之为病，消渴，气上撞心，心中疼热，饥而不欲食，食则吐蛔，下之利不止。"本条为厥阴病的辨证纲要。"消渴"指口渴饮水不能解渴，非消渴病。其症状与五苓散证的消渴相同，但机理不同，乃厥阴风木之气化火（少阳相火），风火相煽，消灼津液所致。因肝脉夹冲脉上行，脉连心包，故气上撞心，心中疼热。胃中有热则消谷易饥；肝邪乘胃，胃寒气逆，故虽饥却不欲食；若胃寒，蛔闻食臭出，则吐蛔。以上诸症，总为寒热夹杂，治疗当清上温下，寒温并用。厥阴正气已虚，一般不可单纯攻下，否则脾虚寒益甚，出现下利不止等症。

39. 答案：C 解析：原文百合地黄汤的组成及煎煮方法："百合七枚（擘）生地黄汁一升以水洗百合，渍一宿，当白沫出，出其水，更以泉水二升，煎取一升，去滓，内地黄汁，煎取一升五合，分温再服。中病，勿更取。大便当如漆。"

40. 答案：C 解析：麦门冬汤中麦冬与半夏用药比例为7：1，是仲景的配伍特点和临床用药经验，应予以重视。

41. 答案：A 解析：此病为风水夹热证。治以越婢汤。病机为：风邪袭表，肺合皮毛则恶风；肺失宣降，水湿泛溢肌肤，则全身浮肿；湿郁而化热则身热。越婢汤可发越水气，清解郁热，治疗风水夹热水肿。

42. 答案：D 解析：《温热论》原文："温邪上受，首先犯肺，逆传心包。""温邪"指出了温病的致病因素；"上受"是指温邪从口鼻而入侵犯人体；"首先犯肺"是指温病的首发病位为肺部。因肺居上焦，开窍于鼻，外合皮毛，与卫气相通，故温邪初犯首先表现肺卫证候。

43. 答案：C 解析：温病发斑多为阳明热毒内陷营血所致，因邪热有外泄之势，热随斑出之后，热势应渐解。若斑出而邪热仍不解者，表明邪热已消灼胃津，津伤则水不能济火，即所谓"胃津亡"，治疗主要以甘寒之剂清热生津。

44. 答案：A 解析：原文"太阴风温、温热、温疫、冬温，初起恶风寒者，桂枝汤主之；但热不恶寒而渴者，辛凉平剂银翘散主之。"本条文中，吴鞠通以"恶风寒"和"不恶寒"作为选用辛温法和辛凉法的重要依据，但临证时应结合其他临床表现判断。

45. 答案：D 解析：阳明温病，无汗出表示非阳明无形热盛，即非阳明经证，实证未剧，即阳明腑实证尚不明显，故不能以下法治疗。予冬地三黄汤，"甘苦合化"以泄热益阴。

46. 答案：A 解析：A项指先全身恶寒，战栗，接着大汗出，若汗出热退，脉静身凉，是邪去正复之佳兆，主疾病向愈；若汗出而身热不减，仍烦躁不安，脉来疾急，为邪胜正衰之危候，主病情恶化。B项由于阳气亏虚，不能实卫固表，腠理疏松，津液外泄，故见自汗。C项是因入睡之时，卫气入里，腠理不固，加上阴虚所生之虚热蒸津外泄，故睡时汗出。醒后卫气复归于表，腠理固密，虽阴虚内热，也不能蒸津外出，故醒后汗止。D项为亡阳之汗，表现为大汗淋漓，汗出如珠，冷汗清稀，兼见面色苍白，四肢厥冷，脉微欲绝等。E项热汗，即阳汗。故选择A。

47. 答案：D 解析：A项主气滞，多属肺肝胃肠气滞之证，排除A项。B项属热证，多属火热之邪窜扰经络，或阴虚火旺，组织被灼所致，故排除。C项属寒证，因寒邪侵入脏腑、经络所致者，多属实寒证；因阳气不足，脏腑形体失于温煦所致者，多属虚寒证，故排除。D项多因有形实邪阻闭气机，或寒邪凝滞气机所致，故答案为D。E项多属虚证，由于精血亏损或阳虚生寒，脏腑、形体失于充养、温煦而致，故排除。

48. 答案：D 解析：痰热内盛时的口

味为黏腻而苦，故排除。湿热蕴脾时口味多为黏腻而甜，故排除。肝胃郁热时口味多为口酸，也需排除。脾胃虚弱时口味多为口淡，故选择D。食滞胃脘口味为口酸。

49. 答案：B 解析：黑色主肾虚、水饮、血瘀、寒证，由此便可排除选项A及E。A项主虚寒、气血不足、失血。B项多提示瘀血内停，考虑到题目中提到的气血受困，此选项更切题。C项多为肾虚水饮或寒湿带下。D项提示气滞血瘀。E项为寒湿郁滞所致。故选择B。

50. 答案：C 解析：绛舌主热入营血，阴虚火旺及瘀血，舌绛而少苔或无苔，或有裂纹，则为阴虚火旺。故选择C。

51. 答案：A 解析：由题目中描述的诸症可判定患者为脾肾阳虚证。B项常见于风热表证，不符合题意，可排除。C项主热证、里证，D项主湿热内蕴、痰饮化热或食积化热，因此也要排除。E项主热极或寒盛，故排除。通过排除法可确定答案为A。

52. 答案：D 解析：独语是指自言自语，喃喃不休，见人则止，首尾不续者。多因心气不足，神失所养，或气郁生痰，蒙蔽心窍所致，故选择D。

53. 答案：C 解析：A项指呼吸困难，短促急迫，甚则张口抬肩，鼻翼扇动，不能平卧。B项是指呼吸喘促而喉间有哮鸣音。C项指肺气上逆，肺气不得宣散，上逆喉间，气道窒塞，呼吸急促，故选择C。D项指呼吸短促，息虽促而不能接续，气虽急而不伴痰鸣，似喘而不抬肩。E项指呼吸微弱而声低，气少不足以息，言语无力。

54. 答案：C 解析：A项以妊娠晚期出现声音嘶哑，音浊不扬，甚至不能出声为主要表现。B项多属虚证，是肺气损伤而致声音嘶哑，失音呈慢性进行。C项属实证，多见外感风寒或风热，痰浊阻滞以致肺气不宣而失音。D项为呼吸微弱短促，言语无力。E项为呼吸短促而不相接续。故选择C。

55. 答案：B 解析：A项指端直以长，如按琴弦，弦是脉气紧张的表现。主肝胆病、痰饮、痛证、疟疾。B项指浮而细软，如帛在水中。主虚证、湿证。C项指往来流利，如珠走盘，应指圆滑。主痰饮、食积、实热。邪气壅盛于内，正气不衰，气实血涌，故脉往来甚为流利，应指圆滑。D项指脉来绷急，状若牵绳转索。寒邪侵袭人体，与正气相搏，以致脉道紧张而拘急，故见紧脉。E项指首尾端长，超过本位。主肝阳有余，火热邪毒等有余之症。故选择B。

56. 答案：B 解析：A项主痰热、痰火、湿热或食积化热。B项主肝胆病、痰饮、痛证、疟疾。寒邪侵袭人体，与正气相搏，以致脉道紧张而拘急，故见紧脉。答案选B。C项主阴盛气结，寒痰血瘀，癥瘕积聚。代脉指脉来时见一止，止有定数，良久方来。主脏气衰微、痛证、惊恐、跌仆损伤等病证。D项主气血两虚、诸虚劳损、湿证。涩脉主精血亏少、气滞血瘀、夹痰、夹食。E项主寒证。缓脉主湿证、脾胃虚弱。

57. 答案：C 解析：A项为腹部高度胀大，如鼓之状者。B项是自觉心下或胃脘部痞塞不适和胀满的一种症状。C项指腹内的结块，或胀或痛的一种病证。但积和聚不同：痛有定处，按之有形而不移的为积，病属血分；痛无定处，按之无形聚散不定的为聚，病属气分。故选择C。D项为腹部高度胀大，如鼓之状者。E项指邪气内结，引起胸腹胀满疼痛、手不可近的病证。

58. 答案：C 解析：手足冷、脉沉等似属寒证，但四肢冷而身热不恶寒反恶热，脉沉数而有力，更见烦渴喜冷饮、咽干、口臭、谵语、小便短赤，大便燥结或热痢下重，舌质红，苔黄而干等症。可见选项C即为答案。A项主要表现为恶寒发热，头痛身痛，口渴引饮；心烦尿黄，咳喘痰黄，舌红苔薄等。B项多表现为发热头痛，咽干汗出，食少腹胀，便溏溲清，舌体胖，苔略黄等。

D项表现为身热，面色浮红，口渴，脉大等似属热证，但患者身虽热却反欲盖衣被，渴欲热饮而饮不多，面红时隐时现，浮嫩如妆，不像实热之满面通红，脉大却按之无力。同时还可见到四肢厥冷，下利清谷，小便清长，舌淡苔白等症状。E项即指患者在同一时间内，上部表现为热，下部表现为寒的证候。

59. 答案：B　解析：患者发热微恶寒提示表寒为主，口苦、胁痛、尿短黄、大便黏臭、舌红苔薄白、脉数等症提示里热较重。故选择B。寒热真假指发生在病情危重阶段，出现的一些与疾病本质相反的假象。

60. 答案：E　解析：舌淡白苔薄白主气血虚；口不渴或少饮，说明津液未伤，非阳虚所特有症状；面白无华主血虚；脉沉细无力主气血虚或诸虚劳损。经常畏寒肢冷，才是阳虚、虚寒的最主要表现。

61. 答案：B　解析：头痛、眩晕、昏厥、不省人事、肢体强痉多因郁怒伤肝，肝气上逆，肝气升发太过，气火上逆而见；呕血为血随气逆而上涌。故选择B。

62. 答案：A　解析：患者腹痛腹泻2天，日泻10余次水便，津液大亏；口渴心烦为津液亏虚，虚热内扰；皮肤干瘪，眼窝凹陷是由于津亏则使皮肤口唇咽失去濡润滋养，故呈干燥不荣之象。舌淡白苔薄黄、脉细数皆为津亏内热之象。故选择A。

63. 答案：E　解析：食滞胃肠主要表现为泻下稀便，夹有不消化食物，酸腐臭秽，脘腹胀满，嗳腐吞酸，苔厚脉滑。此为宿食停滞，胃肠受阻，传化失常所导致。故选择E。

64. 答案：C　解析：咳嗽喘促为肺气虚的表现，呼多吸少动则益甚、声低息微、腰膝酸软为肾气虚的表现。舌淡为气虚，脉沉细两尺无力为肾气虚的表现。由此可见患者肺肾两脏气虚，降纳无权，故选择C。

65. 答案：D　解析：脘腹痞闷为湿热蕴结脾胃，受纳运化失职，升降失常，纳呆呕恶。肢体困重为脾为湿困。大便溏泄，小便黄为湿热蕴脾，交阻下迫。面目肌肤发黄，其色鲜明如橘子为湿热内蕴，熏蒸肝胆，致胆汁不循常道，外溢肌肤。身热不扬为湿遏热伏，热处湿中，湿热郁蒸，舌红苔黄腻，脉濡数，均为湿热内盛之象。故选择D。

66. 答案：B　解析：胃脘痞满，不思饮食为胃阴不足，虚热内生，热郁胃中，胃气不和；大便秘结为下不能濡润大肠；干呕为胃失阴液滋润，胃气不和，胃气上逆；舌红少津，脉象细数，是阴虚内热的征象。故选择B。

67. 答案：D　解析：阳明经证，是指阳明病邪热弥漫全身，充斥阳明之经，肠中并无燥屎内结所表现出的临床证候。阳明腑证，是指阳明经邪热不解，由经入腑，或热自内发，与肠中糟粕互结，阻塞肠道所表现出的临床证候。阳明腑证较经证为重，往往是阳明经证进一步的发展，误用发汗使津液外泄，于是肠中干燥，热与糟粕充斥肠道，结而不通，则脐腹部胀满疼痛，大便秘结。故选择D。

68. 答案：D　解析：A项表现为腹满欲吐，食不下，自利，口不渴，时腹自痛，舌淡苔白滑，脉沉缓而弱。B项以上热下寒为主证，表现为消渴，气上冲心，心中疼热，饥而不欲食，食则吐蛔。C项是对外感病过程的后期阶段，全身性阴阳衰惫所表现证候的概括。D项表现为心烦不得眠，口燥咽干，舌尖红少津，脉象细数。E项表现为无热恶寒，脉微细，但欲寐，四肢厥冷，下利清谷，呕不能食，或食入即吐，脉微欲绝，甚则身热反不恶寒，面赤。故选择D。

69. 答案：A　解析：解表药以辛温发散为主要功能，以辛味居多。故选择A。

70. 答案：D　解析：蝉蜕归肺、肝经。故选择D。

71. 答案：E 解析：中药"七情"配伍理论：单行、相须、相使、相畏、相杀、相恶、相反。A相使，指主药配合辅药，互相增强作用；B相畏，指一种药物的毒性可以被另一种药物减轻或消除；C相杀，指一种药物能减轻或消除另一种药物的毒性；D相反，指两药合用，产生毒性反应或副作用；E相恶，指一种药物破坏另一种药物的功效。莱菔子能削弱人参的补气作用。故选择E。

72. 答案：C 解析：牛黄为息风止痉药，孕妇慎用，其他选项为清热药，无孕妇的禁忌。故选择C。

73. 答案：A 解析：人参为贵重药材，为了更好地煎出有效成分，还应单独另煎，即另炖2～3小时。煎液可以另服，也可与其他煎液混合服用。故选择A。

74. 答案：C 解析：桂枝具有发汗解肌之功，倘若配伍得当，则既可以治疗风寒表实无汗，又治风寒表虚无汗。其余药物则多用于治疗风寒表实无汗。故本题正确答案为C。

75. 答案：B 解析：防风祛风解表，胜湿止痛，止痉。白芷解表散寒，祛风止痛，通鼻窍，燥湿止带，消肿排脓。羌活解表散寒，祛风胜湿，止痛。苍耳子发散风寒，通鼻窍，祛风湿。藁本祛风散寒，除湿止痛。故选择B。

76. 答案：C 解析：A麻黄发汗解表，宣肺平喘，利水消肿，散寒通滞；B桂枝发汗解肌，温通经脉，助阳化气；C香薷发汗解表，化湿和中，利水消肿；D防风祛风解表，胜湿止痛，止痉；E白芷解表散寒，祛风止痛，通鼻窍，燥湿止带，消肿排脓，祛风止痒。本题所述病证中有"吐泻"，提示脾胃失调，选取有化湿和中功效的香薷较好，故选择C。

77. 答案：C 解析：薄荷疏散风热，清利头目，利咽透疹，疏肝行气。故选择C。

78. 答案：E 解析：患者"两目模糊，视物不清，伴有头痛、眩晕"，是因肝阳上亢，上扰头目。治宜平肝潜阳，清肝明目。而选项E菊花疏散风热，平抑肝阳，清肝明目，清热解毒。常用于：①风热感冒，温病初起。②肝阳眩晕，肝风实证。③目赤昏花。④疮痈肿毒。而A升麻发表透疹，清热解毒，升举阳气。B葛根解肌退热，透发麻疹，生津止渴，升阳止泻。C薄荷疏散风热，清利头目，利咽透疹，疏肝行气。D柴胡疏散退热，疏肝解郁，升阳举陷。故选E。

79. 答案：D 解析：针对本题所述症状，应选择兼具清热泻火、生津止渴、除烦止呕功效的药物。A石膏生用清热泻火，除烦止渴；B知母清热泻火，生津润燥；C天花粉清热泻火，生津止渴，消肿排脓；D芦根清热泻火，生津止渴，除烦止呕，利尿；E栀子泻火除烦，清热利湿，凉血解毒。故选择D。

80. 答案：E 解析：A大青叶清热解毒，凉血消斑。B鱼腥草清热解毒，消痈排脓，利尿通淋。C夏枯草清热泻火，明目，散结消肿。D蒲公英清热解毒，消肿散结，利湿通淋。E芦根清热泻火，生津止渴，除烦、止呕，利尿。故选择E。

81. 答案：D 解析：A蒲公英兼能利湿通淋，清肝明目；B紫花地丁兼能凉血消肿；C鱼腥草兼能利尿通淋；D穿心莲兼有凉血、消肿、燥湿之功；E青黛清肝泻火，定惊。故选择D。

82. 答案：A 解析："咽喉红肿疼痛"治宜利咽，"肺热咳嗽痰多"治宜清肺热，止咳化痰。A射干清热解毒，消痰，利咽。故A为正确选项。B鱼腥草清热解毒，消痈排脓，利尿通淋。C马勃清热解毒，利咽，止血。D板蓝根清热解毒，凉血，利咽。E山豆根清热解毒，利咽消肿。

83. 答案：A 解析：A生地黄清热凉

血，养阴生津，且兼具凉血止血的功效，为治疗热入营血、血热妄行的常用药。B玄参清热凉血，泻火解毒，滋阴。C牡丹皮清热凉血，活血祛瘀。D赤芍清热凉血，散瘀止痛。E羚羊角平肝息风，清肝明目，清热解毒。故选A。

84. 答案：D 解析：A知母清热泻火，生津润燥；B杏仁止咳平喘，润肠通便；C决明子清热明目，润肠通便；D郁李仁润肠通便，利水消肿；E火麻仁润肠通便，滋养补虚。故选择D。

85. 答案：C 解析：白花蛇祛风，活络，定惊。故选择C。

86. 答案：A 解析：A苍术燥湿健脾，祛风湿，发汗，明目；B厚朴燥湿消痰，下气除满；C藿香化湿解暑，发表止呕；D佩兰化湿解暑；E砂仁化湿行气，温中止泻，安胎。故选择A。

87. 答案：A 解析：泽泻是利水消肿药，除具有利水消肿功效外，还能渗湿，泄热。故选择A。

88. 答案：D 解析：针对本题所述症状，应选用兼具清热解暑功效的药物。A茯苓利水渗湿，健脾宁心；B猪苓利水消肿，渗湿；C金钱草利湿退黄，利尿通淋，解毒消肿；D滑石利水通淋，清热解暑，祛湿敛疮；E泽泻利水消肿，渗湿泄热。故选择D。

89. 答案：C 解析：A附子温里作用最强，可补火助阳，回阳救逆，C干姜善于温肺散寒化饮，B肉桂、D细辛、E高良姜温里作用较弱，可温中散寒。本题所述病证为寒饮咳喘，用干姜温肺化饮比较合适。故选择C。

90. 答案：D 解析：丁香能够温中降逆，散寒止痛，温肾助阳。常用于治疗胃寒呕吐，呃逆，脘腹冷痛，阳痿，宫冷。故选择D。

91. 答案：B 解析：理气药中具有破气之功的有青皮、枳实，故排除A、D、E项，青皮又能消积化滞，枳实又能化痰消积。故选择B。

92. 答案：C 解析：患者"素体肥胖，胸闷愁气，时感胸痛，甚则胸痛彻背"，可诊断为胸痹，其主要的病机是痰浊阻滞胸部气机。故治宜通阳散结，行气导滞。C薤白为治疗胸痹的要药。A青皮疏肝破气，消积化滞，主要用于肝郁气滞证；气滞脘腹疼痛；食积腹痛；癥瘕积聚，久疟癖块。B乌药行气止痛，温肾散寒，用于寒凝气滞胸腹诸痛证，尿频遗尿。D木香行气止痛，健脾消食，用于脾胃气滞证；泻痢里急后重；腹痛胁痛，黄疸，疝气疼痛；胸痹。E香附疏肝解郁，调经止痛，理气调中，用于肝郁气滞胁痛，腹痛；月经不调，痛经，乳房胀痛；气滞腹痛。

93. 答案：B 解析：本题五个选项均具有消食化积之功效，A山楂兼能行气散瘀；B莱菔子降气化痰；C神曲可和胃；D鸡内金涩精止遗，化坚消石；E麦芽回乳消胀。本题所述症状中有痰壅气逆，痰多胸闷，可用莱菔子降气化痰，故选择B。

94. 答案：C 解析：白茅根的功效：凉血止血，清热利尿，清肺胃热。故选择C。

95. 答案：B 解析：五种药物除虎杖外均具有凉血止血之功，其中A虎杖散瘀止痛，擅长治疗水火烫伤，跌打损伤；B槐花凉血止血，清肝泻火，擅长治疗血热便血、痔血及肝热目赤头痛；E大蓟、C小蓟凉血止血，散瘀解毒消痈，常用于血热出血证；热毒痈肿。D地榆凉血止血，解毒敛疮，擅长治疗水火烫伤。故选择B。

96. 答案：C 解析：A艾叶温经止血，散寒调经、安胎；B白及收敛止血、消肿生肌；C三七化瘀止血、活血定痛；D槐花凉血止血、清肝泻火；E小蓟凉血止血、散瘀解毒消痈。本题所述症状"舌质紫暗，脉沉涩"提示有血瘀证，宜用活血止血药三七。

故选择C。

97．答案：A　解析：A川芎、C郁金为活血止痛药，B丹参、D牛膝、E益母草为活血调经药。本题所述为外感风邪所致头痛，故可排除调经药B、D、E项，川芎可祛风止痛，上行头目，为治头痛要药；郁金则偏重于清热凉血、利胆退黄，故排除C。故选择A。

98．答案：A　解析：A牛膝能补肝肾强筋骨；B桃仁能润肠通便；C红花能祛瘀止痛；D郁金能利胆退黄；E鸡血藤能祛风通络。本题所述病证腰膝酸软，遇劳则甚，为肾虚所致筋骨无力，故选择A。

99．答案：A　解析：患者"痰壅气逆，咳喘痰多，胸闷食少"，是因气滞痰食阻滞，治宜降气快膈，化痰消食，方用三子养亲汤。故选择A。

100．答案：E　解析：A葶苈子泻肺平喘、利水消肿；B杏仁止咳平喘、润肠通便，有小毒；C白芥子无润肠通便作用；D黄药子有毒；E苏子降气化痰、止咳平喘、润肠通便。故选择E。

101．答案：A　解析：患者"面色萎黄，头晕眼花，心悸失眠"，此为血虚不能养神，治宜养血柔肝，安神。A酸枣仁养心益肝，安神，敛汗。B合欢皮解郁安神，活血消肿。C磁石镇惊安神，平肝潜阳，聪耳明目，纳气定喘。D远志宁心安神，祛痰开窍，消散痈肿。E朱砂清心镇惊，安神解毒。后四种药物虽然都能安神，但不具有养血之功。故选择A。

102．答案：C　解析：羚羊角平肝潜阳，清肝明目，清热解毒。故选择C。

103．答案：A　解析：A石菖蒲开窍醒神，化湿和胃，宁神益智。B苏合香开窍醒神，辟秽，止痛。C麝香开窍醒神，活血通经，消肿止痛，催生下胎。D冰片开窍醒神，清热止痛。E牛黄化痰开窍，凉肝息风，清热解毒。故选择A。

104．答案：C　解析：人参大补元气，补脾益肺，生津，安神，为拯危救脱的要药。适用于因大汗、大泻、大失血，或大病、久病所致元气虚极欲脱，脉微欲绝的危重证候。故选择C。

105．答案：B　解析：白术健脾益气，燥湿利尿，止汗，安胎。故选择B。西洋参补气养阴，清热生津。黄芪健脾补中，升阳举陷，益卫固表，利尿，托毒生肌。人参大补元气，补脾益肺，生津，安神。甘草补脾益气，祛痰止咳，缓急止痛，清热解毒，调和诸药。

106．答案：B　解析：补骨脂的功效：补肾壮阳，固精缩尿，温脾止泻，纳气平喘。A、C、D、E项均不是补骨脂的功效。故选择B。

107．答案：E　解析：A沉香行气止痛，温中止呕，纳气平喘。B磁石镇惊安神，平肝潜阳，聪耳明目，纳气定喘。C蛤蚧补肺益肾，纳气平喘，助阳益精。D益智仁暖肾固精缩尿，温脾开胃摄唾。E紫河车补肾益精，养血益气。故选择E。

108．答案：E　解析：A玉竹养阴润燥，生津止渴。B龙眼肉补益心脾，养血安神。C人参大补元气，补脾益肺，生津，安神增智。D莲子固精止带，补脾止泻，益肾养心。E百合养阴润肺，清心安神。故选择E。

109．答案：B　解析：A麻黄根固表止汗。B浮小麦固表止汗，益气，除热。C麻黄发汗解表，宣肺平喘，利水消肿。D五味子收敛固涩，益气生津，补肾宁心。E山茱萸补益肝肾，收敛固涩。故选择B。

110．答案：A　解析：A椿皮兼有涩肠、止血、杀虫之功效；B苦楝皮、D榧子为驱虫药；C贯众为清热解毒药；E肉豆蔻为收涩药。故选择A。

111．答案：D　解析：A项宜用泻下剂。B项宜用滋阴剂。C项宜用清热化痰之剂。D项宜用开窍剂。E项宜用清热解毒之剂。

112. 答案：E　解析：止嗽散的组成：桔梗、荆芥、紫菀、百部、白前、甘草、陈皮。故选择E。

113. 答案：E　解析：柴葛解肌汤的组成：柴胡、干葛、甘草、黄芩、羌活、白芷、芍药、桔梗。大柴胡汤的组成：柴胡、黄芩、芍药、半夏、生姜、枳实、大枣、大黄。故选择E。

114. 答案：E　解析：麻子仁丸的组成：麻子仁、芍药、枳实、大黄、厚朴、杏仁。故本题选E。

115. 答案：C　解析：小柴胡汤的组成：柴胡、黄芩、人参、甘草、半夏、生姜、大枣。故本题选C。

116. 答案：D　解析：清营汤清营透热，养阴活血。故本题选D。

117. 答案：A　解析：四妙勇安汤的组成：金银花、玄参、当归、甘草。故本题选A。

118. 答案：C　解析：A麻黄杏仁甘草石膏汤辛凉疏表，清肺平喘。B葛根黄芩黄连汤解表清里，主治协热下利。D大柴胡汤和解少阳，内泻热结。E凉膈散泻火通便，清上泄下。C防风通圣散解表通便。故本题选C。

119. 答案：B　解析：青蒿鳖甲汤适用于温热病后期，余热未尽而阴液不足之虚热证。临床应用以夜热早凉、热退无汗、舌红少苔、脉细数为辨证要点。其余选项均不符合，故本题选B。

120. 答案：C　解析：吴茱萸汤的功用：温中补虚、降逆止呕。故本题选C。

121～122. 答案：C、E　解析：胸痹心痛属痛证，心烦不寐多属虚热内扰。A滑主痰饮、食积、实热。B促主阳热亢盛，气血痰食郁滞。C弦主肝胆病、痰饮、痛证、疟疾。D涩主精血亏少、气滞血瘀、夹痰夹食。E数主热证，有力为实热，无力为虚热。

123～124. 答案：A、D　解析：治疗血虚应用补气药，五脏之气充足能促使血道充盈、血流顺畅，主要由于气能生血。气存在于血液之中，血脱则气脱。

125～126. 答案：A、C　解析：A项表现眩晕欲仆，头摇肢颤，语言謇涩，或舌强不语，或猝然倒地，不省人事，半身不遂。B项表现为手足蠕动，午后潮热，五心烦热，口咽干燥，形体消瘦。C项表现为手足震颤，肌肉跳动，关节拘急不利，肢体麻木，眩晕耳鸣，面白无华，爪甲不荣，头痛项强，手足麻木，步履不正。D项表现为手足抽搐，颈项强直，角弓反张，两目上视，牙关紧闭，高热神昏，躁热如狂。E项表现为眩晕耳鸣，头目胀痛，面红目赤，急躁易怒，心悸健忘，失眠多梦，腰膝酸软，头重脚轻，舌红少苔，脉弦有力。

127～128. 答案：B、D　解析：肺与大肠表里合病，除了阳明热结外，因热邪阻肺，肺失宣降，而出现喘促不宁，坐卧不安，痰热壅盛及右寸脉实大的一派肺热炽盛的表现。同时肺和大肠相表里，大肠腑气不通，可加重肺气不降，肺气不降亦能加重大肠腑气不通。故临床治疗上予以宣白承气汤表里合治，吴氏称此法为"脏腑合治法"。阳明热邪内闭心包，除阳明腑实证外，出现神志昏迷，舌短难伸，口渴而饮不解等症状，此为热邪内陷，热闭心包的症状。治疗上除了泻下阳明腑实外，亦要清心开窍，方予牛黄承气汤，吴氏称此法为"两少阴合治法"。

129～130. 答案：B、A　解析：白头翁清热解毒，凉血止痢，被誉为"治痢要药"；连翘清热解毒，消肿散结，疏散风热，常用于痈肿疮毒，瘰疬痰核，故有"疮家圣药"之称。

131～132. 答案：E、B　解析：独活祛风湿，止痛，解表。秦艽祛风湿，通络止痛，退虚热，清湿热。防己祛风湿，止痛，利水消肿。狗脊祛风湿，补肝肾，强腰膝。此外，狗脊的绒毛有止血作用。川乌祛风湿，温经止痛。

133～134. 答案：D、A　解析：小茴香散寒止痛，理气和胃，尤其适用于睾丸偏坠胀痛。丁香温中降逆，散寒止痛，温肾助阳，阳痿肾阳不足可以选用。细辛解表散寒，祛风止痛，通窍，温肺化饮。花椒温中止痛，杀虫止痒。高良姜温中止痛，温中止呕。

135～136. 答案：E、A　解析：侧柏叶凉血止血，化痰止咳，生发乌发。仙鹤草收敛止血，止痢，截疟，补虚，解毒杀虫。白及收敛止血，消肿生肌。三七化瘀止血，活血定痛。炮姜温经止血，温中止痛。

137～138. 答案：D、B　解析：石决明平肝潜阳，清肝明目。桂枝发汗解肌，温经通脉，助阳化气。桂枝可用于治疗胸痹，主要是应用通阳之功。

139～140. 答案：C、C　解析：小青龙汤的组成药物是：细辛、半夏、干姜、五味子、麻黄、甘草、桂枝、芍药。九味羌活汤的组成药物是：羌活、防风、细辛、苍术、白芷、川芎、黄芩、生地、甘草。

141～142. 答案：E、C　解析：小柴胡汤功用和解少阳。大柴胡汤功用和解少阳，内泻里热。

143～144. 答案：A、C　解析：清骨散清虚热，退骨蒸。知柏地黄丸滋阴降火。清营汤清营解毒，透热养阴。黄连解毒汤泻火解毒。五味消毒饮清热解毒，消散疔疮。

145～146. 答案：A、D　解析：参苓白术散的功用是益气健脾，渗湿止泻。炙甘草汤的功用是益气滋阴，通阳复脉，为阴阳气血并补之剂。

147～148. 答案：D、E　解析：杏苏散：苏叶、半夏、茯苓、前胡、苦桔梗、枳壳、甘草、大枣、杏仁、橘皮。清燥救肺汤：桑叶、石膏（煅）、甘草、人参、胡麻仁、阿胶、麦门冬、杏仁、枇杷叶。桑杏汤：桑叶、杏仁、沙参、象贝、香豉、栀皮、梨皮。麦门冬汤：麦门冬、半夏、人参、甘草、粳米、大枣。养阴清肺汤：生地、麦冬、生甘草、玄参、贝母、丹皮、薄荷、白芍。

149～150. 答案：C、D　解析：大建中汤温中补虚，降逆止痛。吴茱萸汤温中补虚，降逆止呕。

第二单元

1. 答案：C　解析：感冒之病因，主要为感受风邪，导致肺卫失和，又名伤风。由于感受四时之邪的特点及禀赋体质的差异，可以表现为风寒、风热、夹暑、夹湿的不同，但总离不开风邪，风为百病之长。故选C。

2. 答案：D　解析：风寒感冒治宜辛温解表，宣肺散寒，夹湿者应配以疏风祛湿，方用羌活胜湿汤。故选D。A项不能祛湿。B项理气，不能化湿。C项清宣凉燥，用于外感凉燥证。E项清热化湿，用于湿热证。

3. 答案：B　解析：风寒束表，卫阳被郁，故恶寒重，发热轻，无汗，清阳不展，络脉失和，故头痛，肢体疼痛；肺气失宣故鼻塞声重，时流清涕，喉痒，证属风寒束表，治宜辛温解表。选B。

4. 答案：C　解析：咳嗽有外感、内伤两类。外感为六淫外邪犯肺，内伤为脏腑功能失调，内邪干肺，如肺脏虚弱；情志刺激，肝火犯肺；饮食不节，痰湿蕴肺；久病伤阴，肺肾阴虚。但是过劳努伤不属于内伤咳嗽，应当是外伤咳嗽，故选C。

5. 答案：A　解析：风燥伤肺，肺失清润，故咳嗽喉痒，燥热伤络，故痰中带血，灼津故口干鼻燥，或身热，舌红少津苔薄黄，脉数。治宜疏风清肺，润燥止咳。用桑杏汤。故选A。

6. 答案：A　解析：痰多痰黄，舌红苔黄腻，脉滑数。证属痰热证，故选择A。

7. 答案：A　解析：哮病日久，肺虚不能主气，气不化津，痰饮郁肺，肺气上逆，故见气短息弱，自汗畏风，面色㿠白，咳嗽痰稀，舌淡苔白，脉弱，故选A。

8. 答案：B　解析：寒痰伏肺，遇感触发，痰升气阻，以致呼吸急促，喉中哮鸣有声，寒痰郁闭，故胸膈满闷，咳嗽痰少，形寒畏冷，舌苔白滑，脉弦紧。证属寒哮，治宜温肺散寒，化痰平喘，故选B。

9. 答案：B　解析：喘证的病位主要在肺和肾，涉及肝脾。故选B。

10. 答案：A　解析：喘证有虚实之分，实喘病程短、急，症见呼吸深长有余，呼出为快，气粗声高。虚喘病程长，易反复，症见呼吸浅快难续，深吸为快，气怯声低，遇劳加重。故选择A。

11. 答案：A　解析：患者喘逆上气，见恶寒身热，无汗，痰质稠、色黄，属于表寒肺热证，故选A麻杏石甘汤解表清里，化痰定喘。

12. 答案：B　解析：咳吐腥臭浊痰，可诊为肺痈，此为成痈期表现，应用千金苇茎汤清肺解毒，化瘀消痈，故选B。选项A治疗咳嗽之痰热郁肺证；选项C治疗喘证之痰热郁肺证；选项D治疗咳嗽之肝火犯肺证；选项E治疗肺痈之溃脓期。

13. 答案：B　解析：患者干咳少痰，咳声短促，痰中带血，五心烦热，时有盗汗，形体消瘦，具有"咳嗽、咯血、潮热、盗汗、形体消瘦"之征，可诊断为肺痨，而"干咳少痰，五心烦热，盗汗，形体消瘦，舌红少苔，脉细数"，都是阴虚的特征，病位在肺，故为肺阴亏损。故选B。

14. 答案：B　解析：痰蒙神窍，故神志异常。痰热阻肺故咳逆喘促，咳痰不爽，舌暗苔淡黄而腻，脉滑数都是痰热之象。治宜涤痰开窍息风。用涤痰汤涤痰，至宝丹开窍

息风清热，故选B。A项用于寒闭，C项化痰力量不够，D项不能开窍醒神，E项用于血瘀证。

15. 答案：E　解析：心悸有多种类型。心阳不振的宜温补心阳，用桂枝甘草龙骨牡蛎汤合参附汤，选E。痰热内扰的用温胆汤。痰浊中阻的用二陈汤。水饮凌心的用苓桂术甘汤化气行水。肝肾阴亏的用金匮肾气丸。

16. 答案：D　解析：心脾两虚主要指心血虚、脾气虚，相当于气血两虚。表现如题目所述。治宜补益气血，养心安神。其余选项都不全面，故选D。

17. 答案：E　解析：前4个选项是导致心脉瘀阻的原因。胸痹的表现是心脉不通引起的疼痛，故选E。

18. 答案：A　解析：胸痹的共同特点为胸闷心痛，其中心肾阳虚、阴寒内盛证可见胸痛彻背，心悸汗出，腰酸乏力，畏寒肢冷，唇甲淡白，舌淡白，脉沉微欲绝。治宜迅速益气壮阳，温络止痛，用参附汤合右归饮。选A。人参养营汤合左归饮、炙甘草汤合生脉散用于气阴两虚证。苓桂术甘汤合左归丸适用于阴虚寒湿证。苏合香丸合左归饮适用于心肾阴虚心痛急性发作期。

19. 答案：B　解析：胸闷如窒而痛，气短喘促，肢体沉重，体胖痰多，舌苔浊腻，脉滑，为胸痹痰浊闭阻证，应通阳泄浊，豁痰宣痹，用瓜蒌薤白半夏汤，故选B。

20. 答案：D　解析：肾阴不足，心肾不交，心火上炎，故见心烦不寐，心悸不安，头晕，耳鸣健忘，腰酸梦遗，五心烦热，口干津少，舌红，脉细数。治宜滋阴降火，养心安神。选D。

21. 答案：E　解析：狂证多实，主因痰火、瘀血，治宜活血化瘀，清热化痰，用癫狂梦醒汤。故选E。其余只治痰热，不治瘀血。

22. 答案：C　解析：痫病的特点为一昏

二抽三无后遗症。痉证不昏迷,厥证、眩晕不抽搐,中风有口眼㖞斜、半身不遂的后遗症。故选C。

23．答案：D　解析：患者昏仆抽搐吐涎,两目上视,口中如作猪羊叫,此为痫病；见"心烦失眠,咳痰不爽,口苦而干,舌红苔黄腻,脉弦滑数",为痰火扰神证,应用"龙胆泻肝汤合涤痰汤"清肝泻火,化痰开窍。故选D。

24．答案：C　解析：厥证病机为气机逆乱,病情危急,当及时救治,醒神回厥为首要职责。气厥为内伤七情诱发,实证用理气开郁的五磨饮子,虚证用益气回阳的四味回阳汤。血厥实证用理气活血的通瘀煎。热厥证可用安宫牛黄丸。补中益气汤和四君子汤药性平缓,用于厥证危急状况力量不够。故选C。

25．答案：E　解析：脾胃虚寒,故胃痛绵绵,喜暖喜按,进食则缓；脾虚不运故食少便溏,舌淡胖有齿痕,苔白脉沉为其特点。治宜温中健脾,用黄芪建中汤。选E。小建中汤补中益气力量不足,理中丸、附子理中丸用于阳虚内寒的重症,良附丸用于气滞寒凝证。

26．答案：B　解析：痞满兼见口燥咽干,大便秘结,舌红少苔,脉细数,为胃阴不足证,治宜养阴益胃,调中消痞,方选益胃汤。故选B。

27．答案：B　解析：呕吐是指胃失和降,气逆于上,迫使胃中之物从口中吐出的一种病证,其主要病位在胃,与肝、脾、胆有密切关系,故选B。

28．答案：B　解析：呕吐清水痰涎,脘闷不食,头晕心悸,舌苔白腻,脉滑,此为呕吐的痰饮内阻证,应用"小半夏汤合苓桂术甘汤"温中化饮,和胃降逆,故选B。

29．答案：E　解析：噎膈分痰气交阻、津亏热结、瘀血内结、气虚阳微等证型。痰气交阻用启膈散开郁化痰,润燥降气。选E。瘀血内结用通幽汤。

30．答案：A　解析：呕吐是指胃失和降,气逆于上,迫使胃中之物从口中吐出的一种病证,无物有声谓之干呕；呃逆是指胃气上逆动膈,以气逆上冲,喉间呃呃连声,声短而频,令人不能自制为主要表现的病证；嗳气乃胃气阻郁,气逆于上所致,食后多发；三者的共同病机为"胃气上逆",故选A。

31．答案：A　解析：呃逆频作,冲逆而出；声音洪亮有力,口臭烦渴,多喜冷饮,大便秘结,舌苔黄燥,脉滑数,为呃逆胃火上逆证,治宜清热和胃,降逆止呕,方用竹叶石膏汤。故选A。橘皮竹茹汤降逆为主,清热不足。凉膈散泻火通便,清上泄下,用于上中二焦邪热炽盛,降逆不足。小承气汤作用部位在肠,偏下。泻心汤不能降逆。

32．答案：A　解析：腹痛湿热壅滞肠道,宜通腑泻热,用大承气汤最合适。故选A。龙胆泻肝汤侧重清泻肝胆湿热。枳实导滞丸偏重消食导滞。泻心汤合连朴饮偏于湿热阻于心胸。

33．答案：E　解析：泄泻日久,耗伤正气,多属虚证,脾虚者宜健脾,排除A；肾虚者应补肾,排除B；中气下陷者应升提,排除C；久泻不止宜固涩,排除D；久泻不止不可分利太过,以免重伤阴液,故选E。

34．答案：B　解析：肾阳虚衰泄泻的特点是黎明之前泄泻,形寒怕冷。主要与寒湿客脾鉴别,寒湿泻多鹜溏,有脾胃被困症状,无五更泻的时间特点。故选B。

35．答案：E　解析：清热解毒化湿适用于湿热痢,排除A；温中燥湿调气适用于寒湿痢,排除B；凉血清热利湿适用于湿热痢,排除C；清热利湿和胃适用于湿热痢,排除D；清热凉血解毒适用于疫毒痢,故选E。

36．答案：A　解析：脾肾阳虚,故见

题中所述症状,治宜温补脾肾,用桃花汤合真人养脏汤,选A。驻车丸用于阴虚痢,芍药汤用于湿热痢,胃苓汤用于寒湿痢,白头翁汤用于疫毒痢。

37. 答案:B 解析:患者发病急骤,痢下鲜紫脓血,腹痛剧烈,可诊断为"疫毒痢",应"清热解毒,凉血除积",用白头翁汤。故选B。

38. 答案:C 解析:便秘气机郁滞证治宜顺气导滞,降逆通便,方用六磨汤。四磨汤行气降逆,宽胸散结,主治肝郁气逆证,通便导滞力不专。五磨饮子中无大黄,通便导滞不如六磨汤。柴胡疏肝散用于气郁,但本证还有有形实邪在胃肠中,故不宜。选C。

39. 答案:C 解析:湿热蕴结肝胆,肝经疏泄失职,故见胁痛胸闷口苦;湿热中阻,故见纳呆、恶心呕吐;肝病及胆,胆汁外溢,故见身黄目黄。证属肝胆湿热。故选C。

40. 答案:E 解析:黄疸外因重在湿、毒,内因偏于虚、瘀。可源于疫毒外侵、湿热蕴结、积聚内阻,引发胆汁外溢,或化源不足、血败不华于色。但最后都会影响肝脾,脾虚湿蕴,都见湿邪,其余病理因素可与湿相兼。故选E。

41. 答案:D 解析:黄疸日久,损伤脾阳,脾运失司,寒湿内盛,故纳少脘闷,大便溏,神疲畏寒,口淡不渴,黄色晦暗如烟熏,证属阴黄,寒湿内盛,治宜温化寒湿,健脾退黄,方用茵陈术附汤。选D。茵陈蒿汤用于阳黄热重于湿。茵陈五苓散用于阳黄湿重于热。麻黄连翘赤小豆汤用于湿热兼表证。栀子柏皮汤用于湿热证。

42. 答案:A 解析:阴黄为寒湿之邪为主,符合本证,故选A。

43. 答案:D 解析:瘀血凝结,逐日加深,故见腹内积块明显,硬痛不移,血瘀不能华色,故见面暗消瘦,肝病及脾,故纳食减少,时有寒热,证属积证的瘀血内结证。选D。

44. 答案:A 解析:此属臌胀水臌中的水湿困脾证。中阳不振,气不化水,以致下焦水邪泛溢。脾虚运化无力,故胸脘痞胀,精神困倦,怯寒懒动,阳不化气故尿少便溏。治宜温中健脾,化气行水。选A。

45. 答案:C 解析:前额痛为阳明经循行部位,且白芷入阳明经。故选C。

46. 答案:C 解析:根据头痛部位的不同,参照经络循行部位选用适当的引经药,可提高疗效。太阳经常用羌活、蔓荆子、川芎;阳明经常用葛根、白芷、知母;少阳经常用柴胡、黄芩、川芎;太阴经常用苍术;少阴经常用杜仲、桑寄生、续断;厥阴经常用吴茱萸、藁本。故选择C。

47. 答案:C 解析:朱丹溪在《丹溪心法》中提出"无痰不作眩",倡导痰火致眩学说。故选C。

48. 答案:A 解析:中风的病理基础是风火痰瘀这些病理原因和产物,其余选项都是病因,不是病理因素。故选A。

49. 答案:B 解析:肝阴不足,故平素眩晕,耳鸣;阴不制阳,相火内动,虚风内生,故突然发生口舌㖞斜,舌强语謇,半身不遂,神志清楚为风中经络。证属阴虚风动,治宜滋阴潜阳,用镇肝息风汤,选B。大秦艽汤用于外风;龙胆泻肝汤用于肝经湿热;地黄饮子用于下元虚衰、痰浊上犯的喑痱证;苏合香丸用于寒闭证。

50. 答案:A 解析:水肿是由于肺失通调,脾失转输,肾失开合,膀胱气化不利,导致体内水液潴留,泛溢肌肤的一类病证。水肿与肺脾肾三脏关系最为密切,肺主通调水道,脾主运化水液,肾主气化,故水肿之病,以肾为本,以肺为标,以脾为制水之脏,故选A。心、肝、胃与水没有直接关系,故排除B、C、D、E。

51. 答案:B 解析:肺主皮毛,脾主

肌肉，肌肤疮疡湿毒内归肺脾，肺不能通调水道，脾不能运化水湿，故水湿浸淫肌肤而致水肿，小便不利。治宜宣肺解毒，利湿消肿，用麻黄连翘赤小豆汤合五味消毒饮。选B。风水泛滥用越婢加术汤合桑白皮汤，湿热壅盛肿势严重用五皮散，阴虚有热用猪苓汤，脾阳虚衰用实脾饮。

52.答案：C 解析：患者因皮肤疮疡破溃而引发水肿，肿势自颜面而渐及全身，发热咽红，舌红苔薄黄，脉滑数，此为湿毒浸淫证，应"宣肺解毒，利湿消肿"，用"麻黄连翘赤小豆汤"。故选C。

53.答案：D 解析：尿血与血淋的鉴别，主要在于"有无尿痛"，不痛者为血尿，痛（滴沥刺痛）者为血淋，故选D。

54.答案：E 解析：小便艰涩疼痛，为淋证。排尿中断，腰腹绞痛难忍，为石淋主症，如尿中排出砂石更能确诊。病机是湿热蕴结下焦。治宜清热利湿，通淋排石。用石韦散，重在通淋排石；膏淋用程氏萆薢分清饮；劳淋用无比山药丸；热淋用八正散；气淋用沉香散。故选E。

55.答案：D 解析：小便热涩刺痛，尿色深红，可诊断为血淋，应"清热通淋，凉血止血"，用小蓟饮子。故选D。

56.答案：D 解析：肺热壅盛，失于肃降，不能通调水道，下输膀胱，故小便点滴不畅；肺热上壅，故烦渴欲饮，咽干咳嗽，舌苔薄黄，脉数。故选D。

57.答案：E 解析：丹栀逍遥散疏肝解郁，清肝泻火，用于气郁化火的郁证初期，排除A；知柏地黄丸滋阴降火，用于肾阴虚火旺证，排除B；天王补心丹滋阴养血，补心安神，用于心阴亏虚的郁证，排除C；六味地黄丸滋阴补肾，用于肾阴不足证，排除D；滋水清肝饮由六味地黄丸合丹栀逍遥散加减而成，滋养阴精、补益肝肾的作用更强，适用于郁证日久，阴虚火旺之人，故选E。

58.答案：C 解析：五志过极，心气耗伤，营血不足，以致心神失养，故见精神恍惚，心神不宁，心神惑乱，不能自主，故见悲忧善哭，喜怒无常。此病又名脏躁，治宜养心安神。故选择C。

59.答案：A 解析：湿热壅积膀胱，故小便短赤灼热，甚则闭而不通；气化不利，故小腹胀满；口苦口黏、舌质红、苔黄腻、脉数都是湿热之征。治宜清热利湿，用八正散。故选A。B项用于肝郁气滞。C项用于脾气不升。D项用于肺热壅盛。E项用于湿热石淋。

60.答案：C 解析：脾胃虚寒，中气不足，脾失统摄，血溢肠中，故便血紫暗，甚则黑色；脾胃阳虚，故腹部隐痛，喜热饮，面色不华，神倦懒言，便溏，舌质淡，脉细。治宜温阳健脾，养血止血。用黄土汤，选C。脾不统血用归脾汤；肾气不固用无比山药丸。

61.答案：D 解析：体倦乏力，气短声低，面色不华，为脾气亏虚、统血无力之证，治宜补脾益气生血。用归脾汤最宜。A、B项偏于补肾。肾虚火旺证，选用知柏地黄丸；肾气不固证，选用无比山药丸。C项只清热泻火不补脾，用于尿血下焦湿热证。E项只凉血止血不补血，且一般不用于尿血。故选D。

62.答案：C 解析：痰饮总的病理性质是阳虚阴盛，为阴邪，遇寒则凝，得温则行，故总的治疗原则应以温阳化饮为根本，以振奋阳气，开发腠理，通行水道，故选C；若有肺失宣降，可佐以宣肺，脾阳虚可健脾，肾阳虚可补肾，饮停于表可发汗，但这些都是配合方法，总的治则还是温化，故排除A、B、D、E，选择C。

63.答案：D 解析：饮停胸胁，肺气郁滞，故胀痛咳逆，喘不得卧。水停于肺，故喜右侧偏卧。治宜泻肺祛饮。A项适用于位置较低的下焦水饮。B、C项不去饮邪。E

项多用于兼夹表邪者。故选 D。

64. 答案：C　解析：患者肾阴亏损，统摄无权，故尿频量多，混浊如脂膏；阴精亏虚故形体消瘦，口干唇燥，舌红，脉细数。有消渴病史，证属阴精亏虚证，治宜滋补肝肾，益精养血。用六味地黄丸，选 C。玉女煎用于胃热阴虚证；金匮肾气丸用于阴阳两虚证；生脉饮用于气阴两虚证。

65. 答案：C　解析：以时常汗出为主症，诊断为自汗。气虚不固故恶风，周身酸楚，时寒时热，属肺卫不固证。治宜益气固表，用玉屏风散。故选 C。

66. 答案：A　解析：虚劳是多脏虚弱。肺主气，气虚肯定有肺；肺金脾土，肺虚日久，子盗母气，脾气亦虚。故主要是肺脾。选 A。

67. 答案：B　解析：玉女煎清胃热，滋肾阴，用于胃热阴虚证，排除 A；益胃汤滋补阴津，生津益胃，用于胃阴虚证，故选 B；沙参麦冬汤清养肺胃，生津润燥，用于肺胃阴伤证，排除 C；麦门冬汤滋养肺胃，用于肺胃阴伤证，排除 D；一贯煎滋阴疏肝，用于阴虚肝郁证，排除 E。

68. 答案：C　解析：乌头汤温经散寒，祛风除湿，侧重温阳，用于寒重的痛痹，排除 A；薏苡仁汤除湿通络，祛风散寒，侧重祛湿，用于湿重的着痹，排除 B；防风汤祛风通络，散寒除湿，侧重祛风，用于风重的行痹，故选 C；宣痹汤清热利湿，通络止痛，用于湿热蕴于经络的湿热痹证，排除 D；白虎加桂枝汤清热通络，祛风除湿，用于热痹，排除 E。

69. 答案：B　解析：痛痹为感受风寒湿邪，寒性偏盛，凝滞收引，痹阻血脉，故肢体关节疼痛较剧，痛有定处，主要为寒邪，故得热痛减气血流畅，遇寒收引痛增。治宜温经散寒，祛风除湿，用乌头汤。故选 B。

70. 答案：B　解析：湿热浸淫，气血阻滞，故肢体痿软，身体困重，胸痞脘闷；湿热蕴蒸，气机不化，故足胫热气上腾，发热。治宜清热利湿，通利筋脉。选 B。肺热津伤选 A；心肾不交选 C；肝肾亏损选 D；脾胃亏虚选 E。

71. 答案：B　解析：肾虚腰痛，偏阳虚者用右归丸，偏阴虚者用左归丸，无阴阳偏盛者用青娥丸单纯补肾。故选 B。杜仲丸用于虚劳腰痛，日久不愈，阴阳俱虚，阴虚内热者；补髓丹用于房劳过度而致肾虚腰痛者；虎潜丸用于肝肾阴虚内热的痿证。

72. 答案：C　解析：十二经脉的名称是古人根据阴阳消长所衍化的三阴三阳，结合经脉循行于上肢和下肢的特点，以及与脏腑相属络的关系而定的，故十二经脉的命名主要包含了手足、阴阳、脏腑。故选择 C。

73. 答案：C　解析：十二经脉在四肢的排列是：手足阳经为阳明在前，少阳在中，太阳在后；手足阴经为太阴在前，厥阴在中，少阴在后。阴经分布在四肢内侧，阳经分布在四肢外侧。故手厥阴心包经应是分布在上肢内侧中线。故选择 C。

74. 答案：B　解析：任脉调节全身阴经经气，"主胞胎"，妊娠需要阴血，故与女子妊娠密切相关的经脉是任脉，故选择 B。

75. 答案：D　解析：十二经脉的循行方向是：手三阴经从胸走手，手三阳经从手走头，足三阳经从头走足，足三阴经从足走胸腹。故选 D。

76. 答案：D　解析：督脉调节全身阳经经气，称"阳脉之海"，故选择 D。

77. 答案：E　解析：外邪侵犯人体由表及里，先从皮毛开始，卫气充实于络脉，络脉散布于全身，密布于皮部，当外邪侵犯机体时，卫气首当其冲发挥其抗御外邪、保卫机体的屏障作用。人体最小的是孙脉，其次是络脉，最大的是经脉，故外邪由皮毛传入脏腑的途径依次为孙脉—络脉—经脉。故选择 E。

78. 答案：D　解析：外丘是胆经的郄

穴，梁丘是胃经的郄穴，中都是肝经的郄穴，地机是脾经的郄穴，金门是膀胱经的郄穴。故选择D。

79. 答案：D 解析：足临泣是与带脉相通的穴位，故选择D。

80. 答案：C 解析：手阳明大肠经经脉为多气多血之经，故选择C。

81. 答案：A 解析：合谷穴的主治要点：头痛、齿痛、目赤肿痛、咽喉肿痛、失音、口眼㖞斜、半身不遂、痄腮、疔疮、经闭、腹痛、牙关紧闭、小儿惊风、鼻衄、耳鸣耳聋、发热恶寒、无汗、多汗、瘾疹、疟疾、滞产等病。故选择A。

82. 答案：E 解析：水道穴的定位：在下腹部，当脐中下3寸，距脐正中线2寸，与关元穴相平，故选择E。A归来穴在脐中下4寸，与中极穴相平，故排除。

83. 答案：A 解析：B项少海属于手少阴心经，为手少阴心经合穴；C项小海属手太阳小肠经，为手太阳小肠经合穴；D项照海穴属足少阴肾经；E项气海穴为任脉上的穴位。只有A项血海为足太阴脾经的腧穴，故选A。

84. 答案：A 解析：神门穴的定位：在腕部，腕掌横纹尺侧端，尺侧腕屈肌腱的桡侧凹陷处。故本题应选择A。

85. 答案：B 解析：听宫穴的定位：在面部，耳屏前，下颌骨髁状突的后方，张口时呈凹陷处。故选择B。

86. 答案：D 解析：A项血海是足太阴脾经的腧穴；B项少海是手少阴心经的腧穴；C项小海是手太阳小肠经的腧穴；D项照海是足少阴肾经的腧穴；E项气海是任脉的腧穴。故选择D项。

87. 答案：D 解析：悬钟穴的定位：在小腿外侧，当外踝尖上3寸，腓骨前缘。故选择D项。

88. 答案：A 解析：太冲穴主治头痛、眩晕、目赤肿痛、口㖞、胁痛、遗尿、疝

气、崩漏、月经不调、癫痫、呕逆、小儿惊风、下肢痿痹。故选择A。

89. 答案：D 解析：A项指切适用于短针的进针，B项夹持适用于长针的进针，C项舒张适用于皮肤松弛部位腧穴的进针，D项提捏适用于皮肉浅薄部位的进针，E项套管可以代替押手，但是不常用，排除。故选择D。

90. 答案：A 解析：化脓灸又称瘢痕灸，是直接灸的一种。故选择A。

91. 答案：B 解析：三棱针法的适应证：某些急症和慢性病，如昏厥、高热、中暑、中风闭证、急性咽喉肿痛、目赤红肿、顽癣、疔痈初起、扭挫伤、痔疾、痔疾、久痹、头痛、丹毒、指（趾）麻木等。故选择B。

92. 答案：D 解析：本经原穴与其相表里的络穴相互配合应用时，称为"原络配穴"。故合谷与列缺相配是原络配穴法，太渊与偏历相配是原络配穴法，太溪与飞扬相配是原络配穴法，京骨与大钟相配是原络配穴法，冲阳与公孙相配是原络配穴法，太白与丰隆相配是原络配穴法。故选择D。

93. 答案：B 解析：背俞穴可以治疗与脏腑经脉相联属的组织器官所发生的病证。肺主皮毛，所以皮肤痒疹应属于肺经的病证，故应该选用肺俞穴治疗，故选择B。

94. 答案：D 解析：阴经的井荥输经合属木火土金水，阳经的井荥输经合属金水木火土。A项少府是心经的荥穴属火，B项大陵是心包经的输穴属土，C项后溪是小肠经的输穴属木，D项曲泉是肝经的合穴属水，E项经渠是肺经的经穴属金。故选择D。

95. 答案：E 解析：治疗六腑病证均可选用其相应的下合穴。此患者所患疾病应与腑病相关，故应选用下合穴。故选择E。

96. 答案：C 解析：此患者所患之证为痹证，其取穴原则应分部近取穴与远取穴相结合。故选择C项。

97. 答案：C 解析：由此患者的症状可以得出所患疾病为落枕，兼见恶风畏寒，所以治疗上应该兼顾颈椎病和疏风散寒，故选取疏风散寒的风池穴和合谷穴。故选择C项。

98. 答案：D 解析：由本患者的症状可知本病为泄泻之肾虚泄泻，故治疗上要配肾俞、命门、关元等补肾虚的腧穴。故选择D。

99. 答案：A 解析：由本患者的症状可知本病为感冒之风寒感冒，所以应首选手太阴肺经疏风散寒；手阳明大肠经与肺经相表里，所以其经穴能协助肺经经穴疏风散寒；外感风寒首先犯太阳而伤肺卫，故选足太阳膀胱经的腧穴以解表宣肺。故选择A。

100. 答案：C 解析：由本患者的症状可知本病为痿证，本病取穴应侧重阳明之经，阳明多气多血，又主润宗筋，宗筋约束骨骼，利于关节运动，故治痿证重在调理阳明，补益气血，舒筋通络。故选择C。

101. 答案：D 解析：由本患者的症状可知本病为便秘之实证。故治疗应清热理气、通导肠腑，故应选用内庭和合谷穴，内庭乃胃经荥穴，宣散肠胃积热，合谷穴亦可以清热。故选择D。

102. 答案：E 解析：由本患者的症状可知本病为风热感冒，应选用肺经、大肠经上的腧穴。曲池为大肠经的合穴，属土，为金之母。尺泽穴为肺经的合穴。鱼际穴是肺经的荥穴，荥穴主身热，故应选肺经的荥穴以清热。故选择E。

103. 答案：E 解析：由本患者的症状可知本病为遗尿之肾气不足证。故应选补益肾气的关元俞、肾俞、关元。故选择E项。

104. 答案：B 解析：由本患者的症状可知本病为带状疱疹的肝胆火盛证，选穴行间、大敦、阳陵泉等清泻肝胆经实火。故选择B。

105. 答案：C 解析：由本患者的症状可知本病为耳鸣。手足少阳经脉循耳之前后，故手足少阳经脉的腧穴可以疏导少阳经气。故选择C。

106. 答案：E 解析：由本患者的症状可知本病为耳鸣虚证，应首选太溪、照海、听宫以益肾养窍。太溪、照海补益肾精肾气；听宫为局部选穴，可疏通耳部经络气血。故选择E。

107. 答案：C 解析：由患者突然昏仆，不省人事，伴口噤不开，牙关紧闭，肢体强痉等症可判断，患者所患病为中风中脏腑，且为闭证。治疗当平肝息风、清心豁痰、醒脑开窍。治疗选用手厥阴经穴位清心开窍；督脉上行入颅络脑，与脑、髓功能关系密切，故选用该经穴位。故选择C。

108. 答案：D 解析：A项十二经脉是调节十二经气血的经脉；B项十五络脉加强了十二经中表里两经的联系，从而沟通了表里两经的经气；C项十二经别不但加强了十二经脉的内外联系，更加强了经脉所络属的脏腑在体腔深部的联系；D项十二经筋具有约束骨骼、屈伸关节、维持人体正常运动功能的作用；E项十二皮部起着保卫机体、抗御外邪和反映病证的作用。故选择D。

109. 答案：B 解析：十二经脉的气血循环流注依次是肺经、大肠经、胃经、脾经、心经、小肠经、膀胱经、肾经、心包经、三焦经、胆经、肝经、肺经，十二经脉气血循环，如环无端。故选择B。

110. 答案：B 解析：任脉调节全身阴经经气，称"阴脉之海"，故选择B。

111. 答案：B 解析：循行于腹中线旁开2寸，胸中线旁开4寸的经脉是足阳明胃经。故选择B。

112. 答案：D 解析：鸠尾是任脉的络穴，大包是脾之大络。故选择D。

113. 答案：C 解析：公孙穴是通冲脉的，任脉是与列缺穴相通，督脉与后溪穴相通,阳维脉与外关穴相通,阳跷脉与申脉穴相通。故选择C。

114. 答案:E 解析:髀枢即股骨大转子至膝中即腘横纹的分寸是19寸,故选择E。

115. 答案:A 解析:合谷穴的主治要点:头痛、齿痛、目赤肿痛、咽喉肿痛、失音、口眼㖞斜、半身不遂、痄腮、疔疮、经闭、腹痛、牙关紧闭、小儿惊风、鼻衄、耳鸣耳聋、发热恶寒、无汗、多汗、瘾疹、疟疾、滞产等病。故选择A。

116. 答案:E 解析:三焦经是手少阳经脉,位于外侧中线,故选择E。

117. 答案:A 解析:十二经脉的交接规律是相表里的阴经与阳经在手足末端交接,同名的阳经与阳经在头面部交接,相互衔接的阴经与阳经在胸中交接。故选择A。

118. 答案:E 解析:十二经脉的气血循环流注依次是肺经、大肠经、胃经、脾经、心经、小肠经、膀胱经、肾经、心包经、三焦经、胆经、肝经、肺经,十二经脉气血循环,如环无端,故选择E。

119. 答案:A 解析:足三阴经在足内踝上8寸以下为厥阴在前、太阴在中、少阴在后,至内踝上8寸以上,太阴经交出厥阴之前。故选择A。

120. 答案:C 解析:足厥阴肝经过阴器,连目系,环唇内,故排除;足少阴肾经循喉咙,夹舌本,故排除;足太阴脾经夹咽,连舌本,散舌下,故本项正确;足阳明胃经起于鼻,入上齿,环口夹唇,循喉咙,故排除;足少阳胆经起于目锐眦,下耳后,入耳中,出耳前,故排除。故选择C。

121~122. 答案:A、C 解析:咳嗽风燥伤肺用桑杏汤,肺阴亏耗用沙参麦冬汤。

123~124. 答案:D、D 解析:实喘和肺痈都是肺脏的病变,主要在肺。

125~126. 答案:B、E 解析:胸痹气阴两虚证,可见胸闷隐痛,时作时止;胸痹阴寒凝滞证,可见胸痛彻背,感寒痛甚。先辨虚实,再辨寒热。

127~128. 答案:A、B 解析:气厥只有气机逆乱,实证特点是口噤握拳,呼吸气粗,虚证特点是面白肢冷,呼吸微弱。血厥还有血菀于上,实证表现为面赤唇紫,头晕胀痛,虚证表现为口唇不华,四肢震颤。

129~130. 答案:E、A 解析:呃逆是胃气上逆动膈,气逆上冲,出于喉间发声的病证,病机为胃失和降,逆气动膈。B、C仅说明了其中一种病因,不够全面。噎膈是食管干涩或狭窄造成食物吞咽困难的病证,病因为内伤饮食、情志、年老肾亏,使气滞、血瘀、痰阻三邪交于食管,故病机为痰瘀互结,食管狭窄。

131~132. 答案:A、E 解析:休息痢的特点是时愈时发,发作时既有脾肾阳虚,又有湿毒滞肠,治宜温中清肠、调气化滞,用连理汤。脾阳虚明显者宜重用温中健脾药,用温脾汤更适宜。B项用于寒热互结的心下痞,病位不同。C项用于缓解期寒热错杂证。D项用于肝火犯胃证。

133~134. 答案:C、E 解析:急黄神昏舌绛者,清热解毒,凉营开窍,重在开窍;阳黄初起见表证者,解表清热利湿,重在解表。

135~136. 答案:A、D 解析:头痛太阳经在头后部,阳明经在前额连眉棱骨,厥阴经在颠顶部,少阳经在头之两侧。

137~138. 答案:A、B 解析:水肿风水泛滥证,用越婢加术汤疏风清热,宣肺行水;水肿湿毒浸淫证,用麻黄连翘赤小豆汤合五味消毒饮宣肺解毒,利湿消肿。

139~140. 答案:A、D 解析:《金匮要略》将痰饮分为四类。饮停于胃肠叫痰饮,饮留胁下叫悬饮,饮溢四肢叫溢饮,饮停胸肺叫支饮。

141~142. 答案:C、B 解析:痹证

分热痹、着痹、行痹、痛痹四种，分别以热、湿、风、寒为主要病邪。尪痹为痹证晚期出现关节变形的重症。

143～144. 答案：D、A 解析：足三阳经在下肢的分布是足阳明胃经在前线，足少阳胆经在中线，足太阳膀胱经在后线。

145～146. 答案：D、A 解析：略。

147～148. 答案：D、C 解析：手少阴心经的郄穴是养老，足太阴脾经的郄穴是地机，足阳明胃经的郄穴是梁丘，手厥阴心包经的郄穴是郄门，足厥阴肝经的郄穴是中都。

149～150. 答案：D、B 解析：癃闭实证首选中极、膀胱俞、阴陵泉、三阴交；肾气不足证首选阴谷、肾俞、三焦俞、气海、委阳。

第三单元

1. 答案：B 解析：中医外科成为独立专科是在周代，中医外科到明清时期已较为成熟，外科专著增多。故选B。

2. 答案：A 解析：此期以陈实功的《外科正宗》成就最大，该书广辑病名，详述病因病机、证候、辨证、治疗、预后等，并附医案加以论证，条理清晰，十分完备。故选A。

3. 答案：B 解析：以症状命名者，如红丝疔、麻风、黄水疮、瘰疬、乳头破碎。故选B。

4. 答案：E 解析：特殊之毒包括虫毒、蛇毒、疯犬毒、漆毒、药毒、食物毒和疫毒、无名毒。而岩的病因病机包括选项A、B、C、D。故选E。

5. 答案：D 解析：湿肿而皮肉重垂胀急，深则按之如烂棉不起，浅则光亮如水疱，搔破流黄水，浸淫皮肤。而容易混淆的E痰肿是肿势或软如棉、馒，或硬如结核，不红不热。故选D。

6. 答案：E 解析：消、托、补三个大法是治疗外科疾病的三个总则。故选E。

7. 答案：A 解析：在关节和筋脉的部位宜谨慎开刀，切口不应越过关节以免损伤筋脉，致使关节不利。如患者过于体弱，应先内服调补药物，然后开切，以免晕厥。凡颜面疔疮；尤其在鼻唇部位，忌早期切开，以免疔毒走散，并发走黄危证。故选A。

8. 答案：A 解析：可用于治疗白秃疮、肥疮的是拔发法，故选A。

9. 答案：C 解析：先常规消毒，然后用三棱针或刀锋直刺皮肤或黏膜，迅速移动击刺，以患部出血或排出黏液、黄水为度。注意慢性的阴证、虚证禁用。砭刺不可刺得太深，以免伤及经络；刺后可再敷药包扎。故选C。

10. 答案：D 解析：本病总以火热之毒为患，感受火热之邪，热毒蕴于肌肤，以致营卫不和，经络阻隔，气血凝滞；气不通则肿，血不通则痛；火为阳邪，性热而色赤，故皮色红而焮热；毒邪炽盛，与正气相搏，故首先要清热解毒。故选D。

11. 答案：A 解析：生在口角的，叫锁口疔，感受火热之邪，热毒蕴于肌肤，以致营卫不和，经络阻隔，气血凝滞；气不通则肿，血不通则痛；火为阳邪，性热而色赤，故皮色红而焮热；毒邪炽盛，与正相搏，属于热毒蕴结。故应清热解毒，用五味消毒饮。故选A。

12. 答案：D 解析：痈之大者名发，说明发的病变范围较痈为大。生于结喉处的，称为锁喉痈。根据题干提示脓已成了则需要切开排脓。其他的都是辅助疗法或早期的治疗措施。故选D。

13. 答案：E 解析：有头疽是发生在皮肤肌肉间的急性化脓性疾病。其特点是局部初起皮肤上即有粟粒样脓头，焮热红肿疼痛，易向深部及周围发生扩散，脓头亦相继增多，溃烂之后状如蜂窝。以中老年患者多发，尤其是消渴病患者多见，易出现内陷之证。故选择E。

14. 答案：C 解析：凡毒多由于素体血分有热，外受火毒，热毒蕴结，郁阻肌肤而发。故选择C。

15. 答案：A 解析：瘰疬液化成脓的结块经切开或自行溃破后，脓液稀薄，或夹有败絮样坏死组织。疮口呈潜行性空腔，创面肉色灰白，疮口皮色紫暗，久不收敛，可以形成窦道空腔或伴有瘘管。其他的不能形成瘘管而是形成大面积溃疡。故选A。

16. 答案：B 解析：先检查健侧乳房，再检查患侧，以便对比。将手指并拢平放乳房上轻轻按触，切勿用手指去抓捏，否则会将所抓捏的腺体组织错误地当作乳房肿块。以乳头为中心，将乳房分为四个象限，依次检查内上→外上→内下→外下。继之，检查乳晕区，注意有无血性液体自乳头溢出，最后触摸腋窝、锁骨下及锁骨上区域淋巴结。故选B。

17. 答案：C 解析：乳房内生多个大小不一的肿块，其形态不规则，或圆或扁，质韧，分散于整个乳房，或局限在乳房一处。与周围组织分界不清，与皮肤和筋膜无粘连，推之移动，腋下淋巴结不肿大。不发寒热，皮色不变，有时乳头溢出黄绿色、棕色或血性液。故选C。

18. 答案：C 解析：乳疬是以男性、儿童单侧或双侧乳晕部发生扁圆形肿块，触之疼痛为主要表现的乳房异常发育症。一侧或双侧乳晕部出现扁圆形肿块，质地中等或稍硬，边缘清楚，或单侧乳房明显增大，或双侧乳房呈对称性或不对称性增大，大小不一，状如发育期的少女乳房。多伴有乳房胀痛和轻度压痛。故选择C。

19. 答案：E 解析：乳岩，多发于40～60岁的妇女，肿块多为单发，边缘不整齐，活动度差，常与皮肤粘连，质地坚硬，表面高低不平，病情发展迅速，晚期患部皮肤呈典型橘皮样改变，肿块溃破后呈菜花样，时流血水，其味恶臭，同侧腋窝淋巴结肿大坚硬。故选E。A项是乳痈的表现，B项是乳痨，C项是乳核的表现，D项是乳癖的临床表现。

20. 答案：C 解析：瘿病检查时，应嘱患者端坐，双手放于两膝，显露颈部并使患者头部略为俯下，检查者坐在患者对面，观察颈部两侧是否对称，有无肿块隆起，有无血管怒张，并注意肿块的位置、大小、形态、数目、硬度、光滑度、活动度，有无压痛，边界是否清楚，肿块能随吞咽而上下移动，有无震颤，气管位置是否受压移位，颈部淋巴结有无肿大。故选C。

21. 答案：B 解析：情志不畅，肝郁气滞，肝失条达，脾失健运，水湿停留，聚而为痰，痰气互凝，结于颈靥，故颈粗瘿肿；气本无形，怒则气长，喜则气消，故肿胀呈弥漫性而边界不清，治法宜疏肝理气，解郁消肿。当用四海舒郁丸加减。A选项治疗肉瘿，B项治疗气瘿，其他选项只是治疗肝郁证，针对瘿病一般只是作为辅助治疗。故选B。

22. 答案：B 解析：瘿痈是以急性发病、结喉两侧结块、肿胀、色红灼热、疼痛为主要表现的急性炎症性疾病。而B项皮色不变的只有气瘿和石瘿的前期。其他瘿病均有皮色改变。故选B。

23. 答案：C 解析：甲状腺同位素^{131}I扫描，多显示为凉结节（或冷结节）。故选C。

24. 答案：E 解析：石瘿是以颈前肿块坚硬如石、推之不移、凹凸不平为主要表现的恶性肿瘤，既往常有肉瘿病史。颈前肿块于初期较小，每被忽视，偶然发觉时肿块即质硬而高低不平。肿块逐渐增大，吞咽时肿块上下移动度减少，晚期常压迫气管、食管、神经，出现呼吸困难、吞咽困难或声音嘶哑。石瘿也有由肉瘿多年不愈，突然迅速增大变硬，生长迅速恶变而成者。故选E。

25. 答案：E 解析：手术治疗最有效、最简单的方法是将脂瘤完整切除，其他的都是可以作为辅助治疗的方法，适用于术前或者术后。故选E。

26. 答案：D 解析：此为肝郁痰凝，阻隔经络所致，故治法宜疏肝解郁、化痰散结。所以应选D。A项散结效果好，但是不能化痰；B项只是疏肝，不能散结；C项化痰和散结效果都不好；E项化痰效果好，但是不能散结。

27. 答案：E 解析：扁瘊相当于西医的扁平疣，皮损为表面光滑的扁平丘疹，芝麻至黄豆大小，淡红色、褐色或正常皮肤颜色，数目较多，散在分布，或簇集成群，亦可互相融合，可因搔抓使皮损呈线状排列。丝状疣，皮损为单个细软的丝状突起，呈褐色或淡红色，可自行脱落，不久又可长出新的皮损，一般无自觉症状。跖疣，皮损初起为小的发亮丘疹，渐增大，表面粗糙角化，灰黄或污灰色，圆形，中央稍凹，周围绕以增厚的角质环。有明显的压痛，用手挤压则疼痛加剧。传染性软疣，皮损初起为米粒大的半球状丘疹，渐增至绿豆大，中央呈脐窝状凹陷，表面有蜡样光泽。寻常疣，初起为一个针尖至绿豆大的疣状赘生物，呈半球形或多角形，突出表面，色呈灰白或污黄，表面蓬松枯槁，状如花蕊，粗糙而坚硬。答案选E。

28. 答案：D 解析：脚湿气糜烂型可选用1:1500高锰酸钾溶液、3%硼酸溶液或二矾汤浸泡15分钟，次以皮脂膏或雄黄膏外搽。故选D。

29. 答案：C 解析：皮损以糜烂、渗液为主者应溶液湿敷。例如接触性皮炎，皮损以糜烂、渗液为主者，选用绿茶、马齿苋、黄柏、羊蹄草、石韦、蒲公英、桑叶等煎水湿敷，或以10%黄柏溶液湿敷。故选C。

30. 答案：D 解析：药疹以麻疹样或猩红热样型较常见，多由解热镇痛药、巴比妥、青霉素、链霉素及磺胺类等引起。发病多突然，常伴有畏寒、发热等全身症状。麻疹样型的皮损为散在或密集、红色、针头至米粒大的斑疹或斑丘疹，对称分布，泛发全身。为风热犯表证，治以消风散。故选D。

31. 答案：D 解析：总因营血亏损，化燥生风，肌肤失养所致。风热相搏，伏于营血，发于肌肤，故见皮损鲜红，皮损不断出现，红斑增多，刮去鳞屑可见发亮的薄膜，有点状出血，有同形反应；阳邪耗伤阴津则大便干燥，尿黄，舌红，苔黄或腻，脉弦滑或数为血热之象。故选D。

32. 答案：D 解析：淋病临床上以尿道刺痛、尿道口排出脓性分泌物为特征，严重时可并发包茎、尿道黏膜外翻，腹股沟淋巴结感染肿大。部分患者可有尿频、尿急、夜尿增多，无排尿困难。所以选择D。

33. 答案：C 解析：皮肤焮红、烂斑时，外用鹅黄散、结毒灵。故选C。

34. 答案：C 解析：生殖器疱疹多因不洁性交，感受湿热污浊之邪，湿热侵及肝经，下注阴部，热炽湿盛，湿热郁蒸而成，治疗宜清热利湿，化浊解毒。故选C。

35. 答案：C 解析：患者血分有热，气血瘀滞，血热妄行，脉络破裂，血溢脉外，瘀于皮下则见肛缘肿物，颜色紫暗，所以考虑血栓性外痔。故选C。

36. 答案：D 解析：肛痈的发生绝大部分与肛隐窝炎有关，其临床特点是发病急骤、肛周剧痛，伴全身高热，脓肿破溃后易形成瘘管。由于肛痈发生的部位不同，可有不同的名称，如生于肛门旁皮下者，名肛门旁皮下脓肿；生于坐骨直肠窝者，名坐骨直肠窝脓肿；生于骨盆直肠窝者，名骨盆直肠窝脓肿；生于直肠后间隙者，名直肠后间隙脓肿。故选择D。

37. 答案：D 解析：直肠脱垂临床分为三度：Ⅰ度脱垂：为直肠黏膜脱出，脱出物色较红，长3～5cm，触之柔软，无弹性，不易出血，便后可自行还纳。Ⅱ度脱垂：为直肠全层脱出，长5～10cm，呈圆锥状，色淡红，表面为环状而有层次的黏膜皱襞，触之较厚有弹性，肛门松弛，便后有时需用手托回。Ⅲ度脱垂：直肠及部分乙状结肠脱出，长达10cm以上，色淡红，呈圆柱形，触之很厚，便后需用手托回。根据题意可以判断为D。

38. 答案：C 解析：浊痰凝结见于初起硬结期。肾子处酸胀隐痛，附睾硬结，子系呈条索状肿硬，无明显全身症状，苔薄，脉滑。辨证分析：肝肾亏损，脉络空虚，浊痰乘虚下注，结于肾子，脉络不通，故肾子处酸胀隐痛，附睾硬结，子系呈条索状肿硬；病属初起，仅在局部，故多无全身症状；苔薄、脉滑为浊痰凝结之象。治法宜温经通络，化痰散结。方药阳和汤加减。故选C。

39. 答案：C 解析：患者体质偏阳虚，久则火势衰微，见肾阳不足之象。宜温肾固精。故选C。

40. 答案：D 解析：年老脾肾气虚，推动乏力，气虚固摄无权，不能运化水湿，终致痰湿凝聚，阻塞尿道；肾阳虚而见面色㿠白，畏寒喜暖，腰酸膝冷。故选D。

41. 答案：B 解析：患者湿热之象比较突出如舌暗淡苔黄腻，脉弦滑。所以应选择B。

42. 答案：D 解析：小腿足趾紫红，下垂时更甚，抬高则见苍白，足背毳毛脱落，皮肤、肌肉萎缩，趾甲变厚，属于气血不充，皮肉失于濡养；趺阳脉搏动消失，气血凝滞，经络阻塞，不通则痛，患肢持久性静止痛，尤以夜间较甚，舌紫暗苔薄白，脉沉细。属于脱疽血瘀证，应用桃红四物汤。故选D。

43. 答案：A 解析：根据症状疼痛剧烈，有散在水疱，个别破溃，基底部呈均匀红色、潮湿，可以判断为浅Ⅱ度烧伤，排除C、D、E。又是两前臂，上肢总共占体表面积的18%。而两前臂又占一多半，但是散在的水疱，所以可以推断大概6%。故选A。

44. 答案：C 解析：肌肉强直性痉挛首先从头面部开始，进而延展至躯干四肢。故选C。

45. 答案：B 解析：《金匮要略》是现代中医古籍中最早设妇科专篇的医著，开创了妇科辨证论治的先河。故选B。

46. 答案：B 解析：胞宫，称子处、女子胞、子宫；子处又称血室。故选B。

47. 答案：D 解析：女性生殖轴是指"肾－天癸－冲任－胞宫"生殖轴。

48. 答案：A 解析：临产的征兆是胎位下移、小腹坠胀、有便意或见红。所以选择A。

49. 答案：B 解析：肝主疏泄，调畅情志，若郁怒悲伤，肝气郁结，则为气滞，冲任失畅，血海蓄溢失常，可导致月经先后不定期。其余选项均为直接导致冲任损伤的因素。故选B。

50. 答案：E 解析：月经病的三条治疗原则是重在治本调经；分清先病和后病；急则治标，缓则治本。治疗月经病又要顺应和掌握的规律是：一是顺应月经周期中阴阳气血的变化规律；二是顺应不同年龄阶段论治的规律；三是掌握虚实补泻规律。故选择E。

51. 答案：A 解析：月经先期阳盛血热证方药选清经散。故选A。

52. 答案：A 解析：由题干血经量多、色淡、质稀，神疲肢倦，小腹空坠，舌淡、脉缓弱可知应属于气虚证。故选A。

53. 答案：B 解析：月经后期的病因为肾虚、血虚、血寒、气滞。月经过少的病因为肾虚、血虚、血瘀、痰湿。故肾虚、血虚为共同病因。故选B。

54. 答案：A 解析：由题干五心烦热，潮热颧红，舌红少苔，脉细数，辨证为阴虚有热，故治以养阴清热调经。故选A。

55. 答案：C 解析：月经先后不定期肾虚证主要症状为经行或先或后，量少，色淡暗，质清；或腰骶酸痛，或头晕耳鸣，舌淡苔白，脉细弱。因此除选项C外均是，选项C为寒邪致病特点。

56. 答案：B 解析：由题干月经25天一行，经来量多，辨病为月经过多；由色深红，质稠，有血块，口渴心烦，辨证为血热证，代表方剂是保阴煎。故选B。

57. 答案：D 解析：经期延长阴虚血热证的发病机制是阴虚内热，热扰冲任。故选D。

58. 答案：C 解析：经期延长的定义是月经周期基本正常，行经时间超过7天以上，甚或淋沥半月方净者。故选C。

59. 答案：C 解析：崩漏实热证，应首选清热固经汤。故选C。

60. 答案：C 解析：崩漏常见病因是脾虚、肾虚、血瘀、血热。选项C不是。

61. 答案：B 解析：首先辨病辨证，由题干经血非时而下，淋沥不净，辨病为崩漏；由色紫暗、有块，小腹胀痛，舌紫苔薄白，脉涩，辨证为血瘀证。崩漏血瘀型应首选四物汤和失笑散。故选B。

62. 答案：B 解析：由题干症状辨为崩漏气虚证，方用固本止崩汤，故选择B。

63. 答案：E 解析：闭经的病因有气血虚弱、气滞血瘀、肾气亏虚、阴虚血燥、痰湿阻滞。故选E。

64. 答案：C 解析：由题干18岁，月经尚未初潮，辨病为闭经；由体质虚弱，腰酸腿软，头晕目眩，舌红少苔，脉沉细尺弱，辨证为肾气亏虚，治法是补肾养肝调经。故选C。

65. 答案：A 解析：治疗痛经湿热下注证，应首选清热调血汤。故选A。

66. 答案：A 解析：圣愈汤的组成是人参、黄芪合四物汤。方中药物气血同补，故选A。

67. 答案：D 解析：由题干每于经行小腹绵绵作痛，辨病为痛经；由经行小腹绵绵作痛，经净渐除，经量少、质稀，腰酸腿软，舌苔薄白，脉细弱，辨证为肾气亏损证。治法是益肾养肝止痛。故选D。

68. 答案：A 解析：从题干每于经期大便溏泄，辨病为经行泄泻；从脘腹胀满，神疲肢软，舌淡苔薄白，脉濡滑，辨证为脾虚证，用参苓白术散治疗，故选A。

69. 答案：C 解析：经行吐衄的定义是每逢经行前后，或正值经期，出现周期性的吐血或衄血，亦有倒经、逆经之称。由题干每于经期鼻衄，辨病为逆经；由心烦易怒，口苦咽干，尿黄便结，辨证为肝经郁火证。故选C。

70. 答案：C 解析：妇女在绝经前后，肾气虚衰，天癸渐竭，冲任二脉虚衰，由于体质因素，肾虚天癸竭的过程加剧，难以较迅速地适应这一阶段的过渡，使阴阳失去平衡，脏腑气血不相协调，因而出现诸多证候。故选C。

71. 答案：A 解析：带下脾虚证代表方剂是完带汤，故选择A。

72. 答案：D 解析：由题干带下量多、色黄白、有臭气，纳呆，大便黏腻不爽，舌苔黄腻，脉濡数，诊断为带下过多湿热下注证。故选D。

73. 答案：B 解析：由题干带下量多，色赤白相兼，质稠，有气味，阴部瘙痒，腰膝酸软，头晕耳鸣，脉细数，可知是肾阴虚之征；舌红，苔黄腻，是湿热之征；故本病阴虚与湿热相兼为病，治法是滋肾养阴，清热利湿。故选B。

74. 答案：C 解析：产后腹痛又称儿枕痛，是产后病。其余皆是妊娠病。故选C。

75. 答案：A 解析：由题干呕吐酸苦水，不能进食，胸满胁痛，舌红苔黄，脉弦滑，辨证为肝胃不和。故选A。

76. 答案：B 解析：由题干停经2个

月，尿妊娠试验阳性，恶心呕吐10天，辨病为妊娠恶阻。由不能进食，呕吐血水，精神萎靡，头晕体倦，可知是由于气虚，中阳不振，清阳不升所致；舌红，苔薄黄而干，脉细滑无力，是阴虚内热之象。辨证为气阴两虚。故选B。

77. 答案：D 解析：由题干现停经45天，尿妊娠试验阳性，确定妊娠；出现左下腹撕裂样剧痛，伴肛门坠胀，面色苍白，符合异位妊娠的临床表现；查体：血压80/50mmHg（10.7/6.7kPa），左下腹压痛、反跳痛明显，有移动性浊音，阴道有少量出血，也符合异位妊娠的体征，故考虑异位妊娠。选D。

78. 答案：B 解析：由题干孕后心烦少寐，渴喜冷饮，腰酸腹痛，伴阴道少量出血，舌红苔黄，脉滑数，诊断为胎动不安血热证，方剂首选保阴煎或当归散。故选B。

79. 答案：C 解析：胎漏的定义是妊娠期间，阴道不时有少量出血，时出时止，或淋沥不断，而无腰酸、腹痛、小腹下坠。题干符合此定义。胎动不安有腰酸、腹痛、下坠，或伴有少量的阴道出血、脉滑。妊娠腹痛是妊娠期因胞脉阻滞或失养，发生小腹疼痛。堕胎是凡妊娠12周内，胚胎自然殒堕。滑胎是凡堕胎或小产连续发生3次或3次以上。故选C。

80. 答案：E 解析：由题干自然流产3次，辨病为滑胎；由双膝酸软，夜尿频多，无腹痛，无阴道出血，舌淡嫩，苔薄白，脉沉弱，辨证为肾气虚。代表方剂补肾固冲丸。故选E。

81. 答案：C 解析：由题干妊娠8个半月，面目肢体肿胀，辨病为子肿；由头晕胀痛，面目肢体肿胀，但皮色不变，压痕不明显，舌苔薄腻，脉弦滑，辨证为气滞证。治疗首选天仙藤散或正气天香散。故选C。

82. 答案：C 解析：由题干怀孕7个月，面目四肢浮肿，辨病为子肿；由面目四肢浮肿，皮薄光亮，按之凹陷，气短懒言，纳少便溏，舌质胖嫩，边有齿痕，舌苔白腻，脉缓滑，辨证为脾虚证。方选白术散（《全生指迷方》）或健脾利水汤。故选C。

83. 答案：C 解析：由题干怀孕3个月，近3天尿频、尿急、尿道灼热刺痛，辨病为妊娠小便淋痛；由两颧潮红，五心烦热，舌红苔薄黄，脉细滑数，辨证为阴虚津亏证，方选知柏地黄汤；加味五苓汤用于湿热下注证；导赤散用于心火偏亢证。故选C。

84. 答案：D 解析：产后三病是指病痉、病郁冒、大便难。故选D。

85. 答案：E 解析：由题干产后10天，高热3天，辨病为产后发热；由恶露量少、色紫暗，有臭味，烦热渴饮，尿黄便结，舌红苔黄厚，脉滑数，辨证为感染邪毒。故选E。

86. 答案：A 解析：由题干产后小腹隐隐作痛，辨病为产后腹痛；由小腹隐隐作痛，喜按，恶露量少、色淡，头晕耳鸣，大便干燥，舌淡苔薄，脉虚细，辨证为气血两虚。代表方剂肠宁汤或内补黄芪建中汤或当归生姜羊肉汤。故选A。

87. 答案：D 解析：由题干产后少腹阵痛拒按，辨病为产后腹痛；由恶露量少，气粗喘促，不省人事，两手握拳，牙关紧闭，唇舌色紫，脉涩，辨证为血瘀气闭。唇舌色紫，脉涩，均是血瘀之征，瘀血阻滞，气机内闭，致气粗喘促，不省人事。故选D。

88. 答案：B 解析：产后恶露不绝的分型为：气虚证，治法为补气摄血固冲，方药为补中益气汤；血瘀证，治法为活血化瘀止血，方用生化汤；血热证，治法为养阴清热止血，方用保阴煎。从题干产后恶露35天不止，可确定为产后恶露不绝；从症状色深红，质稠黏，有臭气，口燥咽干，舌红，脉虚细而数，可诊断为血热证，方用保阴煎，故选B。

89. 答案：B 解析：桂枝茯苓丸的组成是桂枝、茯苓、丹皮、芍药、桃仁。故选择B。

90. 答案：A 解析：由题干小腹及少腹疼痛拒按，有灼热感，伴腰骶疼痛，辨病为盆腔炎；由小腹及少腹疼痛拒按，有灼热感，带下量多、色黄、质稠，溲黄，舌红苔黄腻，脉弦滑，辨证为湿热瘀结证。治法是清热除湿，化瘀止痛。故选A。

91. 答案：E 解析：由题干婚后4年未孕，辨病为不孕症；由形体肥胖，头晕心悸，带下量多、质稠，面色㿠白，舌苔白腻，脉滑，辨证为痰湿型，方选启宫丸。故选E。

92. 答案：A 解析：由题干结婚3年未孕，辨病为不孕症；由月经周期正常，量少，色红无血块，小腹隐痛，腰腿酸软，头晕眼花，午后低热，口干咽燥，舌红，少苔，脉细数，辨证为肾阴虚。故选A。

93. 答案：C 解析：人工流产并发症有人流综合征、子宫穿孔、人流不全、人流术后感染、宫腔粘连、漏吸、术中出血、羊水栓塞。选项C不是。

94. 答案：E 解析：钱乙重视小儿脾胃病的调理，提出"疳皆脾胃病"的著名论断。故选E。

95. 答案：C 解析：小儿营养不良是指体重低于正常均值的85%。故选C。

96. 答案：C 解析：新生儿仅有反射性活动（如吮吸、吞咽等）和不自主的活动；1个月小儿睡醒后常做伸欠动作；2个月时扶坐或侧卧时能勉强抬头；4个月时可用手撑起上半身；6个月时能独坐片刻；8个月会爬；10个月可扶走；小儿12个月会独走。故选C。

97. 答案：B 解析：吴鞠通的稚阴稚阳理论，包括了机体柔嫩、气血未盛、脾胃虚弱、肾气未充、腠理疏松、神气怯弱、筋骨未坚等特点，概括为"脏腑娇嫩，形气未充"。故选B。

98. 答案：E 解析：与成人一样，小儿的正常舌象为淡红舌，故选E。舌质淡白为心阳不足；舌质绛红为心阴不足；舌质紫暗或暗红为瘀血内阻。

99. 答案：E 解析：为方便计算，可采用下列比例用药。新生儿用成人量的1/6，乳婴儿用成人量的1/3，幼儿用成人量的1/2，学龄儿童用成人量的2/3或接近成人用量。一般成人煎药量为200mL，经计算婴儿（＜1岁）服用的中药煎出量是66.7mL，故选E。

100. 答案：B 解析：新生儿黄疸分为生理性和病理性两大类。生理性黄疸大多在生后2～3天出现，4～6天达高峰，10～14天消退，早产儿持续时间较长，除有轻微食欲不振外，一般无其他临床症状。若生后24小时内即出现黄疸，3周后仍不消退，甚或持续加深，或消退后复现，均为病理性黄疸。故选B。

101. 答案：A 解析：风寒感冒证的症状为恶寒，无汗，头痛，鼻塞流清涕，喷嚏咳嗽，口不渴，咽不红，舌苔薄白，脉浮紧，故选A。风热感冒以"发热重，有汗或少汗，咽红肿痛，舌红，苔薄黄或指纹浮紫"为特征；暑邪感冒发于夏季，以"发热，头痛，身重困倦，食欲不振，舌红，苔黄腻"为特征；感冒夹痰以"咳嗽加剧，痰多，喉间痰鸣"为特征；感冒夹滞以"脘腹胀满，不思饮食，大便不调，小便短黄，舌苔厚腻，脉滑"为特征。

102. 答案：A 解析：由"咳后伴有深吸气样鸡鸣声，舌质红，舌苔黄，脉滑数"可判断为痰热咳嗽证，治法为清肺化痰止咳，故选A。麻杏石甘汤合苏葶丸清肺涤痰，止咳平喘，治疗热性哮喘；苏子降气汤合黛蛤散降逆平喘，清肺除烦，治疗上实下虚之咳喘；麻黄汤治疗风寒表证；泻白散合黛蛤散清肺平肝，顺气降火，治疗肝火犯肺之咳嗽。

103. 答案：A 解析：本证多见于肺炎喘嗽的中期，痰热俱甚，郁闭于肺，而见题干所述诸症。临床以发热、咳嗽、痰壅、气急、鼻扇为特征，治疗以清热宣肺，涤痰定喘。故选A。

104. 答案：A 解析："曾咳喘反复发作"此为交代病史，所给信息不足以做出诊断，但此与解题关系不大，不需理会。自汗怕冷，说明肺气虚而卫表不固。面色白，气短懒言，倦怠乏力，自汗怕冷，舌淡苔薄均为气虚表现。由此可诊断为肺气虚。治宜补肺固表，方用玉屏风散，故选A。六君子汤主治脾胃气虚兼有痰湿；金匮肾气丸主治肾阳不足；二陈汤主治痰湿咳嗽；参苓白术散主治脾胃气虚夹湿。

105. 答案：B 解析：由"舌上溃破，色红疼痛"可判断为口疮，口疮心火上炎证用泻心导赤汤。故选B。

106. 答案：D 解析：泄泻辨病容易，重在辨证。"粪色深黄臭秽""口渴引饮""舌红苔黄腻"为关键症状，表明内有湿热。所以辨其证候为湿热泻，故选D。

107. 答案：A 解析：小儿厌食脾失健运证的治法是调和脾胃，运脾开胃。故选A。

108. 答案：D 解析：患儿除不思乳食外，伴有"脘腹胀满，疼痛拒按，呕吐酸馊，烦躁哭吵，大便较干，臭秽"的乳食停聚、积而不消、气滞不行之证，所以为积滞。厌食为脾胃不和，受纳运化失常，多为虚证；腹痛多为急性发作，一般要作为主症出现才可以诊断；疳证是脾胃受损、气液耗伤而导致的全身虚弱羸瘦、面黄发枯的小儿疾病；呕吐也是急性发作，与腹痛一样，一般也是作为首发症状时才可以诊断。故选D。

109. 答案：D 解析：干疳，亦称"疳极"，临床表现为极度消瘦，貌似老人，腹

凹如舟，精神萎靡。故选D。

110. 答案：D 解析：患儿主症是遍身汗出2个月，诊为汗证。遍身汗出可见于营养失调和气阴亏虚，但气阴亏虚以盗汗为主，此患儿为自汗，并无盗汗和阴虚表现，所以辨证为营卫失调。治宜调和营卫，方用黄芪桂枝五物汤。故选D。

111. 答案：B 解析：由"皱盾眨眼，摇头耸肩，嘴角抽动，时伴异常发声"可诊为多发性抽搐症。故选B。习惯性抽搐往往只有一组肌肉抽搐，如眨眼、皱眉、龇牙或咳嗽。发病前常有一些诱因，症状轻，预后好，但此症与多发性抽搐症并无严格界限，有些病儿可发展为多发性抽搐症。癫痫的主症为猝然仆倒，不省人事，四肢抽搐，项背强直，口吐涎沫，牙关紧闭，目睛上视，瞳仁散大，对光反射迟钝或消失。注意力缺陷多动症以注意力不集中、自我控制差，动作过多、情绪不稳、冲动任性，伴有学习困难，但智力正常或基本正常为主要临床特征。风湿性舞蹈病是风湿热主要表现之一，表现为四肢较大幅度的无目的而不规则的舞蹈样动作，生活经常不能自理，常伴肌力及肌张力减低，并可有风湿热其他症状。故选B。

112. 答案：A 解析：患儿主症为水肿。"水肿从眼睑开始，迅速波及全身，皮肤光亮，按之凹陷即起"为风水水肿的典型表现；"咽红肿痛，肢体酸痛，苔薄白，脉浮"表明邪在肺卫。所以该病为小儿水肿的风水相搏证。治当疏风宣肺，利水消肿。故选A。

113. 答案：C 解析：肾主骨生髓，主生长发育和生殖，发育迟缓必责之于肾；肝主筋，颈项痿软，不能行走为肝肾精血不足，不能营注于筋骨所致。故选C。

114. 答案：B 解析：发热5天后热盛出疹，未见淋巴结肿大，皮疹布发，疹点由细小稀少而逐渐稠密，疹色先红后暗，皮疹

凸起，触之碍手，压之退色。由此可以诊断为麻疹出疹期。方用清解透表汤。故选B。

115. 答案：A 解析：有外感症状，发热当天出现全身的细小淡红疹，未见特殊体征，当诊断为风疹。患儿起病急，以低热出疹为主症，全身症状不重，为邪犯肺卫证，方用银翘散。故选A。

116. 答案：B 解析："发热，口腔内可见数个疱疹，手、足掌心部出现米粒大小的斑丘疹、疱疹，疱液清亮，躯干处未见有皮疹"，并伴有"纳差恶心，呕吐腹泻"症状，所以诊为手足口病。"发热2天，舌质红，苔薄黄腻，脉浮数"表明有外感肺卫症状，"纳差恶心，呕吐腹泻"说明脾脏受到外邪侵袭，是外邪自口鼻而入，侵犯肺脾，不是单纯的肺卫表证，故选B。

117. 答案：D 解析：蛔厥证，用乌梅丸。蛔虫症无突然胃脘部绞痛之类的急性症状，方用使君子散。

118. 答案：B 解析：临床可用以下公式推算小儿体重：1岁以上体重（kg）=8+2×年龄。2岁后至12岁儿童的身高（身长）：身高（cm）=70+7×年龄，将患儿的年龄代入计算，其理想体重应该为14kg，理想身长为91cm，对比后可知体重正常，身长偏低。故选B。

119. 答案：C 解析：小儿肺脏娇嫩，卫表未固，易为邪气所感，使肺系疾病成为儿科发病率最高的一类疾病。小儿"脾常不足"，其脾胃之体成而未全、脾胃之气全而未壮，因而易于因家长喂养不当、小儿饮食失节，出现受纳、腐熟、精微化生转输等方面的异常，使脾系疾病的发病率在儿科仅次于肺系病证而居第二位。故选C。

120. 答案：E 解析：舌苔花剥，状如地图，时隐时现，经久不愈，多为胃之气阴不足所致，故选E。

121～122. 答案：A、E 解析：外伤引起的水疝，属于瘀滞所导致的，应首选活血散瘀汤加味；先天性水疝，属于先天因素不足，所以应首选济生肾气丸。

123～124. 答案：E、C 解析：疫疔是皮肤接触疫畜染毒而生的一种特殊疔疮。其致病因素属感染特殊之毒，特殊之毒包括虫毒、蛇毒、疯犬毒、漆毒、药毒、食物毒和疫毒、无名毒。至于肿瘤的发病，更与情志内伤有关。朱丹溪认为乳岩是由于"忧怒郁闷，朝夕积累，脾气消阻，肝气横逆"所致失荣之病。

125～126. 答案：D、B 解析：如脓液黄浊质稠，色泽不洁，为气火有余，尚属顺证；如脓色绿黑稀薄，为蓄毒日久，有损筋伤骨的可能。

127～128. 答案：D、A 解析：生于手指骨节间的，叫蛀节疔；生于手指螺纹的，叫螺疔；生于指中节前，肿如鱼肚者，叫鱼肚疔或蛇腹疔；生于指头顶端者，叫蛇头疔。

129～130. 答案：A、D 解析：多形性红斑湿热蕴结型治法：清热解毒利湿，方药茵陈蒿汤合消风散；寒湿阻络型治法：和营祛寒化湿，方药桂枝汤。

131～132. 答案：A、B 解析：前列腺炎阴虚火旺证首选知柏地黄丸；前列腺增生肾阳不足证应首选济生肾气丸。

133～134. 答案：D、B 解析：两地汤组成：生地、地骨皮、玄参、麦冬、阿胶、白芍。温经汤（《妇人大全良方》）组成：当归、川芎、白芍、桂心、丹皮、莪术、人参、甘草、牛膝。

135～136. 答案：C、E 解析：治疗月经过少血瘀证，应首选桃红四物汤或通瘀煎；治疗月经过少痰湿证，应首选苍附导痰丸或二陈加芎归汤。

137～138. 答案：B、C 解析：育龄期妇女生理与肝肾密切相关，故致病多以肝肾为主；围绝经期妇女脾肾功能开始衰退，故致病多以脾肾亏虚为主。

139～140.答案：E、D 解析：完带汤的组成成分有白芍、白术、苍术、车前子、柴胡、陈皮；止带方的组成成分有赤芍、猪苓、茯等、车前子、牛膝、丹皮。

141～142.答案：B、D 解析：由141题干产后肢体关节疼痛，屈伸不利，痛无定处，辨证为风寒证；由142题干产后遍身关节酸楚，肢体麻木，头晕心悸，辨证为血虚证。

143～144.答案：B、A 解析：妇人腹痛的病机是冲任虚衰，胞脉失养，"不荣则痛"，及冲任阻滞，胞脉失畅，"不通则痛"；痛经的病机是邪气内伏或精血素亏，更值经期前后冲任二脉气血的生理变化急骤，导致胞宫的气血运行不畅，"不通则痛"；或胞宫失于濡养，"不荣则痛"。故实性妇人腹痛与痛经的共同病机是冲任阻滞，胞脉失畅，不通则痛；虚性妇人腹痛与痛经的共同病机是冲任虚衰，胞脉失于濡养，不荣则痛。

145～146.答案：A、E 解析：《颅囟经》首创纯阳理论。"稚阴稚阳学说"首见于吴鞠通《温病条辨》"小儿稚阳未充，稚阴未长也"。

147～148.答案：A、D 解析：疳证的兼证：舌疳——脾病及心；眼疳——脾病及肝；肺疳——脾病及肺；骨疳——脾病及肾；疳肿胀——阳虚水泛。

149～150.答案：A、E 解析：麻疹顺证证型分为三类，即邪犯肺卫（初热期）、邪入肺胃（出疹期）、阴津耗伤（收没期）。初热期方用宣毒发表汤，出疹期方用清解透表汤，收没期方用沙参麦冬汤。丹痧证型有：邪侵肺胃，方用解肌透痧汤；毒在气营，方用凉营清气汤。

第四单元

1.答案：E 解析：非感染性发热见于多种不同的疾病：①结缔组织病。②恶性肿瘤。③无菌性组织坏死。④内分泌疾病。⑤中枢神经系统疾病。⑥物理因素。⑦其他：如植物神经功能紊乱影响正常体温调节，可产生功能性发热，包括感染后发热和功能性低热。故本题选E。

2.答案：A 解析：选项A，属于弛张热，又称败血症热型。体温常在39℃以上，波动幅度大，24小时内体温波动范围超过2℃，常见于败血症、风湿热、重型肺结核及化脓性炎症。选项B、D属于稽留热，体温恒定地维持在39℃～40℃以上的高水平，达数天或数周，24小时内体温波动范围不超过1℃，常见于大叶性肺炎、斑疹伤寒及伤寒高热期。故排除B、D。选项C，属于间歇热，体温骤升达高峰后持续数小时，又迅速降至正常水平，无热期可持续1天至数天，如此高热期与无热期交替出现，见于疟疾、急性肾盂肾炎等。故不选。选项E，属于体温调节中枢功能失常，故不选。

3.答案：A 解析：急腹症包括腹膜炎症、腹腔器官急性炎症（如急性胃、肠、胰腺、胆囊炎，急性出血性坏死性肠炎）、空腔脏器阻塞扩张（如肠梗阻、胆道结石、泌尿系统结石、胆道蛔虫病）、脏器扭转破裂（如肠扭转、肠绞窄、肠系膜或大网膜扭转、卵巢扭转、肝脾破裂、异位妊娠破裂等）、腹腔内血管阻塞（如缺血性肠病、夹层腹主动脉瘤）、腹壁疾病（腹壁挫伤、腹壁脓肿、带状疱疹）、胸部疾病（如肺炎、肺梗死、心绞痛、心肌梗死、急性心包炎、胸膜炎）、全身性疾病（如腹型过敏性紫癜、尿毒症、铅中毒等）。故本题选A。

4.答案：D 解析：左心衰竭、肺结核夜间咳嗽明显，可能与夜间肺瘀血加重、迷走神经兴奋性增高有关。故本题选D。

5.答案：D 解析：肺炎球菌肺炎由于渗出到肺泡内的红细胞破坏后释放出含铁血黄素，混在痰中，故出现铁锈色痰。故本题选D。

6. 答案：A 解析：呼气性呼吸困难，病变在小支气管。表现为呼气困难，呼气相对延长，伴哮鸣音。见于支气管哮喘及其他慢性阻塞性肺病。答案选A。

7. 答案：B 解析：耳源性眩晕是指前庭迷路感受异常引起的眩晕。当发生迷路积水（梅尼埃综合征）、晕动病（晕舟车病）、迷路炎、迷路出血或中毒、前庭神经炎或损害、中耳感染等都可引起体位平衡障碍，发生眩晕。耳源性眩晕引起的呕吐与头部位置改变有密切关系。所以本题选B。

8. 答案：A 解析：病毒性脑炎可引起颅压增高而发生呕吐。多不伴有恶心，但有剧烈头痛，呕吐与饮食无关，亦可伴有不同程度的意识障碍。故本题选A。

9. 答案：B 解析：胆红素尿为尿内含有大量结合胆红素所致，呈深黄色，见于肝细胞性黄疸及阻塞性黄疸。因此在溶血性黄疸中，尿中结合胆红素多阴性。故选B，其他选项皆不符。

10. 答案：C 解析：黄疸伴上腹剧烈疼痛可见于胆道结石、肝脓肿或胆道蛔虫症。本题选C。

11. 答案：D 解析：问诊要求如下：①从一般到特殊地提问。②无诱导性提问、诘难性提问及连续性提问。③按项目的问诊评分顺序系统地问诊。④引证核实患者提供的信息。⑤问诊过程中应有小结。⑥询问者注意聆听，不轻易打断患者讲话；不能重复问诊。⑦不出现难堪的停顿。⑧友善的举止，友好的眼神。⑨给予赞扬性肯定或鼓励。⑩其他：不用医学名词和术语提问；谦虚礼貌、尊重患者，有同情心，使患者感到温暖等。故本题选D。

12. 答案：A 解析：一般成人清晨安静状态下，口腔（舌下）温度的正常值为36.3℃～37.2℃；腋窝温度的正常值为36.0℃～37.0℃；肛门温度的正常值为36.5℃～37.7℃。故本题选A。

13. 答案：D 解析：高血压脑病时，血压急剧升高、头痛、呕吐、烦躁、抽搐和意识障碍。急进型高血压是血压突然升高，并伴有视网膜病变（Ⅲ级眼底）；如呈Ⅳ级眼底，有视乳头水肿，则称为恶性高血压。缓进型高血压多发于40岁以上，起病隐匿，病程可达数十年，早期无任何症状，偶尔在查体时发现血压升高。脑血管痉挛临床上常出现颅内压增高（头痛、呕吐、眼底水肿出现或加重），意识障碍加重。急性心力衰竭时，患者常突然感到极度呼吸困难，迫坐呼吸，恐惧表情、烦躁不安、频频咳嗽、咳大量白色或血性泡沫痰液等。结合该患者症状体征，可判断为急进型高血压，故选D。

14. 答案：C 解析：风湿热的临床表现：皮肤环形红斑，多见于躯干及四肢屈侧，呈环形或半环形，边缘稍隆起，呈淡红色，环内皮肤颜色正常。此种红斑常于摩擦后表现明显，1天之内可时隐时现，消退后不遗留脱屑及色素沉着。故本题选C。

15. 答案：A 解析：阿托品影响致双侧瞳孔散大。选项B、C、D、E双侧瞳孔缩小。故本题选A。

16. 答案：A 解析：由气管移位可考虑患者存有胸腔、肺、纵隔及单侧甲状腺的病变。气管左移、右侧胸腔较左侧饱满，提示该侧气胸或胸腔积液病变；叩诊为鼓音，应考虑诊断为右侧气胸。左侧肺不张时，左胸可出现凹陷，叩诊呈浊音；右下肺炎时，气管无移位，右下肺叩诊呈浊音或实音；肺气肿气管无移位，叩出过清音。故本题选A。

17. 答案：B 解析：语音震颤的强弱受到发音的强弱、音调的高低、胸壁的厚薄以及气道通畅程度的影响。减弱或消失主要见于肺泡内含气量过多、支气管阻塞、大量胸腔积液或气胸、胸膜高度增厚粘连、胸壁皮下气肿或皮下水肿。故本题选B。

18. 答案：B 解析：正常肺泡呼吸音的最明显听诊部位为肺泡组织较多且胸壁较薄的部位，如乳房下部、肩胛下部、腋窝下部。故本题选B。

19. 答案：E 解析：症见反复咳嗽、咳痰10年。近3年每当秋冬发病，天气变暖后逐渐减轻。检查：两肺闻及散在干啰音，X线显示肺纹理增多。符合慢性支气管炎的诊断标准，故本题选E。

20. 答案：A 解析：静脉性杂音为连续的嗡鸣声或"潺潺"声，无收缩期与舒张期性质。常出现于脐周或上腹部，尤其是腹壁静脉曲张严重处。此音提示门静脉高压时的侧支循环形成。故本题选A。

21. 答案：E 解析：二尖瓣器质性收缩期杂音的特点：杂音呈吹风样，高调，性质较粗糙，强度常在3/6级以上，持续时间长，占据整个收缩期，可遮盖第一心音，常向左腋下传导，吸气时减弱，呼气时加强，左侧卧位时更明显。故本题选E。

22. 答案：E 解析：头部随脉搏呈节律性运动、颈动脉搏动明显、毛细血管波动征、水冲脉、枪击音与杜氏双重杂音统称为周围血管征，均由脉压增大所致，常见于主动脉关闭不全、发热、贫血以及甲亢等。故本题选E。

23. 答案：E 解析：根据患者多食和双眼突出的特征性表现，可初步断定为甲状腺功能亢进，根据排除法可选E。

24. 答案：A 解析：腹部平坦：正常成人仰卧时，前腹壁与自肋缘至耻骨联合的连线大致相平或略为低凹。腹部饱满：腹壁紧张度增加，常因病因不同而表现不一。由于腹内容物增加如肠胀气或人工气腹、腹腔内积液者，触诊腹部张力增大。但无肌痉挛，亦不具压痛，应称为腹部饱满。全腹膨隆：平卧时前腹壁明显隆凸于肋缘与耻骨联合的平面，称为全腹膨隆。全腹凹陷：仰卧位时见前腹壁明显低于肋缘与耻骨联合的平面称腹部凹陷。故本题选A。

25. 答案：C 解析：尿潴留叩诊呈圆形浊音区，则可能为胀大的膀胱。幽门梗阻出现振水音。右心功能不全出现移动性浊音。巨大卵巢囊肿为实音。急性胃炎在胃泡鼓音区的上界，再行水平方向叩诊，鼓音区变大。故本题选C。

26. 答案：B 解析：当腹腔内大量积液时，在仰卧位时腹部外形呈宽而扁状，称为蛙腹。坐位时下腹部明显膨出常见于肝硬化门脉高压症、右心衰竭、缩窄性心包炎、肾病综合征、结核性腹膜炎、腹膜转移癌等。故本题选B。

27. 答案：A 解析：节律性溃疡疼痛与饮食之间的关系具有明显的相关性和节律性。在一天中，早晨3点至早餐的一段时间，胃酸分泌最低，故在此时间内很少发生疼痛。十二指肠溃疡的疼痛好在两餐之间发生，持续不减直至下餐进食或服制酸药物后缓解。一部分十二指肠溃疡患者，由于夜间的胃酸较高，尤其在睡前曾进餐者，可发生半夜疼痛。胃溃疡疼痛的发生较不规则，常在餐后1小时内发生，经1～2小时后逐渐缓解，直至下餐进食后再复出现上述节律。故本题选A。

28. 答案：A 解析：周围性呕吐可见于急性胃炎、胃癌、幽门梗阻，各种急腹症如肠梗阻、腹膜炎、阑尾炎、胆道及胰腺疾病。周围感觉器官疾病引起反射性呕吐如咽部或迷路遭受刺激时（急性迷路炎、梅尼埃病），心肌梗死也可引起呕吐。故本题选A。

29. 答案：D 解析：锥体束病理反射包括巴宾斯基征、奥本海姆征、戈登征以及查多克征、霍夫曼征、肌阵挛（髌阵挛、踝阵挛）。直腿抬高试验，又称"拉塞格征"。本试验阳性提示腰椎间盘突出症，但阴性亦不能完全排除本病。故本题选D。

30. 答案：B 解析：中性粒细胞生理性增多见于新生儿、妊娠后期、分娩、剧烈运动或劳动后，故本题选B。

31. 答案：D　解析：肝细胞性黄疸时结合与非结合胆红素均中度增高，尿胆红素阳性，尿胆原增加、正常或减少。故本题选D。

32. 答案：D　解析：代谢性碱中毒主要是体内HCO_3^-增多引起。幽门梗阻、严重呕吐是最常见的病因，长期使用速尿等利尿药、Cl^-排出增多，HCO_3^-回收入血液增多，可发生低氯性碱中毒。低血钾时，K^+从细胞内释出，Na^+和H^+进入细胞内，引起细胞外液碱中毒，称为低钾性碱中毒。故本题选D。

33. 答案：E　解析：病理性高血糖：①各型糖尿病及甲状腺功能亢进、Cushing病、肢端肥大症、嗜铬细胞瘤等内分泌疾病。②颅外伤、颅内出血、脑膜炎等引起颅内压升高刺激血糖中枢以及在疾病应激状态时。③脱水、血浆呈高渗状态（高热、呕吐、腹泻）。故本题选E。

34. 答案：B　解析：急性胰腺炎最有价值的血清酶检查是血尿淀粉酶。故本题选B。

35. 答案：B　解析：尿酮体阳性见于以下几种情况：①糖尿病患者、糖尿病酸中毒时会出现强阳性（+++以上），此时应引起注意，易发生中毒性昏迷，应及时采取治疗措施。②严重呕吐、腹泻、长期营养不良、饥饿、剧烈运动后。③妊娠妇女因妊娠反应而剧烈呕吐、消化吸收障碍等。故本题选B。

36. 答案：C　解析：病原体通过各种途径进入人体，就意味着感染过程的开始，而临床上是否出现相应的症状、体征，则取决于病原体的致病力和机体的免疫功能，故本题选C。

37. 答案：D　解析：甲类传染病：鼠疫、霍乱；乙类传染病：传染性非典型肺炎（SARS）、艾滋病、病毒性肝炎、脊髓灰质炎、狂犬病等；丙类传染病：流行性感冒、流行性腮腺炎、风疹、麻风病、伤寒和副伤寒等。故本题选D。SARS、狂犬病、炭疽、流行性出血热和高致病性禽流感均属于乙类传染病。

38. 答案：D　解析：传染病与其他疾病相区别的基本特征有四个：有病原体、有传染性、有流行病学特征和有感染后免疫。发热可以由感染性原因、也可以由非感染性原因引起，并不是传染病的基本特征，故本题选D。

39. 答案：A　解析：患者有乏力、食欲不振、厌油的症状说明肝脏出现问题，而体检发现肝脏肿大并且有压痛，丙氨酸转氨酶升高，而没有消瘦的症状，并且发病较急，考虑急性肝炎。故选A。

40. 答案：B　解析：淤胆型肝炎主要表现为急性病毒性肝炎较长时期的肝内梗阻性黄疸，临床自觉症状轻微，常表现有皮肤瘙痒、粪便颜色变浅，肝功能检查血清胆红素明显升高，以直接胆红素为主。故本题选B。

41. 答案：E　解析：流行性出血热的传播途径包括呼吸道传播、消化道传播、接触传播、母婴传播和虫媒传播等5种方式，B项表述错误、E项正确。流行性出血热具有明显的季节性和人群分布的流行特征，其中黑线姬鼠传播者以11月至次年1月为高峰，家鼠传播者3～5月为高峰，林区姬鼠传播者在夏季为高峰；人群分布则以男性青壮年农民和工人发病多，A、C项错误。典型病例病程有五期，非典型和轻型病例可以出现越期现象，而重型的病例可出现重叠现象，D项错误。故本题选E。

42. 答案：A.　解析：CD_4^+T淋巴细胞在HIV直接和间接作用下，细胞功能受损和大量破坏，导致细胞免疫缺陷。虽然同时还侵犯其他类型免疫细胞：单核吞噬细胞、B淋巴细胞、NK细胞损伤及HIV感染后的免疫应答异常。最主要的还是CD_4^+T淋巴细胞，故选择A。

43. 答案：C 解析：脑脊液检查是流行性脑脊髓膜炎明确诊断的重要依据。发病过程中，脑脊液压力升高，外观混浊呈脓性，故A项正确；蛋白质含量增高，糖及氯化物含量均减少，故B、D、E项正确；白细胞计数常高达$20×10^9/L$，以中性粒细胞为主，因此C选项错误。

44. 答案：B 解析：高热、头痛、呕吐，全身皮肤散在瘀点，颈项强直等均为流行性脑脊髓膜炎的典型症状，首先考虑流行性脑脊髓膜炎；结核性脑膜炎，结核中毒症状之一是低热，排除A选项；流行性乙型脑炎皮肤一般无瘀点，C项排除；伤寒常有中毒性脑病的表现，无脑膜刺激征，皮疹的典型特征为玫瑰疹，D项排除；中毒性细菌性痢疾一般无脑膜刺激征，E项排除。

45. 答案：C 解析：典型的伤寒自然病程可分为4期：①初期，发热是最早的症状，常伴有全身不适、食欲减退、咽痛和咳嗽等。②极期，常有典型的伤寒表现，如持续高热、明显食欲减退、中毒性脑病的表现、肝脾肿大和皮肤出现玫瑰疹等。③缓解期，体温下降、食欲好转。④恢复期，体温正常，食欲恢复。故伤寒患者多于极期出现玫瑰疹，故本题选C。

46. 答案：D 解析：伤寒的抗菌治疗，喹诺酮类药物为首选。主要因为该类药物有以下优点：抗菌谱广，尤其对革兰阴性杆菌活性高；细菌对其产生突发耐药的发生率低；体内分布广，组织体液中药物浓度高，可达有效抑菌或杀菌水平；大多品种系口服制剂，使用方便。目前常有的该类药物有氧氟沙星、左氧氟沙星、环丙沙星和依诺沙星等。故本题选D。

47. 答案：A 解析：腹痛、腹泻、黏液脓血便，伴发热恶寒符合细菌性痢疾的典型症状，首选A选项。阿米巴痢疾多不发热，粪便检查为暗红或果酱色血便，故排除B选项；急性胃肠炎无发热症状，大便多为黄色水样便，故可排除C项；流行性脑脊髓炎无典型的胃肠道症状，可排除D项；霍乱一般无发热，多数不伴腹痛（O_{139}血清型发热、腹痛比较常见），粪便检查可见黏液和少许的红、白细胞，可初步排除E项。故本题选A。

48. 答案：B 解析：患者和带菌者是霍乱的主要传染源，患者在发病期间，可连续排菌，时间一般为5日。对接触者应严密检疫5日，留粪培养并服药预防。故本题选B。

49. 答案：A 解析：伤寒菌进行血培养时在病程的第1~2周阳性率高达80%~90%，第3周降到50%，以后更低，所以题中问阳性率最高时，C、D、E项被排除。而第1周时病情在初期，症状逐渐明显，这时阳性率逐渐升高，所以在第1周末的时候会达到高峰，所以选A。

50. 答案：B 解析：明代医家、中医外科大家陈实功所著《外科正宗》中有篇章进行论述，"医家五戒"和"医家十要"，已被认为是世界上较早的成文的医德法典。故本题选B。

51. 答案：C 解析：诊断"脑死亡"的条件：①昏迷原因明确。②排除各种原因的可逆性昏迷。③深昏迷，脑干反射全部消失，无自主呼吸。以上必须全部具备。故本题选C。

52. 答案：B 解析：尽量为患者选择安全有效的药物，属于道德要求中的义务。在医疗过程中要为患者保守秘密属于保密。对婴幼患儿、老年患者的用药应该谨慎，防止肾功能损害属于审慎。钻研药理知识，防止粗疏和盲目用药属于审慎。故本题选B。

53. 答案：A 解析：知情同意权的主体，一是成年患者本人：具有完全民事行为能力的患者，应是知情同意权的主体；二是法定代理人；对于未成年人患者，知情同意权的主体是其父母；对于精神病患者、神志不明的患者，知情同意权的主体是配偶、父母、成年子女和其他近亲属等。故本题选A。

54. 答案：E 解析：人体实验的类型包括自体实验、自愿实验、强迫实验。这些实验都需要付出道德代价。天然实验也是人体实验的类型，但其不需要付出道德代价。综上，故本题选E。

55. 答案：C 解析：卫生法的立法宗旨和最终目的是保护公民健康。故本题选C。

56. 答案：D 解析：卫生法基本原则包括卫生保护原则、预防为主的原则、公平原则、保护社会健康原则和患者自主原则。故本题选D。

57. 答案：D 解析：全国人大及其常委会是宪法和基本法律的制定颁布机构。卫生法属于基本法律，故本题选D。

58. 答案：B 解析：民事责任的承担方式有停止侵害、排除障碍、消除危险、返还财产、恢复原状、修理、重做、更换、赔偿损失、支付违约金、消除影响、恢复名誉、赔礼道歉。其中我国卫生法规定中所涉及的民事责任的主要承担方式是赔偿损失。故本题选B。

59. 答案：D 解析：全国医师资格考试办法的制定部门是国务院卫生行政部门。故选D。

60. 答案：C 解析：受理申请医师注册的卫生行政部门对不符合条件不予注册的，应当自收到申请之日起30日内给予申请人书面答复，并说明理由，故选C。

61. 答案：C 解析：受理申请医师注册的卫生行政部门除执业医师法第15条规定的情形外，应当自收到申请之日起30日内准予注册，并发给由国务院卫生行政部门统一印制的医师执业证书。故本题选C。

62. 答案：B 解析：除特殊需要外，第一类精神药品的处方，每次不得超过3日的常用量，故本题选B。

63. 答案：A 解析：麻醉药品、精神药品、医疗用毒性药品、放射性药品属于特殊管理药品，故本题选A。

64. 答案：E 解析：销售超过有效期的药品，结果造成患者服用后死亡的特别严重后果，依据《中华人民共和国刑法》，给经营者的刑罚为处10年以上有期徒刑或无期徒刑，并处罚金。故本题选E。

65. 答案：A 解析：传染性非典型肺炎防治工作应坚持的原则是预防为主、防治结合、分级负责、依靠科学、依法管理。故本题选A。

66. 答案：E 解析：《中华人民共和国传染病防治法》规定管理的传染病分甲类、乙类、丙类三类。丙类传染病包括流行性感冒、流行性腮腺炎、风疹、急性出血性结膜炎、麻风病、流行性和地方性斑疹伤寒、黑热病、包虫病、丝虫病，除霍乱、细菌性和阿米巴性痢疾、伤寒和副伤寒以外的感染性腹泻病。故本题选E。

67. 答案：C 解析：疫情责任报告人发现甲类传染病和乙类传染病中的艾滋病、肺炭疽的患者、病原携带者和疑似传染病患者时，城镇应于2小时内，农村应于6小时内，以最快的方式向当地县级疾病预防控制机构报告，同时送（寄）出传染病报告卡；对其他乙、丙类传染病、疑似病人，城镇于6小时内，农村于12小时内，以最快的通信方式向发病地的卫生防疫机构报告，并同时报出传染病报告卡。故本题选C。

68. 答案：B 解析：《突发公共卫生事件应急条例》第五条：突发事件应急工作，应当遵循预防为主、常备不懈的方针，贯彻统一领导、分级负责、反应及时、措施果断、依靠科学、加强合作的原则。故本题选B。

69. 答案：B 解析：《医疗事故处理条

例》中规定医疗机构发生重大医疗事故，主管部门接到报告后组织人员对事故进行调查处理。故本题选 B。

70. 答案：D 解析：《中华人民共和国传染病防治法实施办法》第十四条：医疗保健机构必须按照国务院卫生行政部门的有关规定，严格执行消毒隔离制度，防止医院内感染和医源性感染。故本题选 D。

71. 答案：C 解析：医疗废物是指医疗卫生机构在医疗、预防、保健及其他相关活动中产生的具有直接或间接感染性、毒性以及其他危害性的废物。故本题选 C。

72. 答案：E 解析：发热、咳痰等为急性支气管炎和流行性感冒都可具有的临床表现，肺部啰音急性支气管炎和流行性感冒若无合并并发症的话基本没有。故本题选 E。

73. 答案：A 解析：肺心病最常见的病因是 COPD，COPD 可引起缺氧，缺氧又可导致肺部细小动脉痉挛，促使肺血管构型改建，无肌细动脉肌化，肺小动脉中膜增生肥厚，导致肺部循环阻力的升高，使肺动脉压升高，最终导致右心室肥大、扩张。其中肺细小动脉痉挛起了关键性作用，故本题选 A。

74. 答案：C 解析：肺心病的治疗原则：①控制呼吸道感染：呼吸道感染是发生呼吸衰竭和心力衰竭的最常见诱因，故需积极应用药物予以控制。故本题选 C。②改善呼吸功能。③控制心力衰竭：强心利尿。④控制心律失常。⑤应用肾上腺皮质激素。⑥并发症的处理。故选 C。

75. 答案：C 解析：外源性哮喘是患者对致敏原产生过敏的反应，致敏原包括尘埃、花粉、动物毛发、衣物纤维，等等，多见于儿童、青少年，常于春秋发病，可有前驱症状，发病急，缓解快，缓解后哮鸣音很快消失，血清中 IgE 增高。故本题选 C。

76. 答案：C 解析：A 项都有发热、寒战等感染表现，痰可为铁锈色痰，基本无咯血；B 项多有低热、盗汗、消瘦等结核中毒表现；C 项是指一支或多支近端支气管和中等大小支气管管壁组织破坏造成不可逆性扩张，其典型症状为慢性咳嗽伴大量脓痰和反复咯血。D 项重度二尖瓣狭窄会导致肺水肿，咳粉红色痰；E 项多有发热，咳脓臭痰。

77. 答案：E 解析：影像学上结合解剖特点将肺炎分为：大叶性（肺泡性）肺炎，小叶性（支气管性）肺炎，间质性肺炎。在 A、D 项胸片上大多为全肺改变，B 项多伴低热、乏力、消瘦等结核表现。C 项为间质的改变，结合本题临床症状和胸透，故本题选 E。

78. 答案：B 解析：肺结核为结核菌感染所致的肺部病变，有低热、盗汗、消瘦、乏力等结核感染表现，同时可有咳嗽、胸闷气急、咳痰、咯血等表现，PPD（+），痰中可找到结核菌。需抗结核治疗才有效。X 片因不同结核病变而异，可有淋巴结肿大。故本题选 B。A、D、E 项经抗感染治疗后多会好转，C 项多有吸烟史，咳嗽咳痰，痰中带血，胸闷，发热，当发生淋巴结转移时，X 片会发现淋巴肿大，同时可看出病变部位，需进一步 CT 检查或活检。

79. 答案：B 解析：该患者中老年男性，有慢性支气管炎病史，近期有咳嗽、痰中带血，并有胸闷、气急、胸痛等，X 线见肺门阴影增大，考虑原发性支气管肺癌可能性大，故本题选 B。A 项应肺纹理增粗、紊乱。C、D、E 项应有发热。

80. 答案：E 解析：老年男性，长期咳嗽，抗感染治疗无效时，应考虑是否为肺癌。中心型肺癌发生于支气管，易导致支气管堵塞而发生右肺中叶炎症，此时应行纤维支气管镜检查，故本题选 E。

81. 答案：C 解析：二尖瓣关闭不全典型表现为心尖部收缩期杂音，咳粉红色泡沫痰为心功能不全的表现，故本题选 C。

82. 答案：B 解析：风心病，是指由于风湿热活动，累及心脏瓣膜而造成的心脏病变。表现为二尖瓣、三尖瓣、主动脉瓣中有一个或几个瓣膜狭窄和（或）关闭不全。患病初期常常无明显症状，后期则表现为心慌气短、乏力、咳嗽、肢体水肿、咳粉红色泡沫痰，直至心力衰竭而死亡。有的则表现为动脉栓塞以及脑梗死而死亡。故本题选B。

83. 答案：B　解析：正常状态下，心室舒张期二尖瓣开放，血液自左心房流入左心室，若二尖瓣狭窄，则心尖部可闻及舒张期隆隆样杂音，为二尖瓣狭窄的特征性描述。风心病可由瓣膜赘生物而引起二尖瓣狭窄。故本题选B。

84. 答案：A　解析：患者长期高血压病史，此次发病时血压200/120mmHg，结合发作时临床表现，可诊断为急进性高血压。此时为快速降压首选能直接扩张动静脉的硝普钠，降压迅速、效果显著。故本题选A。

85. 答案：B　解析：典型心绞痛发作是突然发生的位于胸骨体上段或中段之后的压榨性、闷胀性或窒息性疼痛，亦可能波及大部分心前区，可放射至左肩左上肢前内侧，舌下含硝酸甘油片如有效，心绞痛应于1～3分钟内缓解，故本题选B。

86. 答案：E　解析：中年患者，上腹部胀痛，与饮食有关，偶反酸嗳气，应为胃部疾病，结合病史，应为慢性胃炎，本题选E。胃溃疡腹痛常有规律，为进食后痛；胆囊炎、心绞痛疼痛性质、部位与本题不符。

87. 答案：D　解析：结合患者上腹痛、饥饿痛且进食后减轻的临床表现可初步诊断为十二指肠溃疡，近来腹胀加剧、呕吐后减轻、上腹部振水音，系因食物无法从幽门口向小肠运动，应考虑为其重要并发症之一幽门梗阻导致。故本题选D。其他选项不会产生该患者的梗阻症状。

88. 答案：A　解析：患者有上腹部疼痛，并触及肿块，即可基本排除B、C、D、E项。黑便是较大量胃肠道出血的表现，可排除B、C、D项。结合患者的年龄和黑便主诉，考虑胃癌。本题选A。

89. 答案：E　解析：有长期的肝病史，且乏力，腹胀，反复齿龈出血（凝血功能障碍），下肢水肿（静脉回流压力升高），呕血（侧支循环破裂）等均提示患者可能患有肝硬化，故本题选E。

90. 答案：B　解析：肝硬化失代偿期门脉高压的表现：肝脾肿大、侧支循环的建立、腹水。结合本题，蜘蛛痣为肝硬化的特征性体征，可排除A、C、D、E项。故本题选B。

91. 答案：D　解析：患者有10年乙肝病史，且HBsAg（＋）；体检发现蜘蛛痣、右上腹压痛、肝大、质硬，为肝硬化表现；查AFP升高，故首先考虑为乙肝→肝硬化→原发性肝癌这三阶梯，目前已达第三阶段，故本题选D，而非A、B项。HBV是我国原发性肝癌的重要致病因素之一。需要指出的是，AFP诊断肝细胞癌的标准应为：AFP＞500pg/L持续4周，或＞200pg/L持续8周。C、E项与该病例无关。

92. 答案：C　解析：急性胰腺炎发病可以饱餐为诱因，体检有腹膜刺激征，血清淀粉酶升高，血钙降低，故本题选C。

93. 答案：E　解析：影响肾小球滤过率有三大因素：有效滤过压、肾小球血浆流量、滤过膜通透性和滤过面积的改变。急性链球菌感染后的急性肾小球肾炎的病理学改变主要为弥漫性毛细血管内皮增生及系膜增殖性改变，轻者可见肾小球血管内皮细胞有轻中度增生，系膜细胞也增多，重者增生更明显，且有炎症细胞浸润等渗出性改变。增殖的细胞及渗出物可引起肾小球毛细血管腔狭窄，引起肾血流量及肾小球滤过率下降。故本题选E。

94. 答案：C　解析：急性膀胱炎发病急骤，常在过于劳累、受凉、长时间憋尿、性生活后发病，病程一般持续1～2周自行消退或治疗后消退。其特点是发病"急"、炎症反应"重"、病变部位"浅"。常见的症状有尿频、尿急、尿痛、脓尿和终末血尿，甚至全程肉眼血尿。患者肾区无叩痛，可基本排除A、B、D、E项；尿中白细胞（++），菌培养为大肠杆菌，可排除B、E项；且急性起病，可排除A、D、E项。故选C。

95. 答案：D　解析：再生障碍性贫血是一种获得性骨髓造血功能衰竭症。雄激素为非重型再生障碍性贫血的首选用药，故本题选D。

96. 答案：D　解析：从病例描述可知该患者为慢性粒细胞性白血病，治疗可采用HOAP方案及马利兰，但本例中患者血小板计数极度增多，马利兰尤其可用于血小板极度增多的病例，故本题选D。

97. 答案：B　解析：粒细胞缺乏症体检时口腔、咽峡、阴道、直肠或肛门等处有坏死性溃疡及脓肿，有肝脾肿大及淋巴结肿大，尤其颌下和颈淋巴结。故本题选B。A项见于慢性出血、白血病；C项见于血小板减少；D项见于胃肠道疾病及颅内高压；E项见于白血病。

98. 答案：A　解析：A项是一种免疫性综合病征。特点是血循环中存在抗血小板抗体，使血小板破坏过多，引起紫癜；而骨髓中巨核细胞正常或增多，幼稚化。临床表现主要为皮肤、黏膜出血。故本题选A。B项白细胞数明显增加，且以淋巴细胞为主；C、E都有血红蛋白的降低；D项是一种较常见的微血管变态反应性出血性疾病，表现为皮肤瘀点，多出现于下肢关节周围及臀部。

99. 答案：D　解析：糖尿病是一组以慢性血葡萄糖水平增高为特征的代谢疾病群。糖尿病酮症酸中毒是糖尿病最常见最严重的疾病并发症。故本题选D。

100. 答案：A　解析：A项表现为呕吐物有大蒜味，且瞳孔缩小；B项瞳孔扩大；C项呼气中有烂苹果味；D项是由于代谢物蓄积和水、电解质及酸碱平衡紊乱以致内分泌功能失调而引起机体出现的一系列自体中毒症状；E项有肝臭味。故本题选A。

101. 答案：C　解析：A项患者多有不洁饮食、药物或冷热变化等诱因，伴有上腹部不适。B项有典型的右上腹疼痛，Murphy征（+），进油腻食物或夜间易发作。C项常有颅内高压和感染表现：发热、头痛、喷射性呕吐，视乳头水肿等；D项前驱链球菌感染后经1～3周无症状间歇期而急性起病，表现为水肿、血尿、高血压及程度不等的肾功能受累。E项为甲状腺功能亢进最严重的并发症，多发生在甲亢未治疗或控制不良患者，在感染、手术、创伤或突然停药后，出现以高热、大汗、心动过速、心律失常、严重呕泻、意识障碍等为特征的临床综合征。故本题选C。

102. 答案：D　解析：A项多有心绞痛，胸闷心慌，心电图有心肌缺血改变；B项有高血压基础病；C项有风湿病史，出现关节游走性疼痛，且风心病常不累及肺动脉瓣；D项有肺部基础疾病，心尖搏动在剑突下，且深吸气时增强，肺动脉瓣第二心音增强，有肺高压表现，心脏增大明显，有心肺功能不全表现；E项多由病毒感染引起，可有发热、疲乏、多汗、心慌、气急、心前区闷痛等。检查可见期前收缩、传导阻滞等心律失常。故本题选D。

103. 答案：D　解析：内源性哮喘指非过敏原因引起的哮喘，绝大多数是因呼吸道感染诱发，以冬季气候变化时多见。以女性居多，患者常先有呼吸道感染或支气管的咳嗽咳痰史及发热等全身症状，逐渐出现哮喘。发作时虽与外源性哮喘相似，但起病慢、持续较久，且逐渐加重，顽固性者夜间发作较为多见，待感染控制后才能平息。间歇期长短不一，无规律性，治疗时加用抗菌药物可使症状及早缓解。故本题选D。

104. 答案：C　解析：高热寒战3天，伴咳嗽、胸痛，痰中带血提示肺部可能出现疾病，因此应选择既经济又能检查肺部大部分疾病的筛查性检查方法X线。故本题选C。

105. 答案：D　解析：A项往往先有急性上呼吸道感染的症状，少有胸痛、痰中带血；B项反复咳嗽咳痰、咯血；C项不会出现痰中带血，听诊为胸膜摩擦音；E项多有吸烟史，无明显感染表现。故本题选D。

106. 答案：D　解析：患者有结核中毒表现：低热、盗汗、乏力，且胸片的病变部分为结核的好发部位（尖背段）。故选D。其余各项，虽都可有发热咳嗽，但都无结核感染特征性临床表现。

107. 答案：E　解析：老年男性，长期咳嗽，抗感染治疗无效时，应考虑是否为肺癌。中心型肺癌发生于支气管，易导致支气管堵塞而发生右肺中叶炎症，此时应行纤维支气管镜检查，故本题选E。

108. 答案：E　解析：左心衰竭以肺淤血及心排血量降低表现为主，其中呼吸困难是左心衰竭最早出现和最重要的症状。咳嗽、咳痰、咯血、乏力同时也是左心衰竭的症状，但最早出现和最重要的症状是呼吸困难，故本题选E。

109. 答案：D　解析：该患者处于急性加重期，A、B、C、E项有助于去除诱因、增加血氧饱和度。呼吸兴奋剂适用于呼吸浅表、意识模糊而呼吸道通畅的呼衰患者，本例患者血气分析正常，无呼衰，故本题选D。

110. 答案：E　解析：哮喘持续状态的治疗：①吸氧。②迅速缓解气道痉挛。常用琥珀酸氢化可的松、甲基强的松龙或地塞米松静脉滴注或注射。③及时进行人工通气。④注意并发症：包括预防和控制感染；补充足够液体量，避免痰液黏稠；纠正严重酸中毒和调整水电解质平衡等。故本题选E。

111. 答案：B　解析：A项还有胸痛表现，检查见气管位置向患侧偏移；C项有突发的胸痛、胸闷、呼吸困难，患者常高瘦体形，检查见气管位置向患侧偏移，叩诊鼓音，听诊患侧呼吸音减弱或消失；D项常因肺炎、肺癌等引起，伴有胸闷、呼吸困难，检查见气管位置向患侧偏移，听诊呼吸音减弱；E项多有低热、盗汗、消瘦等结核中毒表现，PPD（+）。A、C、D、E项可排除，故选B。

112. 答案：D　解析：胸壁疼痛特点：部位局限，有压痛。皮肤病变可有红、肿、热；带状疱疹可见沿神经分布的疱疹，疼痛呈刀割样、灼伤样，剧烈难忍，持续时间长；非化脓性肋骨软骨炎局部可隆起，压痛明显，活动时加重。故本题选D。

113. 答案：A　解析：咳嗽声音嘶哑见于喉炎、喉结核、喉癌与喉返神经麻痹等。本题选A。

114. 答案：D　解析：白细胞增多见于各种呼吸道炎症；支气管哮喘及肺吸虫病患者可见夏科－雷登结晶；上呼吸道炎症多见口腔鳞状上皮细胞，气管、支气管炎症多见黏液柱状上皮细胞，下呼吸道炎症多见纤维柱状上皮细胞；色素细胞出现常见于心力衰竭、肺炎、肺气肿、肺出血等；支气管哮喘者可见杜什曼螺旋体。故本题选D。

115. 答案：B　解析：引起咯血的原因据文献报导有130多种，一般较常见的是支气管疾病、肺部疾病、心脏病及某些全身性疾病。在我国临床上肺结核咯血仍是最常见的咯血原因之一，占所有咯血总数的60%～92.4%。故本题选B。

116. 答案：A　解析：患者有乏力、食欲不振、厌油的症状说明肝脏出现问题，而体检发现肝脏肿大并且有压痛，丙氨酸转氨酶升高，而没有消瘦的症状，并且发病较急，考虑急性肝炎。故选A。

117. 答案：C　解析：流行性出血热的

病理解剖可见脏器中肾脏病变最明显。肉眼可见肾脂肪囊水肿、出血，镜检肾小球充血、基底膜增厚；肾小管受压而变窄或闭塞；间质有细胞浸润。故本题选C。

118. 答案：C 解析：脑脊液检查是流行性脑脊髓膜炎明确诊断的重要依据。发病过程中，脑脊液压力升高，外观混浊呈脓性，故A正确；蛋白质含量增高，糖及氯化物含量均减少，故B、D、E项正确；细胞计数常高达$1.0×10^6/L$，以中性粒细胞为主，因此C选项错误。

119. 答案：D 解析：高危人群存在下列情况两项或两项以上者，应考虑艾滋病的可能：①近期体重下降10%以上。②慢性咳嗽或腹泻3个月以上。③间歇或持续发热1个月以上。④全身淋巴结肿大。⑤反复出现带状疱疹或慢性播散性单纯疱疹感染。⑥口腔念珠菌感染。A、B、E选项均支持艾滋病的诊断。结合艾滋病的临床表现，艾滋病4期主要出现5种表现，其中神经系统症状主要表现有头痛、癫痫、进行性痴呆和下肢瘫痪等，故C项也支持艾滋病诊断。艾滋病对皮肤黏膜造成的损害，主要是肿瘤和感染等，并不出现出血症状，故皮肤黏膜出血不能作为艾滋病诊断的依据，故本题选D。

120. 答案：D 解析：流行性乙型脑炎主要分布在亚洲远东和东南亚地区，经蚊传播，多见于夏秋季，临床上急起发病，有高热、意识障碍、惊厥、强直性痉挛和脑膜刺激征等，重型患者病后往往留有后遗症。因此选D。野鼠是流行性出血热的传染源，故E错误。

121. 答案：D 解析：目前抗HIV的药物可分为3大类：核苷类逆转录酶抑制剂、非核苷类逆转录酶抑制剂和蛋白酶抑制剂，核苷类逆转录酶抑制剂包括齐多夫定、双脱氧胞苷、双脱氧肌苷、拉米夫定和司坦夫定等，故A、B、C、E项均能用于艾滋病治疗；而阿糖腺苷主要应用于疱疹病毒感染的抗病毒治疗，对艾滋病治疗无效，故本题选D。

122. 答案：C 解析：典型的伤寒自然病程可分为4期：①初期，发热是最早的症状，常伴有全身不适、食欲减退、咽痛和咳嗽等。②极期，常有典型的伤寒表现，如持续高热、明显食欲减退、中毒性脑病的表现、肝脾肿大和皮肤出现玫瑰疹等。③缓解期，体温下降、食欲好转。④恢复期，体温正常，食欲恢复。故伤寒患者多于极期出现玫瑰疹。故本题选C。

123. 答案：A 解析：70%左右的流脑患者皮肤黏膜可见瘀点或瘀斑。病情严重者瘀点、瘀斑可迅速扩大，且因血栓形成发生大片坏死。故选A。

124. 答案：D 解析：目前认为志贺菌致病必须具备3个条件：一是具有介导细菌吸附的光滑性脂多糖O抗原；二是具侵袭上皮细胞并在其中繁殖的能力；三是侵袭、繁殖后可产生毒素。题目中的D选项符合其中的第二个必须条件，其他选项均不符合这三个必须条件中的一项。故本题选D。

125. 答案：C 解析：急性重型肝炎病情发展迅速，2周内出现极度乏力，严重消化道症状，出现神经、精神症状，表现为嗜睡、烦躁和谵妄等，D项正确；黄疸急剧加深，胆酶分离，A项正确；有出血倾向，B项正确；出现急性肾衰竭，E项正确；肝浊音界进行性缩小，故本题选C。

126. 答案：D 解析：蚕豆病是由于遗传因素和食用蚕豆所引起的，而患者并无食用蚕豆史，并且肝脏发生肿大也不符合，所以排除；而胃炎不会引起黄疸，所以排除；C、E项都是与胆道梗阻有关，而发生胆道梗阻不会是隐痛，会发生剧烈的疼痛，可以排除，所以选D。

127. 答案：D 解析：患者短时间内出现频繁腹泻，但无腹痛及里急后重，同时有呕吐，比较像霍乱的表现，但为了确定细菌的类别，需要进行进一步的检查，而A、B、

C 不具有代表性，只有应用悬滴实验，才能确定是否为霍乱弧菌。故选 D。

128. 答案：B 解析：复发，即进入恢复期后（退热 1～2 周），临床症状再度出现，如同伤寒初发，但病程较短（1～3 周），症状较轻。

129. 答案：B 解析：医乃仁术，本题为常识题，故本题选 B。

130. 答案：B 解析：使用辅助检查手段时认真严格地掌握适应证是必须首先要遵守的；必要检查能尽早确定诊断和进行治疗并且有利于提高医生诊治疾病的能力；医生应从患者的利益出发决定该做的项目。所以 B 可以广泛积极地依赖各种辅助检查明显不符合医德的要求，是应该阻止的行为。综上，故本题选 B。

131. 答案：C 解析：卫生法的立法宗旨和最终目的是保护公民健康。故本题选 C。

132. 答案：D 解析：1976 年美国学者提出的医患之间技术性关系基本模式为主动-被动型，指导-合作型，共同参与型。故选 D。

133～134. 答案：C、E 解析：腹痛、呕吐、腹胀、便秘和停止排气是肠梗阻的典型症状。腹痛、血便、腹部肿块是肠套叠的典型症状。

135～136. 答案：C、B 解析：癔病是由明显的精神因素，如生活事件、内心冲突或情绪激动、暗示或自我暗示等而引起的一组疾病，表现为急性的短暂的精神障碍、身体障碍（包括感觉、运动和植物神经功能紊乱），没有器质性病变基础；破伤风可见烦躁不安、局部疼痛、肌肉牵拉、抽搐及强直、苦笑面容；脑血管疾病以骨骼肌痉挛为主要表现，可伴血压升高；中毒性痢疾可出现高热，烦躁谵妄，反复惊厥，神志昏迷，大便腥臭，伴有脓血或无大便。

137～138. 答案：B、A 解析：指关节梭状畸形多见于类风湿关节炎。杵状指，先天性心脏病、细菌性心内膜炎、呼吸系统疾患、内分泌障碍、肝病及缺铁性贫血均可伴发此症；而主动脉的动脉瘤、侧锁骨下动脉瘤、腋窝动脉闭塞及一侧神经丛麻痹等疾病则常伴有单侧杵状指发生。匙状甲常见于缺铁性贫血，偶见于风湿热、甲癣等。浮髌现象见于各种原因引起的膝关节腔大量积液。肢端肥大见于青春期发育成熟后，腺垂体功能亢进，生长激素分泌过多引起的肢端肥大症。

139～140. 答案：D、B 解析：红细胞管型常见于急性肾炎。白细胞管型常见于肾盂肾炎。上皮细胞管型主要见于以下情况：①肾上皮细胞管型可见于急性肾小管坏死、肾淀粉样变性、急性肾小球肾炎、慢性肾炎、肾病综合征、肾移植后排斥反应、金属及其他化学物质的中毒。②透明管型较细，为无色透明内部不含颗粒的圆柱状体。正常人晨尿（要有足够的时间形成管型）中可有透明管型出现，常见于肾炎、肾淤血、发热性疾病等。③蜡样管型：由肾小管中长期停留的颗粒管型、细胞管型变性或直接由淀粉样变性上皮细胞溶解后形成，提示严重的肾小管坏死，预后不良。也见于肾小球肾炎晚期、肾功能衰竭、肾淀粉样变性。

141～142. 答案：A、E 解析：医疗事故赔偿，应当考虑下列因素，确定具体赔偿数额：①医疗事故等级。②医疗过失行为在医疗事故损害后果中的责任程度。③医疗事故损害后果与患者原有疾病状况之间的关系。发生医疗事故的赔偿等民事责任争议，医患双方可以协商解决；不愿意协商或者协商不成的。当事人可以向卫生行政部门提出调解申请，也可以直接向人民法院提起民事诉讼。

143～144. 答案：C、E 解析：医学关系中的主体在道义上应享有的权力和利益属于权利。医学关系中的主体在道义上应履行的职责和使命属于义务。医学关系的主体对应尽义务的自我认识和自我评价的能力是指良心。医学关系中的主体因履行道德职责受到褒奖而产生的自我赞赏是指荣誉。医学关系中的主体在医疗活动中对自己和他人关系的内心体验和感受是指情感。

145～146. 答案：C、E　解析：慢性支气管炎的主要临床表现为咳嗽、咳痰，痰中可有血丝，但很少发生咯血。肺结核当肺部病变发展有组织坏死、空洞形成时，可有血痰、咯血。肺癌表现为发热、咳嗽、咳痰、咯血、胸痛等。肺癌的痰液检查可检出癌细胞，而慢性支气管炎癌细胞检查阴性。

147～148. 答案：D、E　解析：风心病多累及到多个瓣膜的病变，病情发展缓慢，且患者长年受风湿病的困扰，逐渐出现抵抗力下降，容易发生感染，感染一旦控制不理想即会出现感染性心内膜炎；当患者瓣膜病变严重时，影响了血流动力学和心腔的压力，加重心脏负荷，则会并发心功能不全、心衰、心律不齐、肺水肿、呼吸道感染等。而风心病二尖瓣狭窄伴房颤对左房血流影响甚大，会导致血流缓慢、形成涡流、血液淤滞，血栓形成，脱落后造成栓塞。

149～150. 答案：B、C　解析：慢性粒细胞白血病白细胞数增高，主要为中性中、晚幼和杆状核粒细胞，原始细胞（Ⅰ型＋Ⅱ型）≤5%～10%，嗜酸、嗜碱粒细胞增多，可有少量有核细胞。原始细胞占全部骨髓有核细胞≥30%为急性白血病的诊断标准。

中医执业医师资格考试最后成功四套胜卷（二）答案

第一单元

1.C	2.A	3.B	4.B	5.B	6.B	7.A	8.A	9.B	10.C
11.E	12.E	13.D	14.D	15.C	16.A	17.D	18.C	19.B	20.C
21.D	22.B	23.B	24.B	25.A	26.E	27.B	28.E	29.D	30.B
31.D	32.B	33.B	34.C	35.C	36.C	37.A	38.A	39.D	40.D
41.E	42.B	43.D	44.A	45.C	46.B	47.B	48.B	49.D	50.C
51.D	52.B	53.B	54.C	55.D	56.A	57.D	58.D	59.C	60.B
61.D	62.A	63.C	64.D	65.D	66.D	67.D	68.A	69.B	70.D
71.B	72.A	73.D	74.C	75.C	76.B	77.A	78.C	79.B	80.D
81.E	82.E	83.A	84.E	85.E	86.B	87.C	88.A	89.D	90.E
91.E	92.D	93.C	94.B	95.E	96.A	97.C	98.D	99.C	100.E
101.B	102.A	103.B	104.C	105.A	106.E	107.D	108.E	109.B	110.A
111.A	112.C	113.D	114.E	115.E	116.C	117.E	118.B	119.D	120.B
121.C	122.D	123.A	124.C	125.A	126.C	127.D	128.A	129.C	130.A
131.C	132.D	133.C	134.E	135.A	136.A	137.D	138.C	139.A	140.B
141.E	142.D	143.E	144.A	145.E	146.C	147.E	148.D	149.C	150.D

第二单元

1.D	2.B	3.C	4.A	5.C	6.B	7.C	8.C	9.E	10.B
11.D	12.A	13.B	14.B	15.D	16.D	17.D	18.E	19.D	20.B
21.C	22.C	23.E	24.B	25.C	26.A	27.E	28.D	29.B	30.E
31.C	32.D	33.E	34.B	35.C	36.C	37.D	38.C	39.C	40.A
41.E	42.E	43.B	44.A	45.A	46.A	47.C	48.C	49.B	50.B
51.B	52.A	53.C	54.C	55.C	56.C	57.A	58.A	59.A	60.B
61.B	62.E	63.D	64.E	65.B	66.E	67.B	68.A	69.C	70.C
71.A	72.D	73.C	74.C	75.A	76.B	77.D	78.D	79.E	80.D
81.D	82.B	83.D	84.B	85.B	86.D	87.C	88.C	89.A	90.B
91.E	92.A	93.A	94.C	95.E	96.E	97.C	98.E	99.E	100.C
101.E	102.E	103.C	104.E	105.D	106.B	107.B	108.D	109.E	110.D
111.D	112.C	113.B	114.D	115.B	116.B	117.C	118.E	119.D	120.D
121.E	122.B	123.D	124.A	125.B	126.C	127.D	128.B	129.E	130.A

131.E 132.B 133.A 134.B 135.C 136.D 137.A 138.B 139.B 140.D
141.A 142.D 143.E 144.C 145.A 146.C 147.A 148.D 149.B 150.D

第三单元

1.C 2.B 3.A 4.A 5.D 6.A 7.E 8.E 9.B 10.E
11.D 12.C 13.C 14.E 15.A 16.C 17.D 18.C 19.C 20.D
21.A 22.A 23.E 24.C 25.D 26.B 27.E 28.E 29.D 30.B
31.D 32.B 33.B 34.C 35.D 36.D 37.D 38.E 39.D 40.E
41.C 42.B 43.C 44.B 45.D 46.C 47.B 48.D 49.B 50.C
51.B 52.C 53.A 54.D 55.A 56.B 57.D 58.C 59.E 60.B
61.C 62.C 63.C 64.B 65.B 66.B 67.B 68.B 69.E 70.E
71.C 72.C 73.B 74.B 75.B 76.B 77.C 78.E 79.D 80.A
81.E 82.B 83.A 84.E 85.C 86.C 87.E 88.E 89.C 90.A
91.E 92.A 93.B 94.E 95.C 96.C 97.B 98.E 99.E 100.B
101.A 102.A 103.A 104.A 105.B 106.D 107.A 108.D 109.D 110.D
111.B 112.A 113.C 114.B 115.A 116.B 117.D 118.C 119.C 120.A
121.B 122.D 123.C 124.D 125.D 126.E 127.E 128.B 129.A 130.B
131.A 132.C 133.A 134.C 135.A 136.C 137.A 138.C 139.A 140.C
141.C 142.D 143.A 144.B 145.A 146.E 147.A 148.D 149.A 150.E

第四单元

1.B 2.D 3.A 4.D 5.B 6.E 7.A 8.C 9.A 10.B
11.A 12.C 13.C 14.B 15.A 16.B 17.E 18.A 19.A 20.D
21.B 22.B 23.E 24.E 25.B 26.B 27.D 28.E 29.C 30.C
31.B 32.C 33.E 34.B 35.B 36.B 37.C 38.B 39.D 40.C
41.D 42.D 43.E 44.E 45.B 46.B 47.E 48.C 49.D 50.D
51.C 52.C 53.C 54.C 55.A 56.D 57.C 58.C 59.E 60.A
61.C 62.E 63.D 64.E 65.A 66.C 67.D 68.C 69.A 70.C
71.E 72.D 73.C 74.D 75.C 76.D 77.A 78.D 79.A 80.D
81.B 82.B 83.E 84.C 85.A 86.D 87.A 88.D 89.B 90.C
91.D 92.A 93.A 94.A 95.A 96.A 97.B 98.B 99.E 100.C
101.A 102.D 103.D 104.A 105.B 106.E 107.B 108.B 109.B 110.E
111.A 112.C 113.D 114.D 115.B 116.E 117.A 118.E 119.B 120.A
121.A 122.B 123.E 124.D 125.A 126.E 127.D 128.D 129.A 130.E
131.A 132.B 133.C 134.A 135.A 136.A 137.C 138.A 139.E 140.A
141.A 142.B 143.E 144.B 145.C 146.E 147.C 148.E 149.A 150.E

中医执业医师资格考试最后成功四套胜卷（二）解析

第一单元

1. 答案：C　解析：同病异治，指同一病证，因时、因地、因人不同，或由于病情进展程度、病机变化，以及用药过程中正邪消长等差异，治疗上应相应采取不同治法。故选择C。

2. 答案：A　解析：上午为阳中之阳。下午为阳中之阴；上半夜为阴中之阴，下半夜为阴中之阳。故选择A。

3. 答案：B　解析："阴阳离决，精气乃绝"是由于阴和阳之间的互根关系遭到破坏而导致的，故选择B。

4. 答案：B　解析："壮水之主，以制阳光"是王冰对于"诸寒之而热者取之阴"的注语。后又简称为"壮水制阳""滋水制火""滋阴涵阳"，是用滋阴壮水之法，治疗阴虚则热之证。故选择B。

5. 答案：B　解析：五行相生次序：木生火，火生土，土生金，金生水，水生木。"生我"者为母，"我生"者为子。五行相克次序：木克土，土克水，水克火，火克金，金克木。"克我"者为"所不胜"，"我克"者为"所胜"。故选择B。

6. 答案：B　解析：肝属木，脾属土，属相克关系，肝木病及脾土，为木旺乘土。故选择B。

7. 答案：A　解析：肺主气，主是指主持管理，通过肺的呼吸，呼出体内的浊气，吸入自然界的清气，肺不断地清呼浊，从而维持人体新陈代谢的顺利进行。故选择A。

8. 答案：A　解析：脾的生理功能有：①主运化，包括运化水谷和运化水湿。②主升清，包括将水谷精微等营养物质上输于头目和维持内脏位置的相对恒定。③主统血。水谷的受纳和腐熟为胃的功能，故选择A。

9. 答案：B　解析：脾喜燥恶湿，否则会产生湿、痰、饮等病理产物，或发为水肿。胃喜润恶燥，否则无法正常受纳、腐熟水谷。只有脾的"燥"和胃的"润"相配合，才能使水谷得以正常地腐熟、受纳和传化。故选择B。

10. 答案：C　解析：肾中精气包括先天之精和后天之精，先天之精来源于父母，后天之精来源于水谷精微；精气的盛衰决定着人的生长、发育与生殖。故选择C。

11. 答案：E　解析：心藏神，具有主宰人体五脏六腑、形体官窍的一切生理活动和人体精神意识思维活动的功能，是人体生命活动的根本，与肾中精气无关。故选择E。

12. 答案：E　解析：脾主升清，肝主疏泄，生理特性以升为主的脏腑是肝与脾。故选择E。

13. 答案：D　解析：津液输布主要依靠肺、脾、肝、肾和三焦这五个脏腑相互协调配合来完成。肺主宣发、肃降，通调水道；脾可输布津液；肝主疏泄，调畅气机，气行则水行；肾主水，可主持和调节人体津液代谢；三焦为水液运行的通路。津液的排泄主要与肺的宣发功能、脾的运化功能以及肾中阳气的气化作用相关。综上，可以看出，津液的代谢，虽与多个脏腑的生理功能有关，但是关系最为密切的是肺、脾、肾三脏。故选择D。

14. 答案：D　解析：脾胃在五行中属土，但胃为六腑之一，故为阳土，胃又为水谷之海，多气多血，故胃性喜润恶燥。故选择 D。

15. 答案：C　解析：三焦为"决渎之官"。故选择 C。胆为"中正之官"；胃为"受纳之官"；小肠为"受盛之官"；膀胱为"州都之官"；大肠为"传导之官"。

16. 答案：A　解析：气虚，是指气的推动、温煦、防御、固摄和气化功能的减退，从而导致机体的某些功能活动低下或衰退，抗病能力下降等衰弱的现象；气脱，是指气不能内守而外脱，不符合本题，排除 B 项；气陷，是气的上升不及或下降太过，排除 E 项；元气耗损和功能减退，与血和津液无关，排除 C、D 项。故选择 A。

17. 答案：D　解析：手之三阴，从胸走手；手之三阳，从手走头；足之三阳，从头走足；足之三阴，从足走腹。故选择 D。

18. 答案：C　解析：冲脉为十二经之海；任脉为阴脉之海；督脉为阳脉之海；阴维脉有维系、联络全身阴经的作用；阳跷脉，有交通一身阳气和调节肢体肌肉运动的作用；其循行多次与手、足三阳经及阳维脉交会的是督脉。故选择 C。

19. 答案：B　解析：寒性凝滞，即凝结阻滞不通的意思；不通则痛，故寒邪最易导致疼痛的发生。故选择 B。

20. 答案：C　解析：湿为阴邪，易阻遏气机，故选择 C。

21. 答案：D　解析：湿性重浊，故选择 D。

22. 答案：B　解析：多食咸，则脉凝泣而变色；多食苦，则皮槁而毛拔；多食辛，则筋急而爪枯；多食酸，则肉胝䐢而唇揭；多食甘，则骨痛而发落。故选择 B。

23. 答案：B　解析：患者胃肠热盛，大便秘结，腹满硬痛而拒按，潮热，神昏谵语，为阳明腑实证；面色苍白，四肢厥冷，精神委顿，为虚证。故患者证候为真实假虚证。选择 B。

24. 答案：B　解析：自汗多见于气虚或阳虚证，常伴有气短乏力，神疲畏寒，舌淡脉弱等症。盗汗多见于阴虚内热或气阴两虚证，常伴有颧红，潮热，咽干，舌红少苔等症。二者并见可以见于气阴两虚或者阴阳两虚。故选择 B。

25. 答案：A　解析："春夏养阳，秋冬养阴"是《内经》重要养生思想之一。春夏养阳，即养生养长；秋冬养阴，即养收养藏。春夏阳气生长，养生应蓄养阳气；秋冬阳气收藏，阴气生长，养生应蓄养阴气。

26. 答案：E　解析：浊气：指水谷精微中稠厚的部分。张介宾注："浊言食气之厚者也。"

27. 答案：B　解析：《素问·举痛论》曰，"百病生于气"，认为气机逆乱是产生各种疾病的基本病机。

28. 答案：E　解析：原文指出肝痹症状为夜卧惊惕不安，多饮小便频，腹部胀满如妊娠状。

29. 答案：D　解析：精脱者，耳鸣。肾藏精，开窍于耳。《灵枢·脉度》云："肾气通于耳，肾和则耳能闻五音矣。"故肾精充足则耳的听觉灵敏。如果肾精不足，耳失所养，就会出现耳鸣、耳聋等症，临床治疗宜补肾填精，如六味地黄丸、左归丸等。

30. 答案：B　解析：此证为太阳病误下，表邪不解，邪气内迫阳明大肠导致热利的证治。太阳病桂枝证，不发汗反误下，表邪不解，内迫大肠。脉滑数，指脉来急促，代表误治之后，正阳未伤，抗邪有力，且表证仍在。治疗用葛根黄芩黄连汤清热止利，兼以解表。这里应注意葛根黄芩黄连汤与葛根汤的证治异同：两者均治疗表里同病的下利。不同的是葛根黄芩黄连汤治疗里热为主的热利，葛根汤治疗表寒为主的寒利。

31. 答案：D　解析：太阳蓄水证是由

表邪循经入腑,导致膀胱气化不利所致。由于膀胱气化不利,水液潴留,津液不为人体所用,故在下表现为小便不利,在上表现为口干咽燥,渴欲饮水,但水蓄较重时,得水即吐。由于气化不利,故虽饮而不解渴,此谓之"烦渴""消渴",此时多饮必导致蓄水加重。

32．答案：B 解析：此证病机为阳明邪热炽盛,津气两伤。治疗用白虎加人参汤清泄里热,兼益气津。此处应注意白虎汤证与白虎加人参汤证的鉴别：白虎汤证与白虎加人参汤证的鉴别关键在脉象,白虎汤证脉洪大有力,白虎加人参汤证脉洪而芤。因为白虎汤与白虎加人参汤都用于治疗阳明经热证。其病机均有阳明燥热炽盛,邪热弥漫内外。证候皆有身热,汗出,烦躁,口渴,脉洪大,治疗均用辛寒清热之法,均用生石膏、知母、炙甘草、粳米四味药。所不同的是津气损伤的程度有轻重,白虎汤里热炽盛初起,津气耗伤程度尚轻,因此渴饮程度不是太甚,脉洪大,且无时时恶风、背微恶寒等阳气不达于背的症状,故治疗单纯清热祛邪,不必益气津以扶正,故不用人参；而白虎加人参汤证耗气伤津程度与里热炽盛并重,渴饮程度尤甚,已是口大渴,欲饮水数升,脉洪而芤,治疗必须攻补兼施,故在清热的同时益气生津,以扶正祛邪。

33．答案：B 解析：《伤寒论》中主要的谵语证:《伤寒论》中多次提到邪犯神明的谵语证,但病因病机各有不同。如阳明就有阳明经证谵语,因阳明热盛,充斥内外,热扰神明而谵语,治疗用白虎汤辛寒清热；阳明腑证,因燥热阻结胃肠,肠腑浊热攻冲,心神被扰谵语,可用三承气汤泻热通腑；少阳相火夹胃热上蒸,心神被扰而谵语,用柴胡加龙骨牡蛎汤和解泻热,重镇安神；阳明血热证,热入血室,血热上扰心神而谵语,可刺期门以泻肝经实邪；此外还有火逆证邪热入胃谵语、肝木乘脾土谵语、误治后热盛谵语等。

34．答案：C 解析：本证的形成,是素体肾阳亏虚,感受风寒,致太阳、少阴同病。病人发热,恶寒,头痛,无汗,属表实证,本应脉象浮,现反沉,有肢冷畏寒感,是少阴阳气亏虚,无力浮出于表所致。因无下利清谷,知少阴阳虚不甚,故用麻黄附子细辛汤温阳发汗,表里双解。

35．答案：C 解析：此证病机为厥阴肝经湿热下迫大肠。治疗用白头翁汤清热燥湿,凉血解毒。

36．答案：C 解析：原文"邪入于腑,即不识人"。

37．答案：A 解析：此证病机为腑实兼表证。患者病腹满,发热十日,可见腹满出现在发热之后,即先有表证,邪气入里化热,形成腑实证。其脉浮而数,也提示了表证未解,入里化热之象。饮食如故,提示了患者胃气未伤,饮食尚可运化,腹满是肠中腑气不通而导致的。治以厚朴七物汤通腑泄热、祛风解表。

38．答案：A 解析：因心下痞为主症,故其病位主在中焦,邪气内陷,寒热错杂于中焦,故心下痞满,中焦气机失常,则脾胃升降失常,胃气上逆为呕,脾气不升为肠鸣泄泻。半夏泻心汤可清寒泄热,和胃除痞。

39．答案：D 解析:《温热论》原文："不尔,风夹温热而燥生,清窍必干,为水主之气不能上荣,两阳相劫也。"温热夹风时,温热和风皆属阳邪,两阳相合,耗劫津液而不能上荣清窍,故称"两阳相劫",可见口鼻咽等清窍干燥症状。

40．答案：D 解析：战汗指温病过程中,突然出现全身战栗,肢冷脉伏,继而全身大汗的表现,是正气未衰,驱邪外出的现象。

41．答案：E 解析：温邪从手太阴传入血分,若出现吐粉红色血水,或血从上溢,口鼻出血,脉七八至以上,颜面晦暗无泽的情况，均为死不治的危重症。吴氏提出用凉血清络、甘寒养阴之法治疗，可用犀角地黄汤合黄连阿胶汤加减。

42．答案：B　解析：此病为温病后期真阴耗伤。温热之邪久留阳明，热势炽盛，或热邪伤及少阴，使真阴受灼，均会出现身热面红，口干舌燥，甚则齿黑唇裂等症状。吴鞠通以脉症辨析病位所在，如出现脉虚大无根，手足心热于手足背，午后热甚，舌红光滑无苔，腹中无燥屎者则邪热少虚热多，如再下之则竭其真阴，使病情加重。治疗上应予以加减复脉汤滋养真阴，以防阴衰阳脱的危害证候。

43．答案：D　解析：假神提示脏腑精气耗竭殆尽，正气将绝，阴不敛阳，虚阳外越，阴阳即将离决，属病危。故选择D。选项A为少神的病机。选项B机体阴阳严重失调描述过于笼统。选项C为失神病机。选项E为阴阳格拒的病机。

44．答案：A　解析：选项A为阳黄，乃湿热熏蒸为患，此项即为正确答案。选项B为阴黄，为寒湿郁滞所致。选项C多属肝郁脾虚。选项D多属脾胃气虚，气血不足。选项E多属脾气虚衰，湿邪内盛。

45．答案：C　解析：凡色红，点小如粟米，高出皮肤，抚之碍手，压之退色者，为疹。故选择C。选项A、B、D、E均为斑的特点，即色深红或青紫，多点大成片，平铺于皮肤，抚之不碍手，压之不退色。

46．答案：B　解析：选项A主热证，无虚象。选项B主阳虚，嫩舌多见于虚证，气血亏虚，或阳虚不化，白滑苔为湿盛的舌象，故选择B。选项C多为肝胆热盛，黑润为痰内停。选项D为热极伤津之证。选项E为湿热内盛之证。

47．答案：B　解析：舌苔乃胃气、胃阴上蒸于舌面而生成，舌苔薄白可见于正常人，亦主表证及病情轻浅的里证、体内无明显热证者。题目中患儿为脾胃气虚之证，病

情轻浅，故选择B。选项A主邪盛入里，或内有痰、饮、水、湿、食积等，病情相对较重。选项C主湿热内蕴、痰饮化热或食积化热。选项D是胃气、胃阴不足，或气血两虚，不能上承以续生新苔所致，病情一般较复杂。选项E多见于痰饮、湿阻。

48．答案：B　解析：选项A是指咳声阵发，发则连声不绝，咳声终止时声如鸡啼，因其病程较长，缠绵难愈，所以称为百日咳。选项B为咳声如犬吠，伴声音嘶哑，吸气困难。故选择B。选项C是以鼻塞、流涕、喷嚏、头痛、恶寒、发热、全身不适等为主要临床表现的外感疾病，虽有咳嗽，但并没有特异性。选项D是指体质虚弱，气血不足，感染痨虫，侵蚀肺脏所致的具有传染性的慢性虚弱性疾病，临床主要以咳嗽、咯血、潮热、盗汗及身体逐渐消瘦等为其特征。选项E是由于肺叶痿弱不用，临床以咳吐浊唾涎沫为主症。

49．答案：D　解析：独语为自言自语，喃喃不休，见人则止，首尾不续者。多因心气不足，神失所养，或气郁生痰，蒙蔽心窍所致。错语为语言错乱，语后自知，不能自主者。虚证多由心脾两虚，心神失养所致，实证多由痰浊、瘀血、气郁等阻遏心神而成。两者的共同病因为心气不足，气郁痰阻。故选择D更适合。选项A、E虽提到痰，但病因不对，因此不选。

50．答案：C　解析：数脉类包括数、促、疾、动脉，A项一息脉来五至以上。B项脉来急数，时而一止，止无定数。C项脉往来流利，应指圆滑，如珠滚玉盘之状。D项脉来急疾，一息七八至。E项脉形如豆，厥厥动摇，滑数有力。故选择C。

51．答案：D　解析：濡脉指浮而细软，如帛在水中，主虚证、湿证。弱脉极软而沉细，主气血阴阳俱虚证。濡脉浮细而无力，弱脉沉细而无力，因此二者脉位相反。故选择D。

52. 答案：B 解析：弦脉主肝胆病、痰饮、痛证、疟疾。故选择 B。

53. 答案：B 解析：里实热证表现为壮热喜凉，口渴饮冷，面红目赤，烦躁或神昏谵语，腹胀满痛拒按，大便秘结，小便短赤，舌红苔黄而干，脉洪滑数实。故选择 B。

54. 答案：C 解析：患者眩晕耳鸣，腰膝酸软，失眠多梦，脉沉弦细，为阴虚证的表现。素有高血压病史，面红头胀，时有遗精或性欲亢进，舌红，则为阳热亢盛的表现。故选择 C。

55. 答案：D 解析：题目中面色苍白或泛红如妆是以面色来考察寒热真假的鉴别。时而泛红如妆，面虽赤，但仅颧红如妆，时隐时现，与热证的满面通红不同，患者一般情况下面色苍白，实际上因阳气衰微，阴寒内盛，逼迫虚阳浮越于外，虚阳浮越的"戴阳"或"格阳"证，即为真寒假热证。故选择 D。

56. 答案：A 解析：舌淡白而裂纹者，属血虚不润。故选择 A。本题如果不熟悉裂纹舌的主病也可以通过舌淡白判断出血虚，从而选出正确答案。

57. 答案：D 解析：阴水证的临床表现为身肿，腰以下为甚，按之凹陷不易恢复，脘闷腹胀，纳呆食少，大便溏稀，面色㿠白，神疲肢倦，小便短少，舌淡，苔白滑，脉沉缓。或水肿日益加剧，小便不利，腰膝冷痛，四肢不温，畏寒神疲，面色白，舌淡胖，苔白滑，脉沉迟无力。选项 D 为阳水的临床表现，故选择 D。

58. 答案：D 解析：面目皮肤发黄，色泽鲜明如橘皮为湿热蕴结脾胃，熏蒸肝胆，致胆汁外溢。精神疲倦、不欲吮乳、尿黄便秘、舌红苔黄为湿热内蕴之证。故选择 D。

59. 答案：C 解析：腹中可扪及积块，气为血帅，气滞则血凝；胀痛并见为肝气郁滞，疏泄失职；舌苔薄脉弦，为气滞血瘀之征。故选择 C。

60. 答案：B 解析：口鼻、皮肤干燥，形瘦，目陷，唇舌干燥，由津亏则使皮肤口唇咽失去濡润滋养，故呈干燥不荣之象。舌紫绛边有瘀斑、瘀点皆为瘀血内阻之象。故选择 B。

61. 答案：D 解析：略。

62. 答案：A 解析：咳嗽气粗，痰多痰黄为痰热蕴结于肺，肺失清肃而气上逆；面赤身热、口干欲饮为热盛伤津；舌红苔黄腻、脉滑数为痰热内盛之象。故选择 A。

63. 答案：B 解析：眩晕耳鸣，头目胀痛，面红目赤为肝肾之阴不足，肝阳亢逆无制，气血上冲；急躁易怒为肝失柔顺；腰膝酸软为肝肾阴虚，筋脉失养；阳亢于上，阴亏于下，上盛下虚，故头重脚轻；舌红、脉弦细，为肝肾阴虚、肝阳亢盛之象。故选择 B。

64. 答案：D 解析：患者心烦不寐，病变的脏腑为心；眩晕耳鸣健忘，腰酸梦遗，病变的脏腑为肾。故选择 D。

65. 答案：D 解析：由患者年龄 65 岁及眩晕、耳鸣如蝉、健忘失眠的表现均提示肾精亏虚；胁痛提示肝络受损；腰膝酸痛、盗汗、舌红少苔、脉细数提示肾阴虚证。故选择 D。

66. 答案：D 解析：甘有补益、和中、调和药性和缓急止痛的作用。故选择 D。

67. 答案：D 解析：中药"七情"配伍理论：单行、相须、相使、相畏、相杀、相恶、相反。A 相须，指功效相似的药物配伍协同增效；B 相使，指主药配合辅药，互相增强作用；C 相畏，指一种药物的毒性可以被另一种药物减轻或消除；D 相杀，指一种药物能减轻或消除另一种药物的毒性；E 相反，指两药合用，产生毒性反应或副作用。干姜杀附子之毒，故选择 D。

68. 答案：A 解析：巴豆性烈最为上，

偏与牵牛不顺情。故选择A。

69. 答案：B　解析：滑石为粉末状矿物质药材，故应用时当用布包。故选择B。

70. 答案：D　解析：A桂枝发汗解肌，温通经脉，助阳化气；B生姜解表散寒，温中止呕，温肺止咳；C防风祛风解表，胜湿止痛，止痉；D辛夷发散风寒，通鼻窍；E紫苏解表散寒，行气宽中，解鱼蟹毒，安胎。故选择D。

71. 答案：B　解析：五种药物均有祛风散寒之功，白芷治疗阳明头痛，藁本则擅长治疗颠顶头痛，苍耳子善治鼻渊头痛，细辛善治少阴头痛，吴茱萸善治厥阴头痛。故选择B。

72. 答案：A　解析：薄荷疏散风热，清利头目，利咽透疹，疏肝行气。牛蒡子疏散风热，宣肺祛痰，利咽透疹，解毒散肿。故选择A。

73. 答案：D　解析：石膏"辛甘大寒，归肺胃"。故选择D。

74. 答案：C　解析：石膏常与麻黄、杏仁配伍，清肺经实热，其余四项无此功效。故选择C。

75. 答案：C　解析：B选项为清热泻火药，归心、肺、三焦经，不作用于胃。选项A、C、D、E均为清热燥湿药；其中黄柏长于清下焦湿热，黄连长于清中焦湿热，尤善清胃火，可治胃火炽盛、消谷善饥之消渴证；黄芩善清中上焦湿热。故选择C。

76. 答案：B　解析：患者"右侧乳房红肿胀痛，触摸到硬块"可诊断为乳痈，"小便色黄"可知有热存在。治宜清热解毒，消痈散结。而蒲公英清热解毒，消肿散结，利湿通淋。故为正确选项。大青叶清热解毒，凉血消斑。淡竹叶清热泻火，除烦，利尿。栀子泻火除烦，清热利湿，凉血解毒。焦栀子凉血止血。知母清热泻火，生津润燥。故本题选B。

77. 答案：A　解析：大黄、芒硝、芦荟、火麻仁、桃仁均有泻下或润下的功效。A大黄兼能清热泻火，凉血解毒，逐瘀通经；B芒硝兼能清热消肿；C芦荟兼能清肝杀虫；D火麻仁兼能滋养补虚；E桃仁活血祛瘀。故选择A。

78. 答案：C　解析：芫花泻水逐饮，祛痰止咳，杀虫疗疮。巴豆峻下冷积，逐水退肿，祛痰利咽，外用蚀疮。甘遂泻水逐饮，消肿散结。牵牛子泻下逐水，去积杀虫。芦荟泻下通便，清肝，杀虫。故选择C。

79. 答案：B　解析：五加皮祛风湿、补肝肾、强筋骨、利水。故选择B。

80. 答案：D　解析：砂仁化湿行气，温中止泻，安胎。故本题的正确答案为D。

81. 答案：E　解析：五个选项均为治疗水湿的常用药物，但几种药物比较来看，尤以猪苓的利水渗湿作用最强，兼具利水消肿之功，且无补益的作用，故本题答案选E。

82. 答案：E　解析：A丹参、B牛膝为活血调经药；C苏木活血疗伤；D姜黄为活血止痛药；E虎杖为利水渗湿药，功效为利湿退黄，清热解毒，散瘀止痛，化痰止咳，泻热通便。故选择E。

83. 答案：A　解析：本题考查温里药的各品种作用强弱。A附子温里作用最强，可补火助阳，B干姜、C细辛、D花椒、E高良姜温里作用较弱，可温中散寒。看到"补火助阳"应首选附子，故选择A。

84. 答案：E　解析：小茴香散寒止痛，理气和胃。用于寒疝腹痛，睾丸偏坠疼痛，少腹冷痛，痛经；中焦虚寒气滞证。故择E。

85. 答案：E　解析：行气药药性多温，A木香、C沉香、D薤白性温，B香附甘平，E枳实性微寒。故选择E。

86. 答案：B　解析：柿蒂降气止呃。木香行气止痛，健脾消食。香附疏肝解郁，调经止痛，理气调中。乌药行气止痛，温肾散寒。薤白通阳散结，行气导滞。故选择B。

87. 答案：C　解析：本题五个选项均具有消食化积之功效，A 山楂兼能行气散瘀；B 神曲可和胃；C 莱菔子降气化痰；D 麦芽回乳消胀；E 谷芽健脾开胃。故选择 C。

88. 答案：A　解析：小蓟的功效：凉血止血，散瘀解毒消痈。故选择 A。

89. 答案：D　解析：患者"小便短数，灼热刺痛，尿色黄赤"，治宜清热利尿。白茅根凉血止血，清热利尿，清肺胃热。故选择 D。大蓟凉血止血，散瘀解毒消痈。地榆凉血止血，解毒敛疮。槐花凉血止血，清肝泻火。侧柏叶凉血止血，化痰止咳，生发乌发。

90. 答案：E　解析：A 川芎活血行气，祛风止痛；B 丹参活血调经，祛瘀止痛，凉血消痈，除烦安神；C 延胡索活血行气止痛；D 姜黄活血止痛；E 郁金活血止痛，行气解郁，清心凉血，利胆退黄。故选择 E。

91. 答案：E　解析：除了活血之外，A 川芎兼能祛风止痛；B 丹参兼能凉血消痈，除烦安神；C 郁金兼能行气解郁，清心凉血，利胆退黄；D 桃仁兼能润肠通便，止咳平喘；E 牛膝兼能补肝肾，强筋骨，利水通淋，引火下行。故选择 E。

92. 答案：D　解析：半夏与天南星内服均能燥湿化痰，半夏兼有降逆止呕、消痞散结之功，天南星兼有息风解痉之功，本题考查的是两者共性，A、B、C、E 项均不是两者的共同功效，故选择 D。

93. 答案：C　解析：A 百部润肺止咳，杀虫灭虱；B 川贝母清热化痰，润肺止咳，散结消肿；C 桔梗宣肺，祛痰，利咽排脓，治疗咳嗽痰多，胸闷不畅；D 杏仁止咳平喘，润肠通便；E 旋覆花降气化痰，降逆止呕。故选择 C。

94. 答案：B　解析：百部功效为润肺止咳，杀虫灭虱。故选择 B。

95. 答案：E　解析：远志能开心气而宁心安神，通肾气而强志不忘，祛痰开窍，用于癫痫、惊狂。本题所述症状较适宜。A 竹茹清热化痰，B 茯苓清热，C 琥珀重镇安神，D 党参补气。故选择 E。

96. 答案：A　解析：白僵蚕祛风定惊，化痰散结。全蝎息风止痉，攻毒散结，通络止痛。蜈蚣息风止痉，攻毒散结，通络止痛。天麻息风止痉，平抑肝阳，祛风通络。四种药物均具有息风止痉之功，故可以用于慢惊风的治疗。而羚羊角平肝息风，清肝明目，清热解毒，不能治疗慢惊风。故本题答案选 A。

97. 答案：C　解析：苏合香、冰片、牛黄、远志均具有开窍醒神的作用，而琥珀镇惊安神，活血散瘀，利尿通淋，不具有开窍的功效。故选择 C。

98. 答案：D　解析：丹剂有外用和内服两种，丹剂无固定剂型，如属水丸剂的有梅花点舌丹，属糊丸剂的有人丹、小金丹，属蜡丸剂的有黍米寸金丹等。其余剂型有固定剂型。故选择 D。

99. 答案：C　解析：九味羌活汤的组成：羌活、防风、苍术、细辛、川芎、香白芷、生地黄、黄芩、甘草。故选择 C。

100. 答案：E　解析：败毒散的组成药物有柴胡、前胡、川芎、枳壳、羌活、独活、茯苓、桔梗、人参、甘草。故本题选 E。

101. 答案：B　解析：舟车丸行气破滞，逐水消肿，通利二便。故本题选 B。

102. 答案：A　解析：黑逍遥散出自《医略六书·女科指要》，是由逍遥散加生地黄或熟地黄而成。故本题选 A。

103. 答案：B　解析：黄连解毒汤泻火解毒。普济消毒饮清热解毒，疏风散邪。清瘟败毒饮清热解毒，凉血泻火。青蒿鳖甲汤养阴透热。龙胆泻肝汤泻肝胆实火，清下焦湿热。故本题选 B。

104. 答案：C　解析：四妙勇安汤清热解毒，活血止痛。犀黄丸清热解毒，凉血散瘀。仙方活命饮清热解毒，消肿溃坚，活血止痛。大黄牡丹汤泻热破瘀，散结消肿。苇茎汤清肺化痰，逐瘀排脓。故本题选C。

105. 答案：A 解析：葛根黄芩黄连汤解表清里。麻黄杏仁甘草石膏汤辛凉疏表，清肺平喘。凉膈散泻火通便，清上泻下。小柴胡汤和解少阳。竹叶石膏汤清热生津，益气和胃。故本题选A。

106. 答案：E 解析：理中丸温中祛寒，补气健脾。故本题选E。

107. 答案：D 解析：理中丸主治：①脾胃虚寒证。脘腹绵绵作痛，喜温喜按，呕吐，大便稀溏，脘痞食少，畏寒肢冷，口不渴，舌淡苔白润，脉沉细或沉迟无力。②阳虚失血证。便血、吐血、衄血或崩漏等，血色暗淡，质清稀。③脾胃虚寒所致的胸痹；或病后多涎唾；或小儿慢惊等。肝胃虚寒之胃脘痛可用吴茱萸汤。故本题选D。

108. 答案：E 解析：实脾散组成：厚朴、白术、木瓜、草果仁、槟榔、附子、白茯苓、干姜、甘草、木香。真武汤组成：茯苓、芍药、白术、生姜、附子。温脾汤组成：大黄、当归、干姜、附子、人参、芒硝、甘草。乌梅丸组成：乌梅、附子、细辛、干姜、黄连、当归、蜀椒、桂枝、人参、黄柏。阳和汤组成：熟地、白芥子、鹿角胶、肉桂、姜炭、麻黄、生甘草。故本题选E。

109. 答案：B 解析：参苓白术散的配伍意义：方中人参、白术、茯苓益气健脾渗湿为君。配伍山药、莲子肉助君药以健脾益气，兼能止泻；并用白扁豆、薏苡仁助白术、茯苓以健脾渗湿，均为臣药。更用砂仁醒脾和胃，行气化滞，是为佐药。桔梗宣肺利气，通调水道，又能载药上行，培土生金；炒甘草健脾和中，调和诸药，共为佐使。综观全方，补中气，渗湿浊，行气滞，使脾气健运，湿邪得去，则诸症自除。故本题选B。

110. 答案：A 解析：归脾汤的功用为益气补血，健脾养心。综上，本题选A。

111. 答案：A 解析：左归丸的功用：滋阴补肾，填精益髓。一贯煎的功用：滋阴疏肝。故本题选A。

112. 答案：C 解析：肾气丸的配伍意义如柯琴所云："此肾气丸纳桂、附于滋阴剂中十倍之一，意不在补火，而在微微生火，即生肾气也。"故本题选C。

113. 答案：D 解析：真人养脏汤主治久泻久痢，脾肾虚寒证。泻痢无度，滑脱不禁，甚至脱肛坠下，脐腹疼痛，喜温喜按，倦怠食少，舌淡苔白，脉迟细。故本题选D。

114. 答案：E 解析：天王补心丹的药物组成：酸枣仁、柏子仁、当归、天冬、麦冬、生地、人参、丹参、玄参、云苓、五味子、远志肉、桔梗。朱砂安神丸的药物组成：朱砂、黄连、当归、生地黄、炙甘草。综上，本题选E。

115. 答案：E 解析：天王补心丹的配伍意义：方中重用甘寒之生地黄，入心能养血，入肾能滋阴，故能滋阴养血，壮水以制虚火，为君药。天冬、麦冬滋阴清热，酸枣仁、柏子仁养心安神，当归补血润燥，共助生地滋阴补血，并养心安神，俱为臣药。玄参滋阴降火；茯苓、远志养心安神；人参补气以生血，并能安神益智；五味子敛心气，安心神；丹参清心活血，合补血药使补而不滞，则心血易生；朱砂镇心安神，以治其标，以上共为佐药。桔梗为舟楫，载药上行以使药力缓留于上部心经，为使药。综上，本题选E。

116. 答案：C 解析：越鞠丸行气解郁。其组成为香附、川芎、苍术、栀子、神曲。方中香附辛香入肝，行气开郁为君药。故本题选C。

117. 答案：E 解析：苏子降气汤的组成：紫苏子、半夏、当归、甘草、前胡、厚朴、姜汁、肉桂。故本题选E。

118. 答案：B　解析：生化汤活血化瘀，止痛温经。主治产后瘀血腹痛，恶露不行，小腹冷痛。故本题选B。

119. 答案：D　解析：少腹逐瘀汤的组成：小茴香、干姜、延胡索、没药、当归、川芎、官桂、赤芍、蒲黄、五灵脂。故本题选D。

120. 答案：B　解析：大定风珠：鸡子黄、阿胶、生白芍、干地黄、麦冬、生龟板、生牡蛎、鳖甲、麻仁、五味子、炙甘草。消风散：当归、生地、防风、蝉蜕、知母、苦参、胡麻仁、荆芥、苍术、牛蒡子、石膏、甘草、木通。川芎茶调散：薄荷、川芎、荆芥、羌活、白芷、防风、细辛、炙甘草、细茶末。地黄饮子：熟地黄、巴戟天、山茱萸、石斛、肉苁蓉、附子、五味子、官桂、白茯苓、麦门冬、石菖蒲、远志、生姜、大枣、薄荷。羚角钩藤汤：羚羊角、钩藤、桑叶、菊花、茯神、地黄、贝母、甘草、竹茹、芍药。故本题选B。

121～122. 答案：C、D　解析：脾属土，肾属水，肝属木；土克水，脾病及肾为相乘传变；木克土，土病及木，为相侮传变。

123～124. 答案：A、C　解析：心肾不交是肾水不足，不能上济于心，而使心火独亢；或心阴虚心火旺盛而致肾水不足；或心火不能下降于肾，而致肾水凝聚，不能上济于心，其治法为泻心补肾，即泻南补北。肝阳上亢，多因肝肾阴虚，水不涵木，肝阳亢逆无所制，气火上扰，故其治法为滋水涵木。

125～126. 答案：A、C　解析：两胁胀满为气滞表现，舌质瘀斑、瘀点为血瘀表现，故此患者证型为气滞血瘀；产后大出血，患者晕厥，为气随血脱。

127～128. 答案：E、A　解析：恐则气下是指大惊猝恐，则导致气机下陷，出现肾气受伤的一系列病证，如二便失禁，遗精滑泄等；怒则气上，指郁怒、暴怒可致肝气上逆或肝阳上亢，出现头痛头晕，面红目赤甚至呕血等症；悲则气消是情志悲哀，使人神情挫折，意气消沉；思则气结，气结，指脾气郁结，脾主运化，忧思过度，则脾气郁结，运化失常，出现胸脘痞满，食减纳呆，大便溏泄等症状。

129～130. 答案：C、A　解析：热因热用即以热药治疗真寒假热之法；寒因寒用指用寒凉药治疗内真热而外假寒的方法；通因通用是以通治通，即用通利药治疗具有实性通泄症状的病证；塞因塞用，前"塞"为塞法，指补养固涩，后"塞"为塞证，指本虚标实之满胀不通的病证；寒者热之指寒性的疾病，用温热的方药治疗；热结旁流乃燥屎坚结于里，胃肠欲排不能，逼迫津液从燥屎旁流下。

131～132. 答案：C、D　解析：络脉的长短反映着病情的轻重，病情越重，络脉越长，络脉达于命关，为病邪深重；若络脉透过三关直达指端者，称为透关射甲，病多凶险，预后不佳。

133～134. 答案：C、E　解析：叶天士在《温热论》原文云："大凡看法，卫之后方言气，营之后方言血。在卫汗之可也，到气才可清气，入营犹可透热转气，如犀角、玄参、羚羊角等物，入血就恐耗血动血，直须凉血散血，如生地、丹皮、阿胶、赤芍等物。"薛生白《湿热病篇》云："肺病逆传，则为心包；上焦病不治，则传中焦，胃与脾也；中焦病不治即传下焦，肝与肾也。始上焦，终下焦。"

135～136. 答案：A、A　解析：除泻下作用外，A大黄可治疗血热吐衄、目赤咽痛、热毒疮疡、烧烫伤、瘀血诸证、湿热痢疾、黄疸、淋证；B芦荟可治小儿疳积、癣疮；C番泻叶可治腹水肿胀；D甘遂可治水肿、胸胁停饮、风痰癫痫、疮痈肿毒；E大戟可治疗水肿、胸胁停饮、瘰疬痰核、疮痈

137～138.答案：D、C 解析：泽泻利水消肿，渗湿，泄热。滑石利水通淋，清解暑热，收湿敛疮。茵陈利湿退黄，解毒疗疮。萆薢利湿去浊，祛风除痹。地肤子利尿通淋，清热利湿，止痒。

139～140.答案：A、B 解析：吴茱萸散寒止痛，降逆止呕，助阳止泻，常用于寒凝疼痛，胃寒呕吐，虚寒泄泻。薤白通阳散结，行气导滞，常用于胸痹心痛，脘腹痞满胀痛，泻痢里急后重。

141～142.答案：E、D 解析：A 旋覆花性微温，阴虚燥咳者慎用，入汤剂包煎；B 款冬花与 C 紫菀无论寒热虚实皆可随证配伍；D 白芥子性温燥，耗气伤阴，阴虚者不宜用；E 苦杏仁有小毒，婴儿慎用。

143～144.答案：E、A 解析：补骨脂具有的功效是补肾壮阳，固精缩尿，温脾止泻，纳气平喘；仙茅具有的功效是温肾壮阳，祛寒除湿，培补肝肾。

145～146.答案：E、C 解析：大黄附子汤的主治证候为阳虚寒结，腹痛便秘，胁下偏痛，发热，手足厥冷，舌苔白腻，脉紧弦。麻子仁丸主治胃肠燥热，脾约便秘证，大便干结，小便频数。

147～148.答案：E、D 解析：生脉散组成：人参、麦门冬、五味子。四君子汤组成：人参、白术、茯苓、炙甘草。四逆散组成：甘草、枳实、柴胡、芍药。四逆汤组成：甘草、干姜、附子。

149～150.答案：C、D 解析：大建中汤温中补虚，降逆止痛。吴茱萸汤温中补虚，降逆止呕。

第二单元

1.答案：D 解析：风寒感冒治宜辛温解表，宣肺散寒，夹湿者应配以疏风祛湿，方用羌活胜湿汤。选 D。选项 A 不能祛湿。选项 B 理气，不能化湿。选项 C 清宣凉燥，用于外感凉燥证。选项 E 清热化湿，用于湿热证。

2.答案：B 解析：风寒束表，卫阳被郁，故恶寒重，发热轻，无汗；清阳不展络脉失和，故头痛，肢体疼痛；肺气失宣故鼻塞声重，时流清涕，喉痒。证属风寒束表，治宜辛温解表。选 B。

3.答案：C 解析：咳嗽有外感、内伤两类。外感为六淫外邪犯肺，内伤为脏腑功能失调，内邪干肺，如肺脏虚弱、情志刺激、肝火犯肺、饮食不节、痰湿蕴肺、久病伤阴、肺肾阴虚。但是过劳努伤不属于内伤咳嗽的病因，应当是外伤咳嗽的病因，故选 C。

4.答案：A 解析：风燥伤肺，肺失清润，故咳嗽喉痒；燥热伤络故痰中带血，灼津故口干鼻燥，或身热，舌红少津苔薄黄，脉数。治宜疏风清肺，润燥止咳。用桑杏汤。故选 A。

5.答案：C 解析：感冒气虚宜益气解表，用参苏饮，选 C。玉屏风散用于气虚自汗。再造散用于阳虚感冒。加减葳蕤汤用于阴虚感冒。杏苏散疏风散寒、润肺止咳，用于凉燥。

6.答案：B 解析：感冒属表寒里热者，应用麻黄和石膏解表清里，宣肺泄热。故选 B。

7.答案：C 解析：风寒束表，故头痛，恶寒发热；湿阻经络，故肢体酸重；舌苔白腻，脉浮紧，为寒湿在表之象。营卫不和，风寒束表，治宜祛风散寒，和营燥湿。选 C。其余未提到湿的治疗。

8.答案：C 解析：外感咳嗽为六淫外邪犯肺。内伤咳嗽为脏腑失调，内邪干肺，五脏六腑皆令人咳，但主要与肝脾肾关系最密切。故选 C。

9.答案：E 解析：外感咳嗽多起病

急,病程短,常伴恶寒发热等表证,实证多见。内伤咳嗽多为久病,常反复发作,病程较长,常伴有其他脏腑失调的症状,虚证为多。故选E。

10. 答案:B 解析:风燥伤肺证辨证要点为干咳+表证,故选择B。

11. 答案:D 解析:热哮发作期宿有伏痰,遇诱因引触,痰随气升,热痰上逆壅肺,治宜清热宣肺,化痰定喘。用定喘汤。选D。其余选项平喘效力不速。

12. 答案:A 解析:因喉中痰鸣如吼,胸高胁胀,可知为哮病;见痰黄黏稠,咳吐不利,烦闷不安,面赤汗出,为痰热壅肺。治宜清热宣肺,化痰定喘,方用定喘汤。

13. 答案:B 解析:喘证有虚实之分。实喘病程短、急,症见呼吸深长有余,呼出为快,气粗声高。虚喘病程长,易反复,症见呼吸浅快难续,深吸为快,气怯声低,遇劳加重。故选择B。

14. 答案:B 解析:肺虚气失所主,故喘促气短,声低气怯,咳声低弱;气不化津故咳痰稀白;肺虚卫外不固,故自汗畏风,舌淡红苔薄白,脉弱无力。治宜益气补肺,用生脉散合补肺汤。选B。痰浊阻肺用三子养亲汤合二陈汤。肾阴虚用七味都气丸合生脉散。肾气虚用参蛤散合金匮肾气丸。上实下虚用苏子降气汤合二陈汤。

15. 答案:D 解析:肺痈初期宜疏散风热,清肺散邪,用银翘散。成痈期宜清肺解毒,化瘀消痈,用千金苇茎汤合如金解毒散。溃脓期应排脓解毒,用加味桔梗汤。恢复期应养阴益气清肺,用沙参清肺汤或桔梗杏仁煎。故选D。

16. 答案:D 解析:朱丹溪认为肺痨的病机是"火盛金衰",确立了滋阴降火的治疗大法。故选D。

17. 答案:D 解析:本证除了肺阴虚的潮热、盗汗、舌质嫩红、边有齿痕、脉细弱外,还有气虚的咳声无力、气短声低、面

色㿠白,故为气阴两虚。咳嗽3个月,痰中带血,热度不高,为肺痨特点。故选D。

18. 答案:E 解析:本患者有神志恍惚、谵妄、躁烦不安,或有嗜睡的表现,为神志异常,属于痰蒙神窍。故选E。

19. 答案:D 解析:心悸心虚胆怯的用安神定志丸。心血不足的用归脾汤,补血养心,益气安神。肝肾阴虚火不旺者用天王补心丹,热象较著者用朱砂安神丸。心阳不足的用桂枝甘草龙骨牡蛎汤。故选D。

20. 答案:B 解析:心悸而见头晕,倦怠乏力,面色无华,舌淡红,脉象细弱,为心悸心血不足证,治以补血养心,益气安神。

21. 答案:C 解析:胸痹心血瘀阻治宜活血化瘀,通脉止痛,用血府逐瘀汤,选C。痰浊内阻用瓜蒌薤白半夏汤通阳泄浊,豁痰开结。阴寒凝滞用瓜蒌薤白白酒汤辛温通阳,开痹散寒。气阴两虚用生脉饮益气养阴,活血通络。苏合香丸用于胸痹急救时。

22. 答案:C 解析:痰浊壅塞的特点是重浊黏滞,故胸痛如窒,四肢沉重,形体肥胖,舌苔浊腻,脉滑,俱是痰浊之象。血瘀多为刺痛。寒凝为绞痛加寒象。阳虚有虚寒象。排除其他选项,选C。

23. 答案:E 解析:不寐的虚证多因脾失健运、肾阴不足、心胆气虚,心神失养;实证多因郁怒伤肝,宿食停滞胃肠,痰湿化热、上扰心神。故实证病位在肝、胃、大肠。选E。

24. 答案:B 解析:心脾两虚的证候治宜补养心脾,以气生血,用归脾汤。选B。选项A滋阴补血,但是补气不足。选项C用于心肾不交。选项D用于阴虚内热。选项E用于心胆气虚。

25. 答案:C 解析:精神抑郁,表情淡漠,神志痴呆,语无伦次,不思饮食,舌苔腻,脉弦滑,此为痴呆之痰浊蒙窍证,应用涤痰汤理气解郁,化痰开窍,故选C。

26. 答案：A　解析：痫病的病因病机为风火气痰瘀，蒙蔽心窍，壅塞经络，气机逆乱，元神失控。风痰闭阻者应豁痰息风，开窍定痫，用定痫丸合适。其余选项或只祛痰，或只息风，不能开窍定痫。故选A。

27. 答案：E　解析：厥证的基本病机是气机逆乱，升降失常，阴阳之气不相顺接。病位较深，病因多直接损伤内脏。E为外感，不是内伤。故选E。

28. 答案：D　解析：此为厥证之实证，由暴饮暴食所致，故选D。

29. 答案：B　解析：患者胃痛有明显的伤食史，吐不消化食物，食积中阻，故脘腹胀满，嗳腐吞酸。治宜消食导滞，选B。

30. 答案：E　解析：本证是气滞寒凝，治疗宜用行气祛寒止痛的良附丸。选E。其余选项都不能行气。

31. 答案：C　解析：脾不运化，痰湿内生，壅塞中焦，则生痞满，胸膈满闷，呕恶纳呆；痰湿蒙窍故头晕目眩，身重困倦。用二陈平胃汤除湿化痰，理气宽中。选C。选项A、B、E不以除湿化痰为主。越鞠丸行气解郁为主，祛痰湿效果不如二陈。

32. 答案：D　解析：痰饮内阻证的特点：脾不运化，故脘闷不食；胃气不降，故呕吐清水痰涎；水饮上犯清阳，故头眩；水气凌心，故心悸；痰饮内盛，故脉滑。胸胁疼痛一般由气滞血瘀引起，故选D。

33. 答案：E　解析：叶天士在《临证指南医案》中提出"脘管窄隘"，指出了噎膈的基本病理改变是食管狭窄。故选E。

34. 答案：B　解析：瘀血内结，阻于食管或胃口，狭窄甚至闭塞不通，故饮食难下，下而复吐出，胸膈疼痛；瘀热伤络，血渗脉外，故呕吐物如赤豆汁；长期饮食不入，瘀血内阻，故肌肤枯槁，形体消瘦，舌质紫暗，脉细涩。故选B。A痰气交阻为初期，以气阻为主，未伤血络，不会呕吐赤豆汁，舌脉也不符。其余易鉴别。

35. 答案：C　解析：呃逆一证，总由胃气上逆而成，故理气和胃、降逆止呃为基本治法，选C。而造成胃气上逆的原因又有很多，兼有血瘀的用理气化瘀降逆，兼有肝郁气滞的用疏肝解郁降逆，兼有脾阳不足的健脾温中止呃，兼有胃热的清热和胃止呃。

36. 答案：C　解析：腹中有肝、胆、脾、肾、大小肠、膀胱等脏腑，并为足三阴、足少阳、手足阳明、冲、任、带等经脉循行之处。不包括手少阳，故选C。

37. 答案：D　解析：李中梓《医宗必读》概括出著名的治泻九法。故选D。

38. 答案：C　解析：肝气郁滞，乘犯脾胃，故胸胁胀闷，嗳气食少，并于抑郁恼怒之时加重；气滞于中则腹痛；脾运无权、水谷下趋则泄泻；俱是肝气乘脾之象，治应抑肝扶脾。故选C。

39. 答案：C　解析：大便时溏时泻，水谷不化，稍进油腻之物，则大便次数增多，为久泻虚证，必然伤脾。脘腹胀闷，面黄，肢倦乏力，舌淡苔白，脉细弱，为脾气虚之象，故选择C。

40. 答案：A　解析：寒湿痢为寒湿之邪内盛，属于实证，用温化寒湿、调气和血的胃苓汤。虚寒痢用温补脾肾的桃花汤、收涩固脱的真人养脏汤。休息痢发作期虚实夹杂，既要温补脾肾又要清肃邪毒，用连理汤。黄土汤温阳健脾、养血止血，用于脾不统血的失血证。故选A。

41. 答案：E　解析：痢疾白多赤少为寒邪伤于气分。寒湿困脾，故饮食乏味，胃脘饱胀。故选E。休息痢经年不愈，虚象明显，其气虚阳虚证应与本证鉴别。

42. 答案：E　解析：便秘不外冷热虚实。气秘实证用六磨汤顺气导滞，降逆通便。热秘实证用大承气汤峻下热结，或麻子仁丸泻热导滞，润肠通便。气虚便秘用黄芪汤补气健脾，润肠通便。血虚便秘用润肠丸养血润燥，滋阴通便。阳虚冷秘用大黄附子汤温阳通便。故选E。

43. 答案：B 解析：血虚的特点是面色无华，头晕目眩，心悸，舌淡，脉细涩。故选B。

44. 答案：A 解析：因于外伤出现瘀血，刺痛，痛有定处，夜痛甚，舌质紫暗，脉沉涩，都是瘀血阻络之象，胁肋属肝经，故治宜活血祛瘀，疏肝通络，用复元活血汤。选项B、C虽也活血祛瘀，但不在胁下。D调营汤治瘀血留滞，血化为水，四肢浮肿。E香附旋覆花汤疏肝力强，活血化瘀不够。故选A。

45. 答案：A 解析：湿热蕴阻中焦，熏蒸肝胆，胆汁外溢，发为黄疸；热为阳邪，故黄色鲜明；热灼津液，故口苦咽干，尿赤便秘；肝胆火盛，故胁胀闷痛。治宜清热利湿，佐以泻下。热重于湿，故力量集中在清热，方用茵陈蒿汤。故选A。若为湿重于热，则加重利湿，用茵陈五苓散。

46. 答案：A 解析：湿热蕴阻中焦，熏蒸肝胆，胆汁外溢，发为黄疸；热为阳邪，故黄色鲜明；热灼津液，故口苦咽干，尿赤便秘；肝胆火盛，故胁胀闷痛，舌红苔黄，脉弦滑数，都是热重于湿的表现。若为湿重，应以头身困重、脘腹痞闷、食欲减退、呕恶便溏等湿邪困脾的表现为主。故选A。

47. 答案：C 解析：聚证若痰湿较重，兼有食滞，腑气虽通，苔腻不化者，可用平胃散。故选C。

48. 答案：C 解析：臌胀分类有气滞湿阻、水湿困脾、水热蕴结、瘀结水留、阳虚水盛、阴虚水停。本证水湿困脾，故腹大胀满，按之如囊裹水，颜面浮肿；脾不运化故胸脘胀闷；阳气不足则遇热则舒，精神困倦，怯寒懒动，小便少，大便溏，舌苔白腻，脉缓。治宜温阳健脾，行气利水，用实脾饮。气滞湿阻用柴胡疏肝散，阳虚水停用济生肾气丸，瘀结水留用调营汤，阳虚水盛

用胃苓汤。选C。

49. 答案：B 解析：选项A、C应用于外感头痛，前者适用于风湿头痛，后者适用于风寒头痛，故不选A、C；选项D半夏厚朴汤有行气散结、降逆化痰的功效，但不适宜治疗头痛，可排除；选项E苓桂术甘汤温阳化饮，健脾利湿，主治中阳不足之痰饮，可排除；半夏白术天麻汤健脾燥湿，化痰降逆，治疗脾虚生痰，风痰上扰清空所导致的头痛，所以本题选B。

50. 答案：B 解析：风寒外袭，故恶风畏寒；阻遏太阳经气，故头痛连及项背；口不渴，舌苔薄白，脉浮紧，都是外感风寒的表现。治宜疏风散寒，用川芎茶调散。选B。

51. 答案：B 解析：痰浊中阻，清阳不升，可致眩晕，头重如蒙；气机不利，故胸闷恶心，食少寐多；舌苔白腻，脉滑，均为痰湿壅盛之证。治宜燥湿祛痰，健脾和胃，用半夏白术天麻汤。选B。苓桂术甘汤用于阳虚水盛。黄连温胆汤用于痰热壅盛。半夏厚朴汤用于痰气交阻。

52. 答案：A 解析：中风有中经络、中脏腑之分，而神志障碍的有无是其划分的标志，故选A。半身不遂、语言不利、肢体瘫软、口舌㖞斜是中风中经络和中脏腑的共同表现，故排除B、C、D、E。

53. 答案：C 解析：中风之证要先分清中经络还是中脏腑，具体见52题答案解析。症见"身不遂，口舌㖞斜，舌强语謇，口苦，尿赤便干，舌红苔黄，脉弦数"为肝阳上亢之证，应平肝潜阳，息风通络，用镇肝息风汤，故选C。选项A治疗风邪入络；选项B治疗中风恢复期的气虚血滞证；选项D豁痰开窍，治疗神昏；选项E滋阴补肾利窍，治疗肾精亏虚导致的语言不利。

54. 答案：E 解析：《景岳全书》指出：凡水肿等症，乃肺脾肾三脏相干之病，盖水为至阴，故其本在肾；水化于气，故其标在

肺；水惟畏土，故其治在脾。故最关键的是肾。选 E。

55. 答案：A　解析：脾肾阳虚，脾不运化水湿，肾阳不化气，故见面浮肢肿，腹部胀满；水气上凌心肺，故见咳痰清稀，心悸；阳虚不温故见怕冷，纳差，尿少，便溏，舌胖苔白滑，脉沉细。治宜温肾健脾，化饮利水。选 A。

56. 答案：C　解析：脾虚中气下陷多为气淋虚证；遇劳即发则为劳淋；肾虚下元不固不能制约脂液则为膏淋；热盛破血妄行的是血淋；气郁化火伤阴，少腹作胀，小便艰涩而痛的属气淋实证；湿热蕴结下焦，尿液受其煎熬，日久杂质结为砂石，则为石淋。故选 C。

57. 答案：A　解析：淋雨后正邪相争，突发热淋表现为小便频急短数，刺痛灼热，尿色黄赤，寒热相争故口苦，证属湿热实证。治宜清热利湿通淋。用八正散。选 A。小蓟饮子用于血淋实证。导赤散用于心火亢盛。石韦散用于石淋。茜根散用于阴虚火旺的血证。

58. 答案：A　解析：癃闭表现为尿量减少，排尿困难，甚至小便闭塞不通。小便的通畅，有赖于肾和膀胱的气化作用，但从脏腑之间的整体关系来看，水液的吸收、运行、排泄，还有赖于三焦的气化，肺、脾、肾的通调、转输、蒸化。因此癃闭除与膀胱有关外，还和肺、脾、肾、三焦有密切关系。故选 A。

59. 答案：A　解析：湿热壅积膀胱，故小便短赤灼热，甚则闭而不通；气化不利，故小腹胀满；口苦口黏、舌质红、苔黄腻、脉数都是湿热之征。治宜清热利湿，用八正散。故选 A。选项 B 用于肝郁气滞。选项 C 用于脾气不升。选项 D 用于肺热壅盛。选项 E 用于湿热石淋。

60. 答案：B　解析：郁证有偏实偏虚，忧郁伤神，导致脾气郁结，饮食减少，气血生化乏源，同时耗伤心神，心脾两虚，气血不足，治应补益气血，养心安神，用甘麦大枣汤。选 B。

61. 答案：B　解析：郁病气郁化火证，应用丹栀逍遥散，故选择 B。

62. 答案：E　解析：六味地黄丸适用于尿血肾阴不足证；十灰散适用于热迫血行证；春泽汤为五苓散加人参，适用于气虚伤湿证；保真汤治疗阴虚火热证；无比山药丸健脾益胃，补肾培元，用于肾气不固证。故选 E。

63. 答案：D　解析：脾气不足，摄血无力，故吐血缠绵不止，时轻时重；血色暗淡、神疲乏力、心悸气短、面色苍白、舌质淡、脉细弱都属脾虚表现。治宜健脾益气，摄血止血。选 D。无气阴两虚症状，故不选 C。脾阳虚、瘀血症状都不明显，故不选 E。

64. 答案：E　解析：鼻衄以火热偏盛，迫血妄行为多。其中肺热、肝火、胃火最为常见。肺热选 B。肝火选 D。气血亏虚气不摄血选 A。阴虚火旺选 C。本证牙龈红肿疼痛，口臭便秘，或兼齿衄，为胃火特点。故选 E。肝火易见头痛口苦耳鸣。肺热不会出现齿衄。气虚血色淡红。阴虚脉不洪数。

65. 答案：B　解析：《金匮要略》将痰饮分为四类。饮停于胃肠叫痰饮，饮留胁下叫悬饮，饮溢四肢叫溢饮，饮停胸肺叫支饮，故选 B。

66. 答案：E　解析：消渴的基本病机是阴虚为本，燥热为标，故排除 A、C；阴阳互根互用，消渴病久可阴伤及气，见气虚，排除 B；阴虚内热，损耗津液，则血脉为之虚涩而成血瘀，故排除 D；只有水停不属于消渴发病的主要病机，故选 E。

67. 答案：B　解析：消渴中消胃热炽盛以多食易饥、消瘦为特点。上消肺热津伤以烦渴引饮、口舌干燥为特点。下消肾阴亏虚以尿频量多、浊如膏脂为特点。阴阳两虚以多饮多尿，并见寒象畏寒为特点。故选 B。

68. 答案：A 解析：消渴初起为阴虚，久之阴损及阳，出现阳虚症状，故见尿浊如脂，形寒肢冷等。治宜阴阳并补，重在补肾。方用金匮肾气丸，选A。

69. 答案：C 解析：六味地黄丸滋阴补肾，用于肾阴虚证，不选A；一贯煎滋阴疏肝，用于阴虚肝郁证，排除B；清骨散清虚热，退骨蒸，用于阴虚内热证，故选C；二阴煎侧重滋阴，降火力量不足，排除D；三圣散用于涌吐风痰，排除E。

70. 答案：C 解析：补中益气汤是金元四大家之一补土派代表人物李东垣创立的。故选C。

71. 答案：A 解析：虚劳是多个脏腑、多种因素的虚损。肺主气，主宣发，肺气虚，故气短，声低；肺卫气虚，卫表不固，故自汗，时寒时热，易于感冒。证属肺气虚，选A。肺阴虚应有舌红苔黄脉细，故排除C。

72. 答案：D 解析：久痹风、寒、湿偏盛不明显者，可用蠲痹汤作为风寒湿痹通用的基础方进行治疗。选D。

73. 答案：C 解析：痉证邪壅经脉除了表现为痉证共有症状外还有表证。如寒邪较甚，病属刚痉；如风邪较甚，病属柔痉。发热不恶寒，头痛汗出，舌苔薄白，脉沉细，为太阳经柔痉，治疗应解表和营，用瓜蒌桂枝汤。选C。羌活胜湿汤用于邪壅经络之痉证。天麻钩藤饮、羚角钩藤汤用于肝经热盛，大定风珠用于阴虚风动。

74. 答案：C 解析：脾胃虚弱，气血化源不充，肢体筋脉失于所养，故肢体软弱无力，渐进加重；脾虚不运故食少便溏，腹胀，神疲乏力。治宜补脾益气，健运升清。用参苓白术散，选C。肺热咳喘用泻白散，凉燥犯肺用杏苏散，肺热津伤用清燥救肺汤、沙参麦冬汤。

75. 答案：A 解析：腰痛有寒湿、湿热、瘀血、肾虚等。寒湿之邪留着腰部，痹阻经络，气血不畅，故见腰部冷痛重着，转侧不利，静卧痛不减；湿为阴邪，故遇阴雨天疼痛加重；舌脉俱是寒湿留置之象。故为寒湿。故选A。

76. 答案：B 解析：任脉调节全身阴经经气，妊娠需要阴血，故与女子妊娠密切相关的经脉是任脉，故选择B项。

77. 答案：D 解析：十二经脉的循行方向是：手三阴经从胸走手，手三阳经从手走头，足三阳经从头走足，足三阴经从足走胸腹。故选择D。

78. 答案：D 解析：督脉调节全身阳经经气，称"阳脉之海"，故选择D。

79. 答案：E 解析：外邪侵犯人体由表及里，先从皮毛开始，卫气充实于络脉，络脉散布于全身，密布于皮部，当外邪侵犯机体时，卫气首当其冲发挥其抗御外邪、保卫机体的屏障作用。人体经脉最小的是孙脉，其次是络脉，最大的是经脉，故外邪由皮毛传入脏腑的途径依次为孙脉—络脉—经脉。故选择E。

80. 答案：D 解析：外丘是胆经的郄穴，梁丘是胃经的郄穴，中都是肝经的郄穴，地机是脾经的郄穴，金门是膀胱经的郄穴。故选择D。

81. 答案：D 解析：手、足三阳经在头部的分布规律是阳明在前头部，少阳在侧头部，太阳在后头部，故本题应选D。

82. 答案：B 解析：胸腹部侧线由内向外依次为足少阴肾经、足阳明胃经、足太阴脾经、足厥阴肝经。故选择B。脾经位于第三侧线，胃经位于第二侧线，肝经位于第四侧线。

83. 答案：D 解析：A项十二经脉是调节十二经气血的经脉；B项十五络脉加强了十二经中表里两经的联系，从而沟通了表里两经的经气；C项十二经别不但加强了十二经脉的内外联系，更加强了经脉所络属的脏腑在体腔深部的联系；D项十二经筋具有约束骨骼，屈伸关节，维持人体正常运动功能的作用；E 项十二皮部起着保卫机体、抗御外邪和反映病证的作用。故选择 D。

84. 答案：B 解析：十二经脉的气血循环流注依次是肺经、大肠经、胃经、脾经、心经、小肠经、膀胱经、肾经、心包经、三焦经、胆经、肝经、肺经，十二经脉气血循环，如环无端。故选择 B。

85. 答案：B 解析：任脉调节全身阴经经气，称"阴脉之海"，故选择 B。

86. 答案：D 解析：鸠尾是任脉的络穴，大包是脾之大络。故选择 D。

87. 答案：C 解析：公孙穴是通冲脉的，任脉与列缺穴相通，督脉与后溪穴相通，阳维脉与外关穴相通，阳跷脉与申脉穴相通。故选择 C。

88. 答案：E 解析：髀枢即股骨大转子至膝中即腘横纹的分寸是 19 寸，故选择 E。

89. 答案：A 解析：合谷穴的主治要点：头痛、齿痛、目赤肿痛、咽喉肿痛、失音、口眼㖞斜、半身不遂、痄腮、疔疮、经闭、腹痛、牙关紧闭、小儿惊风、鼻衄、耳鸣耳聋、发热恶寒、无汗、多汗、瘾疹、疟疾、滞产等病。故选择 A。

90. 答案：B 解析：循行于腹中线旁开 2 寸，胸中线旁开 4 寸的经脉是足阳明胃经。故选择 B。

91. 答案：E 解析：内庭穴是荥穴，具有清胃泻火；理气止痛的功效。其主治为齿痛、口㖞、喉痹、鼻衄、腹痛、腹胀、痢疾、泄泻、足背肿痛、热病、胃痛吐酸等。

92. 答案：A 解析：太白穴是脾经的输穴、原穴，故选择 A。

93. 答案：A 解析：A 项神门是心经的原穴、输穴，故选择 A。

94. 答案：C 解析：少泽穴的主治要点是头痛、目翳、咽喉肿痛、乳痈、乳汁少、昏迷、热病、耳鸣、耳聋、肩臂外后侧痛。故乳汁不足应选少泽穴，本题选 C。

95. 答案：E 解析：太溪穴的定位：在足内侧内踝后方，当内踝尖与跟腱之间的凹陷处。故选择 E 项。

96. 答案：E 解析：日月穴的定位：在上腹部，当乳头直下，第 7 肋间隙，前正中线旁开 4 寸。故选择 E 项。

97. 答案：C 解析：四缝穴的定位：手第 2 至第 5 指掌侧，近端指骨关节横纹中点处，一手 4 穴，左右共 8 穴。故选择 C。

98. 答案：E 解析：行针手法基本手法有提插法和捻转法。刮柄法、弹针法、震颤法等均属于辅助手法。故选择 E。

99. 答案：E 解析：雀啄灸是指施灸时，艾条点燃的一端与施灸部位的皮肤并不固定在一定的距离，而是像鸟雀啄食一样，一上一下施灸。故选择 E。

100. 答案：C 解析：即三棱针的用法：此患者属于红丝疔，应该用三棱针挑刺，使之微微出血。故选择 C。

101. 答案：E 解析：俞募配穴方法的原则是脏病、虚证多取俞穴；腑病、实证多取募穴。胃病属于腑病，故应该选取募穴，胃经的募穴是中脘穴，故应该选用胃俞和中脘穴。故选择 E。

102. 答案：E 解析：阴经的井荥输经合属木火土金水，阳经的井荥输经合属金水木火土。A 项少府是心经的荥穴属火，B 项大陵是心包经的输穴属土，C 项阳溪是大肠经的经穴属火，D 项后溪是小肠经的输穴属木，E 项经渠是肺经的经穴属金。故选择 E。

103. 答案：C 解析：五输穴中，井主心下满，荥主身热，输主体重节痛，经主喘咳寒热，合主逆气而泄。故选择 C。

104. 答案：E 解析：A 顶部为厥阴经头痛，D 前额部为阳明经头痛。太阳经所过之处为后枕部，所以其头痛应该在后枕部。故选择 E。

105. 答案：D 解析：本患者所患头痛为肝阳上亢的头痛，应选肝经穴位，太冲为肝经原穴，平肝潜阳、清利头目、疏经止痛。侠溪为胆经穴，能清头目；太溪穴为肾经原穴，滋水涵木，育阴潜阳。故选择 D。

106. 答案：B 解析：中风病的闭证应选用平肝息风、清心豁痰、醒脑开窍的十二井穴、水沟、太冲等穴位。故选择 B。

107. 答案：B 解析：由本患者的症状可知本病为痰饮停蓄之呕吐。治疗上应和胃降逆，行气止呕，化痰止吐。故应加用化痰之要穴丰隆，止吐之要穴膻中。故选择 B。

108. 答案：D 解析：由本患者的症状可知本病为眩晕之气血虚弱证。应首选百会、足三里、脾俞、胃俞、气海等腧穴调理脾胃、补益气血。故选择 D。

109. 答案：E 解析：由本患者的症状可知本病为中风，因风病多犯阳明，阳明为多气多血之经，阳明经气血通畅，正气得以扶助，使机体功能逐渐恢复。故根据经脉循行路线，分别选取手足阳明经穴位，以达调和经脉、疏通气血的作用。故选择 E。

110. 答案：D 解析：由本患者的症状可知本病为急性泄泻，治疗应该除湿导滞、疏调肠胃，应首选天枢、阴陵泉、上巨虚、水分等腧穴。天枢为大肠的募穴，调理胃肠传导功能；阴陵泉为脾经的合穴，疏调脾气、健脾利湿；上巨虚为大肠的下合穴，通调胃肠气机，运化湿滞；水分可以调节水电解质紊乱。故选择 D。

111. 答案：D 解析：遗尿伴有夜梦多应该宁心安神，故应选用百会、神门等穴位。故选择 D。

112. 答案：C 解析：由本患者的症状可知本病为月经先期，应选用清热调经的关元、血海、三阴交。关元为任脉经穴，足三阴经之交会，故为调理冲任之要穴；血海调理血分；三阴交为妇科疾病的要穴。故选择 C 项。

113. 答案：B 解析：本题其实主要考察的是灸神阙穴时应选用什么方法，应用隔盐灸，提高机体免疫力。故选择 B。

114. 答案：D 解析：由本患者的症状可知本病为牙痛之胃火炽盛，故应选用清胃降火的合谷穴和内庭穴。故选择 D。

115. 答案：B 解析：由患者突然昏仆、不省人事、目合口张、遗溺、手撒、四肢厥冷、脉细弱等症状，可判断患者所患病为中风中脏腑，且为脱证，治疗应回阳固脱，用隔盐灸，首选关元、神阙穴。关元为任脉和足三阴经交会穴，可扶助元阳；神阙为生命之根蒂，真气所系，可回阳固脱。故选择 B。

116. 答案：B 解析：十二经别是十二正经离、入、出、合的别行部分，是正经别行深入体腔的支脉。故选择 B。

117. 答案：C 解析：少府是心经的荥穴，神门是心经的原穴，阴郄是心经的郄穴，灵道是心经的经穴，通里是心经的络穴。故选择 C。

118. 答案：E 解析：委中是膀胱经的合穴和下合穴，故选择 E。

119. 答案：D 解析：手厥阴心经起于心中；手少阳三焦经经脉散络于心包；手太阳小肠经交会于大椎，向下进入缺盆部，联络心脏；足少阴肾经其支脉从肺出来络心，注入胸中。故 A、B、C、E 项均排除，只有手阳明大肠经未经过心。故选择 D。

120. 答案：D 解析：手三里穴的定位在前臂背面桡侧，当阳溪与曲池穴连线上，肘横纹（曲池穴）下 2 寸。故选择 D。

121~122. 答案：E、B 解析：咳嗽肺阴亏耗证可见痰少、质黏、夹有血丝；咳嗽痰热郁肺证可见痰多、色黄、质稠。

123~124. 答案：D、A 解析：热哮发作期应清热宣肺，化痰定喘，方选定喘汤或越婢加半夏汤。喘证痰热郁肺证，应用清泄痰热的桑白皮汤。

125~126. 答案：B、C 解析：郁证和不寐都可由阴虚火旺引起，但根据两者病机特点不同，郁证宜疏肝理气，开郁散结，故用滋水清肝饮。不寐宜养心安神定志，故用天王补心丹。其余选项虽也可滋阴降火，但是没有顾及两病病机的特点。

127～128.答案：D、B 解析：胃痛有风寒外袭，胃中气滞的实寒，症见胃痛暴作，畏寒喜暖，脘腹得温则痛减，舌苔薄白，脉弦紧，治宜散寒止痛。有脾胃阳气不足的虚寒，症见胃痛隐隐，喜温喜按，空腹痛甚，得食痛减，泛吐清水，神疲乏力，大便溏薄，舌淡苔白，脉迟缓，治宜温中健脾。

129～130.答案：E、A 解析：呃逆是胃气上逆动膈，气逆上冲，喉间发声的病证，病机为胃失和降，逆气动膈。选项B、C仅说明了其中一种病因，不够全面。噎膈是食管干涩或狭窄造成食物吞咽困难的病证，病因为内伤饮食、情志、年老肾亏，使气滞、血瘀、痰阻三邪交于食管，故病机为痰瘀互结，食管狭窄。

131～132.答案：E、B 解析：休息痢用连理汤；湿热痢用芍药汤；不换金正气散用于寒湿痢；驻车丸用于阴虚痢；桃花汤用于虚寒痢。

133～134.答案：A、B 解析：积聚是正气亏虚、脏腑失和，气滞、血瘀、痰浊蕴结于腹，引发腹内结块，或胀或痛为主要临床特征的病证，病机是气机阻滞，瘀血内结。臌胀是肝脾肾三脏受损，气、血、水瘀积腹内，以腹部胀大如鼓、皮色苍黄、腹壁脉络暴露为特征，或有胁下或腹部痞块，四肢枯瘦表现的病证，病机是肝脾肾受损，气滞血结，水停腹中。选项C、D的脏腑定位不完全准确。选项E的病理因素不全面。

135～136.答案：C、D 解析：治疗太阳经头痛的引经药是羌活、蔓荆子、川芎；治疗阳明经头痛的引经药是葛根、白芷、知母。

137～138.答案：A、B 解析：水肿风水泛滥证，用越婢加术汤疏风清热，宣肺行水；水肿湿毒浸淫证，用麻黄连翘赤小豆汤合五味消毒饮宣肺解毒，利湿消肿。

139～140.答案：B、D 解析：消渴中消证见多食易饥，胃热炽盛，故用玉女煎清胃泻火，养阴增液；虚劳肺阴虚证见干咳，咽燥，用沙参麦冬汤养阴润肺。

141～142.答案：A、D 解析：略。

143～144.答案：E、C 解析：胸部侧线由内向外依次是：足少阴肾经为旁开前正中线2寸；足阳明胃经为旁开前正中线4寸；足太阴脾经为旁开前正中线6寸。

145～146.答案：A、C 解析：骨会是大杼，脉会是太渊，绝骨是髓会，膈俞是血会，膻中是气会。

147～148.答案：A、D 解析：安眠穴在项部，当翳风与风池穴连线的中点。天柱穴在后发际正中直上0.5寸，旁开1.3寸，当斜方肌外缘凹陷中。

149～150.答案：B、D 解析：筋会穴是阳陵泉，八脉交会穴中通带脉的是足临泣。

第三单元

1.答案：C 解析：王维德的《外科全生集》创立了以阴阳为主的辨证论治法则，吴师机的《理瀹骈文》专述药膏的外治法，高锦庭的《疡科心得集》立论以鉴别诊断为主，汪机的《外科理例》提出了"治外必本诸内"的思想。故选择C。

2.答案：B 解析：汪机的《外科理例》提出了"治外必本诸内"的思想。故选择B。

3.答案：A 解析：以病因命名者，如冻疮、水火烫伤、破伤风、毒蛇咬伤、漆疮。故选择A。

4.答案：A 解析：痒是因风、湿、

热、虫之邪客于皮肤肌表，引起皮肉间气血不和；或由于血虚风燥，肤失濡养而成。瘀血一般致痛致肿，不会引起痒的症状。故选择A。

5. 答案：D　解析：痰肿势或软如棉，或硬如馒，不红不热。故选择D。

6. 答案：A　解析：火陷证凉血清热解毒，养阴清心开窍为其治法。干陷证应补益气血，清心安神开窍；虚陷证应温补脾肾。故选择A。

7. 答案：E　解析：刀晕轻症，只要扶持患者安静平卧，室温保暖即可；头位稍低，安静卧床；给饮开水或糖水；灸百会、人中或刺合谷、少商等穴救治。选项前四项是合理的，而选项E是不可取的，手术的前提是生命体征的稳定。故选择E。

8. 答案：E　解析：贯穿结扎法最适用于Ⅰ、Ⅱ期内痔，其他疾病也可以使用，但不是主要的。故选择E。

9. 答案：B　解析：疖是一种生于皮肤浅表的急性化脓性疾患，随处可生，小儿、青年多见本病，多发于发际、背部、臀部；有因治疗或护理不当形成"蝼蛄疖"，或反复发作、日久不愈的"多发性疖病"，则不易治愈。消渴病患者或脾虚便溏患者，病久后气阴双亏，容易感染邪毒，而致多发性疖病。故选择B。

10. 答案：E　解析：红丝疔是发于四肢，皮肤呈红丝显露，迅速向上走窜的急性感染性疾病。根据症状"红肿疼痛，并见红线1条向上走窜至小腿中段，边界清晰，伴有发热，左胯腹部淋巴结肿痛"可以判断为红丝疔。故选择E。

11. 答案：D　解析：颈痈、脐痈、腋痈、委中毒均属于痈的范畴，而锁喉痈属于发的范畴。故选择D。

12. 答案：C　解析：环跳疽愈后常见关节畸形、僵硬、不能活动，或造成关节脱位或僵硬，而形成残废。其他均不易发生。故

选择C。

13. 答案：C　解析：有头疽初期患处起一肿块，上有粟粒样脓头，肿块渐向四周扩大，脓头增多，色红灼热，高肿疼痛，伴发热恶寒，头痛纳差。溃脓期肿块进一步增大，疮面渐渐腐烂，形似蜂窝，肿块范围常超过10cm，甚至大于30cm，伴壮热、口渴、便秘、溲赤等。收口期脓腐渐尽，新肉开始生长，逐渐愈合。故选择C。

14. 答案：E　解析：患者应卧床休息，多饮开水，床边隔离。流火患者应抬高患肢，有皮肤黏膜破损者，应及时治疗，以免感染毒邪。因脚湿气致下肢复发性丹毒患者，应彻底治愈脚湿气。故选E。

15. 答案：A　解析：瘰疬常因情志不畅，肝气郁结，气滞伤脾，以致脾失健运，痰湿内生，结于颈项而成。痰湿化热，或肝郁化火，下灼肾阴，热胜肉腐成脓，或脓水淋漓，耗伤气血，渐成虚损。亦可因肺肾阴亏，以致阴亏火旺，肺津不能输布，灼津为痰，痰火凝结，结聚成核。而心主神明，与本病毫无关联。故选A。

16. 答案：C　解析：一般经后7～10天为检查乳房的最佳时间。故选择C。

17. 答案：D　解析：乳疬是以男性、儿童单侧或双侧乳晕部发生扁圆形肿块，触之疼痛为主要表现的乳房异常发育症。分为男性乳房发育异常和儿童乳房发育异常两大类，前者见于中、老年男性，多为继发性；后者见于10岁左右儿童，多为原发性。乳疬相当于西医的男性、儿童乳房发育异常症。故选D。

18. 答案：C　解析：乳痨是以乳房结块如梅李，不痛，边界不清，皮肉相连，肿块化脓，溃后脓出稀薄，疮口不易收敛，病程缓慢为主要表现的结核性疾病。故选C。而其他选项虽然有的可以见到界限不清和推之可移，但是只有乳痨前期无疼痛的症状。

19. 答案：C　解析：乳岩的发病主要与

情志因素有很大关系，女子以肝为先天，肝主疏泄，性喜条达而恶抑郁，一般乳房的疾病都与情志因素有关。故选C。

20. 答案：D 解析：瘿病发病部位在颈前结喉两侧，为结块或漫肿，多皮色不变，能随吞咽而上下移动。除D项外其他都是次要的特征。故选D。

21. 答案：A 解析：石瘿多见于40岁以上患者，多年存在的颈部肿块，突然迅速增大，坚硬如石，表面凹凸不平，随吞咽动作而上下的移动度减小，或固定不移。而气瘿边界不清，故排除。瘿痈有压痛。血瘿多有皮色变化。故选A。

22. 答案：A 解析：瘿在古代文献中，根据其临床表现以及与五脏的配属关系，分为五瘿：筋瘿、血瘿、肉瘿、气瘿、石瘿，其中筋瘿、血瘿多属颈部血管瘤以及气瘿与石瘿的并发症。故选A。

23. 答案：E 解析：石瘿一经确诊，宜早期施行根治性切除术。其他的都是其术后或术前的辅助疗法，或者保守治疗。故选E。

24. 答案：C 解析：脂瘤在肿块表面皮肤常可见针头大开口，略带黑色，挤之有白色分泌物溢出，且有臭气。故选C。选项A属于气瘤的特征；选项B是筋瘤的特征；选项D是肉瘤的特征；选项E属于骨瘤的特征。

25. 答案：D 解析：血瘤可发生于身体任何部位，但以四肢、躯干、面颈部多见。常在出生后即发现，随着年龄增长而长大，长到某种程度后，可停止进展。瘤体外观呈暗红色或紫蓝色，亦可为正常皮色，小如豆粒，大如拳头，质地柔软，状如海绵，压之可缩小，肢体活动时胀大。故选D。

26. 答案：B 解析：由皮肤病理变化直接产生的皮损称为原发性皮损，如斑疹、丘疹、水疱、脓疱、风团、结节等。选项A、C、D、E都是症状，不属于病的范畴。故

选B。

27. 答案：E 解析：鹅掌风相当于西医的手癣。男女老幼均可染病，以成年人多见。多数单侧发病，也可染及双手。以掌心或指缝水疱或掌部皮肤角化脱屑、水疱为皮损特点。本型可选用1号癣药水、2号癣药水或复方土槿皮酊外搽。糜烂型可以皮脂膏或雄黄膏外搽。

28. 答案：E 解析：本病好发于皮肤细嫩、皱褶部位，常从手指缝开始，1～2周内可广泛传布至上肢屈侧、肘窝、腋窝前、乳房下、下腹部、臀沟、外生殖器、大腿内上侧等处，偶尔侵犯其他部位，不侵犯头部及面部，但婴幼儿例外。皮损主要为红色丘疹、丘疱疹、小水疱、隧道、结节。结节常见于阴茎、阴囊、少腹等处；水疱常见于指缝；隧道为疥疮的特异性皮损，微微隆起，稍弯曲呈淡灰色或皮色，在隧道末端有个针头大的灰白色或微红的小点，为疥虫隐藏的地方。本病传染性极强，患者常有奇痒。故选E。

29. 答案：D 解析：皮损以糜烂、结痂为主者，选用青黛膏、清凉油乳剂或2%雷锁辛硫黄糊剂等外搽。皮损以潮红、丘疹为主者，选用三黄洗剂外搽，或青黛散冷开水调涂。故选D。

30. 答案：B 解析：本病总因禀赋不耐，人体对某些物质过敏所致。可因卫外不固，风寒、风热之邪客于肌表；风热之邪客于肌肤，外不得透达，内不得疏泄，遇热则皮损加重；风盛则剧痒；苔薄黄、脉浮数为风热犯表之象，治法宜疏风清热，方药消风散加减。故选B。

31. 答案：D 解析：久病体虚，阴血亏损，肌肤失养，故皮损色淡、鳞屑较多；阴血不足，津亏失润则口干、便干；舌淡红、苔薄白、脉细缓为血虚风燥之象。治则宜养血滋阴，润肤息风。故选D。

32. 答案：B 解析：湿热毒蕴型（急性

淋病）为外感热毒、湿热秽浊之邪，郁于肌肤，故见尿道口红肿；湿热毒邪下注膀胱，膀胱气化不利，故尿急，尿频，尿痛，淋沥不止，或见尿液混浊如脂；湿毒炽盛，则尿道黏膜水肿，附近淋巴结、前庭大腺红肿疼痛；热盛肉腐，则尿道口溢脓，宫颈有脓性分泌物；湿毒蕴伏血络，则宫颈充血、触痛；舌红、苔黄腻、脉滑数为湿热毒蕴之象，治法清热利湿，解毒化浊，方药用龙胆泻肝汤。故选B。知柏地黄丸适合阴虚毒恋型（慢性淋病）。

33. 答案：B 解析：淫秽疫毒循肝经下注并凝集于阴器，气血壅阻，痰瘀互结，故疳疮色呈紫红，四周坚硬突起，或横痃质坚韧，或杨梅结呈紫色结节，或腹硬如砖，肝脾肿大；舌淡紫或暗、苔腻或滑润、脉滑或细涩为痰瘀互结之象。故选B。

34. 答案：C 解析：直肠全长12cm。故选C。

35. 答案：D 解析：要彻底治愈，应行外痔静脉剥离。其他都是辅助的疗法。故选择D。

36. 答案：D 解析：此证型属于阴虚邪恋、肺肾阴虚，正气不足，湿热之邪蕴于肛门，留恋不去，则反复流稀薄脓水；阴虚内热则见潮热盗汗，心烦口干；舌红、少苔、脉细数为阴虚火旺之象，应该养阴清热。方选青蒿鳖甲汤加减。选择D。

37. 答案：D 解析：锁肛痔是指肛管直肠癌后期，肿块堵塞肛门，引起肛门狭窄，大便困难，犹如锁住肛门一样，故称锁肛痔。相当于西医的肛管直肠癌。其临床特点是便血、大便习惯改变、直肠肛管肿块。选择D。

38. 答案：E 解析：前列腺炎临床症状常会出现尿频、尿急、尿痛、尿道内灼热不适和尿末会滴出白色分泌物。故选E。

39. 答案：D 解析：患者属于体质偏阳虚，久则火势衰微，见肾阳不足之象。宜温肾固精，用济生肾气丸。故选D。

40. 答案：E 解析：湿热下注肾子，气血壅阻，经络不畅，故见睾丸或附睾肿大疼痛，阴囊皮肤红肿，皱纹消失，焮热疼痛，少腹抽痛，局部压痛明显；热盛肉腐，则局部形成脓肿，按之应指；正邪相争，营卫不和，故见恶寒发热；苔黄腻、脉滑数为湿热之象，治法清热利湿，解毒消肿，方药选枸橘汤或龙胆泻肝汤。故选E。

41. 答案：C 解析：局部红肿，渗液少量，而且有少许腐肉，宜用金黄膏薄敷，还可以加少量九一丹贴敷疮面上，再盖金黄膏。青黛膏用于湿疹者，A和B项用于腐肉较多时。故选C。

42. 答案：B 解析：中国九分法，双上肢面积占18%，故选B。头面、颈部为9%；躯干前后包括外阴部为27%；双下肢包括臀部为46%。

43. 答案：C 解析：本病因强热侵害人体，导致皮肤腐烂而成，火毒侵入营血，内攻脏腑，导致脏腑失和，阴阳平衡失调，火毒攻心壮热烦渴，躁动不安；火毒攻肺则呼吸气粗，鼻翼扇动。属于火毒内陷证。故选择C。

44. 答案：B 解析：本病由于损伤胃肠，导致肠道传化失司，糟粕停滞，气滞血瘀，瘀阻久则化热，盛则肉腐成痈。本病属于瘀滞证，治宜行气祛瘀，通腑泻热。湿热证宜通腑泻热，利湿解毒；热毒证宜通腑排脓，养阴清热。故选B。

45. 答案：D 解析：阴户，又称廷孔、四边、玉门、产门、龙门、胞门。子门是指子宫颈口。故本题选D。

46. 答案：C 解析：心主血，肝藏血，脾统血；胃主受纳腐熟，与脾同为生化之源；肾藏精，精化血；肺主一身之气，朝百脉而输布精微。故月经的产生与心、脾、胃、肾、肺有关。故选C。

47. 答案：B 解析：生理性带下指润

泽于阴户，阴道内无色无臭、黏而不稠的液体。故选择B。

48. 答案：D　解析：妊娠八九个月时，或腹中痛，痛定如常者，称为弄胎，故选择D。

49. 答案：B　解析：选项A、C、D皆起于胞中，E带脉束腰一周。只有选项B正确。

50. 答案：C　解析：A、B、D、E项都是肝郁血热证的临床表现。肝郁血热证经色深红或紫红、质稠。故选C。

51. 答案：B　解析：月经先期脾气虚治法补脾益气，摄血调经。故选B。

52. 答案：C　解析：由题干月经提前可知为月经先期；由量少、色红、质黏稠，伴手足心热、咽干口燥，舌红少苔，脉细数，可判断为阴虚血热证。月经先期阴虚血热证的代表方药是两地汤。故选C。

53. 答案：A　解析：由主症和兼症可知此病为月经后期的血虚寒证。治法为扶阳祛寒调经，主方为温经汤。故选A。

54. 答案：D　解析：由题干经期延后，量少，色暗红，有小血块，小腹胀痛，伴胸胁乳房胀痛，辨证为月经后期气滞证。方药首选乌药汤，也可用血府逐瘀汤。故选D。

55. 答案：A　解析：由题干经行先后不定辨病为月经先后无定期；由经量多、色红、质稠，少腹胀痛、乳房胀痛，舌暗红苔薄黄，脉弦，辨证为肝郁证。代表方药为逍遥散。故选A。

56. 答案：B　解析：由题干经行量多，色淡红，质清稀，伴有神疲肢倦，气短懒言，小腹空坠，面色㿠白，舌淡，苔薄，脉细弱，辨病为月经过多，辨证为气虚证。故选B。

57. 答案：D　解析：经期延长血瘀证是实证，选项D是虚证表现，故不选，其余皆是。故选D。

58. 答案：C　解析：治疗经间期出血肾阴虚证，应首选两地汤合二至丸。故选C。

59. 答案：E　解析：治崩三法是"塞流""澄源""复旧"。这三条要灵活运用，急则治标，缓则治本。故选项E最准确。

60. 答案：B　解析：月经先后无定期只有周期不定，但是不涉及经量的变化，故A选项错误。月经过多是经量增多，经期延长是经期的延长，两者都不涉及周期的变化，故C、D两项错误。婚后2年未避孕而未孕者称为不孕症，故E项错误。崩漏是指经期、周期、经量均发生异常改变的病变，故本题选B。

61. 答案：C　解析：由题干月经不规律8个月，现阴道出血40天，量时多时少，辨病为崩漏。由近3天量极多、色淡、质稀，伴气短神疲，面浮肢肿，舌淡苔薄白，脉缓弱，辨证为脾虚证。故选C。

62. 答案：C　解析：闭经的病因有气血两虚、肾气亏虚、阴虚血燥、气滞血瘀、痰湿阻滞、寒凝血瘀。痛经的病因有气滞血瘀、寒凝血瘀、湿热瘀阻、气血虚弱、肾气亏损、阳虚内寒。故选项C不是共同病机。

63. 答案：C　解析：由题干形体肥胖，胸胁满闷，呕恶痰多，面浮足肿，舌淡苔白腻，脉沉滑，辨证为痰湿阻滞。故选C。

64. 答案：B　解析：由形体渐胖，胸闷呕恶，倦怠乏力，月经停闭半年，平时带下量多色白，舌淡胖苔白腻，脉沉滑，诊断为闭经痰湿阻滞证，方用四君子汤合苍附导痰丸。故选B。

65. 答案：B　解析：治疗痛经气滞血瘀证，应首选膈下逐瘀汤或通经汤。故选B。

66. 答案：B　解析：由题干每于经行小腹冷痛，辨病是痛经，由得热痛减，月经量少，持续2～3天，色暗、质稀，腰腿酸软，舌淡苔白，脉沉细尺弱，辨证为寒凝血瘀证，故治法是温经暖宫止痛。故选B。

67. 答案：B　解析：由题干经前小腹疼痛拒按，辨病为痛经；由小腹疼痛拒按，有灼热感，平素少腹时隐痛，经来时疼痛加剧，低热，经色暗红，质黏，带下黄稠，溲黄，舌红苔黄腻，脉弦数，辨证为湿热瘀阻证。治法是清热除湿，化瘀止痛。故选B。

68. 答案：B 解析：从题干每于行经出现大便泄泻，辨病为经行泄泻；由腰酸畏寒，四肢不温，带下清稀如水，舌淡苔白，脉沉迟，辨证为肾虚证。故选B。

69. 答案：E 解析：由题干每于经期鼻衄，辨病为经行吐衄；由血量少、色红，潮热咳嗽，两颧潮红，咽干，口渴，舌红苔花剥，脉细数，辨证为肺肾阴虚。因为素体肺肾阴虚，虚火上炎，经行后阴虚更甚，虚火内炽，损伤肺络，故血上溢，而为吐衄；阴血虚则血量少，色红，虚火内盛，热伤胞络，故月经先期，量少；阴虚内热，故潮热咳嗽，两颧潮红，灼伤肺津，则咽干，口渴；舌红苔花剥、脉细数均是阴虚内热之象。治法是滋肾润肺。故选E。

70. 答案：E 解析：由题干51岁，月经不规律，辨病为绝经前后诸证；由精神萎靡，头晕耳鸣，腰痛如折，腹冷阴坠，形寒肢冷，舌淡苔白滑，脉沉细而迟，辨证为肾阳虚证。因为肾阳虚，命门火衰，阳气不能外达，经脉失于温煦，故精神萎靡，头晕耳鸣，腰痛如折，腹冷阴坠，形寒肢冷；舌淡苔白滑、脉沉细而迟皆肾阳虚衰之象。治法是温肾壮阳，填精养血。故选E。

71. 答案：C 解析：带下病的病因病机是湿邪伤及任带二脉，使任脉不固，带脉失约。故选C。

72. 答案：C 解析：由题干平时白带量多，终日不断，质稀清冷，腰膝酸冷，小腹发凉，小便清长，夜尿频多，舌淡苔薄白，脉沉迟。诊断为带下过多肾阳虚证。首选内补丸。故选C。

73. 答案：B 解析：由题干妇科检查：带下量多，黄绿色，质稀，有泡沫，诊断为滴虫阴道炎。故选B。

74. 答案：B 解析：妊娠期瘀阻胎元，使用活血化瘀药的原则是："所谓有故无殒，亦无殒也"，但需严格掌握剂量，衰其大半而止。故选B。

75. 答案：B 解析：由题干恶心呕吐，食入即吐，神疲思睡，舌淡苔白，脉滑缓，辨证为脾胃虚弱。故选B。

76. 答案：B 解析：由题干孕后因持重而继发腰酸腹痛，胎动下坠，辨病为胎动不安；精神倦怠，脉滑无力，辨证为气血虚弱证，治疗应首选胎元饮，以气血双补。故选B。

77. 答案：C 解析：题干停经38天，突然下腹部疼痛剧烈，呈持续性，伴头晕乏力，甚则晕厥，尿妊娠试验（+），符合异位妊娠的临床表现。后穹隆穿刺，是一种简单可靠的诊断方法，适用于疑有腹腔内出血的患者。故首选后穹隆穿刺。故选C。

78. 答案：E 解析：患者无跌仆伤史，可排除A；从口干不欲饮，舌暗红，脉沉弦来看，也不是气虚、血虚、肾虚的表现。而题干4年前因患子宫肌瘤自然流产1次，提示我们癥瘕伤胎。故选E。

79. 答案：D 解析：由题干妊娠70天，阴道下血，色鲜红，腰腹坠胀作痛，辨病为胎动不安；由手足心热，口干心烦，小便黄，大便秘结，舌红苔黄，脉滑数，辨证为血热证。方选保阴煎。故选D。

80. 答案：A 解析：由题干孕3堕3，辨病为滑胎；由头晕目眩，神疲乏力，心悸气短，舌质淡，苔薄白，脉细弱，辨证为气血虚弱证。代表方剂是泰山磐石散。故选A。

81. 答案：E 解析：由题干妊娠6个半月，面目四肢浮肿，辨病为子肿；由皮薄光亮，按之没指，纳呆便溏，舌胖嫩苔薄腻，脉滑缓无力，辨证为脾虚证。方选全生白术散。故选E。

82. 答案：B 解析：由题干先由脚肿渐

及于腿，皮色不变，随按随起，辨证为气滞证。故选 B。

83. 答案：A 解析：由题干妊娠 3 个月，小便频数而急，尿黄赤，艰涩不利，辨病为妊娠小便淋痛；由形体消瘦，手足心热，舌红苔薄黄，脉细滑数，辨证为阴虚津亏证。方选知柏地黄汤。故选 A。

84. 答案：E 解析：产后发热病因有感染邪毒、外感、血瘀、血虚。选项 E 不是。故选 E。

85. 答案：C 解析：产后发热是指产褥期内，高热寒战或发热持续不退，并伴有其他症状者。题干产后 5 日，高热寒战，符合产后发热的定义，故选 C。

86. 答案：C 解析：产后腹痛的定义是产妇在产褥期内，发生与分娩或产褥有关的小腹疼痛。题干产后小腹疼痛，提示产后腹痛；由小腹疼痛，拒按、恶露少、色暗、有块，行而不畅，胸胁胀痛，舌暗苔白滑，脉弦涩，辨证为血瘀证。所以本题诊断为产后腹痛血瘀证。故选 C。

87. 答案：E 解析：由题干产后月余，遍身关节疼痛，四肢酸楚麻木，辨病为产后身痛；由头晕心悸，舌淡红苔白，脉细无力，辨证为血虚证。故选 E。

88. 答案：E 解析：从题干产后恶露 1 个月不止，可确定为产后恶露不绝；从症状量多、色淡、无臭气，小腹空坠，神倦懒言，舌质淡，脉缓弱，可诊断为气虚证。方用补中益气汤，故选 E。

89. 答案：C 解析：由题干下腹包块 1 月余，小腹胀痛，诊断为癥瘕；由小腹胀痛，痛无定处，辨证为气滞血瘀证。故选 C。

90. 答案：A 解析：由题干有盆腔炎病史，下腹部疼痛结块，缠绵日久，痛连腰骶，辨病为盆腔炎；由下腹部疼痛结块，缠绵日久，经行加重，经血量多有块，带下量多，精神不振，纳少乏力，舌质紫暗有瘀

点，苔白，脉弦涩无力，辨证为气虚血瘀证。代表方剂是理冲汤。故选 A。

91. 答案：E 解析：由题干已婚 3 年不孕，辨病为不孕症；由头晕耳鸣，腰酸腿软，畏寒肢冷，性欲淡漠，舌淡苔白，脉沉细而迟，辨证为肾阳虚。方选温胞饮或右归丸。故选 E。

92. 答案：A 解析：由题干阴部奇痒干涩 7 天，辨病为阴痒；由五心烦热，腰酸腿软，舌红少苔，脉细数，辨证为肝肾阴虚证，方选知柏地黄汤。故选 A。

93. 答案：B 解析：雌激素作用有促进卵泡发育、促使乳腺管增生、促进第二性征发育、促进骨中钙的沉积、使宫颈黏液分泌增加；促进外生殖器发育、丰满、色素沉着等。选项 B 是孕激素的生理作用。故选 B。

94. 答案：E 解析：钱乙重视小儿脾胃病的调理，提出"疳皆脾胃病"的著名论断。故选 E。

95. 答案：C 解析：小儿营养不良是指体重低于正常均值的 85%。故选 C。

96. 答案：C 解析：新生儿仅有反射性活动（如吮吸、吞咽等）和不自主的活动；1 个月小儿睡醒后常做伸欠动作；2 个月时扶坐或侧卧时能勉强抬头；4 个月时可用手撑起上半身；6 个月时能独坐片刻；8 个月会爬；10 个月可扶走；小儿 12 个月会独走。故选 C。

97. 答案：B 解析：吴鞠通的稚阴稚阳理论，包括了机体柔嫩、气血未盛、脾胃虚弱、肾气未充、腠理疏松、神气怯弱、筋骨未坚等特点，概括为"脏腑娇嫩，形气未充"。故选 B。

98. 答案：E 解析：与成人一样，小儿的正常舌象为淡红舌，故选 E。舌质淡白为心阳不足；舌质绛红为心阴不足；舌质紫暗或暗红为瘀血内阻。

99. 答案：E 解析：为方便计算，可采用下列比例用药：新生儿用成人量的 1/6，

乳婴儿用成人量的1/3，幼儿用成人量的1/2，学龄儿童用成人量的2/3或接近成人用量。一般成人煎药量为200mL，经计算婴儿（＜1岁）服用的中药煎出量是66.7mL，故选E。

100. 答案：B 解析：新生儿黄疸分为生理性和病理性两大类。生理性黄疸大多在生后2～3天出现，4～6天达高峰，10～14天消退，早产儿持续时间较长，除有轻微食欲不振外，一般无其他临床症状。若生后24小时内即出现黄疸，3周后仍不消退，甚或持续加深，或消退后复现，均为病理性黄疸。故选B。

101. 答案：A 解析：风寒感冒证的症状为恶寒，无汗，头痛，鼻塞流清涕，喷嚏咳嗽，口不渴，咽不红，舌苔薄白，脉浮紧，故选A。风热感冒以"发热重，有汗或少汗，咽红肿痛，舌红，苔薄黄或指纹浮紫"为特征；暑邪感冒发于夏季，以"发热，头痛，身重困倦，食欲不振，舌红，苔黄腻"为特征；感冒夹痰以"咳嗽加剧，痰多，喉间痰鸣"为特征；感冒夹滞以"脘腹胀满，不思饮食，大便不调，小便短黄，舌苔厚腻，脉滑"为特征。

102. 答案：A 解析：由"咳后伴有深吸气样鸡鸣声，舌质红，舌苔黄，脉滑数"可判断为痰热咳嗽证，而治法为清肺化痰止咳，故选A。麻杏石甘汤合苏葶丸清肺涤痰，止咳平喘，治疗热性哮喘；苏子降气汤合黛蛤散降逆平喘，清肺除烦，治疗上实下虚之咳喘；麻黄汤治疗风寒表证；泻白散合黛蛤散清肺平肝，顺气降火，治疗肝火犯肺之咳嗽。

103. 答案：A 解析：本证多见于肺炎喘嗽的中期，痰热俱甚，郁闭于肺，而见题干所述诸症。临床以发热、咳嗽、痰壅、气急、鼻扇为特征，治法是清热宣肺，涤痰定喘。故选A。

104. 答案：A 解析："曾咳喘反复发作"此为交代病史，所给信息不足以做出诊断，但此与解题关系不大，不需理会。自汗怕冷，说明肺气虚而卫表不固；面色白、气短懒言、倦怠乏力、自汗怕冷、舌淡苔薄均为气虚表现。由此可诊断为肺气虚。治宜补肺固表，方用玉屏风散，故选A。六君子汤主治脾胃气虚兼有痰湿；金匮肾气丸主治肾阳不足；二陈汤主治痰湿咳嗽；参苓白术散主治脾胃气虚夹湿。

105. 答案：B 解析：由"舌上溃破，色红疼痛"可判断为口疮，口疮中心火上炎证用泻心导赤汤。故选B。

106. 答案：D 解析：泄泻辨病容易，重在辨证。"粪色深黄臭秽""口渴引饮""舌红苔黄腻"为关键症状，表明内有湿热。所以辨其证候为湿热泻，故选D。

107. 答案：A 解析：小儿厌食脾失健运证的治法是调和脾胃，运脾开胃。故选A。

108. 答案：D 解析：患儿除不思乳食外，伴有"脘腹胀满，疼痛拒按，呕吐酸馊，烦躁哭吵，大便较干，臭秽"的乳食停聚、积而不消、气滞不行之证，所以为积滞。厌食为脾胃不和，受纳运化失常，多为虚证；腹痛多为急性发作，一般要作为主症出现才可以诊断；疳证是脾胃受损、气液耗伤而导致的全身虚弱羸瘦、面黄发枯的小儿疾病；呕吐也是急性发作，与腹痛一样，一般也是作为首发症状时才诊断。故选D。

109. 答案：D 解析：干疳，亦称"疳极"，临床表现为极度消瘦，貌似老人，腹凹如舟，精神萎靡。故选D。

110. 答案：D 解析：患儿主症是遍身汗出2个月，诊为汗证。遍身汗出可见于营卫失调和气阴亏虚，但气阴亏虚以盗汗为主，此患儿为自汗，并无盗汗和阴虚表现，所以辨证为营卫失调。治宜调和营卫，方用黄芪桂枝五物汤。故选D。

111. 答案：B 解析：由"皱眉眨眼，

摇头耸肩，嘴角抽动，时伴异常发声"可诊为多发性抽搐症。故选B。习惯性抽搐往往只有一组肌肉抽搐，如眨眼、皱眉、龇牙或咳嗽。发病前常有一些诱因，症状轻，预后好，但此症与多发性抽搐症并无严格界限，有些病儿可发展为多发性抽搐症。癫痫的主症为猝然仆倒，不省人事，四肢抽搐，项背强直，口吐涎沫，牙关紧闭，目睛上视，瞳仁散大，对光反射迟钝或消失。注意力缺陷多动症以注意力不集中、自我控制差，动作过多、情绪不稳、冲动任性，伴有学习困难，但智力正常或基本正常为主要临床特征。风湿性舞蹈病是风湿热主要表现之一，表现为四肢较大幅度的无目的而不规则的舞蹈样动作，生活经常不能自理，常伴肌力及肌张力减低，并可有风湿热其他症状。故选B。

112. 答案：A 解析：患儿主症为水肿。"水肿从眼睑开始，迅速波及全身，皮肤光亮，按之凹陷即起"为风水水肿的典型表现；"咽红肿痛，肢体酸痛，苔薄白，脉浮"表明邪在肺卫。所以该病为小儿水肿的风水相搏证。治当疏风宣肺，利水消肿。故选A。

113. 答案：C 解析：肾主骨生髓，主生长发育和生殖，发育迟缓必责之于肾；肝主筋，颈项痿软，不能行走为肝肾精血不足，不能营注于筋骨所致。故选C。

114. 答案：B 解析：发热5天后热盛出疹，未见淋巴结肿大，皮疹布发，疹点由细小稀少而逐渐稠密，疹色先红后暗，皮疹凸起，触之碍手，压之退色。由此可以诊断为麻疹出疹期。方用清解透表汤。故选B。

115. 答案：A 解析：有外感症状，发热当天出现全身的细小淡红疹，未见特殊体征，当诊断为风疹。患儿起病急，以低热出疹为主症，全身症状不重，为邪犯肺卫证，方用银翘散。故选A。

116. 答案：B 解析："发热，口腔内可见数个疱疹，手、足掌心部出现米粒大小的斑丘疹、疱疹，疱液清亮，躯干处未见皮疹"并伴有"纳差恶心，呕吐腹泻"症状，所以诊为手足口病。"发热2天，舌质红，苔薄黄腻，脉浮数"表明有外感肺卫症状，"纳差恶心，呕吐腹泻"说明脾脏受到外邪侵袭，是外邪自口鼻而入，侵犯肺脾，不是单纯的肺卫表证，故选B。

117. 答案：D 解析：蛔厥证，用乌梅丸。蛔虫症无突然胃脘部绞痛之类的急性症状，方用使君子散。

118. 答案：C 解析：患儿3岁以下，夏季发病，临床以长期发热、口渴多饮、多尿、无汗为特征，故诊为夏季热。朝盛暮衰、口渴多饮为该病上盛下虚证的主要表现，故选C。

119. 答案：C 解析：本题考察的是过敏性紫癜与特发性血小板减少性紫癜的鉴别点，血小板减少性紫癜当然血小板减少，故选择C。

120. 答案：A 解析：指纹淡红，多为内有虚寒，故选A。

121～122. 答案：B、D 解析：高锦庭的《疡科心得集》揭示了外科病因的一般规律，立论以鉴别诊断为主，并将温病三焦辨证学说融合于疡科的辨证施治之中，王洪绪的《外科全生集》创立了以阴阳为主的辨证论治法则。

123～124. 答案：C、D 解析：特殊之毒包括虫毒、蛇毒、疯犬毒、漆毒、药毒、食物毒和疫毒、无名毒。某些人由于禀性不耐，接触生漆后而发漆疮。凡跌打损伤、沸水、火焰、冷冻等，都可直接伤害人体，属于外来伤害。

125～126. 答案：D、E 解析：肺善：声音响亮，不喘不咳，呼吸均匀，皮肤润泽。肾善：并无潮热，口和齿润，小便清长，夜卧安静。

127～128. 答案：E、B 解析：男子

乳头属肝，乳房属肾；女子乳头属肝，乳房属胃。故乳房疾病与肝、胃二经及肾经、冲任二脉关系最为密切。

129～130. 答案：A、B　解析：略。

131～132. 答案：A、C　解析：脱疽寒湿证应首选阳和汤，脱疽热毒证应首选顾步汤，脱疽血瘀证应用桃红四物汤，而气阴两虚证应用黄芪鳖甲汤。

133～134. 答案：A、C　解析：月经先期的病因病机主要是气虚和血热。由题干月经周期提前可知为月经先期；由量多、色淡、质稀、神疲乏力、小腹空坠、纳少便溏，可判断为气虚证。由题干产后恶露量多可判断为产后恶露不绝；由过期不止、色深红、质稠黏而臭秽、口干咽燥、面色潮红，可知为血热证。

135～136. 答案：A、C　解析：治疗经期出血肾阴虚证，应首选两地汤；治疗经间期出血湿热证，应首选清肝止淋汤。

137～138. 答案：A、C　解析：痛经气滞血瘀证的治法是理气化瘀止痛；痛经气血虚弱证的治法是益气养血止痛。

139～140. 答案：A、C　解析：略。

141～142. 答案：C、D　解析：本着"急则治标，缓则治本"的原则，体质较强的癥瘕患者，其治法是先攻后补；久病体弱的癥瘕患者，其治法是攻补兼施。

143～144. 答案：A、B　解析：妇人腹痛肾阳虚衰证的治法是温肾助阳，暖宫止痛；妇人腹痛气滞血瘀证的治法是行气活血，化瘀止痛。

145～146. 答案：A、E　解析：《颅囟经》首创纯阳理论。"稚阴稚阳学说"首见于吴鞠通《温病条辨》"小儿稚阳未充，稚阴未长也"。

147～148. 答案：A、D　解析：疳证的兼证：舌疳——脾病及心；眼疳——脾病及肝；肺疳——脾病及肺；骨疳——脾病及肾；疳肿胀——阳虚水泛。

149～150. 答案：A、E　解析：略。

第四单元

1. 答案：B　解析：稽留热：体温保持在39℃～40℃以上达数天或数周，24小时内波动范围不超过1℃，见于伤寒、肺炎球菌肺炎等。弛张热：体温在39℃以上，24小时波动范围达2℃以上，最低体温高于正常水平，见于败血症、风湿热、重症肺结核和化脓性炎症等。回归热：体温骤升达39℃或以上，持续数天后又骤降至正常，数天后又骤升，持续数天后又骤降，如此反复。不规则热：发热无明显规律，见于结核病、风湿热等。长期使用解热药或激素类药后发热无明显规律。故本题选B。

2. 答案：D　解析：胸壁疼痛特点：部位局限，有压痛；皮肤病变可有红、肿、热；带状疱疹可见沿神经分布的疱疹，疼痛呈刀割样、灼伤样，剧烈难忍，持续时间长；非化脓性肋骨软骨炎局部可隆起，压痛明显，活动时加重。故本题选D。

3. 答案：A　解析：咳嗽声音嘶哑见于喉炎、喉结核、喉癌与喉返神经麻痹等。本题选A。

4. 答案：D　解析：白细胞增多见于各种呼吸道炎症；支气管哮喘及肺吸虫病患者可见夏科-雷登结晶；上呼吸道炎症多见口腔鳞状上皮细胞，气管、支气管炎症多见黏液柱状上皮细胞，下呼吸道炎症多见纤维柱状上皮细胞；色素细胞出现常见于心力衰竭、肺炎、肺气肿、肺出血等；支气管哮喘者可见杜什曼螺旋体。故本题选D。

5. 答案：B　解析：引起咯血的原因据文献报导有130多种，一般较常见的是支气管疾病、肺部疾病、心脏病及某些全身性疾病。在我国临床上肺结核咯血仍是最常见的咯血原因之一，占所有咯血总数的

60%～92.4%。故本题选 B。

6. 答案：E　解析：急性脑血管疾病多表现为潮式呼吸和间停呼吸。癔病多表现为精神性呼吸困难。急性感染所致的毒血症表现为潮式呼吸和间停呼吸。慢性阻塞性肺气肿多表现为呼气性呼吸困难。左心功能不全多表现为夜间阵发性呼吸困难。故本题选 E。

7. 答案：A　解析：洋地黄引起的呕吐为中枢性呕吐，故选 A。其余选项均可引起周围性呕吐。

8. 答案：C　解析：一般在上消化道大量出血后，均有黑便，但不一定有呕血。只有胃内积血超过 300mL 时可以出现呕血。出血部位在幽门以下者只表现为黑便，幽门以上者常有呕血。因此表现为呕血或黑便，或两者兼有，取决于出血量。故本题选 C。

9. 答案：A　解析：胆汁淤积可分为肝内胆汁淤积和肝外胆汁淤积。前者见于肝内胆管泥沙样结石、癌栓、寄生虫病、毛细胆管型病毒性肝炎、药物性胆汁淤积、原发性胆汁性肝硬化等。肝外性胆汁淤积可由胆总管结石、狭窄、炎性水肿、肿瘤及蛔虫阻塞等引起。故本题选 A。

10. 答案：B　解析：轻度意识障碍包括意识模糊、嗜睡状态和朦胧状态。中度意识障碍包括混浊状态或精神错乱状态、谵妄状态。重度意识障碍包括昏睡状态或浅昏迷状态、昏迷状态、深昏迷状态和木僵状态。故本题选 B。

11. 答案：A　解析：叩诊音临床上分为清音、鼓音、过清音、浊音和实音 5 种。振水音可见于正常人餐后或饮入多量液体时，也可见于胃扩张、幽门梗阻及胃液分泌过多等。故本题选 A。

12. 答案：C　解析：被动体位是指患者不能自己调整和变换肢体躯干的位置，见于极度衰弱和意识丧失者。故本题选 C。

13. 答案：C　解析：高血压性脑出血的临床特点为突然出现剧烈头痛，并且多伴有躁动、嗜睡或昏迷。血肿对侧出现偏瘫、瞳孔的变化，早期单侧瞳孔缩小，当血肿扩大，脑水肿加重，遂出现颅内压增高，引起血肿侧瞳孔散大等脑疝危象，出现呼吸障碍，脉搏减慢，血压升高。随后即转为中枢性衰竭。出血量少时，血肿可以自行吸收消散，症状逐渐缓解。故本题选 C。

14. 答案：B　解析：呆小症：小颅同时伴有智力障碍（痴呆症）。先天性梅毒：方颅。脑积水：巨颅。选项 C、E 的头颅几乎为正常。故本题选 B。

15. 答案：A　解析：腮腺管开口部位在上颌第 2 臼齿相对应的颊黏膜上。故本题选 A。

16. 答案：B　解析：心绞痛发作时，应首选的药物为硝酸甘油。普萘洛尔、硝苯地平、异搏定为降压药。哌替啶为镇痛药。故本题选 B。

17. 答案：E　解析：胸部异常浊音或实音是由于肺组织含气量减少、不含气的肺病变、胸膜病变或胸壁组织局限性肿胀所致。常见于以下疾病：①肺部病变：肺炎、肺结核、肺栓塞、肺脓肿、肺部肿瘤、肺水肿、肺部广泛纤维化和肺包囊虫病等。②胸膜病变：胸腔积液、胸膜肿瘤和胸膜肥厚等。③胸壁病变：胸壁水肿、胸壁结核和胸壁肿瘤等。故本题选 E。

18. 答案：A　解析：正常人在喉部、胸骨上窝，背部第 6、7 颈椎和第 1、2 胸椎附近可闻及支气管呼吸音。如在正常肺泡呼吸音部位听到支气管呼吸音即为异常支气管呼吸音，或称管状呼吸音，常见于肺组织实变、肺内大空腔、压迫性肺不张。故本题选 A。

19. 答案：A　解析：由气管移位考虑患者可能有胸腔、肺、纵隔及单侧甲状腺的病变。气管左移、右侧胸腔较左侧饱满，提示该侧气胸或胸腔积液病变；叩诊呈浊音或实音则属于胸腔积液病变。故本题选A。

20. 答案：D 解析：左心室增大：心尖搏动向左下移位，甚至可达腋中线，提示左心室舒张末容积增加、射血分数减少，故本题选D。

21. 答案：B 解析：心脏的邻近组织对心脏浊音界有明显影响。例如，大量胸腔积液、积气时，心浊音界向健侧移位，患侧心脏浊音界则可叩不出；肺气肿时，可使心脏浊音界变小或叩不出。故本题选B。

22. 答案：B 解析：安静状态下出现明显的颈动脉搏动，提示心排血量增加或脉压增大的疾病，常见于发热、甲状腺功能亢进症、高血压、主动脉瓣关闭不全或严重贫血等。故本题选B。

23. 答案：E 解析：胃痉挛、胃穿孔、急性胰腺炎的腹部查体不可能为腹平软，无压痛、反跳痛，肠鸣音存在。心绞痛取硝酸甘油片含服，可以缓解。故本题选E。

24. 答案：E 解析：反跳痛是腹腔内脏器的炎症已累及腹膜壁层的征象，当突然抬手时腹膜被牵拉而引起剧烈疼痛。故本题选E。

25. 答案：B 解析：音调高亢响亮，称肠鸣音活跃或亢进，如肠鸣音高亢呈叮当金属声，见于机械性肠梗阻。故本题选B。

26. 答案：B 解析：急性胰腺炎腹痛往往在暴饮暴食后发生，为钝痛、刀割样痛、钻痛或绞痛，向腰背部呈带状放射，水肿型3～5天即缓解，出血坏死型发展较快可引起全腹痛。当重型者腹内渗出液较多时，则压痛、反跳痛及肌紧张明显。故本题选B。

27. 答案：D 解析：脊椎叩击痛阳性可见于脊椎结核、骨折及椎间盘突出、棘间韧带损伤。故本题选D。

28. 答案：E 解析：中枢性瘫痪的特点：上运动神经元瘫痪，大脑皮质运动区或锥体束受损，引起对侧肢体单瘫或偏瘫，表现为瘫痪肌肉张力增高——折刀样、腱反射亢进、浅反射消失、出现病理反射，瘫痪肌肉不萎缩。故本题选E。

29. 答案：C 解析：血白细胞总数增多的意义在于：①急性感染：包括化脓菌感染、杆菌感染引起的肾盂肾炎、胆囊炎等，病毒感染引起的传染性单核细胞增多症、乙型脑炎等，寄生虫感染引起的急性血吸虫病、螺旋体病引起的钩端螺旋体病等。重度感染时可引起白细胞总数显著增高并可出现明显核左移。②严重烧伤、较大手术后、心肌梗死等引起的组织损伤、坏死。③数量极度增高时，见于恶性肿瘤、白血病，尤其是慢性白血病。④急性失血。⑤急性化学药物有机磷中毒，也见于糖尿病酮症酸中毒、尿毒症等引起的代谢性中毒。故本题选C。

30. 答案：C 解析：凝血时间缩短见于妇女口服避孕药、血栓栓塞性疾病及血液高凝状态等。故本题选C。

31. 答案：B 解析：肝硬化诊断依据：①病毒性肝炎、长期饮酒病史。②肝功能减退和门静脉高压症的临床表现。③肝脏质地坚硬有结节感。④肝功能实验阳性。⑤肝活检有假小叶形成。常见并发症：上消化道出血、肝性脑病、感染、肝肾综合征、原发性肝癌、电解质和酸碱平衡紊乱等。故本题选B。

32. 答案：C 解析：①内生肌酐清除率低于参考值的80%以下者，则表示肾小球滤过功能减退。②内生肌酐清除率低至50～70mL/min，为肾功能轻微损害。③内生肌酐清除率至31～50mL/min，为中度损害。④内生肌酐清除率至30mL/min以下，为重度损害。⑤内生肌酐清除率低至11～20mL/min，为早期肾功能不全。⑥内生肌酐清除率低至6～10mL/min，为晚期肾功能不全。⑦内生肌酐清除率低于5mL/min，为肾功能不全终末期。故本题选C。

33. 答案：E 解析：血脂是人体中一种重要物质，有许多非常重要的功能，但是不能超过一定的范围。如果血脂过多,容易造成"血稠",在血管壁上沉积,逐渐形成小斑块,这就是人们常说的动脉粥样硬化。这些斑块增多、增大,逐渐堵塞血管,使血流变慢,严重时血流可中断。这种情况如果发生在心脏,就易引起冠心病。故本题选E。

34.答案:B 解析:抗核抗体常用于弥漫性结缔组织病的诊断,尤其是抗核抗体中的抗双链(天然)DNA抗体对诊断系统性红斑狼疮有较高的特异性;抗Sm抗体是诊断系统性红斑狼疮特异性抗体。故本题选B。

35.答案:B 解析:细菌性痢疾时,可见大量与黏液相混的脓细胞;过敏性肠炎、肠道寄生虫病(尤其是钩虫病及阿米巴痢疾),粪便中可见较多的嗜酸性粒细胞,还可伴有夏科-雷登结晶。巨噬细胞体积大于一般白细胞,核较大而偏于一侧,见于细菌性痢疾。故本题选B。

36.答案:B 解析:慢性支气管炎的诊断标准为每年咳嗽、咳痰时间超过3个月,连续2年以上,本例患者病史5年,可认为该患者符合慢性支气管炎诊断。近年来加重,且两肺闻及干湿啰音,白细胞、中性粒细胞增多,为肺部感染征象,故本题选B。

37.答案:C 解析:肺心病由慢性广泛性肺-胸疾病发展而来,呼吸和循环系统的症状常混杂出现。一般认为凡有慢性广泛性肺、胸疾病患者,一旦发现有肺动脉高压、右心室增大而同时排除了引起右心增大的其他心脏病可能时,即可诊断为本病。故本题选C。

38.答案:B 解析:肺炎链球菌性肺炎对青霉素最敏感,故本题选B。

39.答案:D 解析:内源性哮喘指非过敏原因引起的哮喘,绝大多数是因呼吸道感染诱发,以冬季气候变化时多见,以女性居多。患者常先有呼吸道感染或支气管的咳嗽咳痰史及发热等全身症状,逐渐出现哮喘。发作时虽与外源性哮喘相似,但起病慢、持续较久,且逐渐加重,顽固性者夜间发作较为多见,待感染控制后才能平息。间歇期长短不一,无规律性,治疗时加用抗菌药物可使症状及早缓解。故本题选D。

40.答案:C 解析:高热寒战3天,伴咳嗽,胸痛,痰中带血,提示肺部可能出现疾病,因此应选择既经济又能检查肺部大部分疾病的筛查性检查方法X线。故本题选C。

41.答案:D 解析:选项A往往先有急性上呼吸道感染的症状,少有胸痛、痰中带血;选项B反复咳嗽咳痰、咯血;选项C不会出现痰中带血,听诊为胸膜摩擦音;选项E多有吸烟史,无明显感染表现。故本题选D。

42.答案:D 解析:患者有结核中毒表现:低热,盗汗,乏力,且胸片的病变部位为结核的好发部位(尖背段)。故选D。其余各项,虽都可有发热咳嗽,但都无结核感染特征性临床表现。

43.答案:E 解析:老年男性,长期咳嗽,抗感染治疗无效时,应考虑是否为肺癌。中心型肺癌发生于支气管,易导致支气管堵塞而发生右肺中叶炎症,此时应行纤维支气管镜检查,故本题选E。

44.答案:E 解析:左心衰竭以肺淤血及心排血量降低表现为主,其中呼吸困难是左心衰竭最早出现和最重要的症状。咳嗽、咳痰、咯血、乏力同时也是左心衰竭的症状,但最早出现和最重要的症状是呼吸困难,故本题选E。

45.答案:B 解析:心尖区可闻及舒张期杂音为二尖瓣狭窄的特征。颈静脉怒张、肝肋下2cm为体循环淤血,右心衰竭的表现。同时还有因体循环淤血,导致的胃肠道功能紊乱。故本题选B。选项A、D无心脏杂音表现;选项C为肺循环淤血,表现应为端坐呼吸、咳嗽、咳粉红色泡沫痰、胸闷心慌、呼吸困难等。

46. 答案：B 解析：患者有风湿热病史，并出现心脏杂音，考虑风湿性心脏瓣膜病。心尖部听到舒张期隆隆样杂音为二尖瓣狭窄特有的杂音，且二尖瓣狭窄导致左房血液淤滞，增大。故本题选B。选项A为心尖部收缩期杂音；选项C为胸骨右缘第2~3肋间舒张期杂音；选项D为胸骨右缘第2~3肋间收缩期杂音；选项E为胸骨左缘第2~3肋间收缩期杂音。

47. 答案：E 解析：患者的临床表现及体检为体循环淤血，右心衰的表现。结合患者关节疼痛3年病史，以及心尖部闻及舒张期杂音，可能为二尖瓣有赘生物，故首先考虑为风湿性心脏病导致左房室瓣新生赘生物，左心房血液流出受阻而致右心衰，故本题选E。

48. 答案：C 解析：患者发病时血压200/120mmHg，结合发作时眩晕、失语的表现，可诊断为高血压脑病。故本题选C。肢体活动无障碍，神经反射正常，故D项排除。本病例无心脏损伤的直接证据，故排除E项。

49. 答案：D 解析：心绞痛以发作性胸痛为主要临床表现，疼痛部位主要在胸骨体上段或中段之后，可波及心前区，有手掌大小范围，故本题选D。

50. 答案：D 解析：胃溃疡的主要症状是上腹部钝痛，故本题选D。A嗳气，反酸可见于反流性食管炎，选项B、C、E均不是胃溃疡的特征性症状。

51. 答案：C 解析：该患者青年男性，上腹部灼痛，饥饿时加重，进食后缓解，并有反酸等症状，上腹部有压痛，考虑十二指肠溃疡可能性大，故本题选C。选项D进食后疼痛加重。

52. 答案：C 解析：肝硬化出血倾向的原因按照由主到次排列如下：①凝血因子生成减少。②血小板数量减少及功能异常。③抗凝物质增多。④纤维蛋白溶解增加。⑤血管损伤。⑥弥漫性血管内凝血。故选C。

53. 答案：C 解析：患者中年男性，有乙肝病史，无发热、寒战等感染表现，故排除B。结合查体，选项A肝表面多光滑，肝区持续性疼痛不常有；选项D、E虽都有肝质硬，表面不平，压痛，但肝体积多缩小，且有癌症的恶病质表现。故本题选C。

54. 答案：C 解析：患者有乙肝病史，且已出现肝硬化门脉高压的临床表现：脾大。故柏油样便应考虑为食管胃底侧支循环内压力过高破裂出血的结果。故选C。选项A、B胃肠道出血量少，很少出现柏油样便。选项D可有脾大，但无其他上述症状。选项E不会出现脾大，且与乙肝无关。

55. 答案：A 解析：上消化道出血、胃肠道穿孔、幽门梗阻、癌变均为消化性溃疡的并发症，但最常见的为上消化道出血，故选择A。

56. 答案：D 解析：血清淀粉酶增高为急性胰腺炎的特征性改变。患者有暴饮暴食诱因，并出现消化道症状和上腹部压痛，故本题选D。选项A多因不洁的饮食或冷热变化引起，无血清淀粉酶增高；选项B有溃疡史，且穿孔后会出现腹膜炎体征，腹壁紧张度增加；选项C在进食油腻食物和夜间易发作；选项E有心前区疼痛。

57. 答案：C 解析：选项A多有肝脾肿大、侧支循环建立、腹水，肝功能指标异常，少有尿液异常；选项B多有前驱链球菌感染。慢性肾炎是临床表现相似的一组肾小球疾病，它们共同的表现是水肿、高血压和尿异常改变。普通型病程迁延，病情相对稳定，多表现为轻度至中度的水肿、高血压和肾功能损害。尿蛋白（＋）~（＋＋＋），离心尿红细胞＞10个/高倍视野和管型尿等。肾病型主要表现为肾病综合征，24小时尿蛋白定量＞3.5g，血清白蛋白低于30g/L，水肿一般较重和伴有或不伴高脂血症。病理分型以微小病变、膜性、膜增殖、局灶性肾小球硬化等为多见。选项E全身浮肿少见，尿蛋白（+～++）。故本题选C。

58．答案：C 解析：新婚妇女若不注意外阴卫生，尿道附近的细菌很容易进入尿道和膀胱，甚至随尿液反流入肾盂，引起上尿路感染，临床表现为发热、尿路刺激征，尿中白细胞增多或白细胞管型。故本题选C。膀胱炎很少出现白细胞管型，故排除E。

59．答案：E 解析：再生障碍性贫血是一种获得性骨髓造血功能衰竭症，雄激素是治疗再生障碍性贫血的有效药物，故本题选E。

60．答案：A 解析：白血病急性期可见红细胞、血小板减少，淋巴细胞性白血病还可见肝、脾、淋巴结肿大；选项B可见全血细胞减少，但肝、脾一般不肿大。故本题选A。

61．答案：C 解析：皮肤反复出血，外周血小板减少，骨髓增生活跃，颗粒型巨核细胞增多，可推断产板型巨核细胞减少，故首先诊断为特发性血小板减少性紫癜。检查结果未见红细胞及白细胞的减少，骨髓未见增生低下，故排除A。脾功能亢进及过敏性紫癜不出现如该患者的骨髓变化。排除D和E。患者病程半年，除巨细胞外其他系均正常，骨髓增生活跃而不是极度活跃，综合考虑可排除B。故本题选C。

62．答案：E 解析：甲状腺功能亢进症时机体基础代谢率增高，心率加快，故本题选E。甲亢时，甲状腺呈弥漫性肿大；情绪激动；由于脉压差增大，可出现毛细血管搏动征等周围血管征；也可有肝功能异常，偶有肝大、黄疸，为甲亢患者胃肠蠕动增快，吸收不良出现营养障碍和甲状腺激素直接作用的结果。

63．答案：D 解析：1型糖尿病应用胰岛素治疗的常见并发症为胰岛素应用过量导致低血糖，进而昏迷。其治疗应首先提高血糖浓度，故本题选D。选项A会加重病情，故排除A。选项B补充钾后，血糖会随钾离子进入组织细胞而加重低血糖，故排除B。选项C、E与本题关系不大。

64．答案：E 解析：1型糖尿病应用胰岛素治疗的常见并发症为胰岛素应用过量导致低血糖，进而昏迷。故本题选E。

65．答案：A 解析：大发作又称全身性发作，半数有先兆，如上腹部不适。发作时有些患者先发出尖锐叫声，后即有意识丧失而跌倒，有全身肌肉强直、呼吸停顿，数秒钟后，有阵挛性抽搐，抽搐后全身松弛或进入昏睡（昏睡期），此后意识逐渐恢复。故本题选A。选项B无全身痉挛现象；选项C精神运动性发作以有不规则及不协调动作如吮吸、咀嚼、寻找为主；选项D局限性发作为一侧口角、手指或足趾的发作性抽动或感觉异常；选项E癫痫持续状态发作时间大于30分钟。

66．答案：C 解析：显性感染是指临床上出现某一传染病所特有的综合征，最少见。因此选C。隐性感染是指只能通过免疫学检查才能发现，最常见。故B错误。病原携带状态是指人体不出现临床症状，第二常见。故D错误。潜伏性感染是由于机体免疫功能足以将病原体局限化而不引起显性感染，称为携带者；待机体免疫功能下降时，才引起显性感染。故E错误。

67．答案：D 解析：甲类传染病：鼠疫、霍乱；乙类传染病：传染性非典型肺炎（SARS）、艾滋病、病毒性肝炎、脊髓灰质炎、狂犬病等；丙类传染病：流行性感冒、流行性腮腺炎、风疹、麻风病、伤寒和副伤寒等。故本题选D。SARS、狂犬病、炭疽、流行性出血热和高致病性禽流感均属于乙类传染病。

68．答案：C 解析：急性重型肝炎病情发展迅速，2周内出现极度乏力，严重消化道症状，出现神经、精神症状，表现为嗜睡、烦躁和谵妄等，D 正确；黄疸急剧加深，胆酶分离，A 正确；有出血倾向，B 正确；出现急性肾衰竭，E 正确；肝浊音界进行性缩小，故本题选 C。

69. 答案：A　解析：患者有乏力、食欲不振、厌油的症状说明肝脏出现问题，而体检发现肝脏肿大并且有压痛，丙氨酸转氨酶升高，而没有消瘦的症状，并且发病较急，考虑急性肝炎。故选 A。

70. 答案：C　解析：流行性出血热的病理解剖可见脏器中肾脏病变最明显。肉眼可见肾脂肪囊水肿、出血，镜检肾小球充血，基底膜增厚；肾小管受压而变窄或闭塞；间质有细胞浸润。故本题选 C。

71. 答案：E　解析：流行性出血热的传播途径包括呼吸道传播、消化道传播、接触传播、母婴传播和虫媒传播等 5 种方式，B 项表述错误、E 项正确；流行性出血热具有明显的季节性和人群分布的流行特征，其中黑线姬鼠传播者以 11 月至次年 1 月为高峰、家鼠传播者 3～5 月为高峰、林区姬鼠传播者在夏季为高峰，人群分布则以男性青壮年农民和工人发病多，A、C 项错误；典型病例病程有五期，非典型和轻型病例可以出现越期现象，而重型的病例可出现重叠现象，D 项错误。故本题选 E。

72. 答案：D　解析：高危人群存在下列情况两项或两项以上者，应考虑艾滋病的可能：①近期体重下降 10% 以上。②慢性咳嗽或腹泻 3 个月以上。③间歇或持续发热 1 个月以上。④全身淋巴结肿大。⑤反复出现带状疱疹或慢性播散性单纯疱疹感染。⑥口咽念珠菌感染。A、B、E 选项均支持艾滋病的诊断。艾滋病在 4 期主要出现 5 种表现，其中神经系统症状主要表现有头痛、癫痫、进行性痴呆和下肢瘫痪等，故 C 项也支持艾滋病诊断。艾滋病对皮肤黏膜造成的损害，主要是肿瘤和感染等，并不出现出血症状，故皮肤黏膜出血不能作为艾滋病诊断的依据，故本题选 D。

73. 答案：C　解析：脑脊液检查是流行性脑脊髓膜炎明确诊断的重要依据。发病过程中，脑脊液压力升高，外观混浊呈脓性，故 A 项正确；蛋白质含量增高，糖及氯化物含量均减少，故 B、D、E 项正确；细胞计数常高达 1.0×10^6/L，以中性粒细胞为主，因此 C 选项错误。

74. 答案：D　解析：流行性乙型脑炎主要分布在亚洲远东和东南亚地区，经蚊传播，多见于夏秋季，临床上急起发病，有高热、意识障碍、惊厥、强直性痉挛和脑膜刺激征等，重型患者病后往往留有后遗症。因此选 D。野鼠是流行性出血热的传染源，故 E 错误。

75. 答案：C　解析：典型的伤寒自然病程可分为 4 期：①初期：发热是最早的症状，常伴有全身不适、食欲减退、咽痛和咳嗽等。②极期：常有典型的伤寒表现，如持续高热、明显食欲减退、中毒性脑病的表现、肝脾肿大和皮肤出现玫瑰疹等。③缓解期：体温下降、食欲好转。④恢复期：体温正常，食欲恢复。故伤寒患者多于极期出现玫瑰疹，故本题选 C。

76. 答案：D　解析：目前认为志贺菌致病必须具备 3 个条件：一是具有介导细菌吸附的光滑性脂多糖 O 抗原；二是具侵袭上皮细胞并在其中繁殖的能力；三是侵袭、繁殖后可产生毒素。题目中的 D 选项符合其中的第二个必须条件，其他选项均不符合这三个必须条件中的一项。故本题选 D。

77. 答案：A　解析：腹痛、腹泻、黏液脓血便，伴发热恶寒符合细菌性痢疾的典型症状，首选 A 选项。阿米巴痢疾多不发热，粪便检查为暗红或果酱色血便，故排除 B 选项；急性胃肠炎无发热症状，大便多为黄色水样便，故可排除 C 项；流行性脑脊髓炎无典型的胃肠道症状，可排除 D 项；霍乱一般无发热，多数不伴腹痛（O_{139} 血清型发热、腹痛比较常见），粪便检查可见黏液和少许的红、白细胞，可初步排除 E 项。故本题选 A。

78. 答案：D　解析：患者短时间内出现频繁腹泻，但无腹痛及里急后重，同时有呕吐，而这比较像霍乱的表现，但为了确定细菌的类别，需要进一步的检查，而选项 A、B、C 不具有代表性，只有应用悬滴实验，才能确定是否为霍乱弧菌。故选 D。

79. 答案：A　解析：伤寒菌进行血培养时在病程的第 1～2 周阳性率高达 80%～90%，第 3 周降到 50%，以后更低，所以题中间阳性率最高时，C、D、E 被排除。而第 1 周时病情在初期，症状逐渐明显，这时阳性率逐渐升高，所以在第 1 周末的时候会达到高峰，所以选 A。

80. 答案：D　解析：不伤害原则的解释：不伤害原则要求对医学行为进行受益与伤害的权衡，把可控伤害控制在最低限度之内。故本题选 D。

81. 答案：B　解析：尽量为患者选择安全有效的药物，属于道德要求中的义务。在医疗过程中要为患者保守秘密属于保密。对婴幼患儿、老年患者的用药应该谨慎，防止肾功能损害属于审慎。钻研药理知识，防止粗疏和盲目用药属于审慎。故本题选 B。

82. 答案：B　解析：使用辅助检查手段时认真严格地掌握适应证是必须首先要遵守的；必要检查能尽早确定诊断和进行治疗并且有利于提高医生诊治疾病的能力；医生应从患者的利益出发决定该做的项目。所以 B 可以广泛积极地依赖各种辅助检查明显不符合医德的要求，是应该阻止的行为。综上，故本题选 B。

83. 答案：E　解析：人体实验的类型包括自体实验、自愿实验、强迫实验。这些实验都需要付出道德代价。天然实验也是人体实验的类型，但其不需要付出道德代价。综上，故本题选 E。

84. 答案：C　解析：卫生法的立法宗旨和最终目的是保护公民健康。故本题选 C。

85. 答案：A　解析：我国的卫生行政法规包括：《医疗机构管理条例》《血液制品管理条例》《医疗事故处理条例》《医疗废物管理条例》等。故选 A。

86. 答案：D　解析：全国人大及其常委会是宪法和基本法律的制定和颁布机构。卫生法属于基本法律，故本题选 D。

87. 答案：A　解析：行政处罚包括人身罚、财产罚、行为罚、申诫罚。人身罚包括行政拘留、劳动教养；财产罚包括罚款、没收财物；行为罚包括责令停产、停业、暂扣或者吊销许可证和营业执照；申诫罚包括警告、通报批评。故本题选 A。

88. 答案：D　解析：全国医师资格考试办法的制定部门是国务院卫生行政部门。故选 D。

89. 答案：B　解析：改变执业地点的行为应到准予注册的卫生行政部门办理变更注册手续。故本题选 B。

90. 答案：C　解析：受理申请医师注册的卫生行政部门除《中华人民共和国执业医师法》第 15 条规定的情形外，应当自收到申请之日起 30 日内准予注册，并发给由国务院卫生行政部门统一印制的医师执业证书。故本题选 C。

91. 答案：D　解析：精神药品是指直接作用于中枢神经系统，使之兴奋或抑制，连续使用能产生依赖性的药品。故本题选 D。

92. 答案：A　解析：麻醉药品、精神药品、医疗用毒性药品、放射性药品等属于特殊管理药品，故本题选 A。

93. 答案：A　解析：《中华人民共和国药品管理法》第 75 条规定，违法销售超过有效期的药品，其所在地的药品监督管理行政执法机构应给予的处罚是，没收违法销售药品和违法所得，并处以非法所得一倍以上三倍以下的罚款。故本题选 A。

94. 答案：A 解析：传染性非典型肺炎防治工作应坚持的原则是预防为主、防治结合、分级负责、依靠科学、依法管理。故本题选 A。

95. 答案：A 解析：疫情责任报告人发现甲类传染病和乙类传染病中的艾滋病、肺炭疽的患者、病原携带者和疑似传染病患者时，城镇于 6 小时内，农村于 12 小时内，以最快的通信方式向发病地的卫生防疫机构报告，并同时报出传染病报告卡。故本题选 A。

96. 答案：A 解析：医疗机构发现甲类传染病时，对病原携带者、疑似病人的密切接触者，应依法在指定场所进行医学观察，故选择 A。B、C 选项不够准确；对病原携带者无须治疗，D、E 选项都提到治疗，故错误。

97. 答案：B 解析：医疗事故是指医疗机构及其医务人员在医疗活动中，违反医疗卫生管理法律、行政法规、部门规章和诊疗护理规范、常规，过失造成患者人身损害的事故。在医疗活动中，由于患者病情异常而发生医疗意外不属于违反医疗卫生管理法律、行政法规、部门规章和诊疗护理规范、常规，故本题选 B。

98. 答案：B 解析：《医疗事故处理条例》中规定医疗机构发生重大医疗事故，主管部门接到报告后组织人员对事故进行调查处理。故本题选 B。

99. 答案：E 解析：医德规范是指导医务人员进行医疗活动的思想和行为准则。故本题选 E。

100. 答案：C 解析：医疗废物是指医疗卫生机构在医疗、预防、保健及其他相关活动中产生的具有直接或间接感染性、毒性以及其他危害性的废物。故本题选 C。

101. 答案：A 解析：急腹症包括腹膜炎症、腹腔器官急性炎症（如急性胃、肠、胰腺、胆囊炎，急性出血性坏死性肠炎）、空腔脏器阻塞扩张（如肠梗阻、胆道结石、泌尿系统结石、胆道蛔虫病）、脏器扭转破裂（如肠扭转、肠绞窄、肠系膜或大网膜扭转、卵巢扭转、肝脾破裂、异位妊娠破裂等）、腹腔内血管阻塞（如缺血性肠病、夹层腹主动脉瘤）、腹壁疾病（腹壁挫伤、腹壁脓肿、带状疱疹）、胸部疾病（如肺炎、肺梗死、心绞痛、心肌梗死、急性心包炎、胸膜炎）、全身性疾病（如腹型过敏性紫癜、尿毒症、铅中毒等），故本题选 A。

102. 答案：D 解析：左心衰竭、肺结核夜间咳嗽明显，可能与夜间肺淤血加重、迷走神经兴奋性增高有关。故本题选 D。

103. 答案：D 解析：肺炎球菌肺炎由于渗出到肺泡内的红细胞破坏后释放出含铁血黄素，混在痰中，故出现铁锈色痰。故本题选 D。

104. 答案：A 解析：病毒性脑炎均可引起颅压增高而发生呕吐。多不伴有恶心，但有剧烈头痛。呕吐与饮食无关。亦可伴有不同程度的意识障碍。故本题选 A。

105. 答案：B 解析：胆红素尿由尿内含有大量结合胆红素所致，呈深黄色，见于肝细胞性黄疸及阻塞性黄疸。因此在溶血性黄疸中，尿中结合胆红素多阴性。故选 B，其他选项皆不符。

106. 答案：E 解析：哮喘持续状态的治疗：①吸氧。②迅速缓解气道痉挛。常用琥珀酸氢化可的松、甲基强的松龙或地塞米松静脉滴注或注射。③及时进行人工通气。④注意并发症：包括预防和控制感染；补充足够液体量，避免痰液黏稠；纠正严重酸中毒和调整水电解质平衡等。故本题选 E。

107. 答案：B 解析：选项 A 还有胸痛表现，检查：气管位置向患侧偏移；选项 C 有突发的胸痛、胸闷、呼吸困难，患者常高瘦体形，检查：气管位置向患侧偏移，叩诊鼓音，听诊患侧呼吸音减弱或消失；选项 D

常因肺炎、肺癌等引起，伴有胸闷、呼吸困难，检查：气管位置向患侧偏移，听诊呼吸音减弱；选项 E 多有低热、盗汗、消瘦等结核中毒表现，PPD（+）。A、C、D、E 可排除，故选 B。

108. 答案：B　解析：原发性支气管肺癌可见痰中带血、胸闷、气急等原发肿瘤引起的表现。结合题中症状，诊断为原发性支气管肺癌。

109. 答案：B　解析：患者病程短才 2 天，2 天后就出现胸痛，伴咳嗽，痰中带血，排除选项 C、D；无喘息、呼吸困难、哮鸣音，故排除选项 E；伴高热寒战，考虑炎症可能大。急性支气管炎临床以咳嗽伴（或不伴）有支气管分泌物增多为特征。而痰中带血是肺炎的一种表现。故选 B。

110. 答案：E　解析：肺结核多有结核感染表现：低热、盗汗、消瘦、乏力等，好发于肺尖背段。故本题选 E。选项 A、B、C、D 都无结核感染表现。选项 A、B 有发热、咳嗽咳痰表现，选项 C 还有反复咯血，选项 D 多有胸痛、痰中带血。

111. 答案：A　解析：咳嗽是原发癌肿引起的肺癌最常见的早期症状，另外，咯血、喘鸣、胸闷、气急、体重下降、发热也是原发癌肿引起的主要症状。而胸痛、吞咽困难等是肿瘤局部扩展引起的症状；头痛、呕吐、厌食、肝区疼痛等是肝外转移引起的症状。故本题选 A。

112. 答案：C　解析：患者有吸烟史，且年龄 50 岁，咳嗽，痰中有血丝，考虑肺癌可能大。同时胸腔穿刺抽出大量血性胸水，更支持这一诊断，说明已发生胸膜转移，影响了胸水的代谢，导致胸腔大量积液。故本题选 C。根据胸水的性质可鉴别其他选项。选项 A、B 为黄色；选项 D 为脓性；选项 E 为乳白色。

113. 答案：D　解析：萎缩性胃炎的胃黏膜表面反复受到损害后导致黏膜固有腺体萎缩，甚至消失，因此，胃黏膜有不同程度的变薄，颜色灰暗，并常伴有肠上皮化生，炎性反应及不典型增生。其余选项均不是萎缩性胃炎的表现。故本题选 D。

114. 答案：D　解析：胃溃疡最常见的症状为上腹痛，而患者在饭后腹痛，提示为胃溃疡。而近期的疼痛突然加剧、食欲减退、体重减轻均提示癌变；检查中又见贫血貌和肿大的淋巴结，故本题选 D。选项 A、B、C、E 一般不引起淋巴结肿大，选项 C 的主要症状应为因梗阻导致的呕吐。

115. 答案：B　解析：淤胆型肝炎主要表现为急性病毒性肝炎较长时期的肝内梗阻性黄疸，临床自觉症状轻微，常表现有皮肤瘙痒、粪便颜色变浅，肝功能检查血清胆红素明显升高，以直接胆红素为主。选项 A、C、D、E 等均符合淤胆型肝炎的临床表现，故本题选 B。

116. 答案：E　解析：肺部机会性感染中以孢子菌肺炎最为常见。

117. 答案：A　解析：CD_4^+T 淋巴细胞在 HIV 直接和间接作用下，细胞功能受损和大量破坏，导致细胞免疫缺陷。虽然同时还侵犯其他类型免疫细胞：单核吞噬细胞、B 淋巴细胞、NK 细胞损伤及 HIV 感染后的免疫应答异常。最主要的还是 CD_4^+T 淋巴细胞，故选择 A。

118. 答案：E　解析：《中华人民共和国执业医师法》第十五条到第二十条规定：申请个体开业的执业医师要求其经执业医师注册后在医疗机构中执业满 5 年，按照有关规定办理审批手续，才能行医。故本题选 E。

119. 答案：B　解析：除特殊需要外，第一类精神药品的处方，每次不得超过 3 日的常用量，故本题选 B。

120. 答案：A　解析：依照《麻醉药品管理办法》的规定，麻醉药品的处方剂量，每张处方注射剂不得超过 2 日的常用量。故本题选 A。

121. 答案：A 解析：肺结核痰中带血丝，伴低热，盗汗。支气管扩张痰量较多，为湿性咳嗽。肺癌剧烈干咳，痰中带血丝。风湿性心脏病（二尖瓣狭窄）多咯血，痰为暗红色。急性肺水肿为咳粉红色泡沫样痰。故本题选A。

122. 答案：B 解析：左心衰竭发生呼吸困难的主要原因是肺淤血和肺泡弹性降低，因而影响换气导致功能障碍。本题选B。

123. 答案：E 解析：喷射性呕吐常发生在患有脑部疾病时，如脑炎或脑部肿瘤，因颅内压增高而出现喷射性呕吐。故选E。

124. 答案：D 解析：幽门梗阻时，呕吐重，呕吐物量大，有隔夜食物及酸臭味，不混有胆汁。故本题选D。

125. 答案：A 解析：能够导致肝细胞广泛损害的疾病均可发生黄疸，如病毒性肝炎、肝硬化、钩端螺旋体病、败血症、中毒性肝炎等。故本题选A。

126. 答案：E 解析：青少年胸段下部及腰段均后凸，多为发育期姿势不良或患脊椎骨软骨炎的后果。故本题选E。

127. 答案：D 解析：霍夫曼征单侧或双侧阳性，这是颈6以上脊髓受压的重要体征。下肢肌肉痉挛侧可出现巴宾斯基征阳性，髌、踝阵挛阳性。故本题选D。

128. 答案：D 解析：血小板减少常见于血小板减少性紫癜、脾功能亢进、再生障碍性贫血和白血病等症。故本题选D。

129. 答案：A 解析：引起血沉加快的原因：①风湿热和急性传染病如麻疹、猩红热、脑膜炎或败血症等。②活动性结核病。③炎症：肺炎、乳突炎、化脓性胆囊炎、输卵管炎、动脉炎等。④血液和心血管疾病：各类贫血、白血病、多发性骨髓瘤、组织变性或坏死性疾病如心肌梗阻、胶原病等。⑤其他：如严重酒精中毒、恶性肿瘤、黑热病、疟疾、注射异性蛋白和手术等。故本题选A。

130. 答案：E 解析：慢性肾炎晚期则出现尿比重固定在1.010左右的等张尿，表明肾小管重吸收功能很差。故本题选E。

131. 答案：A 解析：该患者为中老年男性，咳嗽、咳痰3年，每年发病持续4个月，听诊可闻及干啰音，X线检查无异常，考虑慢性支气管炎可能性大，故选A。选项B应有发热。C听诊可闻及哮鸣音。选项D、E的X线检查有阴影。

132. 答案：B 解析：肺心病的诊断应该包括病史有慢性支气管炎、肺疾病、胸廓病变、肺血管病等原发疾病史；临床表现有原发病的症状（两肺散在干、湿啰音），体检有肺动脉瓣区第二心音亢进（为右心室肥大的表现）。故本题选B。

133~134. 答案：C、A 解析：由于胆石在肠道内的移动使胆囊或胆总管平滑肌扩张及痉挛而产生胆绞痛，一般在中上腹或右上腹持续加重。故133题选C。由于溃疡发生后可自行愈合，但每于愈合后又好复发，故常有上腹疼痛长期反复发作的特点，并与饮食之间具有明显的相关性，且具节律性，故134题选A。

135~136. 答案：A、A 解析：呼吸困难、咳嗽、咳痰、咯血和胸痛等是呼吸系统疾病最主要症状；循环系统疾病的主要症状为：呼吸困难、心悸、咳嗽、咯血、水肿及心前区疼痛等；消化系统疾病的主要症状是呕吐和腹泻；腰痛是泌尿系统疾病的主要症状；肌肉震颤常为神经系统、内分泌系统疾病的表现。故两题均选A。

137~138. 答案：C、A 解析：Murphy（墨菲）征阳性可见急性胆囊炎。麦氏点压痛多见于急性阑尾炎。Courvoisier（库瓦济埃）征阳性见于胰腺肿瘤或胰腺囊肿，胰头瘤压迫胆总管导致阻塞时黄疸明显加深，肝和胆囊因胆汁淤积而肿大，胆囊常可触及，但无压痛。板状腹见于腹膜炎。

139～140.答案：E、A　解析：P波——左右两心房的去极化。QRS—左右两心室的去极化。T波——两心室复极化。P-R间期——房室传导时间。Q-T间期——从QRS波开始到T波结束，反映心室肌除极和复极的总时间。ST段——从QRS波结束到T波开始，反映心室各部分都处于去极化状态。

141～142.答案：A、B　解析：慢性支气管炎分为单纯型与喘息型两型。前者主要表现为反复咳嗽、咳痰；后者除咳嗽、咳痰外尚有喘息症状，并伴有哮鸣音。

143～144.答案：E、B　解析：选项A见于心肌缺血；选项B见于急性心肌梗死、心肌坏死；选项C、D临床意义广泛，特异性不强；选项E见于急性心肌梗死、心肌损伤。

145～146.答案：C、E　解析：血小板减少性紫癜的典型症状为皮肤黏膜出血，故145题选C；白血病病人常有胸骨下端局部压痛，故146题选E。

147～148.答案：C、E　解析：医学关系中的主体在道义上应享有的权力和利益属于权利。医学关系中的主体在道义上应履行的职责和使命属于义务。医学关系中的主体对应尽义务的自我认识和自我评价的能力是指良心。医学关系中的主体因履行道德职责受到褒奖而产生的自我赞赏是指荣誉。医学关系中的主体在医疗活动中对自己和他人关系的内心体验和感受是指情感。

149～150.答案：A、E　解析：医疗事故赔偿，应当考虑下列因素，确定具体赔偿数额：①医疗事故等级。②医疗过失行为在医疗事故损害后果中的责任程度。③医疗事故损害后果与患者原有疾病状况之间的关系。发生医疗事故的赔偿等民事责任争议，医患双方可以协商解决；不愿意协商或者协商不成的，当事人可以向卫生行政部门提出调解申请，也可以直接向人民法院提起民事诉讼。

中医执业医师资格考试最后成功四套胜卷（三）答案

第一单元

1.E	2.C	3.B	4.C	5.E	6.A	7.C	8.C	9.D	10.D
11.C	12.D	13.B	14.B	15.C	16.A	17.B	18.B	19.A	20.C
21.D	22.B	23.A	24.B	25.C	26.C	27.D	28.E	29.D	30.B
31.D	32.E	33.A	34.B	35.E	36.A	37.E	38.D	39.D	40.C
41.B	42.C	43.E	44.D	45.A	46.C	47.D	48.C	49.A	50.D
51.B	52.A	53.C	54.E	55.E	56.D	57.B	58.E	59.E	60.A
61.A	62.D	63.A	64.D	65.B	66.C	67.C	68.D	69.D	70.E
71.D	72.D	73.B	74.E	75.E	76.A	77.C	78.D	79.A	80.C
81.E	82.D	83.C	84.B	85.A	86.E	87.D	88.D	89.A	90.C
91.A	92.B	93.E	94.A	95.B	96.D	97.C	98.B	99.C	100.C
101.D	102.C	103.B	104.E	105.E	106.D	107.C	108.C	109.C	110.B
111.A	112.A	113.D	114.D	115.E	116.B	117.A	118.C	119.E	120.E
121.A	122.E	123.E	124.A	125.D	126.A	127.C	128.E	129.A	130.D
131.A	132.C	133.A	134.E	135.C	136.B	137.E	138.E	139.A	140.C
141.E	142.C	143.B	144.B	145.E	146.B	147.C	148.E	149.B	150.E

第二单元

1.B	2.C	3.A	4.A	5.A	6.B	7.A	8.B	9.D	10.C
11.B	12.A	13.D	14.C	15.B	16.D	17.C	18.A	19.A	20.B
21.C	22.B	23.D	24.C	25.C	26.E	27.A	28.D	29.C	30.A
31.A	32.C	33.C	34.A	35.B	36.B	37.D	38.A	39.C	40.D
41.E	42.C	43.C	44.C	45.D	46.C	47.B	48.C	49.D	50.E
51.E	52.B	53.E	54.B	55.E	56.D	57.E	58.D	59.A	60.C
61.C	62.D	63.B	64.C	65.D	66.C	67.C	68.A	69.B	70.B
71.B	72.A	73.A	74.C	75.D	76.D	77.B	78.C	79.B	80.C
81.D	82.A	83.E	84.A	85.E	86.B	87.C	88.B	89.B	90.D
91.D	92.E	93.B	94.C	95.E	96.D	97.C	98.A	99.C	100.D
101.B	102.D	103.D	104.B	105.C	106.A	107.E	108.E	109.E	110.C
111.E	112.D	113.E	114.A	115.A	116.E	117.C	118.C	119.C	120.E
121.D	122.A	123.D	124.D	125.B	126.A	127.C	128.C	129.C	130.B

131.E 132.B 133.B 134.D 135.A 136.E 137.B 138.A 139.A 140.C
141.E 142.B 143.D 144.A 145.D 146.B 147.E 148.C 149.A 150.C

第三单元

1.C 2.E 3.D 4.D 5.D 6.E 7.D 8.B 9.A 10.D
11.B 12.C 13.B 14.B 15.C 16.D 17.C 18.B 19.C 20.A
21.B 22.B 23.E 24.C 25.C 26.B 27.C 28.C 29.C 30.A
31.C 32.A 33.C 34.D 35.D 36.B 37.D 38.E 39.B 40.A
41.A 42.B 43.B 44.C 45.C 46.B 47.B 48.C 49.D 50.A
51.B 52.D 53.C 54.D 55.B 56.B 57.B 58.B 59.A 60.E
61.B 62.A 63.C 64.D 65.B 66.E 67.E 68.A 69.D 70.E
71.C 72.E 73.A 74.D 75.B 76.E 77.C 78.C 79.B 80.A
81.A 82.E 83.E 84.D 85.A 86.B 87.A 88.C 89.D 90.C
91.E 92.D 93.E 94.A 95.E 96.B 97.D 98.A 99.C 100.D
101.A 102.E 103.A 104.D 105.D 106.D 107.C 108.B 109.C 110.D
111.B 112.C 113.D 114.D 115.C 116.D 117.D 118.D 119.A 120.C
121.B 122.D 123.A 124.D 125.C 126.D 127.E 128.A 129.B 130.D
131.B 132.C 133.A 134.D 135.E 136.B 137.C 138.D 139.D 140.B
141.C 142.B 143.E 144.A 145.A 146.A 147.D 148.C 149.A 150.B

第四单元

1.D 2.D 3.A 4.B 5.A 6.E 7.A 8.D 9.A 10.D
11.A 12.C 13.A 14.C 15.E 16.D 17.E 18.E 19.D 20.E
21.D 22.D 23.B 24.A 25.A 26.B 27.C 28.B 29.C 30.B
31.E 32.D 33.D 34.A 35.E 36.C 37.D 38.C 39.A 40.C
41.C 42.D 43.D 44.B 45.D 46.A 47.A 48.B 49.E 50.D
51.E 52.B 53.C 54.A 55.C 56.D 57.C 58.D 59.A 60.A
61.D 62.E 63.B 64.E 65.C 66.E 67.B 68.A 69.E 70.A
71.E 72.C 73.B 74.E 75.D 76.B 77.C 78.A 79.D 80.E
81.B 82.C 83.B 84.D 85.C 86.C 87.B 88.B 89.A 90.A
91.A 92.A 93.D 94.C 95.D 96.C 97.C 98.C 99.D 100.D
101.D 102.A 103.D 104.A 105.E 106.B 107.C 108.D 109.C 110.C
111.C 112.B 113.C 114.B 115.D 116.E 117.A 118.B 119.C 120.C
121.D 122.B 123.D 124.E 125.E 126.B 127.B 128.A 129.C 130.D
131.B 132.E 133.D 134.B 135.D 136.C 137.B 138.A 139.A 140.E
141.B 142.E 143.D 144.B 145.C 146.B 147.B 148.A 149.D 150.C

中医执业医师资格考试最后成功四套胜卷（三）解析

第一单元

1. 答案：E　解析：中医证候是指疾病发生和演变过程中某阶段以及患者个体当时所处特定内、外环境本质的反映，它以相应的症、舌、脉、形、色、神表现出来，能够不同程度地揭示病因、病位、病性、邪正盛衰、病势等病机内容，为辨证论治提供依据。故选择E。

2. 答案：C　解析：《素问·阴阳应象大论》："天地者，万物之上下也；阴阳者，气血之男女也；左右者，阴阳之道路也；水火者，阴阳之征兆也；阴阳者，万物之能始也。""阳"代表积极、进取、刚强的事物或现象；"阴"代表消极、退守、柔弱的事物或现象。故选择C。

3. 答案：B　解析：阳虚则寒、阴盛则阳病、阴损及阳为阴阳失衡后出现的病理变化，故排除A、D、E；C寒者热之为疾病的治疗原则。故选择B。

4. 答案：C　解析：A项为春，B项为夏，C项为长夏，D项为秋，E项为冬，故选择C。

5. 答案：E　解析：生我，克我，我生，我克，为五行的相生相克；制化为正常情况下的相生相克，异常情况下的相生相克为胜复；只有正常情况下的相生相克，即制化下五行才能保持整体动态平衡，故选择E。

6. 答案：A　解析：金生水，肺为母，肾为子，肺病及肾为母病及子，故选择A。

7. 答案：C　解析：心藏神，主神志，无论生理活动还是心理活动，都是五脏六腑尤其是五脏共同完成的。在这些生命活动中，心起着主宰作用，故历代医家又称心为人身之君主，五脏六腑之大主。故选择C。

8. 答案：C　解析：肺主通调水道，是指肺的宣发和肃降对体内津液的输布、运行和排泄有疏通和调节的作用。通过肺的宣发，水液向上、向外输布，布散全身，外达皮毛，代谢后以汗的形式由汗孔排泄；通过肺的肃降，水液向下、向内输送，而成为尿液生成之源，经肾蒸腾气化，将代谢后的水液化为尿贮存于膀胱，而后排出体外。可见肺的宣发与肃降功能与其通调水道作用密切相关。故选择C。

9. 答案：D　解析：脾脏功能强健，水谷精微得以正常消化吸收，为化生精、气、血、津液提供足够的养料。故脾为气血生化之源的理论基础是脾能运化水谷精微。

10. 答案：D　解析：肝气主升主动，具有刚强、急躁的生理特性。肝主疏泄，喜条达而恶抑郁，且肝内寄相火，此均反映了肝为刚脏的特性。故选择D。

11. 答案：C　解析：肾脏寄藏命门之火，为元阴、元阳之脏，故有"水火之宅""阴阳之根"之称。

12. 答案：D　解析：肝藏血，是指肝脏具有贮藏血液、调节血量的生理功能。脾统血，是指脾具有统摄血液在经脉内运行防止其溢出脉外的功能，故肝藏血与脾统血的共同生理功能是防止出血。故选择D。

13. 答案：B　解析：肝属木，肾属水，心属火，脾属土，肺属金，"水火既济"指的即心、肾两脏。故选择B。

14. 答案：B 解析：《灵枢·胀论》云："胃者，太仓也。"故选择 B。

15. 答案：C 解析：胃气以下行为顺，胃气和降，则水谷得以下行。脾气以上行为顺，脾气上升，精微物质得以上输。所以气机升降出入的枢纽是胃和脾。故选择 C。

16. 答案：A 解析：元气，是人体生命活动的原动力；宗气，是积于胸中的后天宗始之气；营气，是与血共同行于脉中之气；卫气，运行于脉外，起卫护、保卫作用之气。故选择 A。

17. 答案：B 解析：气与血的关系有：气能生血；气能行血；气能摄血，血为气母；血属阴而主静。血液不能自行，其循行有赖于气的推动，气行则血行，气滞则血瘀，故治疗血行瘀滞，多配用补气、行气药。故选择 B。

18. 答案：B 解析：手、足阳明经行于面部、额部，排除 A、D、E 项；手足少阳经行于头侧部，排除 C；手足太阳经行于面颊、头顶及头后部，故选择 B。

19. 答案：A 解析：冲脉为血海、十二经之海；任脉为阴脉之海；督脉为阳脉之海；带脉，约束纵行经脉，主司妇女的带下；维脉，具有维护和联络全身阴经、阳经作用。故选择 A。

20. 答案：C 解析：风、寒、暑、湿、火均可外感；其中风，可有内生肝风；寒，有内生虚寒；湿，有内生痰湿；火，有内生肝火；只有暑邪只能外感，不能内生，故选择 C。

21. 答案：D 解析：火邪致病特点：火为阳邪，其性炎上；火易耗气伤津；火易生风动血；火热易致肿疡。故选择 D。

22. 答案：B 解析：多食咸，则脉凝泣而变色；多食苦，则皮槁而毛拔；多食辛，则筋急而爪枯；多食酸，则肉胝䐢而唇揭；多食甘，则骨痛而发落。故选择 B。

23. 答案：A 解析：患者外感，为实热证；喘咳，气不能接续，甚则心悸气短为肾气虚，肾不纳气所致；为本虚标实，实中夹虚证。故选择 A。

24. 答案：B 解析：阴偏衰，是指人体之阴气不足，滋润、宁静、潜降、成形和制约阳热的功能减退，阴不制阳，因而出现燥、热、升、动和化气太过等阳偏亢的病理状态。其病机特点多为制约阳热和滋润、内守、宁静功能减退，导致阳相对亢盛的虚热证。故选择 B。

25. 答案：C 解析：急性发病，壮热，烦渴，面红目赤，尿黄，便干，舌苔黄为阳明腑实证。阳盛格阴为真热假寒，排除 A；阳损及阴为阴阳两虚，排除 B；阳盛伤阴为热证和阴虚证并见，排除 D；阴盛格阳为真寒假热证，排除 E。故选择 C。

26. 答案：C 解析：内寒的产生多与脾肾阳气不足有关系，脾为后天之本，为气血生化之源，脾阳能达于四肢肌肉起温煦作用，肾阳为阳气之根，能温煦全身脏腑组织，故内寒的主要原因是脾肾阳虚，温煦气化失司。故选择 C。

27. 答案：D 解析：塞因塞用即以补开塞，用补益药治疗具有闭塞不通症状的病证，适用于因虚而闭阻的真虚假实证。故选择 D。

28. 答案：E 解析：《素问·阴阳应象大论》曰："阴阳者，天地之道也，万物之纲纪，变化之父母，生杀之本始，神明之府也。治病必求于本。""治病必求于本"之"本"指阴阳。

29. 答案：D 解析：毛脉合精：肺主气，外合皮毛，心主血脉。毛脉合精，即气血相合。张志聪注："夫皮肤主气，经脉主血，毛脉合精者，血气相合也。"

30. 答案：B 解析：《素问·至真要大论》曰："诸痛痒疮，皆属于心。"

31. 答案：D 解析：《素问·痿论》曰："冲脉者，经脉之海也，主渗灌溪谷，与阳明合于宗筋。"

32. 答案：E　解析："太阳"的涵义：六经的名称源于《内经》。《素问·热论》中的三阴三阳是《伤寒论》的六经之由来。《内经》明确指出三阴三阳的划分，是以"阴阳之气，各有多少，故曰三阴三阳也"。太阳又称巨阳，是阳气隆盛之意，其经脉走向最长，其气布于周身，故谓之太阳。

33. 答案：A　解析："无汗而喘"机理为风寒外束，皮毛敛缩闭塞，故病人无汗出。肺合皮毛，皮毛闭塞，肺气不宣，则肃降障碍，上逆，故喘。

34. 答案：B　解析：此证病机为里虚伤寒，心悸而烦。伤寒二三日，起病之初，且未经误治就见心悸而烦，说明病人属心脾不足，气血双亏之体，兼有外感。因气血不足，心神失养，故心悸、心烦。成无己曰："心悸者，气虚也；烦者，血虚也"，以气血内虚，与小建中汤先建其里。

35. 答案：E　解析：炙甘草汤由炙甘草、人参、大枣、生地、阿胶、麦冬、麻仁、桂枝、生姜、清酒十味药组成。方中炙甘草、人参补中益气，以资脉之本源，大枣补气滋液、益脾养心，生地、阿胶、麦冬、麻仁养血滋阴，桂枝、生姜宣通阳气、温通血脉，清酒益气血、通经络、利血脉。

36. 答案：A　解析：此证病机为燥热与有形糟粕相结，津伤热伏，腑气不通。治用大承气汤峻下热实，荡涤燥结。此处应注意三承气汤证的鉴别：三承气汤证均属阳明腑实证。不同：①调胃承气汤可用于太阳变证和阳明腑实证，其病机特点是燥热初结于胃肠，痞满不甚。此时邪热尚能由里透表，故可见蒸蒸发热，汗出，口渴，心烦，甚则谵语，腹胀满，不大便，舌红苔黄燥，脉滑数或沉实。②小承气汤用于治疗阳明腑实证和厥阴热利，其病机特点是痞满较甚，而燥热实邪结聚较轻，症状以腹胀为主，大便硬结不通，小便次数增加，舌红，苔黄厚而

干，脉滑数或数等。③大承气汤用于阳明腑实证和少阴水竭土燥证，其病机特点是阳明燥热实邪严重内阻，痞满亦甚，腑气不通，症状表现有潮热，谵语，手足濈然汗出，心烦不解，甚或谵妄，喘不得卧，目中不了了，睛不合，循衣摸床，惕而不安，大便燥结或热结旁流，腹胀满痛或绕脐痛，舌红，苔老黄焦燥起刺，脉沉实有力。

37. 答案：E　解析：黄连阿胶汤证是心火亢旺，肾水不足所致，故其心烦、失眠，伴有舌红少苔，脉细数等阴虚内热之证，而不是苔黄、舌红绛。

38. 答案：D　解析：内湿的基本治法是利小便。内湿外湿同时相兼者，若内湿较重，则先利小便，兼以发汗；若外湿较重，则先发汗，兼以利小便。利小便既可单独使用，也可与发汗法兼用。

39. 答案：D　解析：血痹是由于素体气血不足，血行涩滞致使身体肌肤失于濡养，而出现身体麻木不仁，甚则或有疼痛，类似风痹的症状。

40. 答案：C　解析：此病为肾着。治以甘姜苓术汤散寒除湿。

41. 答案：B　解析：主要因妊娠妇人血虚肝郁，脾虚湿停，致肝脾不和之妊娠腹痛。妇人胎为孕妇气血所养，若孕妇素体气血不足，常因血养胎而不藏于肝则肝气不舒，气养胎而使脾不运则湿浊内生，肝脾不和，血虚湿生，则气血运行不畅。故治以当归芍药散养血柔肝，补脾利湿，最终达到调和肝脾的目的。

42. 答案：C　解析：《温热论》原文："若加烦躁，大便不通，金汁亦可加入，老年或平素有寒者，以人中黄代之，急急透斑为要。"对于老年人或素体虚寒者，可人中黄取代金汁。邪热入营但见斑点隐隐，表明邪热有外透之势，可用清热凉血透邪之法使营热随斑点外透，即所谓"急急透斑为要"。

43. 答案：E　解析：治疗温病时"救

阴""通阳"的目的与治疗杂病时不同。温病治疗中救阴的目的不在于滋养阴血，而在于顾护津液，防止过汗伤津；而通阳的目的不在于以温药温补阳气，而在于宣通气机，化气利湿通小便，使湿邪随小便而出。

44. 答案：D　解析：寒厥和热厥皆能因阳气不能外达而出现脉沉伏，而两者鉴别要点为舌象。寒厥者，舌多见色淡而胖嫩，有齿印，苔白，灰或黑润；热厥者，舌多见色绛红，苔黄腻而焦干。上述之寒厥、热厥只谓相对而言，伤寒也会出现邪气内郁热化成热厥者，温病也不乏阳脱而成寒厥者，临证时不必拘泥，应详细判断。

45. 答案：A　解析：此证病机为温病后期，邪入阴分。温病后期，真阴已亏损而余邪留伏阴分，病情缠绵，久久不愈。治疗上不能单纯以滋阴为法，恐闭门留寇，亦不能单用苦燥之品泻火，故以青蒿鳖甲汤滋阴透热外出。

46. 答案：C　解析：A项为视物昏暗，模糊不清。B项是指睑边、眦内甚则痒连睛珠，痒极难忍为主症，但睛珠完好，视力也正常。临床上由于风、火、湿热、血虚均可引起目痒。C项俗称眼花，指两眼发黑，眼冒金花，或眼前如有蚊蝇飞动的自觉症状，常兼头晕，轻者闭目可止，重者如坐车船，旋转不定。D项指白昼视力正常，每至黄昏视物不清，如雀之盲。E项中医称之为圆翳内障，圆翳内障是指晶珠混浊，视力缓降，渐至失明的慢性眼病。故选择C。

47. 答案：D　解析：选项A、B、C、E均为脏腑精气将绝，形体极度衰弱的表现，此种情况一旦出现多为病重失神之象，预后不良。D项为神乱意识障碍的主要临床表现，尚未达到病情严重预后不良的程度，故选择D。

48. 答案：C　解析：青色主瘀血、肝病、寒证、痛证、惊风。湿证属黄色主病，故选择C。

49. 答案：A　解析：A项多见于心脾两虚，气血不足。B项多由气虚、阳虚、津液内停所致。C项多为心火亢盛。D项为气血郁滞。E项为阴虚内热证。故选A。

50. 答案：D　解析：淡白舌主阳虚；嫩舌多见于虚证，气血亏虚，或阳虚不化；白滑苔为湿盛的舌象，故选择D。

51. 答案：B　解析：题目中所描述为外感表寒证。A项主邪盛入里，或内有痰、饮、水、湿、食积等，病情相对较重，故排除。B项可见于正常人，亦主表证及病情轻浅的里证、体内无明显热证者。故选择B。C项主湿热内蕴、痰饮化热或食积化热。D项是胃气、胃阴不足，或气血两虚，不能上承以续生新苔所致，病情一般较复杂。E项多见于痰饮、湿阻。

52. 答案：A　解析：A项多属肝胃蕴热。B项多属食积胃肠。C项多属湿热蕴脾。D项多属肝胆火旺。E项多属肾病。故选择A。

53. 答案：C　解析：A项指端直以长，如按琴弦，弦是脉气紧张的表现。B项指脉来绷急，状若牵绳转索。寒邪侵袭人体，与正气相搏，以致脉道紧张而拘急，故见紧脉。C项指首尾端长，超过本位。D项指浮而搏指，中空外坚，如按鼓皮。E项指沉按实大弦长，坚牢不移。故选择C。

54. 答案：E　解析：A项指往来流利，如珠走盘，应指圆滑。主痰饮、食积、实热。B项指脉来缓，时而一止，止无定数。主阴盛气结、寒痰血瘀、癥瘕积聚。C项指脉来数，时而一止，止无定数。主阳热亢盛、气血痰食郁滞。D项指脉形如豆，厥厥动摇，滑数有力。主痛证、惊证。E项指脉来急疾，一息七八至。主阳极阴竭，元阳将脱。故选择E。

55. 答案：E　解析：A项主虚证。B项主气血两虚，诸虚劳损，湿证。C项主气血不足、阳虚。D项主气血大虚，阳气衰微。

E项主阴盛气结，寒痰血瘀，癥瘕积聚。本题提到气血不足证的常见脉象，前四项为虚脉类，故选择E。

56. 答案：D 解析：假象多出现在四肢、肌肤和面色方面，而脏腑、气血、津液等内在表现才如实地反映了疾病的本质，因此，辨证时应以胸腹、二便、舌象、脉象等表现作为诊断的主要依据。故选择D。

57. 答案：B 解析：A项往往见于实证深重，拖延日久，正气大伤、余邪未尽的患者；亦可见于素体大虚，复感邪气的患者。其特点是以正虚为主，实邪为次。B项指疾病本身属实证，但又出现一些似乎是虚的现象。如热结肠胃，痰食壅滞，大积大聚之实证，却见神情沉静，身寒肢冷，脉沉伏或迟涩等症脉。C项是在疾病过程中，有些本来是实证，由于病邪久留，损伤正气，而转为虚证。D项指疾病本质属虚证，但又出现一些似乎是实的现象。如素体脾虚、运化无力，因而出现腹部胀满而痛，脉弦等症脉。E项常常发生于实证过程中正气受损的患者，亦可见于原来体虚而新感外邪的患者。它的特点是以实邪为主，正虚为次。故选择B。

58. 答案：E 解析：火淫的临床表现为：壮热，口渴，面红目赤，心烦，汗出，或烦躁谵妄，衄血，吐血，斑疹，或躁扰发狂，或见痈脓，舌质红绛，脉象洪数或细数。可见题目中脉象的描述与火淫的临床表现不符。故选择E。

59. 答案：E 解析：亡阳证的表现为大汗出、汗冷、味淡微黏、身凉恶寒、四肢厥冷、蜷卧神疲、口淡不渴，或喜热饮，舌淡白润，脉微欲绝。故选择E。

60. 答案：A 解析：血瘀证的临床表现为疼痛如针刺刀割，痛有定处，拒按，常在夜间加剧。肿块在体表者，色呈青紫；在腹内者，紧硬按之不移，称为癥积。出血反复不止，色泽紫暗，中夹血块，或大便色黑如柏油。面色黧黑，肌肤甲错，口唇爪甲紫暗，或皮下紫斑，或肤表丝状如缕，或腹部青筋外露，或下肢筋青胀痛等。妇女常见经闭。舌质紫暗，或见瘀斑瘀点，脉象细涩。故选择A。

61. 答案：A 解析：气少懒言，神疲乏力由于元气亏虚，脏腑组织机能减退所致；头晕目眩为气虚清阳不升，不能温养头目；自汗为气虚毛窍疏松，外卫不固，舌淡苔白为气虚无力鼓动血脉，血不上营于舌，脉虚无力为运血无力。故选择A。

62. 答案：D 解析：脘闷、纳呆呕恶、多寐为痰湿中阻，气机不畅。晕眩昏蒙为痰浊蒙蔽清窍，清阳不升，苔白腻、脉滑皆痰湿之征。故选择D。

63. 答案：A 解析：燥邪犯肺证的临床表现为干咳无痰，或痰少而黏，不易咳出，唇、舌、咽、鼻干燥欠润，轻微发热恶寒，头身酸痛，舌尖红苔薄而干，脉浮细。肺阴虚证的临床表现为咳喘无力，气少不足以息，动则益甚，体倦懒言，声音低怯，痰多清稀，面色㿠白，或自汗畏风，易于感冒，舌淡苔白，脉虚弱。二者的区别为燥邪犯肺为燥邪袭表，肺卫失宣，而见轻微发热恶寒。肺阴虚为肺阴亏损，虚热内生，以干咳无痰或痰少而黏等阴虚见症为辨证要点。故选择A。

64. 答案：D 解析：肝气犯胃者，肝郁化火，横逆犯胃，肝胃气机不畅，则胃脘胁肋胀闷疼痛；气郁化火，胃失和降，则嗳气吞酸，呃逆呕吐；肝失条达，心神不宁，则烦躁易怒；舌红苔薄黄，脉弦为肝气郁而化火之象。故选择D。

65. 答案：B 解析：干咳无痰，或痰少而黏，不易咳出为燥邪犯肺，津液被伤，肺不得滋润而失清肃；唇、舌、咽、鼻都见干燥而欠润为伤津化燥，气道失其濡润；身热恶寒为肺为燥邪所袭，肺卫失宣，燥邪伤津则舌红；燥邪袭肺，苔多黄；脉浮数为燥热之象。故选择 B。

66. 答案：C　解析：眩晕欲仆为肝阳化风，肝风内动，上扰头目，故头重脚轻；风动筋挛，则筋惕肉瞤；肝肾阴虚，筋脉失养，故肢麻震颤，腰膝酸软；头重脚轻为风动于上，气血随风阳上逆，壅滞络脉，阴亏于下，上盛下虚；舌红为阴虚之象，脉弦细，是风阳扰动的病机反映。故选择 C。

67. 答案：C　解析：题目中患者咳喘 20 日余，多为肺气亏虚，久病及肾；咳嗽痰少，口燥咽干，形体消瘦，舌红少苔，脉细数提示阴虚证；腰膝酸软，颧红盗汗提示肾阴亏虚。故选择 C。

68. 答案：D　解析：A 项属阳明经。B 项属少阳经。C 项属太阳经。D 项属少阴经。E 项属湿邪困脾。故选择 D。

69. 答案：D　解析：升、浮，指药物向上、向外的趋向性作用；沉、降，指药物向里、向下的趋向性作用。一般而言，发表、透疹、升阳、涌吐、开窍等药具有升浮作用，收敛固涩、泻下、利水、潜阳、镇惊安神、止咳平喘、止呕等药具有沉降作用。故选择 D。

70. 答案：E　解析：诸参辛芍叛藜芦。故选择 E。

71. 答案：D　解析：砂仁、沉香入汤剂宜后下。磁石宜打碎先煎。五灵脂宜包煎。天南星多制用。故选择 D。

72. 答案：D　解析：细辛解表散寒，祛风止痛，通窍，温肺化饮。故选择 D。

73. 答案：B　解析：防风祛风解表，胜湿止痛，止痉。配伍得当，既可用治外感风寒，又可用于外感风热。其余药物能够发汗解表，常用于风寒感冒。故选择 B。

74. 答案：E　解析：桑叶疏散风热，清肺润燥，平肝明目，凉血止血。蜜炙能增强润肺止咳作用，可润肺燥。看到"蜜炙"就想到"润燥"，故选择 E。

75. 答案：E　解析："风热郁闭"治宜疏风清热，"咽喉肿痛"治宜利咽消肿，"大便秘结"治宜通便。综合判断应选择具有滑肠和利咽之功的疏散风热药。而牛蒡子疏散风热，宣肺祛痰，利咽透疹，解毒散肿。故本题答案选 E。薄荷疏散风热，清利头目，利咽透疹，疏肝行气。蝉蜕疏散风热，利咽开音，透疹，明目退翳，息风止痉。二者都不具有滑肠之功。菊花疏散风热，平抑肝阳，清肝明目，清热解毒。蔓荆子疏散风热，清利头目。

76. 答案：A　解析：芦根和淡竹叶均有清热泻火、除烦利尿之功，芦根还具有生津止渴的功效。B、C、D、E 项均不是两者的共同功效。故选择 A。

77. 答案：C　解析：石膏甘、辛，大寒之品，寒凉药物容易损伤脾胃，且具有滑肠之效，故脾虚便溏者尤应忌用。而知母性寒质润，有滑肠作用，故脾虚便溏者应慎用。故选择 C。

78. 答案：D　解析：黄芩和黄柏均可以清热燥湿，泻火解毒。黄芩还可以止血，安胎，作用偏于中、上二焦；黄柏作用偏于下焦，还可以除蒸，解毒疗疮。故选择 D。

79. 答案：A　解析：玄参清热凉血，泻火解毒，滋阴。赤芍清热凉血，散瘀止痛。紫草清热凉血，活血，解毒透疹。生地黄清热凉血，养阴生津。牡丹皮清热凉血，活血祛瘀。故选择 A。

80. 答案：C　解析：生地黄、玄参均能清热凉血、养阴，玄参又能泻火解毒。A、B、D、E 项均不是两者的共同功效，故选择 C。

81. 答案：E　解析：番泻叶泻下通便。大黄泻下攻积，清热泻火，凉血解毒，逐瘀通经。芒硝泻下攻积，润燥软坚，清热消肿。甘遂泻水逐饮，消肿散结。芦荟泻下通便，清肝，杀虫。故选择 E。

82. 答案：D　解析：槟榔杀虫消积，行气，利水，截疟。甘遂泻水逐饮，消肿散结。使君子杀虫消积。牵牛子泻下逐水，去积杀虫。京大戟泻水逐饮，消肿散结。故选择D。

83. 答案：C 解析：患者"风湿痹证"治宜祛风湿，止痹痛。肝主筋，腰为肾之府，肝肾亏虚，故见"腰膝酸痛，下肢痿软无力"。防己祛风湿，止痛，利水消肿。秦艽祛风湿，通络止痛，退虚热，清湿热。五加皮祛风湿，补肝肾，强筋骨，利水。豨莶草祛风湿，利关节，解毒。故选择C。

84. 答案：B 解析：肉豆蔻涩肠止泻，温中行气；白豆蔻化湿行气，温中止呕。故二者均具有的功效是B温中散寒，行气消胀。

85. 答案：A 解析：A石韦宜用于湿热淋证；B大青叶、C板蓝根长于清热解毒凉血；D青黛长于清肝泻火、定惊；E山豆根长于利咽消肿。故选择A。

86. 答案：E 解析：除了活血之外，A川芎兼能祛风止痛；B丹参兼能凉血消痈，除烦安神；C郁金兼能行气解郁，清心凉血，利胆退黄；D桃仁兼能润肠通便，止咳平喘；E牛膝兼能补肝肾，强筋骨，利水通淋，引火下行。故选择E。

87. 答案：D 解析：A附子回阳救逆，补火助阳，散寒止痛；B肉桂补火助阳，散寒止痛，温通经脉，引火归原；C干姜温中散寒，回阳通脉，温肺化饮；D吴茱萸散寒止痛，疏肝下气，燥湿，助阳止泻；E高良姜散寒止痛，温中止呕。故选择D。

88. 答案：D 解析：患者"气血虚寒，痈肿脓成不溃，或溃后久不收口"，主要是因为气血不足，而"肾阳不足，畏寒肢冷、阳痿、尿频"则是因为肾阳虚衰，治宜生气养血，补火助阳，而肉桂能够补火助阳，加入补气药中能够鼓舞正气生长，故为最适宜的选项，余项虽然都具有温里之功，但不能鼓舞正气生长。故选择D。

89. 答案：A 解析：A陈皮理气健脾，燥湿化痰；B青皮疏肝破气，消积化滞；C枳实破气除痞，化痰消积；D木香行气止痛，健脾消食；E香附疏肝解郁，调经止痛，理气调中。故选择A。

90. 答案：C 解析：A香附疏肝解郁，调经止痛，理气调中；B青皮疏肝破气，消积化滞；C沉香行气止痛，温中止呕，纳气平喘；D木香行气止痛，健脾消食；E佛手疏肝解郁，理气和中，燥湿化痰。故选择C。

91. 答案：A 解析：本题五个选项均具有消食化积之功效，A山楂兼能行气散瘀；B莱菔子降气化痰；C鸡内金涩精止遗、化坚消石；D麦芽回乳消胀；E谷芽健脾开胃。故选择A。

92. 答案：B 解析：A莱菔子消食除胀，降气化痰；B谷芽消食和中，健脾开胃；C白术健脾益气，燥湿利尿，止汗，安胎；D苍术燥湿健脾，祛风散寒；E木瓜舒筋活络，和胃化湿。故选择B。

93. 答案：E 解析：A贯众清热解毒，凉血止血，杀虫；B槟榔杀虫消积，行气，利水，截疟；C花椒温中止痛，杀虫止痒；D雷丸杀虫消积；E榧子杀虫消积，润肠通便，润肺止咳。故选择E。

94. 答案：A 解析：五个选项均为凉血止血药，各药除具有凉血止血的功能外，其中A大蓟还能散瘀解毒消痈。B地榆解毒敛疮，为治烫伤之要药。C槐花清肝泻火。D白茅根功专清热利尿，清肺胃热。E侧柏叶可化痰止咳，生发乌发。故选择A。

95. 答案：B 解析：患者"经来淋沥不净，经色鲜红"，因其血色及脉象，可诊断其主要病因是热迫血妄行，治宜凉血止血。"颜面痤疮，色红肿痛"治宜散瘀解毒消痈。而大蓟、小蓟能够凉血止血，散瘀解毒消痈。故选择B。

96. 答案：D 解析：患者"血瘀气滞"，治宜活血行气；"风湿肩臂疼痛"治宜通经络，祛风湿除痹痛。选项D姜黄活血行气，通经止痛，故选择D。桃仁活血祛瘀，润肠通便，止咳平喘。丹参活血调经，祛瘀止痛，凉血消痈，除烦安神。红花活血通经，祛瘀止痛。益母草活血调经，利尿消肿，清热解毒。

97.答案：C 解析：川芎、郁金、三棱、姜黄都具有行气、止痛之功；丹参活血调经，祛瘀止痛，凉血消痈，除烦安神，重在活血，不具有行气之功。故选择C。

98.答案：B 解析："诸花皆升，旋覆独降"，B旋覆花可降胃气止呕。A白前降气化痰。C桔梗宣肺，祛痰，利咽，排脓。D前胡降气祛痰，疏散风热。E白芥子温肺化痰，利气，散结消肿。故选择B。

99.答案：C 解析：桔梗宣肺，祛痰，利咽，排脓。故选择C。

100.答案：C 解析：A郁李仁润肠通便，利水消肿。B薏苡仁利水消肿，渗湿，健脾，除痹，清热排脓。C杏仁止咳平喘，润肠通便。D火麻仁润肠通便。E酸枣仁养心益肝，安神，敛汗。故选择C。

101.答案：D 解析：A决明子清热明目，润肠通便。B地龙清热定惊，通络，平喘，利尿。C钩藤清热平肝，息风定惊。D牡蛎重镇安神，潜阳补阴，软坚散结。E酸枣仁养心益肝，安神，敛汗。患者主因是"阴虚阳亢"，治宜滋阴潜阳，故选择D。

102.答案：C 解析：僵蚕祛风定惊，化痰散结。故选择C。

103.答案：B 解析：麝香开窍醒神，活血通经，消肿止痛，催生下胎，寒闭、热闭皆能治疗。故选择B。

104.答案：E 解析：甘草补脾益气，祛痰止咳，缓急止痛，清热解毒，调和诸药。故选择E。

105.答案：E 解析：服用鹿茸宜从小量开始，缓缓增加，不可骤用大量，以免阳升风动、头晕目赤，或伤阴动血。凡发热者均当忌服。故选择E。

106.答案：D 解析：杜仲与续断，二药均归肝肾经，药性偏温，均能补肝肾、强筋骨、安胎，治肾虚腰痛脚弱、筋骨无力、胎动不安常相须为用。故本题选D。

107.答案：C 解析：白芍的功效是：养血敛阴，柔肝止痛，平抑肝阳，止汗。故选择C。

108.答案：C 解析：D续断、E巴戟天补阳，A麦冬、B百合、C龟甲补阴。本题所述症状腰膝酸软，属肾阴虚，故排除补阳药D、E。麦冬润肺清心。百合清心安神、养胃阴、清胃热。龟甲养血补心，正好治疗题中所述失眠多梦、心悸健忘的心阴血虚的症状，故选择C。

109.答案：C 解析：A芡实益肾固精，健脾止泻，除湿止带。B椿皮清热燥湿，收敛止带，止泻，止血。C诃子涩肠止泻，敛肺止咳，利咽开音。D乌梅敛肺止咳，涩肠止泻，安蛔止痛，生津止渴。E莲子固精止带，补脾止泻，益肾养心。故选择C。

110.答案：B 解析：散剂是将药物粉碎，混合均匀，制成粉末状制剂，分为内服和外用两类。散剂的特点是制作简便，吸收较快，节省药材，便于服用及携带。故选择B。

111.答案：A 解析：羌活胜湿汤的组成：羌活、独活、藁本、防风、甘草、川芎、蔓荆子。九味羌活汤的组成：羌活、防风、苍术、细辛、川芎、香白芷、生地黄、黄芩、甘草。故选择A。

112.答案：A 解析：再造散的组成：黄芪、人参、桂枝、甘草、熟附子、细辛、羌活、防风、川芎、煨生姜。故选A。

113.答案：D 解析：半夏泻心汤的组成：半夏、黄芩、干姜、人参、黄连、大枣、甘草。小柴胡汤的组成：柴胡、黄芩、人参、甘草、半夏、生姜、大枣。故本题选D。

114.答案：D 解析：逍遥散疏肝解

郁，健脾和营。一贯煎主治肝肾阴虚，肝气不疏证。故本题选 D。

115. 答案：E 解析：临床上常用防风通圣散治疗外感病侵入肌肤所致的表里俱实诸症。如重症感冒、流行性感冒、荨麻疹、风疹、猩红热、腮腺炎、扁桃体炎等病所致的头晕、头痛、目赤肿痛、口苦咽干、胸膈痞闷、咳嗽脓涕、身热无力、大便燥结、小便短赤及疮疔斑疹等症。故本题选 E。

116. 答案：B 解析：A 黄连解毒汤四药合用，苦寒直折，三焦之火邪去而热毒解。B 普济消毒饮升麻、柴胡疏散风热，并引诸药上达头面，且寓"火郁发之"之意，功兼佐使之用，诸药配伍，共收清热解毒、疏散风热之功。C 清瘟败毒饮诸药合用，既清气分之火，又凉血分之热，是治疗气血两燔的主要方剂。D 青蒿鳖甲汤滋清兼备、标本兼顾、清中有透，使养阴而不恋邪，祛邪而不伤正，阴复邪去而热退。E 龙胆泻肝汤泻中有补，利中有滋，降中寓升，祛邪而不伤正，泻火而不伐胃，使火降热清，湿浊得利，循经所发诸症皆可相应而愈。故本题选 B。

117. 答案：A 解析：泻白散组成：地骨皮、桑白皮、甘草。清骨散组成：银柴胡、黄连、秦艽、鳖甲、地骨皮、青蒿、知母、甘草。故本题选 A。

118. 答案：C 解析：小建中汤重用饴糖为君，温补中焦，缓急止痛。臣以桂枝温阳气，祛寒邪；白芍养营阴，缓肝急，止腹痛。佐以生姜温胃散寒，大枣补脾益气。炙甘草益气和中，调和诸药，是为佐使之用。故本题选 C。

119. 答案：E 解析：本患者为脾胃虚寒证，方选理中丸，故选择 E。

120. 答案：E 解析：黄芪桂枝五物汤组成：黄芪、桂枝、芍药、生姜、大枣。当归四逆汤的组成：当归、桂枝、芍药、细辛、通草、大枣、炙甘草。故本题选 E。

121～122. 答案：A、E 解析：肾中所藏之精，包含肾阴和肾阳，其有两个来源，一是来源于父母的生殖之精，即"先天之精"；二是来源于人出生之后，机体从饮食物摄取的营养成分和脏腑代谢所化生的精微物质，即"后天之精"。"先天之精"和"后天之精"相互补充，才能使肾阴、肾阳生化无穷。痰饮易停滞之所为肺，所以说肺为"贮痰之器"。

123～124. 答案：E、A 解析：肾为"先天之本"，脾为"后天之本"。肺司呼吸，肾主纳气。

125～126. 答案：B、A 解析：因新产妇人本就耗血伤津，气血不足，复感风邪，化燥伤阴，筋脉失于濡养，易中风，好发痉病。产后血虚多汗，腠理开泄，自体阳气虚故感寒，寒邪闭表，阳郁上冲，胃失和降则郁冒，临床表现为郁闷不舒，但头汗出，呕而不能食，脉微弱。

127～128. 答案：C、D 解析：A 项反映心气旺盛，胃气充足，气血运行正常，为气血调和的征象，多见于正常人，或者外感病初期，病情轻浅者。B 项主阳虚证、气血两虚证。C 项主热入营血，阴虚火旺及瘀血。D 项多为瘀血内阻或肝失疏泄，或肺失宣肃，气滞而血瘀，或气虚而致血流缓慢，或外伤损伤络脉，血溢致瘀。E 项提示脏腑阳热亢盛，或血分热盛。

129～130. 答案：A、D 解析：濡脉指浮而细软，如帛在水中，主虚证，湿证。弱脉极软而沉细，主气血阴阳俱虚证。濡脉浮细而无力，弱脉沉细而无力，因此二者脉位相反。结脉与促脉都属于节律失常而有歇止的脉象，但结、促脉均为不规则的间歇，歇止时间短。结脉与促脉虽都有不规则的间歇，但结脉是迟而歇止，促脉是数而歇止。

131～132. 答案：A、C 解析：肝主疏泄而藏血，具有条达气机、调节情志的功能。肝病日久，则肝气郁滞，疏泄失职，故见两胁胀满疼痛。气为血帅,气滞则血凝,故见舌质瘀点、瘀斑。产后大量出血时,血失气脱,正气大伤,随即出现气脱之症,气脱阳亡,不能温煦四肢,则手足厥冷;不能温固肌表,则大汗淋漓;神随气散,神无所主,则为晕厥。

133～134.答案:A、E 解析:A项表现为纳少腹胀,饭后尤甚,大便溏薄,肢体倦怠,少气懒言,面色萎黄或㿠白,形体消瘦或浮肿,舌淡苔白,脉缓弱。B项表现为腹胀纳少,腹痛喜温喜按,畏寒肢冷,大便溏薄清稀,或肢体困重,或周身浮肿,小便不利,或白带量多质稀,舌淡胖,苔白滑,脉沉迟无力。C项表现为脘腹痞闷胀痛,食少便溏,泛恶欲吐,口淡不渴,头身困重,面色晦黄,或肌肤面目发黄,黄色晦暗如烟熏,或肢体浮肿,小便短少,舌淡胖苔白腻,脉濡缓。D项表现为胃脘胀闷疼痛,嗳气吞酸或呕吐酸腐食物,吐后胀痛得减,或矢气便溏,泻下物酸腐臭秽,舌苔厚腻,脉滑。E项表现为腰膝酸软而痛,畏寒肢冷,尤以下肢为甚,精神萎靡,面色㿠白或黧黑,舌淡胖苔白,脉沉弱。或男子阳痿,女子宫寒不孕;或大便久泄不止,完谷不化,五更泄泻;或浮肿,腰以下为甚,按之没指,甚则腹部胀满,全身肿胀,心悸咳喘。

135～136.答案:C、B 解析:卫分证是温热病邪侵袭肌表,卫气功能失调,肺失宣降,以发热微恶寒,口干微渴,头痛,脉浮数为主证。《伤寒论》说:"太阳病,发热,汗出,脉缓者,名为中风。"故恶风发热,头痛,汗出,脉浮缓是太阳中风证。

137～138.答案:E、E 解析:A石膏生用清热泻火,除烦止渴;B知母清热泻火,生津润燥;C栀子泻火除烦,清热利湿,凉血解毒;D天花粉清热泻火,生津止渴,消肿排脓;E夏枯草清热泻火明目,散结消肿,可治疗头痛眩晕,目珠夜痛,瘰疬瘿瘤,乳痈肿痛。

139～140.答案:A、C 解析:A威灵仙祛风湿,通经络,消骨鲠。B防己祛风湿,止痛,利水消肿。C狗脊祛风湿,补肝肾,强腰膝;此外,狗脊的绒毛有止血作用。D独活祛风湿,止痛,解表。E木瓜舒筋活络,和胃化湿。

141～142.答案:E、C 解析:A茵陈利湿退黄,解毒疗疮。B草薢利湿去浊,祛风除痹。C虎杖利湿退黄,清热解毒,散瘀止痛,化痰止咳,泻热通便。D地肤子利尿通淋,清热利湿,止痒。E金钱草利湿退黄,利尿通淋,解毒消肿。

143～144.答案:B、B 解析:A白及收敛止血,消肿生肌。B仙鹤草收敛止血,止痢,截疟,补虚,解毒杀虫。C棕榈炭收敛止血,止泻止带。D血余炭收敛止血,化瘀利尿。E炮姜温经止血,温中止痛。

145～146.答案:E、B 解析:A葶苈子泻肺平喘,利水消肿。B杏仁止咳平喘,润肠通便,有小毒。C白芥子温肺化痰,利气散结。D黄药子化痰散结消瘿,清热解毒。E苏子降气化痰,止咳平喘,润肠通便。

147～148.答案:C、E 解析:A消风散主治风疹、湿疹。B二陈汤主治湿痰证。C川芎茶调散主治外感风邪头痛,偏正头痛,或巅顶作痛。D天麻钩藤饮主治肝阳偏亢,肝风上扰证。E半夏白术天麻汤主治风痰上扰眩晕、头痛。

149～150.答案:B、E 解析:金铃子散主治肝郁化火证。心胸胁肋诸痛,时发时止,口苦,舌红苔黄,脉弦数。龙胆泻肝汤主治肝胆实火胁痛,本方证是由肝胆实火上炎或肝胆湿热循经下注所致。

第二单元

1.答案:B 解析:风寒束表,卫阳被郁,故恶寒重,发热轻,无汗;清阳不展,络脉失和，故头痛；肢体疼痛，肺气失宣，故鼻塞声重，时流清涕，喉痒；证属风寒束表，治宜辛温解表。选 B。

2. 答案：C 解析：咳嗽有外感、内伤两类。外感为六淫外邪犯肺，内伤为脏腑功能失调，内邪干肺，如肺脏虚弱，情志刺激肝火犯肺，饮食不节痰湿蕴肺，久病伤阴肺肾阴虚。但是过劳努伤不属于内伤咳嗽，应当是外伤咳嗽，故选 C。

3. 答案：A 解析：风燥伤肺，肺失清润，故咳嗽喉痒；燥热伤络故痰中带血，灼津故口干鼻燥，或身热，舌红少津苔薄黄，脉数。治宜疏风清肺，润燥止咳。用桑杏汤。故选 A。

4. 答案：A 舌红苔黄腻，脉滑数。证属痰热证，故选择 A。

5. 答案：A 解析：哮病日久，肺虚不能主气，气不化津，痰饮郁肺，肺气上逆，故见气短息弱，自汗畏风，面色㿠白，咳嗽痰稀，舌淡苔白，脉弱，故选 A。

6. 答案：B 解析：寒痰伏肺，遇感触发，痰升气阻，以致呼吸急促，喉中哮鸣有声；寒痰郁闭，故胸膈满闷，咳嗽痰少，形寒畏冷，舌苔白滑，脉弦紧。证属寒哮，治宜温肺散寒，化痰平喘，选 B。

7. 答案：A 解析：痰热郁肺宜清热化痰，喘证宜降气平喘。A 桑白皮汤既可清泻肺热，又可降气化痰。B 麻杏石甘汤只能宣泄肺热，不能化痰。C 苏子降气汤除化痰降气，还温肾纳气。D 定喘汤用于风寒束肺、痰热内蕴。E 泻白散用于肺中郁热伏火且有气阴两虚者。故选 A。

8. 答案：B 解析：患者喘促日久，动则喘甚，舌淡苔白，脉沉弱，为喘证虚证；呼多吸少，气不得续，为肾不纳气证，治以补肾纳气，方选金匮肾气丸合参蛤散。

9. 答案：D 解析：时行感冒可见于任何年龄，虚人易感，特点有流行性强，传染性强，证候相似，集中发病。没有老幼易感的特点。故选 D。

10. 答案：C 解析：阴虚感冒的特征是形瘦，口干，阴虚火旺，故身热心烦，舌脉俱是阴虚之象。故选 C。

11. 答案：B 解析：患者恶寒较甚，身楚倦怠，咳嗽，咳痰无力，为气虚表现，应用参苏饮益气解表，故选 B。选项 A 治外感风寒、恶寒发热、头痛无汗；选项 C 治疗风寒束表证；选项 D 治太阳病，项背强几几，无汗恶风；选项 E 治疗外感风寒，头痛发热，汗出恶风。

12. 答案：A 解析：咳嗽病变主脏在肺，与肝脾有关，久则及肾。故选 A。

13. 答案：D 解析：痰热壅阻肺气，肺失清肃，故见咳嗽气促，咳痰量多，痰质黏稠而黄，咳吐不爽，胸胁胀满，面赤身热，口干，舌红苔黄腻，脉滑数，俱是痰热郁肺的表现，治宜清热化痰，肃肺止咳。选 D。止嗽散用于风寒袭肺。桑菊饮用于风热犯肺。二陈汤用于痰湿蕴肺。加减泻白散用于肝火犯肺。

14. 答案：C 解析：每遇生气后即咳逆阵作，口苦咽干，胸胁胀痛，咳时面赤，舌红苔薄黄，脉弦数，为咳嗽之肝火犯肺证，故选 C。

15. 答案：B 解析：哮证在脏腑责之肺脾肾。缓解期多为虚证。肺虚用玉屏风散。脾虚用六君子汤。肾虚用金匮肾气丸或七味都气丸。故选 B。脾阳虚重的可用理中汤。中气下陷的可用补中益气汤。脾胃虚寒重症可用黄芪建中汤。痰涎壅肺、肾虚不纳的可用苏子降气汤。

16. 答案：D 解析：喉中哮鸣有声是哮病发作期，见"形寒怕冷，面色晦暗，舌苔白滑，脉弦紧"为冷哮证，应宣肺散寒，化痰平喘，用"射干麻黄汤"，故选 D。选项 C 治疗热哮证；选项 E 治疗虚哮证；选项 A、B 一为化痰，一为解表，可排除。

17. 答案：C 解析：虚喘乃精气不足、

气阴亏耗而致肺肾出纳失常而致,病机主要是肾不纳气,故治在肺肾,以肾为主,法以培补摄纳,补肾纳气为要,故选C。

18. 答案:A 解析:外感风寒闭肺,肺郁不宣上逆,故喘咳气急,胸部胀闷,不得卧;风寒束表故恶寒发热,无汗。治宜宣肺散寒,方用麻黄汤合华盖散。故选A。

19. 答案:A 肺胀痰浊壅肺证的治法是"化痰降气,健脾益肺",故选A。

20. 答案:B 解析:肺痨的外在致病因素是感染"痨虫",故选B。

21. 答案:C 解析:肺胀的病理因素主要为痰浊、水饮与血瘀互为影响,兼见同病。痰浊水饮的产生,病初由肺气郁滞,脾失健运,津液不归正化而成;渐因肺虚不能化津,脾虚不能转输,肾虚不能蒸化,痰浊潴留益甚。瘀血的产生,主要因痰浊内阻,气滞血瘀,心阳虚损,血失推动,脉失温煦所致。病理因素间互相影响,错杂并见,故选C。气滞、寒邪、风邪只是可能在病理过程中出现,不是主要的,故不选A、B、D、E项。

22. 答案:B 解析:肺肾气虚的特点是久病反复,呼吸浅短难续,张口抬肩,倚息不能平卧,咳声低怯,咳吐不利。需与阳虚鉴别,本证无明显的阳虚水盛浮肿、畏寒肢冷之象。故选B。

23. 答案:D 解析:肝肾阴虚,水不济火,心火偏亢,心神不宁,故心悸眩晕,手足心热,耳鸣腰酸,舌红少苔,脉细数,都是肝肾阴虚心火旺之证。故选D。

24. 答案:C 解析:心为气舍,心气不足则神浮不敛,故心悸气短,劳则尤甚,神疲体倦,自汗,都是心脾气虚表现,治以补心脾益气为主,方用加味四君子汤,选C。A项补肺气。B项补肾益髓,填精养神。D、E项补肾。

25. 答案:C 解析:胸痹重证,阴寒极盛者,其治法是"芳香温通止痛",予乌头赤石脂丸,故选C。

26. 答案:E 解析:本证胸痛不休属于胸痹急重症,辨证属心肾阳虚,治宜急速益气壮阳,方用参附汤回阳救逆。A项用于阴寒凝滞。B项用于阳郁厥逆。C项用于阳虚痰湿。D项用于血虚寒厥。故选E。

27. 答案:A 解析:心主神明,神安则寐,神不安则不寐,故不论虚证实证,病因为何脏,总因火邪扰心,心神不安而致不寐,病位在心。选A。

28. 答案:D 解析:二至丸补肝益肾,滋阴止血,用于肝肾阴虚证,排除A;六磨汤顺气导滞,用于气机郁滞证,排除B;温胆汤理气化痰,清胆和胃,用于胆胃不和,痰热内扰证,排除C;二阴煎滋阴降火,安神定志,用于狂证火盛伤阴证,选D;养心汤养血滋阴,宁心安神,用于血虚神失所养证,排除E。

29. 答案:C 解析:痫病形成,大多由于情志失调气机逆乱、饮食不节痰随气升、脑部外伤气血瘀阻、先天不足肾亏精伤。而胎气受损只是使得胎儿出生后存在易发痫病的可能性,与发病无直接联系。选C。

30. 答案:A 解析:痫病突然发作,为急性期,两目上视,四肢抽搐,口中作叫,移时苏醒,为阳痫;舌苔白腻,脉弦滑,为风痰闭阻,治宜急速豁痰息风,开窍醒神,用定痫丸。选A。导痰汤、涤痰汤、控涎汤用于痫病急性发作或慢性休止期的化痰之用。二阴煎滋阴降火,安神定志,用于狂证火盛伤阴证。

31. 答案:A 解析:气厥的常见病因是情志内伤,饮食劳倦,亡血失津,痰饮内伏。故选A。

32. 答案:C 解析:胃痛有明显的伤食史,吐不消化食物,食积中阻,故脘腹胀满,嗳腐吞酸,治宜消食导滞,用保和丸,选C。寒邪客胃、气滞寒凝用良附丸。脾阳虚用理中丸、大小建中汤。

33. 答案：C 解析：脾胃虚寒，故胃痛绵绵，喜暖喜按，进食则缓。脾虚不运故食少便溏。舌淡胖有齿痕，苔白脉沉为脾胃虚寒之特征舌脉。治宜温中健脾，用黄芪建中汤，故选择C。

34. 答案：A 解析：肝热犯胃，故见题目所述症状。既有胃热，又有肝热，气滞不明显。治宜清肝泻热，和胃止痛，用化肝煎。选A。黛蛤散只清肝热。小柴胡汤和解少阳。龙胆泻肝汤清利肝胆湿热。

35. 答案：B 解析：孙思邈推崇生姜为呕家圣药。故选B。

36. 答案：B 解析：脾不运化，痰饮内阻，胃气不降，故见呕吐清水痰涎，脘闷不食。水饮上犯清阳，故头晕心悸。所以选B。

37. 答案：D 解析：噎膈痰气交阻证用启膈散；津亏热结证用五汁安中饮；瘀血内结证用通幽汤；气虚阳微证偏于肾虚者用右归丸；左归丸偏于治疗肾阴虚。故选D。

38. 答案：A 解析：患者"胸膈疼痛，食不得下而复吐"，此为噎膈的瘀血内结证，应用"通幽汤"滋阴养血，破结行瘀。故选A。

39. 答案：C 解析：呃逆气机阻滞用行气降逆、宽胸散结的五磨饮子。胃寒气逆用温中散寒、降逆止呃的丁香散。胃火上逆用清热和胃的竹叶石膏汤或橘皮竹茹汤。气滞痰阻的用理气化痰的旋覆代赭汤。脾胃阳虚的用温补脾胃的理中丸。胃阴不足的用益气养阴的益胃汤。故选C。

40. 答案：D 解析：腹痛的病因有肝脾不和，胃气郁滞，肝气郁结，胃失和降，肝脾湿热，络脉不和，脾胃失和，瘀血阻滞，但是根本上病机不离"不通则痛"，各种原因都是先引起脏腑失和，气血不畅，而后发为腹痛，故基本病机是脏腑失和，气血不畅。选D。

41. 答案：E 解析：李中梓在《医宗必读·泄泻》中提出了著名的治泻九法：淡渗、升提、清凉、疏利、甘缓、酸收、燥脾、温肾、固涩。故选E。

42. 答案：A 解析：大便时溏时泻，水谷不化，稍进油腻之物，则大便次数增多，为久泻虚证，必然伤脾。脘腹胀闷，面黄，肢倦乏力，舌淡苔白，脉细弱，为脾气虚之象，未见明显的脾阳虚寒证、胃气虚证、中气下陷证，故只需健脾益气。选A。

43. 答案：C 解析：泄泻有虚实之分，此为脾胃虚弱导致的泄泻，应用"参苓白术散"健脾益气，化湿止泻，故选C。选项A、E健脾益气，止泻力弱；选项B治疗中阳衰弱，阴寒内盛之脘腹剧痛证；选项D治疗中脏虚寒之腹痛。

44. 答案：C 解析：湿热痢初起，如表邪未解，里热已盛，则用葛根芩连汤表里双解，故选C；选项D治疗无表证之湿热痢；选项E治疗疫毒痢，以清热凉血解毒为主；选项A治疗外感风寒，内伤湿滞，发热恶寒，肠鸣泄泻等；选项B重在益气解表，散风祛湿，治疗体虚外感。

45. 答案：B 解析：患者起病急，壮热，痢下鲜紫脓血，为疫毒痢的特点。同时伴有热毒内盛的表现。治宜清热解毒，凉血止痢。方用白头翁汤合芍药汤。A项清热解毒力量不足。C项用于化湿。D项用于休息痢发作期湿热兼虚寒。E项用于阴虚火旺证。故选B。

46. 答案：D 解析：血虚便秘宜养血润燥，滋阴通便，用润肠丸。但是阴血已复，不需再滋阴养血，用五仁丸润肠即可。故选D。

47. 答案：B 解析：肝气郁结，传导失常，故大便艰涩，腹痛拘急，胀满拒按。腑气不通，气逆于上，故胁下偏痛，呃逆呕吐。治宜顺气导滞，降逆通便。用六磨汤。A项用于肠胃积热。C、D项用于阳虚寒秘。E项滋阴润燥，不能行气。故选B。

48. 答案：C 解析：胸胁胀痛，走窜不定，此为肝气郁结证，应用柴胡疏肝散疏肝理气，故选C。

49. 答案：D 阳黄为湿热之邪，阴黄为寒湿之邪。故A项属阳黄，D项属阴黄。选D。

50. 答案：E 解析：黄疸日久，损伤脾阳，脾运失司，寒湿内盛，故纳少脘闷，大便溏，神疲畏寒，口淡不渴，黄色晦暗如烟熏，证属阴黄的寒湿内盛证型，治宜温化寒湿，健脾退黄，方用茵陈术附汤。选E。茵陈蒿汤用于阳黄热重于湿。茵陈五苓散用于阳黄湿重于热。甘露消毒丹用于热毒内盛。黄连温胆汤用于痰热内蕴。

51. 答案：E 解析：积聚是因正气亏虚，脏腑失和，气滞、血瘀、痰浊蕴结于腹，引发腹内结块，或胀或痛为主要临床特征的病证，都是内伤，跌打损伤是外伤，不属积聚病因。故选E。

52. 答案：B 解析：臌胀分类有气滞湿阻、水湿困脾、水热蕴结、瘀结水留、阳虚水盛、阴虚水停。本证水湿困脾，故腹大胀满，按之如囊裹水，颜面浮肿；脾不运化故胸脘胀闷；阳气不足则遇热则舒，精神困倦，怯寒懒动，小便少，大便溏，舌苔白腻，脉缓。治宜温阳健脾，行气利水，用实脾饮。气滞湿阻用柴胡疏肝散。阳虚水停，用附子理苓汤。瘀结水留用调营饮。故选B。

53. 答案：E 解析：饮酒伤肝，青筋显露，牙龈出血，为伤及阴血。口干咽燥，心烦失眠，小便短少，舌红少津，脉细数，为肝肾阴虚火热之象。故选E。主要与肝脾血瘀鉴别，本证瘀血不显，阴虚燥热明显。故不选D。

54. 答案：B 解析：选项A健脾燥湿，化痰降逆，治疗脾虚生痰，风痰上扰清空所导致的头痛；选项D治疗头痛且空的肾精亏虚头痛；选项C、E不适宜治疗头痛，是

迷惑项，可排除；选项B，养血滋阴，和络止痛，治疗头痛而晕，心悸不宁，神疲乏力，面色无华的血虚头痛，故选B。

55. 答案：E 解析：头痛日久，痛久入络，致瘀血内阻脑脉，故痛如锥刺，固定不移，舌质紫，脉细涩。证属瘀血头痛。选E。

56. 答案：D 解析：痰浊上蒙神窍，故见眩晕昏蒙，头重如裹；痰浊中阻，故胸闷恶心，纳呆多寐。容易鉴别。故选D。

57. 答案：E 解析：眩晕，动则加剧，劳则即发，见面色㿠白，唇甲不华，心悸少寐，神疲懒言，饮食减少，舌质淡，脉细弱，此为气血亏虚的表现，应"补养气血，健运脾胃"，所以本题选E。

58. 答案：D 解析：中风根据有无神志障碍分为中经络、中脏腑。中脏腑又有闭证和脱证之分。闭证又分阴阳。根据病程可分为急性期、慢性期、后遗症期。脱证乃阳气外脱，以突然昏仆，不省人事，肢体软瘫，目合口张，鼻鼾息微，手撒肢冷，汗多，二便自遗，舌痿，脉微欲绝为主症。故选D。

59. 答案：A 解析：疟疾之名首见于《内经》，《素问·疟论》指出疟疾的病因是"疟气"，该篇还描述了疟疾发作的典型症状。故选A。

60. 答案：C 解析：水肿的病位在肺脾肾，关键在肾，故选C。

61. 答案：C 解析：脾阳不足，气不化水，故浮肿；水湿下聚，故下肢为甚，按之凹陷。水气上凌心肺，故心悸，气促。腰为肾府，故腰部冷痛。阳气衰微，故出现尿少，四肢冷，舌质淡胖，苔白，脉沉。故选C。

62. 答案：D 解析：气淋以小腹胀满疼痛为特点。故选D。热淋以小便赤热，尿时灼痛为特点；血淋以溺血而痛为特点；石淋以小便排出砂石为特点；劳淋为淋沥不

已,时作时止,遇劳即发为特点。

63. 答案:B 解析:小便艰涩疼痛,为淋证。排尿中断,腰腹绞痛难忍,为石淋主症。如尿中排出砂石更能确诊。膏淋为小便混浊如米淋或滑腻如膏脂。热淋起病急伴发热,小便赤,尿灼痛。劳淋日久,遇劳即发。气淋小腹胀满明显。故选B。

64. 答案:C 解析:病属血淋,选C。

65. 答案:D 解析:尿路阻塞之癃闭,应首选"代抵当丸",行瘀散结,通利水道,故选D。选项A、B、C、E虽有化瘀功效,但都不治疗癃闭,可排除。

66. 答案:C 解析:出现"咽干,呼吸短促,咳嗽",此为癃闭的肺热壅盛证,应用"清肺饮"清泄肺热,通利水道。故选C。

67. 答案:C 解析:五志过极,心气耗伤,营血不足,以致心神失养,故见精神恍惚,心神不宁,心神惑乱,不能自主,故见悲忧善哭,时时欠伸。此病又名脏躁。治宜养心安神。选C。患者气血两虚、心肾不交、痰气郁结、肝气不疏不明显,故不选A、B、D、E。

68. 答案:A 解析:郁证,见咽中不适,如有物梗阻,咯之不出,咽之不下,为气滞痰郁所致,应用"半夏厚朴汤"行气开郁,散结化痰。故选A。

69. 答案:B 解析:肺为娇脏,喜润恶燥,燥热伤肺,破伤血络,故见咯血,治宜清热润肺,宁络止血。方用桑杏汤。选B。沙参麦冬汤重在滋养肺胃,生津润燥。百合固金汤重在滋养肺肾,化痰止咳。麦门冬汤重在滋养肺胃,降逆和中。清燥救肺汤重在益气养阴,肃降肺气,比桑杏汤的滋阴力强,用于燥热伤肺的重症。

70. 答案:B 解析:尿色鲜红,排除虚证肾气不固、脾不统血。小便短赤灼热,心烦口渴,舌红,脉数,为热象,但无肾阴虚的症状,故排除肾虚火旺。下焦热盛全部符合,故选B。

71. 答案:B 解析:咳逆阵作,痰中带血,时时汗出,胸胁胀痛,口苦咽干,尿黄便秘,舌红苔薄黄,脉弦数,此为咳血肝火犯肺证,应用泻白散合黛蛤散清肝泻火,凉血止血,故选B。

72. 答案:A 解析:饮留胃肠为痰饮。呕吐清水痰涎,心悸头晕,形体逐渐消瘦,舌苔白滑,脉弦细而滑,为脾阳虚表现。故选A。

73. 答案:A 解析:本证属于痰热内扰,黄连温胆汤清热化痰,适用于本证,故选A。导痰汤燥湿化痰,行气开郁,用于痰阻气滞证。六磨汤顺气导滞,用于气机郁滞证。胃苓汤即平胃散合五苓散,祛湿和胃,用于水湿内停气滞证。二陈汤燥湿化痰,理气和中,用于湿痰证。

74. 答案:C 解析:阴血亏虚,虚火内生,寐则阳气入阴,营阴受蒸则外泄,故见夜寐盗汗,五心烦热,两颧色红,口渴,舌红少苔,脉细数。治宜滋阴降火,用当归六黄汤,选C。心肾不交用黄连阿胶汤。痰热内扰用黄连温胆汤。阴虚肺燥用养阴清肺汤。心神失养用甘麦大枣汤。

75. 答案:D 解析:中气不足,阴火内生,热郁于内而现于外,故见发热,劳累后加重,伴有头晕乏力,气短懒言;脾失健运故食少纳呆,大便溏薄。证属气虚发热。李东垣提出甘温除热,用补中益气汤,选D。阴虚用滋阴清热。血瘀用活血化瘀。肝郁用清肝泻热。血虚用益气养血。

76. 答案:D 解析:虚劳的病损部位主要在五脏,尤以脾肾两脏更为重要,为先后天之本,故选D。

77. 答案:B 解析:虚劳,口干唇燥,不思饮食,大便燥结,甚则干呕,呃逆,面色潮红,舌红干少苔,脉细数,证属脾胃阴虚,应用益胃汤养阴和胃。故选B。

78. 答案:C 解析:选项A,治疗行

痹,腰背酸痛为主者;选项B、D、E,治疗关节肿胀、疼痛为主;若行痹,关节疼痛,以肩、肘等上肢关节为甚,加"羌活、白芷、威灵仙、姜黄",祛风通络,引药上行。故选C。

79.答案:B 解析:痿证日久,皆可累及肝肾,肝肾不足,阴虚火旺是结果,故热多寒少,虚多实少,治宜泻南补北,清心滋肾。故选B。

80.答案:C 解析:腰痛的内因是体虚衰,腰腑失养;外因是感受风寒湿热之邪,关键在于"肾虚"。故选C。

81.答案:D 解析:腰痛,见"腰酸乏力,喜按喜揉,劳则益甚,卧则痛减,伴有口燥咽干,手足心热,舌红少苔,脉细数"为肾阴虚表现,应用左归丸滋补肾阴,濡养筋脉。故选D。

82.答案:A 解析:十二经脉在四肢的排列是:手足阳经为阳明在前,少阳在中,太阳在后;手足阴经为太阴在前,厥阴在中,少阴在后。阴经分布在四肢内侧,阳经分布在四肢外侧。故手太阴肺经应是分布在上肢内侧前廉。故选择A。

83.答案:E 解析:三焦经是手少阳经脉,位于外侧中线,故选择E。

84.答案:A 解析:十二经脉的交接规律是相表里的阴经与阳经在手足末端交接。同名的阳经与阳经在头面部交接。相互衔接的阴经与阳经在胸中交接。故选择A。

85.答案:E 解析:十二经脉的气血循环流注依次是肺经、大肠经、胃经、脾经、心经、小肠经、膀胱经、肾经、心包经、三焦经、胆经、肝经、肺经,十二经脉气血循环,如环无端,故选择E。

86.答案:B 解析:A项阳跷脉起于足跟外侧,B项阴跷脉起于足跟内侧,C项阴维脉起于小腿内侧,D项阳维脉起于足跗外侧。故选择B。

87.答案:C 解析:神门是心经的原穴,大陵是心包经的原穴,内关是心包经的络穴,太渊是肺经的原穴。故选择C。

88.答案:C 解析:十二经脉在四肢的排列是:手足阳经为阳明在前,少阳在中,太阳在后;手足阴经为太阴在前、厥阴在中、少阴在后。阴经分布在四肢内侧,阳经分布在四肢外侧。故手厥阴心包经应是分布在上肢内侧中线。故选择C。

89.答案:B 解析:任脉调节全身阴经经气,妊娠需要阴血,故与女子妊娠密切相关的经脉是任脉,故选择B项。

90.答案:D 解析:十二经脉的循行方向是:手三阴经从胸走手,手三阳经从手走头,足三阳经从头走足,足三阴经从足走胸腹。故选择D。

91.答案:D 解析:督脉调节全身阳经经气,称"阳脉之海",故选择D。

92.答案:E 解析:外邪侵犯人体由表及里,先从皮毛开始,卫气充实于络脉,络脉散布于全身,密布于皮部,当外邪侵犯机体时,卫气首当其冲发挥其抗御外邪、保卫机体的屏障作用。人体经络最小的是孙脉,其次是络脉,最大的是经脉,故外邪由皮毛传入脏腑的途径依次为孙脉—络脉—经脉。故选择E。

93.答案:B 解析:十二经别是十二正经离、入、出、合的别行部分,是正经别行深入体腔的支脉。故选择B。

94.答案:C 解析:少府是心经的荥穴,神门是心经的原穴,阴郄是心经的郄穴,灵道是心经的经穴,通里是心经的络穴。故选择C。

95.答案:E 解析:委中是膀胱经的下合穴,故选择E。

96.答案:D 解析:手厥阴心经起于心中;手少阳三焦经经脉散络于心包;手太阳小肠经交会于大椎,向下进入缺盆部,联络心脏;足少阴肾经其支脉从肺出来络心,注入胸中。故A、B、C、E项均排除,只有手阳明大肠经未经过心。故选择D。

97. 答案：C 解析：委中是膀胱经的下合穴，足三里是胃经的下合穴，上巨虚是大肠经的下合穴，下巨虚是小肠经的下合穴，阳陵泉是胆经的下合穴。故选择C。

98. 答案：A 解析：耻骨联合上缘至股骨内上髁上缘的骨度分寸是18寸，故选择A。

99. 答案：C 解析：迎香穴位于鼻翼外缘中点旁，旁开0.5寸，当鼻唇沟中。故选择C。

100. 答案：D 解析：以上各选项只有足三里穴具有强壮作用，为保健要穴。故选择D。

101. 答案：B 解析：足太阴脾经腧穴主治脾胃病、妇科病、前阴病和经脉循行部位的其他病证。故选择B。

102. 答案：D 解析：地机穴的主治要点为腹痛、泄泻、小便不利、水肿、月经不调、遗精、腰痛不可俯仰、食欲不振等病。其他选项均无治疗妇科疾病的功效，故选择D。

103. 答案：D 解析：A项照海是足少阴肾经的腧穴；B项气海是任脉的腧穴；C项血海是足太阴脾经的腧穴；D项少海是手少阴心经的腧穴；E项小海是手太阳小肠经的腧穴。故选择D。

104. 答案：B 解析：至阴穴的主治要点：头痛、鼻塞、鼻衄、目痛、胞衣不下、胎位不正、难产等。故选择B。

105. 答案：C 解析：大陵穴的定位：在腕掌横纹的中点处，当掌长肌腱与桡侧腕屈肌腱之间。故选择C项。

106. 答案：A 解析：足厥阴肝经的走行：起于大趾丛毛之际，上循足跗上廉，去内踝一寸，上踝八寸，交出太阴之后，上腘内廉，循股阴，入毛中，过阴器，抵小腹，夹胃属肝络胆，上贯膈，布胁肋，循喉咙之后，上入颃颡，连目系，上出额，与督脉会于巅。其支者，从目系下颊里，环唇内，其支者，复从肝，别贯膈，上注肺。故选择A。

107. 答案：E 解析：十宣穴的主治要点：昏迷、癫痫、高热、咽喉肿痛，是急救的要穴。故选择E。

108. 答案：E 解析：提插补泻中先浅后深，重插轻提，幅度小，频率慢，操作时间短者为补法。故选择E。

109. 答案：E 解析：太乙针灸的艾卷是使用药物特制而成的，所以应该属于药物灸。故选择E。

110. 答案：C 解析：耳穴"脾"的部位，在耳甲腔的后上部，即耳甲13区。故选择C。

111. 答案：E 解析：五输穴中，井主心下满，荥主身热，输主体重节痛，经主喘咳寒热，合主逆气而泄。故选择E。

112. 答案：D 解析：背俞穴可以治疗与脏腑经脉相联属的组织器官所发生的病证。肾开窍于耳，故治耳聋应选用肾经的背俞穴。故选择D。

113. 答案：E 解析："实则泻其子"，胆经属于"木"，"木"生"火"，"火"为"木"之子，胆经实证，则应泻"火"，所以应选用胆经上属火的穴位阳辅。故选择E。

114. 答案：A 解析：行痹在取主穴的基础上加膈俞、血海，行痹属风邪偏盛、取血海、膈俞以活血，乃"治风先治血，血行风自灭"之义。痛痹取B项肾俞、关元，着痹取C项阴陵泉、足三里。故选择A。

115. 答案：A 解析：由本患者的症状可以判断本患者属于痹证之痛痹，治疗应用肾俞穴和关元穴。痛痹的病因是寒盛，取肾俞穴、关元穴，益火之源，振奋阳气而祛寒邪。故选择A。

116. 答案：E 解析：便秘气滞证患者应选用理气行滞的行间，便秘属于腑病，应选用其八会穴中脘。故选择E。

117. 答案：C　解析：由本患者的症状可知本病为不寐的心肾不交证，故选穴上应宁心安神。不寐的病位在心，取心经原穴神门宁心安神；三阴交健脾益气，柔肝益阴，可使脾气和，肝气疏泄，心肾交通则达心气安而不寐除。故选择C。

118. 答案：C　解析：由本患者的症状可知本病为不寐之心胆气虚证。应选用心俞、胆俞、大陵、丘墟等腧穴宁心安神，补益心气。故选择C。

119. 答案：C　解析：由本患者的症状可知本病为痢疾之湿热痢，应选用曲池和内庭，两穴均可清热利湿，去除病因，起到治疗痢疾的作用。故选择C。

120. 答案：E　解析：由本患者的症状可知本病为胃痛之虚证。应首选温中健脾、和胃止痛的中脘、脾俞、胃俞、足三里以及滋阴降火的内庭、三阴交、内关等腧穴。故选择E。

121~122. 答案：D、A　解析：热哮发作期，应清热宣肺，化痰定喘，应用定喘汤或越婢加半夏汤。喘证痰热郁肺，应用清泄痰热的桑白皮汤。

123~124. 答案：D、D　解析：实喘和肺痈都是肺脏的病变，主要在肺。

125~126. 答案：B、A　解析：癫属阴，狂属阳。癫病多虚，以沉默痴呆、语无伦次、静而多喜为特征。狂证多实，以喧扰不宁、躁妄打骂、动而多怒为特征。

127~128. 答案：B、C　解析：痞满饮食内停用保和丸消食导滞，行气除痞。肝胃不和用越鞠丸合枳术丸疏肝解郁，理气消痞。痰湿内阻用二陈平胃散除湿化痰，理气和中。脾胃虚弱用香砂六君子汤补气健脾，行气消痞。湿热食积用枳实导滞丸消食导滞，清热祛湿。

129~130. 答案：C、B　解析：湿热在肠，传导失常，故腹痛，泻下急迫。气味臭秽，肛门灼热，烦热口渴，都是湿热互结的表现。治宜清热利湿，用葛根芩连汤。寒湿留滞肠中，气机阻滞，故腹痛拘急，里急后重；只伤及气分，故痢下赤白黏冻，白多赤少；寒湿困脾，故脘腹胀满，舌苔白腻，脉濡缓。治宜温化寒湿，调气和血，用不换金正气散。

131~132. 答案：E、B　解析：反胃是脾胃虚寒，胃中无火，食入不化，表现为饮食入胃后，良久尽吐而出。噎膈是痰、气、血有形之邪瘀阻食管。嗳气是胃气上逆，声音沉缓而长，多伴酸腐气味，食后多发。呃逆是胃气上逆动膈，声短而频，不能自制。梅核气也表现为咽中梗塞不舒，但其因为痰气交阻，无有形之物，食物可以咽下。

133~134. 答案：B、D　解析：腹部时有条索状物聚起，时出时没，是聚证；按之胀痛更甚，便秘，纳呆，是饮食停滞，痰食交阻之证，治宜行气化痰，导滞通腑，用六磨汤，选B。腹部积块明显，质地较硬，固定不移，刺痛，为积证，瘀血内结，用膈下逐瘀汤祛瘀软坚散结。久病伤脾，故宜间服六君子汤同理脾胃，顾护后天，选D。A项用于肝气郁结聚证。C项用于气滞加血阻证。E项用于正虚瘀结证。

135~136. 答案：A、E　解析：正疟应祛邪截疟，和解表里，用柴胡截疟饮。劳疟应益气养血，扶正祛邪，用何人饮。温疟用白虎加桂枝汤。寒疟用柴胡桂枝干姜汤。冷瘴用加味不换金正气散。

137~138. 答案：B、A　解析：肝火犯胃应清肝泻火，用龙胆泻肝汤。胃热炽盛应清胃泻火，凉血止血，用玉女煎。C项用于肝火犯肺。D、E项用于胃中积火的吐血证。

139~140. 答案：A、C　解析：自汗是由气虚导致的，可见白昼时时汗出，动则益甚；脱汗是气不固摄所致，可见冷汗如珠，气息微弱。

141~142. 答案：E、B　解析：足阳明胃经起于鼻，入上齿，环口夹唇，循喉呲；足少阳胆经起于目锐眦，下耳后，入耳中，出耳前；足太阳膀胱经起于目内眦，至耳上角，入络脑；手少阳三焦经系耳后，出耳上角，入耳中，至目锐眦；手太阳小肠经循喉，至目锐眦，入耳中，抵鼻。

143～144. 答案：D、A 解析：本题是对原、络穴以及八脉交会穴的综合考察：太渊是肺经的原穴，且又是八脉交会穴；合谷是大肠经的原穴；后溪是八脉交会穴；内关是心包经的络穴，且又是八脉交会穴；阳池是三焦经的原穴。

145～146. 答案：D、B 解析：A项灯草灸主要用于小儿痄腮、喉蛾、吐泻、麻疹、惊风等病证。B项隔姜灸主要适用于一切虚寒病证，对呕吐、腹痛、泄泻、遗精、阳痿、早泄、不孕、痛经和风寒湿痹等疗效较好。C项隔蒜灸多用于治疗肺结核、腹中积块及未溃疮疡等。D项隔盐灸有回阳、救逆、固脱之功，常用于治疗急性腹痛、吐泻、痢疾、淋病、中风脱证等。

147～148. 答案：E、C 解析：胸部侧线由内向外依次是：足少阴肾经为旁开前正中线2寸；足阳明胃经为旁开前正中线4寸；足太阴脾经为旁开前正中线6寸。

149～150. 答案：A、C 解析：骨会是大杼，脉会是太渊。绝骨是髓会，膈俞是血会，膻中是气会。

第三单元

1. 答案：C 解析：人称外科鼻祖的华佗，第一个应用麻沸散作为全身麻醉剂进行剖腹术。故选择C。

2. 答案：E 解析：A项为部位命名，B项为脏腑命名，C项为病因命名，D项为颜色命名，E项为疾病特性命名，故选E。

3. 答案：D 解析：皮肤枯槁，痰多音喑，呼吸喘急，鼻翼扇动为肺恶。心恶为神志昏糊，心烦舌燥，疮色紫黑，言语呢喃。故选择D。

4. 答案：D 解析：阴和阳属于截然相反的两个对立面，寒凉属阴，温热属阳。故选择D。

5. 答案：D 解析：如岩性溃疡，疮面多呈翻花如岩穴，有的在溃疡底部见有珍珠样结节，内有紫黑坏死组织，渗流血水。瘰疬之溃疡，疮口有空腔或伴瘘管，疮面肉色不鲜，脓水清稀，并夹有败絮状物。附骨疽、流痰之溃疡，疮口呈凹陷形，常伴瘘管形成。麻风溃疡呈穿凿形，常可深及骨部。梅毒性溃疡，其边缘削直而如凿成或略微内凹，基底高低不平。故选择D。

6. 答案：E 解析：以醋调者，取其散瘀解毒；以酒调者，取其助行药力；以葱、姜、韭、蒜捣汁调者，取其辛香散邪；以菊花汁、丝瓜叶汁、银花露调者，取其清凉解毒，而其中用丝瓜叶汁调制的玉露散治疗暑天疖肿效果较好；以鸡子清调者，取其缓和刺激；以油类调者，取其润泽肌肤。故选择E。

7. 答案：D 解析：一般疮疡宜循经直开，刀头向上，免伤血络；乳房部应以乳头为中心，放射形切开，免伤乳囊；面部脓肿应尽量沿皮肤的自然纹理切开；手指脓肿，应从侧方切开；关节区附近的脓肿，切口尽量避免损坏关节。故此题选D。

8. 答案：B 解析：垫棉法适应证适用于溃疡脓出不畅有袋脓者；或创口窦道形成脓水不易排尽者；或溃疡脓腐已尽，新肉已生，但皮肉一时不能黏合者。故选择B。

9. 答案：A 解析：选项B、C、D、E都是走黄的原因，故选A。

10. 答案：D 解析：疔疮其特征是疮形如粟，坚硬根深，状如钉丁之状。故选择D。

11. 答案：B 解析：颈痈常生于颈部两侧，但颌下、耳后、颏下等处也可发生。烂疗好发于四肢暴露部位，流注发于肌肉深部。E 选项更容易排除，故选 B。

12. 答案：C 解析：按疮形大小采用"十"字、双"十"字。故选择 C。

13. 答案：B 解析：阴液亏虚，虚火内生，复感湿热毒邪，阴虚无水制火热之邪，而使毒蕴更甚，故疮色紫滞，疼痛剧烈；毒甚走散，故疮脚散漫，疮形平塌，阴液不足，无以化脓，故属于阴虚火炽。治法：滋阴生津，清热解毒。方药：竹叶黄芪汤加减。故选 B。

14. 答案：B 解析：风热毒邪犯上，与血分热邪蕴结，郁阻肌肤，故见头面部皮肤焮红灼热；风热毒邪与正气相争，故见恶寒发热；舌红、苔黄腻、脉滑数为邪热尚在表之象。治法：疏风清热解毒。方药：普济消毒饮加减。龙胆泻肝汤泻肝胆之火，仙方活命饮治疗痈证。故选 B。

15. 答案：C 解析：阴虚火旺破溃后流脓稀薄，夹有败絮样物，形成窦道；伴午后潮热，颧红，夜间盗汗，口燥咽干，皆为阴虚火旺之象，治法为养阴除蒸。选项中能养阴除蒸的只有清骨散，故选 C。A 项治疗阳疽，B 项和 E 项治疗肾阴虚，D 项阴阳双补。

16. 答案：D 解析：情志内伤，肝气郁结，郁久化热，加之产后恣食厚味，胃内积热，以致肝胃蕴热，气血凝滞，乳络阻塞，不通则痛，故乳房肿胀疼痛有块；毒热内蕴，故患侧乳房皮肤微红。邪热内盛，正邪相争，营卫失和，治法应为疏肝清胃，通乳消肿。方药为瓜蒌牛蒡汤。故选 D。

17. 答案：C 解析：冲任失调，上则乳房痰浊凝结，故乳房肿块伴胀痛；下则经水逆乱，故月经周期紊乱，量少色淡，甚或闭经；冲为血海，隶属肝肾，冲任失调，肝气不疏，故经前加重，经水一行，肝气得疏，故经后缓减；肝肾不足，故腰酸乏力；舌淡、脉弦细为冲任失调之象。故选 C。

18. 答案：B 解析：由于情怀抑郁，肝气不舒，郁而化火，灼伤血络，迫血妄行，旁走横溢而发；或由于思虑伤脾，统血无权，血流胃经，溢于乳窍而成。其只有肝郁火旺和脾不统血两个证型。所以选 B。

19. 答案：C 解析：乳岩的病因主要有情志失调、饮食不节、冲任不调，还有经气虚弱的情况。本病例胸胁胀满，嗳气频频，纳呆懒言，口苦咽干，显然是肝郁之象，故可以判断为情志郁结。故选 C。

20. 答案：A 解析：情志不畅，肝郁气滞，肝失调达，脾失健运，水湿停留，聚而为痰，痰气互凝，结于颈靥，故颈粗瘿肿；气本无形，怒则气长，喜则气消，故肿胀呈弥漫性而边界不清，遂成本病，故首先疏肝理气解郁，化痰软坚。选择 A。

21. 答案：B 解析：气瘿是颈前漫肿，边缘不清，皮色如常，按之柔软；石瘿多见于 40 岁以上患者，多年存在的颈部肿块，突然迅速增大，坚硬如石表面凹凸不平，随吞咽动作而上下的移动度减少，或固定不移；瘿痈是以急性发病，结喉两侧结块，肿胀，色红灼热，疼痛为主要表现的急性炎症性疾病。根据排除法可以排除其他选项，故选择 B。

22. 答案：B 解析：瘿痈其特点是：急性发病，结喉两侧结块，肿胀，色红灼热，疼痛，伴有寒战高热等全身症状。应与颈痈、锁喉痈相鉴别。风热痰凝证，治宜疏风清热化痰，方用牛蒡解肌汤加减。故选 B。

23. 答案：E 解析：A、B、C、D 项都是癌症肿块的特征，而表面光滑很明显不属于癌性肿块的特性。故选 E。

24. 答案：C 解析：肉瘤常见于成年人，好发于肩、颈、背、肩胛间、臀部、前臂等处。肿块多为单个，少数患者为多发，大小不一，呈扁平团块状，或分叶状，瘤体质地柔软似棉，外观肿形似馒，用力可以压扁，推之可以移动，与皮肤无粘连，瘤体表面皮肤如常，亦无疼痛。生长缓慢，长到一定程度后可自行停止生长而固定不变，故可判断为肉瘤。其他瘤一般会发生皮肤变化。手术治疗对单发肉瘤小的可以不处理，但有明显增大趋势，或伴有疼痛，或瘤体较大者，宜行手术切除。故选C。

25. 答案：C 解析：蛇串疮是一种皮肤上出现成簇水疱，呈带状分布，痛如火燎的急性疱疹性皮肤病，皮疹多发生于身体一侧，不超过正中线，但有时在患部对侧，亦可出现少数皮疹。皮损好发于腰胁、胸部、头面、颈部，亦可见于四肢、阴部及眼、鼻、口等处。故可判断为C。

26. 答案：B 解析：肥疮相当于西医的黄癣，多见于农村，好发于儿童；鹅掌风相当于西医的手癣，男女老幼均可染病，以成年人多；西医的足癣多见于成人，儿童少见；西医的体癣主要见于青壮年及男性，多夏季发病；白秃疮相当于西医的白癣，多见于儿童，尤以男孩为多；紫白癜风相当于西医的花斑癣，俗称汗斑，常发于多汗体质的青壮年。故选B。

27. 答案：C 解析：白秃疮病变初起，头皮覆盖有圆形或不规则形的灰白色鳞屑的斑片，小者如豆，大者如钱，日久蔓延，扩大成片。毛发干枯，容易折断，易于拔出，而不疼痛，头发多数在离头皮0.3～0.8cm处自行折断，长短参差不齐。在接近头皮的毛发干外围，常有灰白色菌鞘围绕。自觉瘙痒。发病部位以头顶、枕部居多。白疕皮损为厚积的银白色鳞屑性斑片，头发呈束状，无断发现象，并有薄膜现象及筛状出血。故选C。

28. 答案：C 解析：丹毒是以患部突然皮肤鲜红成片，色如涂丹，灼热肿胀，迅速蔓延为主要表现的急性感染性疾病。风热毒邪犯上，与血分热邪蕴结，郁阻肌肤，故见头面部皮肤焮红灼热，甚则发生水疱；经络阻塞，气血不畅，故皮肤肿胀疼痛，或伴头痛；风热毒邪与正气相争，故见恶寒发热、

舌红、苔薄黄、脉滑数为邪热尚在表之象。治法宜疏风清热解毒，方选普济消毒饮。故选C。

29. 答案：C 解析：牛皮癣是一种患部皮肤状如牛项之皮，厚而且坚的慢性瘙痒性皮肤病。因其好发于颈项部，初起多为风湿热之邪阻滞肌肤，或颈项多汗，硬领摩擦等所致。风热疮是一种斑疹色红如玫瑰，脱屑如糠秕的急性自限性皮肤病。慢性湿疮多有急性湿疮的发病过程，皮损以肥厚粗糙为主，伴有出疹、水疱、糜烂、渗出，边界欠清，病变多在四肢屈侧。风瘙痒日久皮肤可出现肥厚、苔藓样变、色素沉着以及湿疹样变。故选择C。

30. 答案：A 解析：粉刺是一种毛囊、皮脂腺的慢性炎症性皮肤病。因典型皮损能挤出白色半透明状粉汁，故称之粉刺。肺经风热，壅阻于肌肤，故丘疹色红，或有痒痛；舌红、苔薄黄、脉浮数为肺经风热之象。治法宜清肺散风，方药枇杷清肺饮加减。故选A。

31. 答案：C 解析：一期梅毒主要表现为疳疮（硬下疳），发生于不洁性交后约2～4周。二期梅毒一般发生在感染后7～10周或硬下疳出现后6～8周。故选C。

32. 答案：A 解析：淫秽疫毒之邪并湿热外感，浸淫肝经，下注阴器，气机阻滞，湿热疫毒之邪凝集，故见外生殖器及肛门或乳房等处有单个质坚韧丘疹，四周焮肿，患处灼热，腹股沟部有杏核或鸡卵大、色白坚硬之肿块；湿热充斥肝胆，熏蒸肌肤，则胸腹、腰、四肢屈侧及颈部出现杨梅疹、杨梅痘、杨梅斑；湿热蕴结，脾失运化，则口苦纳呆；热伤津液，则尿短赤，大便秘结；苔黄腻、脉弦数为肝经湿热之象。故选A。

33. 答案：C 解析：痔生于肛门齿线以上，直肠末端黏膜下的痔内静脉丛扩大、曲张形成的柔软静脉团，称为内痔。内痔是肛

门直肠疾病中最常见的病种。与西医病名相同。内痔好发于截石位3、7、11点，其主要临床表现有便血、痔核脱出、肛门不适感。故选C。

34. 答案：D　解析：肛隐窝炎是指发生在肛窦、肛门瓣的急慢性炎症性疾病，故又称肛窦炎。肛隐窝炎常并发肛乳头炎和肛乳头肥大，其临床特征是肛门部胀痛不适和肛门部潮湿有分泌物。肛隐窝炎是肛周脓肿的重要原因。所以选择D。

35. 答案：D　解析：早期肛裂病程较短（约3个月以内），疼痛轻微，疼痛时间较短，肛裂创面颜色鲜红边缘整齐。陈旧性肛裂病程较长（3～5个月以上），反复发作，疼痛剧烈，肛裂创面色灰白，创缘呈缸口样增厚，底部形成平整而硬的灰白组织（栉膜带）。由于裂口周围慢性炎症，常可伴发结缔组织外痔（哨兵痔）、单口内瘘、肛乳头肥大、肛窦炎、肛乳头炎等。因此，裂口、栉膜带、哨兵痔、肛乳头肥大、单口内瘘、肛窦炎、肛乳头炎7种病理改变，为陈旧性肛裂的病理特征。故选择D。

36. 答案：B　解析：锁肛痔是指肛管直肠癌后期，肿块堵塞肛门，引起肛门狭窄，大便困难，犹如锁住肛门一样，故称锁肛痔。相当于西医的肛管直肠癌，其临床特点是便血、大便习惯改变、直肠肛管肿块。直肠指检在肛管直肠癌的早期诊断上有重要意义。80%的直肠癌位于手指可触及的部位。手指触及肠壁上有大小不等的无痛性硬结或溃疡，推之不移，或肠腔狭窄，指套染有脓血黏液。故选B。

37. 答案：D　解析：湿热壅阻型前列腺炎多由于房事不洁，精室空虚，湿热从精道内侵，湿热壅滞，气血瘀阻而成。症见小便频急，茎中热痛，痒刺不适，尿色黄浊，尿末或大便时有白浊滴出。故选D。

38. 答案：E　解析：前列腺增生症早期临床表现以尿频、夜尿次数增多、排尿困难为主。A、B、C、D项都属于尿石症的范畴。故选E。

39. 答案：B　解析：本病早期可出现急性股动脉痉挛和肺动脉栓塞两种危重性并发症。故选B。

40. 答案：A　解析：脱疽主要由于脾气不健，肾阳不足，又加上外受寒冻，寒湿之邪入侵而发病。它与湿热、情志无关，所以首先排除B、C、E。故选A。

41. 答案：A　解析：小面积烧伤，初期用京万红烫伤药膏、清凉油、紫草膏等。其他都用于中后期或者大面积的烧伤。故选A。

42. 答案：B　解析：火毒侵入营血，内攻脏腑，导致脏腑失和，阴阳平衡失调，津液严重耗伤，表情淡漠，神志恍惚，嗜睡，语言含糊不清，四肢厥冷，汗出淋漓，属于阳脱之象。故选B。

43. 答案：B　解析：本病由于损伤胃肠，导致肠道传化失司；糟粕停滞，气滞血瘀，瘀阻久则化热，盛则肉腐成痈；大便不爽，次数增多为阳明经症状；小便频数，时时汗出，皮肤甲错，二目下陷，口干而臭，为阴伤的表现。故选B。

44. 答案：C　解析：阴户，又称廷孔、四边、玉门、产门、龙门、胞门。子门是指子宫颈口。故选择C。

45. 答案：C　解析：天癸，源于先天，藏之于肾，受后天水谷精微的滋养，人体发育到一定时期，肾气旺盛，肾中真阴不断得到充实，天癸逐渐成熟。选项C，是男女天癸初至后的年龄，不是成熟的年龄。

46. 答案：B　解析：略。

47. 答案：B　解析：哺乳时间一般以8个月为宜。故选B。

48. 答案：C　解析：血崩证以阴道急剧而大量的出血为主症，可由选项A、B、D、E引起。而选项C，是指每逢经行前后或经期，出现周期性的吐血或衄血。故选C。

49. 答案：D 解析：清经散的药物组成为熟地、地骨皮、丹皮、白芍、青蒿、黄柏、茯苓。故选D。

50. 答案：A 解析：由月经量多、色淡、质稀，神疲肢倦，小腹空坠，舌淡，脉缓弱可知应属于虚证。月经先期的病因病机主要是气虚和血热，故用排除法可知选A。

51. 答案：B 解析：大补元煎的组成：人参、山药（炒）、熟地、杜仲、当归、山茱萸（如畏酸吞酸者去之）、枸杞、炙甘草。故选B。

52. 答案：D 解析：由月经量少、色暗、时有血块，小腹较胀，乳房胀痛，脉弦可知为气滞，尤其是"胀"字是气滞的特征。故选择D。

53. 答案：C 解析：由月经2～3月一行，辨病为月经后期；由时有小腹冷痛，喜热喜按，伴有面色少华，小便清长，便溏，腰酸乏力，四肢欠温，舌淡，苔薄白，脉沉迟无力，辨证为虚寒证。故方选艾附暖宫丸。故选C。

54. 答案：D 解析：月经先后无定期的病因一是肝郁，一是肾虚，由题干可知是虚证，故选D。

55. 答案：B 解析：选项B是痰湿致病的特点。

56. 答案：B 解析：经期延长阴虚血热证是虚证，选项B是实证表现，故选B。其余皆是。

57. 答案：B 解析：由题干两次月经中间，阴道少量出血判断为经间期出血；由色鲜红，头晕腰酸，夜寐不宁，五心烦热，舌质红，苔薄，脉细数，辨证为肾阴虚证。治法滋肾养阴，固冲止血。故选B。

58. 答案：B 解析：崩漏实热证，应首选清热固经汤。故选B。

59. 答案：A 解析：由题干经来无期，现已持续20天未止，开始量多，现淋沥不尽，辨病为崩漏；由色淡、质稀，腰酸腿软，溲频清冷，舌淡苔白，脉沉细，辨证为肾阳虚。治法是温肾固冲。故选A。

60. 答案：E 解析：由题干量多如崩，色鲜，质稠，伴心烦，口渴欲饮，便干溲黄，面部痤疮，舌红苔薄黄，脉细数，辨证为实热证。故应澄源。又量多如崩，故应塞流。澄源有助于更好地塞流，故应并进。选E。

61. 答案：B 解析：选项B为实性病因。

62. 答案：A 解析：由题干1年前因产后大失血，月经逐渐后延，量少、质稀，现停经6月余，辨病为闭经；由头晕目眩，心悸气短，毛发脱落，皮肤干燥，舌淡红苔薄白，脉虚细，辨证为气血虚弱。代表方剂人参养荣汤。故选A。

63. 答案：C 解析：痛经之所以随月经周期而发作，与经期及经期前后特殊生理状态有关。未行经期间，由于冲任气血平和，致病因素尚不足以引起冲任、子宫气血瘀滞或不足，故平时不发生疼痛。经期前后，血海由满盈而泻溢，气血盛实而骤虚，子宫、冲任气血变化较平时急剧，易受致病因素干扰，加之体质因素的影响，导致子宫、冲任气血运行不畅或失于煦濡，不通或不荣而痛。所以选择C。

64. 答案：D 解析：痛经寒湿凝滞证的治法是温经除湿，化瘀止痛，使寒散湿除，气血运行通畅，而痛经自止。故选D。

65. 答案：B 解析：肝火引起经行头痛的特点是引起肝经循行部位疼痛，故选择B。

66. 答案：E 解析：从题干每逢月经将潮便泄泻，辨病为经行泄泻；由脘腹胀满，神疲肢软，面浮肢肿，月经量多，色淡质薄，舌淡红，苔白，脉濡缓，辨证为脾虚证。代表方剂是参苓白术散。故选E。

67. 答案：E 解析：由题干手足心热，潮热颧红，舌红少苔，脉细数，辨证为肺肾阴虚。故选择 E。

68. 答案：A　解析：由题干49岁患者，月经或前或后，烘热出汗，五心烦热，头晕耳鸣，腰酸乏力，舌红苔薄，脉细数，辨为绝经前后诸证肾阴虚证，代表方剂是左归丸。故选 A。

69. 答案：D　解析：由题干带下量多、色黄或白、质黏稠、有臭气，小腹作痛，或阴痒，便秘溺赤，舌红苔黄厚腻，脉滑数，诊断为带下过多湿热下注证，方选止带方。故选 D。

70. 答案：E　解析：由题干带下量多，色淡黄，质黏稠无臭气，面色萎黄，四肢不温，舌淡，苔白腻，脉缓弱，诊断为带下过多脾虚证。因为，脾气虚弱，运化失司，湿邪下注，任脉不固，带脉失约，则带下量多；脾虚中阳不振，则面色萎黄，四肢不温；舌淡，苔白腻，脉缓弱均为脾虚湿困之征。脾虚治法是健脾益气，升阳除湿。故选 E。

71. 答案：C　解析：妊娠病的发病机制有四，一是阴血虚；二是脾肾虚；三是冲气上逆；四是气滞，如胎体渐大，气机升降失调。故选择 C。

72. 答案：E　解析：妊娠恶阻的病因病机为冲气上逆，胃失和降。故选 E。

73. 答案：A　解析：由题干停经2个月，尿妊娠试验阳性，恶心呕吐10天，辨病为妊娠恶阻。由食入即吐，口淡无味，时时呕吐清涎，倦怠嗜卧，舌淡苔白润，脉缓滑无力，辨证为脾胃虚弱。故选 A。

74. 答案：D　解析：宫外孕手术适应证有输卵管间质部妊娠，残角子宫妊娠，妊娠试验持续阳性、包块继续长大，愿意同时施行绝育术者，随诊不可靠者，期待疗法或药物疗法禁忌证者。故选 D。

75. 答案：B　解析：寿胎丸的组成药物有菟丝子、桑寄生、川断、阿胶。故选择 B。

76. 答案：E　解析：由题干孕后腰酸腹痛，胎动下坠，伴阴道少量出血，辨病为胎动不安；由头晕耳鸣，小便频数，舌淡苔白，脉沉细滑，辨证为肾虚证。代表方剂是寿胎丸。故选 E。

77. 答案：C　解析：由题干曾孕4次均自然流产，辨病为滑胎；由平日头晕眼花，心悸气短，现又妊娠32天，面色苍白，舌淡苔白，脉细弱，辨证为气血虚弱证。代表方剂是泰山磐石散。故选 C。

78. 答案：C　解析：子满的定义是妊娠5～6月后出现腹大异常，胸膈满闷，甚则遍身俱肿，喘息不得卧。题干妊娠中期出现腹大异常，胸膈满闷，呼吸急促，符合子满的定义，故选 C。

79. 答案：B　解析：由题干妊娠7个月，面浮肢肿，下肢尤甚，心悸气短，腰酸无力，舌淡苔薄润，脉沉细，诊断为妊娠肿胀肾虚证。因为肾气不足，上不能温煦脾阳，运化水湿，下不能温煦膀胱，化气行水；水道失制，泛溢肌肤，故面浮肢肿；湿性重浊，故肿势下肢尤甚；腰酸无力，舌淡苔薄润，脉沉细，皆是肾虚之征。故选 B。

80. 答案：A　解析：由题干妊娠3个月，尿少色黄，尿时艰涩而痛，辨病为妊娠小便淋痛；由心烦，口舌生疮，舌红少苔，脉数，辨证为心火偏亢证。方选导赤散。故选 A。

81. 答案：A　解析：产后三急指呕吐、泄泻、盗汗。故选 A。

82. 答案：E　解析：产后发热感染邪毒证用五味消毒饮合失笑散或解毒活血汤加减；外感证用荆穗四物汤；血瘀证用生化汤加味；血虚证用补中益气汤。故答案选 E，其余选项不正确。

83. 答案：E　解析：生化汤的组成药物有当归、川芎、桃仁、炮姜、炙甘草。故选 E。

84. 答案：D　解析：由题干分娩时受

寒，产后小腹疼痛，辨病为产后身痛；由小腹疼痛，拒按，恶露量少、行而不畅、色暗、有块，四肢不温，面色青白，脉沉紧，辨证为瘀滞子宫证。方选生化汤。故选D。

85. 答案：A 解析：产后半月余，全身关节疼痛，肢体酸楚麻木，可确定为产后身痛；从"头晕心悸，舌淡红，少苔，脉细无力"，可知为血虚证，故诊为产后身痛血虚证，方选黄芪桂枝五物汤。故选A。

86. 答案：B 解析：从题干产后4周恶露过期不止，可确定为产后恶露不绝；从症状量多、色淡红、质稀，小腹空坠，面色白，舌淡，脉缓弱，可辨证为气虚证，方用补中益气汤，故选B，其余选项不正确。

87. 答案：A 解析：由题干下腹积块，固定不移，疼痛拒按，诊断为癥瘕。由积块固定不移、疼痛拒按，舌边瘀点，脉沉涩，辨证为血瘀证。方选桂枝茯苓丸。故选A。

88. 答案：C 解析：由题干近半年来常感小腹部隐痛，拒按，痛连腰骶，辨病为盆腔炎；由带下量多，色黄，质黏稠，胸闷纳呆，口干便秘，小便黄赤，舌体胖大，色红，苔黄腻，脉滑数，辨证为湿热瘀结证。代表方剂是银甲丸。故选C。

89. 答案：D 解析：由题干结婚3年，夫妇同居未孕，辨病为不孕症；由经行乳房胀痛，善太息，舌淡红苔薄白，脉弦细，辨证为肝气郁结证，故选D。

90. 答案：C 解析：由题干阴部干涩，灼热瘙痒，辨病为阴痒；由阴部干涩，灼热瘙痒，带下量少色黄，五心烦热，烘热汗出，口干不欲饮，舌红少苔，脉细数无力，辨证为肝肾阴虚证。治法是滋肾降火，调补肝肾。故选C。

91. 答案：E 解析：宫颈锥形切除术适应证有宫颈轻、中度不典型增生，疑宫颈管内癌变，宫颈刮片多次异常而活检未发现病变，宫颈重度糜烂。选项E不是。

92. 答案：D 解析：创立儿科"五脏证治法则"的专著是《小儿药证直诀》。故选D。

93. 答案：E 解析：小儿生后4～10个月乳牙开始萌出，2～2.5岁出齐，经换算选E。

94. 答案：A 解析：大多数婴儿在出生后4～6周时，口腔上腭中线两侧和齿龈边缘出现一些黄白色的小点，很像是长出来的牙齿，俗称"马牙"，医学上叫上皮珠。上皮珠是由上皮细胞堆积而成的，是正常的生理现象，不是病。"马牙"不影响婴儿吃奶和乳牙的发育，它在出生后的数月内会逐渐脱落。有的婴儿因营养不良，"马牙"不能及时脱落，这也没多大妨碍，不需要医治。故选A。

95. 答案：E 解析：与成人相比，小儿的机体生机蓬勃，脏腑之气清灵，随拨随应，对各种治疗反应灵敏；并且小儿宿疾较少，病情相对单纯。因而，小儿为病虽具有发病容易、传变迅速的特点，但一般说来，病情好转的速度较成人快、疾病治愈的可能也较成人大。故选E。

96. 答案：B 解析：指纹的辨证纲要可归纳为"浮沉分表里，红紫辨寒热，淡滞定虚实，三关测轻重"。小儿指纹色紫主证为热，故选B。

97. 答案：D 解析：小儿收缩压的计算公式为：年龄×2+80，5岁小儿收缩压为90mmHg。故答案选D。

98. 答案：A 解析：风热感冒证的方剂为银翘散加减，时邪感冒证的方剂为银翘散合普济消毒饮加减。故选A。新加香薷饮治疗暑邪感冒；桑菊饮、杏苏散治疗风寒咳嗽。

99. 答案：C 解析：痰热咳嗽以"咳嗽痰多，痰稠色黄，喉中痰鸣，不易咳出"为特征，故选C。风寒咳嗽以"起病急，咳嗽频作、声重、咽痒，痰白清稀"为特征；风热咳嗽以"咳嗽不爽，痰黄黏稠"为特征；

痰湿咳嗽以"痰多壅盛，色白而稀"为特征；气虚咳嗽以"咳嗽无力，痰白清稀"为特征。

100. 答案：D　解析：肺炎喘嗽的基本病机是邪热闭肺。故选择D。

101. 答案：A　解析：高热、咳喘——肺炎喘嗽；发病9天——病程较长；潮热盗汗，面色潮红——阴虚有热；干咳无痰，质红而干，舌苔光剥——阴津亏损；口唇樱赤——肺热。综合分析，此病证为肺炎喘嗽之阴虚肺热证。治宜养阴清肺，润肺止咳。故选A。

102. 答案：E　解析：口疮脾胃积热证标准方剂为凉膈散，清热解毒，通腑泻火。如果有大便不实的症状，才可以考虑清热泻脾散。心火上炎证用泻心导赤汤。虚火上浮证用六味地黄丸。清胃散主治胃火牙痛。

103. 答案：A　解析：《景岳全书·泄泻》云："泄泻之本，无不由于脾胃，盖胃为水谷之海，而脾主运化，使脾健胃和……"故选择A。

104. 答案：D　解析："食后作泻"为关键症状，是脾虚泻的特征性症状。"面色萎黄，神疲倦怠，舌质淡，苔薄白"进一步证实判断。本证未见肾阳虚症状，只是单纯的脾虚。故选择D。

105. 答案：D　解析：该病证为厌食证的脾胃虚弱证，推拿疗法最为适宜，而拔罐更适于由外邪导致的泄泻。熏洗法和擦拭法多用于局部的体表病证；割治疗法一般用于疳证和哮喘病证；拔罐疗法有祛风、散寒、止痛的作用，多用于小儿肺炎喘嗽、腹痛、哮喘、遗尿等；推拿疗法有促进气血流行、经络通畅、神气安定、脏腑调和的作用，临床中多用于泄泻、惊风、腹痛等证。故选D。

106. 答案：D　解析："疳者甘也"是指小儿恣食肥甘厚腻，损伤脾胃，形成疳证。故选D。

107. 答案：C　解析：营养性缺铁性贫血西药选用铁剂治疗，服用时间要求血红蛋白达正常后2个月左右再停药。因此选择C。

108. 答案：B　解析："患儿自汗，头、肩、背出汗明显"为汗证之肺卫不固，亦称表虚不固，治宜益气固表。故选择B。

109. 答案：C　解析：急性肾小球肾炎血清补体C一过性明显下降，恢复正常的时间是6～8周。故选C。

110. 答案：D　解析：主症为水肿。畏寒肢冷、神疲倦卧为肾阳虚表现；纳少便溏为脾虚表现。所以此患儿为水肿之脾肾阳虚证。其典型表现是"全身明显浮肿，按之凹陷难起，腰腹下肢尤甚"，治当温肾健脾，化气行水。故选D。

111. 答案：B　解析：麻疹多流行于冬春季节，传染性很强。好发于6个月～5岁儿童。故选B。

112. 答案：C　解析：风疹与麻疹、奶麻（幼儿急疹）、丹痧的鉴别要点是耳后、枕部臀核肿大有压痛，其次是发热当天到1天出疹。麻疹有"麻疹黏膜斑"的特殊体征；奶麻有"热退疹出"的特点。故选C。

113. 答案：D　解析："发热、皮肤出疹，见有丘疹、水疱，疱浆清亮，分布稀疏，以躯干为多"，所以该病证为水痘。"咳嗽，鼻塞，流涕，舌苔薄白，脉浮数"说明全身症状不重，为水痘邪伤肺卫证。方用银翘散。故选D。

114. 答案：D　解析：此证为痄腮变证之毒窜睾腹，治宜清泻肝火，活血镇痛，方用龙胆泻肝汤。故选D。

115. 答案：C　解析：患儿3岁以下，夏季发病，临床以长期发热、口渴多饮、多尿、无汗为特征，故诊为夏季热。朝盛暮衰、口渴多饮为该病上盛下虚证的主要表现，故选C。

116. 答案：E　解析：舌苔花剥，状如地图，时隐时现，经久不愈，多为胃之气阴不足所致，故选E。

117. 答案：E 解析：培元补肾法主要适用于小儿胎禀不足，肾气虚弱及肾不纳气之证，如解颅、五迟、五软、遗尿、哮喘等。而肺炎喘嗽外因责之于感受风邪，或由其他疾病传变而来；内因责之于小儿形气未充，肺脏娇嫩，卫外不固。故选E。

118. 答案：D 解析：湿热熏蒸是由于孕母素体湿盛或内蕴湿热之毒，遗于胎儿，或因胎产之时、出生之后，婴儿感受湿热邪毒所致。热为阳邪，故黄色鲜明如橘皮，因而选D。若为寒湿阻滞，寒为阴邪，则黄色晦暗。若为瘀积发黄，可伴肚腹胀满，右胁下结成痞块。湿热熏蒸、寒湿阻滞最终导致肝失疏泄、胆道不利，胆汁外溢而致发黄。

119. 答案：A 解析：指纹淡红，多为内有虚寒，故选A。

120. 答案：C 解析：患儿为营养性缺铁性贫血。病在脾肾，为脾肾阳虚，当温补脾肾，益阴养血，选用右归丸加减，故选C。金匮肾气丸治疗肾阳虚证，六味地黄丸治疗肾阴虚证，理中丸治疗中焦虚寒，小建中汤治疗虚劳。

121～122. 答案：B、D 解析：以部位命名者，如颈痈、脐痈、乳痈、背疽上发背；以疾病特性命名者，如流注、湿疮等。

123～124. 答案：A、D 解析：邪气偏盛是形成瘤的主要病机，正气不足是形成岩的主要病机。而阴阳失调、经络阻塞只是一般病的表浅症状。

125～126. 答案：C、D 解析：热在气分者，当清热泻火；邪入营血者，当清热凉血。清热泻火方，如黄连解毒汤；清热凉血方，如犀角地黄汤、清营汤。

127～128. 答案：E、A 解析：乳痈溃后热退身凉，肿痛渐消是脓成破溃后，脓毒尽泄，肿痛消减；但若素体本虚，溃后脓毒虽泄，气血俱虚，故收口缓慢；气血虚弱可见面色少华、气血不足之象。益气和营托毒用托里消毒散加减。乳痈成脓期应该清热解毒，托毒透脓，用透脓散加味。

129～130. 答案：B、D 解析：一期梅毒主要表现为疳疮（硬下疳），发生于不洁性交后约2～4周，二期梅毒杨梅疮一般发生在感染后7～10周，或硬下疳出现后6～8周。

131～132. 答案：B、C 解析：脱疽表现为患肢暗红、紫红或青紫，下垂更甚，肌肉萎缩，趺阳脉搏动消失，患肢持久性疼痛，夜间尤甚，为血脉瘀阻证。患肢暗红而肿，患肢如煮熟之红枣，渐变为紫黑色，呈浸淫蔓延，溃破腐烂，疼痛异常，彻夜不得安眠。为寒邪久蕴，郁而化热，湿热浸淫，则溃破腐烂。

133～134. 答案：A、D 解析：第133题由题干经来量少，色淡暗，质稀，头晕耳鸣，腰骶酸痛，辨证为月经先后无定期肾虚证。代表方药是固阴煎。第134题由题干经乱无期，出血淋沥不尽，色鲜红，质稍稠，头晕耳鸣，腰膝酸软辨证为崩漏肾阴虚证。代表方药左归丸。

135～136. 答案：E、B 解析：由第135题题干经间期出血量少，色紫黑，有小血块，少腹胀痛，辨证为血瘀证，代表方剂是逐瘀止血汤。由第136题题干经间期出血量少，色红质黏腻，胸闷烦躁，辨证为湿热证，代表方剂是清肝止淋汤。

137～138. 答案：C、D 解析：经行头痛血瘀证，应首选通窍活血汤；子肿气滞证，应首选天仙藤散或正气天香散。

139～140. 答案：D、B 解析：由第139题题干患者产后高热，小腹剧痛，恶露有臭气，大便秘结，诊断为产后发热，热结阳明，治疗应首选大黄牡丹皮汤，峻下热结。由第140题题干患者产后寒热时作，恶露甚少，色紫暗，腹痛拒按，口干不欲饮，诊断为产后发热血瘀证，治疗应首选生化汤。

141～142. 答案：C、B　解析：治疗癥瘕气滞证，应首选香棱丸或大黄䗪虫丸；治疗癥瘕痰湿证，应首选苍附导痰丸合桂枝茯苓丸。

143～144. 答案：E、A　解析：疑有宫颈管病变时，应采取的措施是分段诊刮；疑有人流术后残留时，应采取的措施是清宫术。

145～146. 答案：A、A　解析：肺炎喘嗽后期阴虚肺热证用沙参麦冬汤，肺脾气虚证用人参五味子汤，心阳虚衰证用参附龙牡救逆汤。顿咳恢复期肺阴耗损证用沙参麦冬汤，恢复期脾胃气虚证用人参五味子汤。

147～148. 答案：A、C　解析：自汗是由气虚导致的，可见白昼时时汗出，动则益甚；脱汗是气不固摄所致，可见冷汗如珠，气息微弱。

149～150. 答案：A、B　解析：皮肤黏膜淋巴结综合征好发于婴幼儿，是全身血管炎症病变为主要病理的急性发热性出疹性疾病，以不明原因发热、多形性红斑、眼结膜充血、草莓舌、颈淋巴结肿大、手足硬肿为特征。病因为温热邪毒，病机为热盛血瘀。其卫气同病首A，气营两燔选B。

第四单元

1. 答案：D　解析：带状疱疹可见沿神经分布的疱疹，疼痛呈刀割样、灼伤样，剧烈难忍，持续时间长，故选D。

2. 答案：D　解析：特殊病理的痰液有以下几种情况：红色或棕红色痰见于肺癌、肺结核、支气管扩张；铁锈色痰见于细菌性肺炎（大叶性肺炎）、肺梗死；粉红色浆液泡沫性痰见于急性左心功能不全、肺水肿；棕褐色痰见于阿米巴性脓肿、慢性充血性心脏病、肺淤血等；灰黑色痰见于煤矿工及大量吸烟者；肺脓肿及晚期肺癌患者痰常有恶臭。故本题选D。

3. 答案：A　解析：肺结核痰中带血丝，伴低热，盗汗。支气管扩张痰量较多，为湿性咳嗽。肺癌剧烈干咳，痰中带血丝。风湿性心脏病（二尖瓣狭窄）多见咯血，痰为暗红色。急性肺水肿为粉红色泡沫样痰。故本题选A。

4. 答案：B　解析：左心衰竭发生呼吸困难的主要原因是肺淤血和肺泡弹性降低，因而影响换气导致功能障碍。本题选B。

5. 答案：A　解析：间歇热：体温骤升达高峰，持续数小时后，骤降至正常，经过1天或数天后又骤然升高，如此高热期与无热期反复交替发作。见于疟疾、急性肾盂肾炎等。故本题选A。

6. 答案：E　解析：导致胸痛最常见的疾病有：气胸、肺栓塞、肺炎、心包炎、细菌性或病毒性胸膜炎等。肺癌早期胸痛较轻，主要表现为闷痛、隐痛、部位不一定。带状疱疹也可引起疼痛。故本题选E。

7. 答案：A　解析：犬吠样咳嗽为阵发性、连续咳嗽伴有回声，见于会厌、喉部疾患，气管受压和喉头炎症水肿等；咳声低微甚或无声，见于极度衰弱或声带麻痹。故本题选A。

8. 答案：D　解析：肺癌剧烈干咳，痰中带血丝。肺脓肿咳脓痰。肺结核痰中带血丝，伴低热，盗汗。急性肺水肿为粉红色泡沫样痰。支气管扩张痰量较多，为湿性咳嗽。故本题选D。

9. 答案：A　解析：吸气性呼吸困难主要是由气管上段及咽喉部的阻塞性疾病引起，如咽喉脓肿、喉炎、肿瘤、异物、白喉等。故本题选A。

10. 答案：D　解析：引起中枢性呕吐的疾病有：①中枢神经系统疾病（如脑血管疾病、肿瘤、外伤、偏头痛等）。②全身性疾病（如感染、内分泌与代谢紊乱等）。③

药物反应与药物中毒（如洋地黄、吗啡中毒），故选D。

11. 答案：A　解析：霍乱的腹泻，为无痛性，无里急后重感，每日大便次数甚至难以计数，量多，每天2000～4000mL，严重者8000mL以上，初为黄水样，不久转为米泔水水样便，少数患者有血性水样便或柏油样便，腹泻后出现喷射性和边疆性呕吐，初为胃内容物继而水样、米泔样，由于剧烈泻吐，体内大量液体及电解质丢失而出现脱水表现，轻者口渴，眼窝稍陷，唇舌干燥，重者烦躁不安，眼窝下陷，两颊深凹，精神呆滞，皮肤干而皱缩失去弹性，嘶哑，四肢冰凉体温下降，故血液浓缩，脉搏细弱，心音低钝，血压下降。故本题选A。

12. 答案：C　解析：呕血呈暗红色的原因是血红蛋白与胃酸结合而变性。本题选C。

13. 答案：A　解析：黄疸伴胆囊肿大多因胆总管有梗阻，常见于胰腺癌、壶腹癌、胆总管癌等。故本题选A。

14. 答案：C　解析：瞳孔缩小常见于虹膜炎、有机磷农药中毒、吗啡的影响等；瞳孔扩大多见于阿托品类药物影响、外伤、青光眼绝对期、濒死状态；而伴有意识障碍的选项有C、D、E，只有选项C同时满足题目要点，是正确答案。

15. 答案：E　解析：语音震颤强度减弱或消失主要见于：①肺泡内含气量过多，如肺气肿、支气管哮喘发作期。②支气管阻塞，如支气管肺癌、支气管结核和支气管分泌物增多引起气道阻塞，甚至肺不张。③大量胸腔积液或气胸。④胸膜高度增厚粘连。⑤胸壁皮下气肿或皮下水肿。故本题选E。

16. 答案：D　解析：正常人呼吸运动的频率和节律正常为16～18次/分，与脉搏之比约为1∶4，节律均匀而整齐。故本题选D。

17. 答案：E　解析：蜘蛛痣多出现于面部、颈部及胸部，亦有其他部位出现者。表现为中心部直径2mm以下的圆形小血管瘤。它是由于体内雌激素分泌相对过多，灭活不足而引起皮肤上的小动脉及其周围分支呈辐射状扩张、充血的一种表现。说明蜘蛛痣的基本结构为小动脉。肝硬化患者在身体上半部经常会看到此种表现。故本题选E。

18. 答案：E　解析：双侧瞳孔大小不等，常见于脑外伤、脑肿瘤、脑疝及中枢神经梅毒等颅内病变。有机磷农药中毒、吗啡药物影响见瞳孔变小。阿托品类药物影响、濒死状态见瞳孔变大。故本题选E。

19. 答案：D　解析：生理性甲状腺肿大：除甲状腺肿大外，往往无自觉症状，甲状腺肿大往往在青年期前即开始，到青春期、妊娠和哺乳期则肿大明显。早期为弥漫性逐渐肿大，质软，以后可形成大小不等的结节、质地坚韧，无血管杂音及震颤。故本题选D。

20. 答案：E　解析：胸骨明显压痛或叩击痛常见的疾病为白血病。故本题选E。

21. 答案：D　解析：肺气肿心浊音界缩小，故本题选D。

22. 答案：D　解析：胸膜摩擦音吸气和呼气相均可听到，以吸气末或呼气开始最为明显，屏气即消失。深呼吸或听诊器胸件加压时，摩擦音增强。心包摩擦音是心包膜纤维素渗出致表面粗糙，心脏收缩时脏层与壁层心包摩擦产生的振动传致胸壁所致，常在胸骨左缘第4肋间可以触及。故本题选D。

23. 答案：B　解析：脉搏强而大见于高热患者。舒张早期奔马律见于器质性心脏病。奇脉见于心包积液和缩窄性心包炎。脉搏过缓常见于颅内压增高、房室传导阻滞、洋地黄中毒等患者。脉搏绝对不齐见于心房纤维颤动的患者。故本题选B。

24. 答案：A　解析：心包摩擦感与呼吸运动无关，通常在胸骨左缘第4肋间处较易触及，这是因为该处心脏表面无肺脏覆盖；收缩期心脏更接近胸壁，所以较易触及。同理，坐位前倾及呼气末心包摩擦感更明显。故本题选A。

25. 答案：A　解析：左心室增大，心脏浊音界向左下扩大，心腰部相对内陷，使心脏浊音区呈靴形，常见于主动脉瓣关闭不全，故称为主动脉型心脏，亦可见于高血压性心脏病、主动脉瓣狭窄。故本题选A。

26. 答案：B　解析：风湿性二尖瓣狭窄的特有体征是心尖部舒张期隆隆样杂音，故本题选B。

27. 答案：C　解析：心房纤颤的特点为心律完全不规则，心率快慢不等，心音强弱绝对不一致，脉搏短绌。故本题选C。

28. 答案：B　解析：放射性疼痛为一个局部病灶通过神经或邻近器官而波及其他部位的疼痛。胆道疾病引起的腹痛多放射至神经走行的部位，即右肩部。故本题选B。

29. 答案：D　解析：腹水出现前常有腹胀，大量腹水使腹部膨隆、腹壁绷紧发亮，状如蛙腹，患者行走困难，有时膈显著抬高，出现端坐呼吸和脐疝。直立时下腹饱满有移动性浊音和波动感。故本题选D。

30. 答案：B　解析：胃溃疡为饥饿痛，为隐痛。胃痉挛为剧烈疼痛，按压后缓解。胃炎为隐痛或者灼热痛。急性胃扩张、胃穿孔疼痛剧烈、拒按。故本题选B。

31. 答案：E　解析：青少年胸段下部及腰段均后凸，多为发育期姿势不良或患脊椎骨软骨炎的后果。故本题选E。

32. 答案：D　解析：霍夫曼征单侧或双侧阳性，这是颈6以上脊髓受压的重要体征。下肢肌肉痉挛侧可出现巴宾斯基征阳性、髌、踝阵挛阳性。故本题选D。

33. 答案：D　解析：血小板减少常见于血小板减少性紫癜、脾功能亢进、再生障碍性贫血和白血病等症。故本题选D。

34. 答案：A　解析：引起血沉加快的原因有：①风湿热和急性传染病：麻疹、猩红热、脑膜炎或败血症等。②活动性结核病。③炎症：肺炎、乳突炎、化脓性胆囊炎、输卵管炎、动脉炎等。④血液和心血管疾病：各类贫血、白血病、多发性骨髓瘤、组织变性或坏死性疾病如心肌梗阻、胶原病等。⑤其他：如严重酒精中毒、恶性肿瘤、黑热病、疟疾、注射异性蛋白和手术等。故本题选A。

35. 答案：E　解析：慢性肾炎晚期则出现尿比重固定在1.010左右的等张尿，表明肾小管重吸收功能很差。故本题选E。

36. 答案：C　解析：成人血清钠的正常值是136～146mmol/L，故本题选C。

37. 答案：D　解析：肌酸磷酸激酶有3种同工酶，其中CK-MB来自心肌，其诊断敏感性和特异性均极高，分别达到100%和99%，它升高的幅度和持续的时间常用于判定梗死的范围和严重性。故本题选D。

38. 答案：C　解析：在通常情况下，甲亢患者T_3、rT_3和T_4血浓度增高，尤其是FT_3和FT_4更为可靠，T_3的升高较T_4为明显，因而在早期时，T_4尚未增高超过正常时，T_3和rT_3已有明确的增高。TSH低于正常仅在较灵敏的免疫放射测定中见到。甲状腺摄^{131}I率常用于T_3抑制试验中。故本题选C。

39. 答案：A　解析：上消化道出血量>5～10mL隐血试验阳性。故本题选A。

40. 答案：C　解析：病原体通过各种途径进入人体，就意味着感染过程的开始，而临床上是否出现相应的症状、体征，则取决于病原体的致病力和机体的免疫功能，故本题选C。

41. 答案：C　解析：根据《中华人民共和国传染病防治法》及其实施细则，将法定传染病分为三类：甲类、乙类和丙类。其中，鼠疫和霍乱属于甲类，风疹和流行性感冒属于丙类，2003年4月卫生部通知，将传染性非典型肺炎列入法定传染病管理，按乙类传染病管理。故本题选 C。

42．答案：D　解析：传染病与其他疾病相区别的基本特征有四个：有病原体、有传染性、有流行病学特征和有感染后免疫，发热可以由感染性原因也可以由非感染性原因引起，并不是传染病的基本特征，故本题选 D。

43．答案：D　解析：蚕豆病是由于遗传因素和食用蚕豆所引起的，而患者并无食用蚕豆史，并且肝脏发生肿大也不符合，所以排除；胃炎不会引起黄疸，所以排除；选项 C、E 都与胆道梗阻有关，而发生胆道梗阻不会是隐痛，会发生剧烈的疼痛，可以排除。所以选 D。

44．答案：B　解析：淤胆型肝炎主要表现为急性病毒性肝炎较长时期的肝内梗阻性黄疸，临床自觉症状轻微，常表现有皮肤瘙痒、粪便颜色变浅，肝功能检查血清胆红素明显升高，以直接胆红素为主。A、C、D、E 项均符合淤胆型肝炎的临床表现，故本题选 B。

45．答案：D　解析：处于艾滋病的艾滋病期，可并发各种机会性感染及恶性肿瘤（以卡波西肉瘤最常见）。

46．答案：A　解析：CD_4^+T 淋巴细胞在 HIV 直接和间接作用下，细胞功能受损和大量破坏，导致细胞免疫缺陷。虽然同时还侵犯其他类型免疫细胞：单核吞噬细胞、B 淋巴细胞、NK 细胞损伤及 HIV 感染后的免疫应答异常。但最主要的还是 CD_4^+T 淋巴细胞，故选择 A。

47．答案：A　解析：70% 左右的流脑患者皮肤黏膜可见瘀点或瘀斑。病情严重者瘀点、瘀斑可迅速扩大，且因血栓形成发生大片坏死。故选 A。

48．答案：B　解析：高热、头痛、呕吐、全身皮肤散在瘀点、颈项强直等均为流行性脑脊髓膜炎的典型症状，首先考虑流行性脑脊髓膜炎；结核性脑膜炎、结核中毒症

状之一是低热，排除 A 选项；流行性乙型脑炎皮肤一般无瘀点，C 项排除；伤寒常有中毒性脑病的表现，无脑膜刺激征，皮疹的典型特征为玫瑰疹，D 项排除；中毒性细菌性痢疾一般无脑膜刺激征，E 项排除。

49．答案：E　解析：分析肥达反应的结果时，应注意以下几点：正常人血清中可能有低效价凝集抗体存在，通常"O"抗体效价在 1：80 以上，"H"抗体效价在 1：160 以上，才有诊断价值，故 A 项错误；有少数伤寒患者肥达反应始终呈阴性，B 项错误；伤寒与副伤寒有部分共同的"O"抗原，体内产生相同的"O"抗体，故不能通过"O"抗体效价区别伤寒或副伤寒，C 项也错误；"H"抗体出现迟，可持续阳性数年，D 项错误；Vi 抗体的检测可用于慢性带菌者的调查，故本题选 E。

50．答案：D　解析：伤寒的抗菌治疗，喹诺酮类药物为首选。主要因为该类药物有以下优点：抗菌谱广，尤其对革兰阴性杆菌活性高；细菌对其产生突发耐药的发生率低；体内分布广，组织体液中药物浓度高，可达有效抑菌或杀菌水平；大多品种系口服制剂，使用方便。目前常有的该类药物有氧氟沙星、环丙沙星和依诺沙星等。故本题选 D。

51．答案：E　解析：本病病情凶险，应密切观察，采取对症治疗为主的综合抢救措施，治疗措施包括病原治疗和对症治疗。病原治疗，应用有效抗菌药物静脉滴注做抗菌治疗，A 项正确。对症治疗，重点是针对休克的相关治疗，包括迅速扩充血容量纠正代谢性酸中毒、使用血管活性药物改善微循环障碍和保护重要脏器等，B、C、D 选项正确，E 错误，故本题选 E。

52．答案：B　解析：患者和带菌者是霍乱的主要传染源，患者在发病期间，可连续排菌，时间一般为 5 日。对接触者应严密检疫 5 日，留粪培养并服药预防。故本题

选 B。

53. 答案：C 解析：急性重型肝炎病情发展迅速，2 周内出现极度乏力，严重消化道症状，出现神经、精神症状，表现为嗜睡、烦躁和谵妄等，D 项正确；黄疸急剧加深，胆酶分离，A 项正确；有出血倾向，B 项正确；出现急性肾衰竭，E 项正确；肝浊音界进行性缩小，故本题选 C。

54. 答案：A 解析：咳嗽声音嘶哑见于急性喉炎、喉结核、喉癌与喉返神经麻痹、声带炎等。本题选 A。

55. 答案：C 解析：流行性出血热的病理解剖可见脏器中肾脏病变最明显。肉眼可见肾脂肪囊水肿、出血，镜检肾小球充血，基底膜增厚；肾小管受压而变窄或闭塞；间质有细胞浸润。故本题选 C。

56. 答案：D 解析：中国古代医德思想内容包括仁爱救人、赤诚济世的事业准则；清廉正直、不图钱财的道德品质；不畏权贵、忠于医业的献身精神；救死扶伤、一视同仁的道德准则；一心救治、不畏艰苦的服务态度。故本题选 D。

57. 答案：C 解析：诊断"脑死亡"的条件：①昏迷原因明确。②排除各种原因的可逆性昏迷。③深昏迷，脑干反射全部消失，无自主呼吸。以上必须全部具备。故本题选 C。

58. 答案：D 解析：1976 年美国学者提出的医患之间技术性关系基本模式为主动 – 被动型，指导 – 合作型，共同参与型。故选 D。

59. 答案：A 解析：知情同意权的主体，一是成年患者本人：具有完全民事行为能力的患者，应是知情同意权的主体；二是法定代理人：对于未成年人患者，知情同意权的主体是其父母；对于精神病患者、神志不明的患者，知情同意权的主体是配偶、父母、成年子女和其他近亲属等；故本题选 A。

60. 答案：A 解析：卫生行政法规是指由国务院制定发布的有关卫生方面的专门行政法规，其法律效力低于卫生法律。故本题选 A。

61. 答案：D 解析：卫生法基本原则包括保护公民健康的原则、预防为主的原则、公平原则、保护社会健康原则和患者自主原则。故本题选 D。

62. 答案：E 解析：法律责任根据违法行为的性质和危害程度的不同分为民事责任、行政责任、刑事责任，故本题选 E。

63. 答案：B 解析：民事责任的承担方式有停止侵害、排除障碍、消除危险、返还财产、恢复原状、修理、重做、更换、赔偿损失、支付违约金、消除影响、恢复名誉、赔礼道歉。卫生法所涉及的民事责任以赔偿损失为主。故本题选 B。

64. 答案：E 解析：国家实行医师资格考试制度，目的是检查评价申请医师资格者是否具备从事医学实践必需的基本专业知识与能力。故本题选 E。

65. 答案：C 解析：受理申请医师注册的卫生行政部门对不符合条件不予注册的，应当自收到申请之日起 30 日内给予申请人书面答复，并说明理由，故选 C。

66. 答案：E 解析：《中华人民共和国执业医师法》第十五条到第二十条规定：申请个体开业的执业医师要求其经执业医师注册后在医疗机构中执业满 5 年，按照有关规定办理审批手续，才能行医。故本题选 E。

67. 答案：B 解析：除特殊需要外，第一类精神药品的处方，每次不得超过 3 日的常用量，故本题选 B。

68. 答案：A 解析：依照《麻醉药品管理办法》的规定，麻醉药品的处方剂量，每张处方注射剂不得超过 2 日的常用量。故本题选 A。

69. 答案：E 解析：销售超过有效期的药品，结果造成患者服用后死亡的特别严重后果，依据《中华人民共和国刑法》，给经营者的刑罚是处10年以上有期徒刑或无期徒刑，并处罚金。故本题选E。

70. 答案：A 解析：制定《医院感染管理规范（试行）》的目的是有效预防和控制医院感染，保障医疗安全，提高医疗质量。故本题选A。

71. 答案：E 解析：《中华人民共和国传染病防治法》规定管理的传染病分甲类、乙类、丙类三类。丙类传染病包括流行性感冒、流行性腮腺炎、风疹、急性出血性结膜炎、麻风病、流行性和地方性斑疹伤寒、黑热病、包虫病、丝虫病，除霍乱、细菌性和阿米巴性痢疾、伤寒和副伤寒以外的感染性腹泻病。故本题选E。

72. 答案：C 解析：《中华人民共和国传染病防治法》第四十八条：甲类传染病患者和病原携带者以及乙类传染病中的艾滋病、淋病、梅毒患者的密切接触者必须按照有关规定接受检疫、医学检查和防治措施。甲类传染病患者和病原携带者予以隔离治疗。故本题选C。

73. 答案：B 解析：《突发公共卫生事件应急条例》第五条：突发事件应急工作，应当遵循预防为主、常备不懈的方针，贯彻统一领导、分级负责、反应及时、措施果断、依靠科学、加强合作的原则。故本题选B。

74. 答案：E 解析：《医疗事故处理条例》第六十一条：非法行医，造成患者人身损害，不属于医疗事故，触犯刑律的，依法追究刑事责任，有关赔偿，由受害人直接向人民法院提起诉讼。故本题选E。

75. 答案：D 解析：《中华人民共和国传染病防治法实施办法》第十四条：医疗保健机构必须按照国务院卫生行政部门的有关规定，严格执行消毒隔离制度，防止医院内感染和医源性感染。故本题选D。

76. 答案：B 解析：使用辅助检查手段时认真严格地掌握适应证是必须首先要遵守的；必要检查能尽早确定诊断和进行治疗并且有利于提高医生诊治疾病的能力；医生应从患者的利益出发决定该做的项目。所以B项"可以广泛积极地依赖各种辅助检查"明显不符合医德的要求，是应该阻止的行为。综上，故本题选B。

77. 答案：C 解析：患者中老年男性，咳嗽、咳痰近3年持续发作，每年发病持续3～4个月，胸部X线仅见肺纹理增粗，考虑慢性支气管炎可能性大。选项A、D有发热，B选项应有气急，选项E应有大量脓痰。故选C。

78. 答案：A 解析：肺心病的主要表现为颈静脉怒张、肝肿大、下肢水肿等，发生机制为：COPD时因肺小动脉收缩导致肺动脉高压，长期肺动脉高压将导致右室负荷增加，右心室扩大及肥大，右心失代偿则体循环淤血，出现上述临床表现。故本题选A。

79. 答案：D 解析：该患者处于急性加重期，选项A、B、C、E有助于去除诱因、增加血氧饱和度。呼吸兴奋剂适用于呼吸浅表、意识模糊而呼吸道通畅的呼衰患者，本例患者血气分析正常，无呼衰，故本题选D。

80. 答案：E 解析：哮喘持续状态的治疗：①吸氧。②迅速缓解气道痉挛，常用琥珀酸氢化可的松、甲基强的松龙或地塞米松静脉滴注或注射。③及时进行人工通气。④注意并发症：包括预防和控制感染；补充足够液体量，避免痰液黏稠；纠正严重酸中毒和调整水电解质平衡等。故本题选E。

81. 答案：B 解析：选项A还有胸痛表现，检查可见气管位置向患侧偏移；选项C有突发的胸痛、胸闷、呼吸困难，患者常高瘦体形，检查可见气管位置向患侧偏移，叩诊鼓音，听诊患侧呼吸音减弱或消失；选项D常因肺炎、肺癌等引起，伴有胸闷、呼吸困难，检查可见气管位置向患侧偏移，听诊呼吸音减弱；选项E多有低热、盗汗、消瘦等结核中毒表现，PPD（+）。A、C、E项可排除，故选B。

82. 答案：C 解析：青年男性，低热、咳嗽、盗汗、乏力，为肺结核的报警症状。X线显示右肺上云雾状阴影应考虑为浸润型，故本题选C。A原发型肺结核的X线表现为哑铃形，B血行播散型肺结核的典型X线表现为均匀的粟粒性结节，D慢性纤维空洞型肺结核典型X线表现为垂柳征，E结核性胸膜炎可见胸膜炎表现。

83. 答案：B 解析：患者有典型的结核中毒表现：低热、盗汗。选项A见于有吸烟史的年龄较大者，咳嗽咳痰、痰中带血、胸闷气急、胸痛等；选项C咳浓臭痰，有发热寒战等感染表现；选项D有突发性的胸痛、呼吸困难；选项E有反复的咳嗽咳痰、咯血。故本题选B。

84. 答案：D 解析：选项A经抗感染治疗后多好转；选项B有结核中毒表现：低热、盗汗、消瘦、乏力等；选项C有脓臭痰，X线检查有空洞及液气平面；选项D常有吸烟史，咳嗽咳痰、痰中带血，X片的表现是由于肿瘤造成的阻塞性肺炎，一般抗感染治疗效果多不明显；选项E为咳嗽咳痰、反复咯血，X片见双轨影。故本题选D。

85. 答案：C 解析：美国纽约心脏病学会（NYHA）1928年心功能分级：Ⅰ级：患者患有心脏病但活动量不受限制，平时一般活动不引起疲乏、心悸、呼吸困难或心绞痛。Ⅱ级：心脏病患者的体力活动受到轻度的限制，休息时无自觉症状，但平时一般活动下可出现疲乏、心悸、呼吸困难或心绞痛。Ⅲ级：心脏病患者体力活动明显受限，小于平时一般活动即引起上述的症状。Ⅳ级：心脏病患者不能从事任何体力活动。休息状态下也出现心衰的症状，体力活动后加重。故选C。

86. 答案：C 解析：心室颤动临床症状包括意识丧失、抽搐、呼吸停顿甚至死亡、听诊心音消失、脉搏触不到、血压亦无法测到。故本题选C。而室性早搏、房性早搏、右束支阻滞和窦性心动过速只有少数严重者出现意识障碍。

87. 答案：B 解析：抗"O"升高，初步怀疑为链球菌感染，结合患者咽痛发热史、膝踝腕关节红肿热痛，血沉快，可以诊断为风湿热。治疗常用的药物有水杨酸制剂和糖皮质激素，但对无心脑炎的患者不必使用糖皮质激素，故本题选B。

88. 答案：B 解析：患者有长期高血压病史，左心室增大，为长期后负荷增加所致，故本题选B。本患者亦有长期慢性支气管炎史，但肺心病常导致右心室肥大、右心衰，故排除D。其余选项与本题关系不大。

89. 答案：A 解析：利血平为一种吲哚型生物碱，根据其药理学特性，有精神抑郁性疾病或病史者，有溃疡病病史者、急性局限性肠炎、溃疡性结肠炎、帕金森综合征者禁用。故本题选A。其他选项也为常用降压药物，也需注意其禁忌证。

90. 答案：A 解析：稳定型心绞痛指劳力型心绞痛，每次发作频率和诱因相同，疼痛性质和部位无改变，疼痛时限相仿（3～5分钟），休息或自服硝酸甘油后相同时间内产生疗效。发作时心电图可见ST段下移及T波倒置，故本题选A。B项定义为最近1个月内初次发生劳力型心绞痛；C项恶化型指3个月内疼痛的频率、程度、时限、诱因经常变动，进行性恶化，可发作于安静或熟睡时，ST段可压低或抬高；E项发作时疼痛时间常超过30分钟，且休息或硝酸甘油不缓解，心电图亦不符合，故排除。

91. 答案：A 解析：消化性溃疡主要指发生在胃和十二指肠的慢性溃疡。出血是消化性溃疡最常见的并发症，消化性溃疡是上消化道大出血最常见的病因,故本题选A。

92.答案:A　解析:胃癌细胞可经过门静脉系统入肝,形成转移灶,是胃癌肝转移的主要原因。故本题选A。

93.答案:D　解析:天门冬酸氨基转移酶AST的正常参考值为10～40U/L。AST增高情况可以反映出组织损害和坏死程度。AST/ALT比值正常约为105,急性或轻型肝炎时比值降低为0.56左右,在急性病程中AST/ALT升高往往预示重型肝炎。因此选D。

94.答案:C　解析:选项A、D都伴有肾功能受损的指标升高如BUN、Cr;选项B会出现体循环淤血,表现为下肢浮肿、胸闷心慌等;E项多有皮肤黄染、食欲差、乏力等表现。蜘蛛痣是肝硬化的特殊体征,且患者左肋缘下触及脾脏,腹部叩诊出现移动性浊音,大便反复带有鲜血,说明已出现门脉高压,是肝硬化失代偿的表现。故选C。

95.答案:D　解析:该患者为中老年男性,曾有肝脏疾病,近期呕血、腹胀、乏力、脾大、腹水,考虑肝硬化并发上消化道出血可能性大,故选D。A、B、C、E项无腹水体征。

96.答案:C　解析:各种病因最终通过引起胰酶激活,导致胰腺的自身消化而发生急性胰腺炎,故其本质为自身消化性疾病,故本题选C。

97.答案:C　解析:各种不同病理类型的慢性肾炎的发病机制起始因素多为免疫介导炎症反应,故本题选C。A项可为肾小球肾炎的病因,但发病机制仍为链球菌感染引起的免疫损害。选项B、D较不常见,而E项为肾小球肾炎的结果及加重因素。

98.答案:C　解析:膀胱炎属于下尿路感染。女性尿道特点为宽、短、直。此解剖特点可以使细菌更容易通过尿道进入下尿路甚至上尿路;女性经血是细菌最好的培养基,经期不注意卫生也会导致感染机会增加;性生活也是重要因素,因其可以使得细菌逆行感染膀胱或后尿道。故本题选C。

99.答案:D　解析:肾盂肾炎常见于女性,致病菌可经短而直的尿道口逆行性感染,临床表现为尿路刺激征,尿检见炎症细胞与颗粒管型。患者病程2年,间断发作,故本题选D。

100.答案:D　解析:再生障碍性贫血的病因包括:药物、化学毒物、电离辐射、病毒感染、免疫因素、遗传因素、阵发性睡眠性血红蛋白尿、其他因素。此外,再障尚可继发于慢性肾功能衰竭、严重的甲状腺或前(腺)脑垂体功能减退症等。其中多数为继发病变,只有病毒感染、免疫因素、遗传因素为原发病因。故本题选D。

101.答案:D　解析:患者全身疼痛、查体脾肋缘下6cm,血液白细胞计数显著增加,见各阶段幼稚粒细胞而非幼稚淋巴细胞,故本题选D,而非E。脾大多见于脾功能亢进、急性淋巴细胞白血症及慢性粒细胞白血病。A脾功能亢进可见三系均减少。B门脉性肝硬化可有脾功能亢进的表现。C急性粒细胞白血病血中亦可见幼稚粒细胞,但不是各阶段均能见到,且脾大少见。

102.答案:A　解析:发作诱因为进食海鲜,可作为过敏原,四肢出现对称分布的出血点,检查示嗜酸粒细胞偏高,骨髓象正常,毛细血管脆性试验阳性,故本题选A。败血症常见于感染后,可见血象中性粒细胞或淋巴细胞增高,而本患者是嗜酸粒细胞偏高,故B项不正确。检查骨髓象正常,故选项C、D、E均不正确。

103.答案:D　解析:他巴唑治疗甲状腺功能亢进症的重要副作用为粒细胞减少,往往发生突然且为致命性,可见于初始用药2～3个月之内或减量过程中,故本题选D。

104.答案:A　解析:1型糖尿病多发生于青少年,其胰岛素分泌缺乏,必须依赖胰岛素治疗维持生命。2型糖尿病多见于30岁以后中、老年人，其胰岛素的分泌量并不低甚至还偏高，病因主要是机体对胰岛素不敏感（即胰岛素抵抗）。C项是糖尿病的一种急性并发症，是血糖急剧升高引起的胰岛素的严重不足激发的酸中毒。选项D、E尿检查有尿蛋白。故本题选A。

105. 答案：E 解析：癫痫持续状态是指1次发作持续时间超过30分钟，或者发作次数频繁且两次发作间歇期患者意识不恢复，故本题选E。

106. 答案：B 解析：肺心病的诊断应该包括病史：有慢性支气管炎、肺疾病、胸廓病变、肺血管病等原发疾病史；临床表现有原发病的症状（两肺散在干、湿啰音），体检有肺动脉瓣区第二心音亢进（为右心室肥大的表现）。故本题选B。

107. 答案：C 解析：这个为概念题。哮喘持续发作12～24小时不缓解即哮喘持续状态。故本题选C。

108. 答案：D 解析：哮喘的肺部听诊为特异性的两肺满布哮鸣音，故基本排除A、B、E项。患者无发热、寒战等感染表现，故排除A、B项。E项多有咳嗽咳痰，痰中带血。C项多有心功能不全的表现，故本题选D。

109. 答案：C 解析：肺心病的治疗原则：①控制呼吸道感染：呼吸道感染是发生呼吸衰竭和心力衰竭的最常见诱因，故需积极应用药物予以控制。②改善呼吸功能。③控制心力衰竭：强心利尿。④控制心律失常。⑤应用肾上腺皮质激素。⑥并发症的处理。故选C。

110. 答案：C 解析：外源性哮喘是患者对致敏原产生过敏的反应，致敏原包括尘埃、花粉、动物毛发、衣物纤维，等等，多见于儿童、青少年，常于春秋发病，可有前驱症状，发病急，缓解快，缓解后哮鸣音很快消失，血清中IgE增高。故本题选C。

111. 答案：C 解析：选项A有发热、寒战等感染表现，痰可为铁锈色痰，基本无咯血；B选项多有低热、盗汗、消瘦等结核中毒表现；C选项是指一支或多支近端支气管和中等大小支气管管壁组织破坏造成不可逆性扩张，其典型症状为慢性咳嗽伴大量脓痰和反复咯血；D选项重度二尖瓣狭窄会导致肺水肿，咳粉红色痰；E选项多有发热，咳脓臭痰。故选C。

112. 答案：B 解析：慢性支气管炎的诊断标准为每年咳嗽、咳痰时间超过3个月，连续2年以上，本例患者病史5年，可认为该患者符合慢性支气管炎诊断。近年来加重，且两肺闻及干湿啰音，白细胞、中性粒增多，为肺部感染征象，故本题选B。

113. 答案：C 解析：肺心病由慢性广泛性肺-胸疾病发展而来，呼吸和循环系统的症状常混杂出现。一般认为凡有慢性广泛性肺、胸疾病患者，一旦发现有肺动脉高压、右心室增大而同时排除了引起右心增大的其他心脏病可能时，即可诊断为本病。故本题选C。

114. 答案：B 解析：肺炎链球菌性肺炎对青霉素最敏感，故本题选B。

115. 答案：D 解析：内源性哮喘指非过敏原因引起的哮喘，绝大多数是因呼吸道感染诱发，以冬季气候变化时多见。以女性居多，患者常先有呼吸道感染或支气管的咳嗽咳痰史及发热等全身症状，逐渐出现哮喘。发作时虽与外源性哮喘相似，但起病慢、持续较久，且逐渐加重，顽固性者夜间发作较为多见，待感染控制后才能平息。间歇期长短不一，无规律性，治疗时加用抗菌药物可使症状及早缓解。故本题选D。

116. 答案：E 解析：非常感染性发热见于多种不同的疾病：①无菌性坏死物质吸收，如恶性肿瘤。②抗原-抗体反应，如血清病、结缔组织病。③内分泌与代谢障碍。④皮肤散热减少。⑤体温调节中枢功能失常。⑥自主神经功能紊乱。

117. 答案：A 解析：选项 A，属于弛张热，又称败血症热型，体温常在 39℃以上，波动幅度大，24 小时内体温波动范围超过 2℃，常见于败血症、风湿热、重型肺结核及化脓性炎症。选项 B、D 属于稽留热，体温恒定地维持在 39℃～40℃以上的高水平，达数天或数周，24 小时内体温波动范围不超过 1℃，常见于大叶性肺炎、斑疹伤寒及伤寒高热期。故排除 B、D。选项 C，属于间歇热，体温骤升达高峰后持续数小时，又迅速降至正常水平，无热期可持续 1 天至数天，如此高热期与无热期交替出现，见于疟疾、急性肾盂肾炎等。故排除。选项 E，属于体温调节中枢功能失常，故排除。

118. 答案：B 解析：胆红素尿为尿内含有大量结合胆红素所致，呈深黄色，见于肝细胞性黄疸及阻塞性黄疸。因此在溶血性黄疸中，尿中结合胆红素多阴性。故选 B，其他选项皆不符。

119. 答案：C 解析：黄疸伴上腹剧烈疼痛可见于胆道结石、肝脓肿或胆道蛔虫症。本题选 C。

120. 答案：C 解析：咳嗽带有鸡鸣样吼声，可见于百日咳，故选 C。

121. 答案：D 解析：白细胞增多见于各种呼吸道炎症；支气管哮喘及肺吸虫病患者可见夏科－雷登结晶；上呼吸道炎症多见口腔鳞状上皮细胞，气管、支气管炎症多见黏液柱状上皮细胞，下呼吸道炎症多见纤维柱状上皮细胞；色素细胞出现常见于心力衰竭、肺炎、肺气肿、肺出血等；支气管哮喘者可见杜什曼螺旋体。故本题选 D。

122. 答案：B 解析：引起咯血的原因据文献报导有 130 多种，一般较常见的是支气管疾病、肺部疾病、心脏病及某些全身性疾病。在我国临床上肺结核咯血仍是最常见的咯血原因之一，占所有咯血总数的 60%～92.4%。故本题选 B。

123～124. 答案：D、E 解析：风心病多累及多个瓣膜，病情发展缓慢，且常年受风湿病的困扰，逐渐出现患者抵抗力下降，容易发生感染，感染一旦控制不理想即会出现感染性心内膜炎；当患者瓣膜病变严重时，影响了血流动力学和心腔的压力，加重心脏负荷，则会并发心功能不全、心衰、心律不齐、肺水肿、呼吸道感染等。而风心病二尖瓣狭窄伴房颤对左房血流影响甚大，会导致血流缓慢、形成涡流、血液淤滞，血栓形成，脱落后造成栓塞。

125～126. 答案：E、B 解析：A 项见于心肌缺血；B 项见于急性心肌梗死、心肌坏死；C、D 项临床意义广泛，特异性不强；E 项见于急性心肌梗死、心肌损伤。

127～128. 答案：B、A 解析：咳铁锈色痰为肺炎球菌肺炎。咳粉红色泡沫痰是急性肺水肿及急性左心功能不全的特征。咯吐大量鲜血多见于肺结核空洞、支气管扩张、慢性肺脓肿。咳大量脓痰多见于支气管扩张、慢性肺脓肿。干咳无痰或其量甚少为干性咳嗽，见于急性咽喉炎、急性支气管炎初期、胸膜炎、肺结核等。

129～130. 答案：C、D 解析：苦笑面容发作时牙关紧闭，面肌痉挛，呈苦笑状，见于破伤风。伤寒面容表情淡漠，反应迟钝，呈无欲状态，见于肠伤寒、脑脊髓膜炎、脑炎等高热衰弱患者。甲亢面容表情惊愕，眼裂增大，眼球突出，目光闪烁，烦躁不安，兴奋易怒。二尖瓣面容面色晦暗，双颊紫红，口唇轻度发绀，见于风湿性心脏病二尖瓣狭窄。慢性病面容面容憔悴，表情忧虑，面色灰暗或苍白，目光暗淡，见于慢性消耗性疾病如恶性肿瘤、严重结核病等。

131～132. 答案：B、E 解析：HBsAg 及抗－HBs 测定：HBsAg 具有抗原性，不具有传染性。HBsAg 是感染 HBV 的标志，其多少与 HBV 的生成量相平行。抗－HBs 阳性，见于注射过乙型肝炎疫苗或曾感染过

HBV，目前 HBV 已被清除者，对 HBV 已有了免疫力。HBeAg 阳性表示有 HBV 复制，传染性强。抗-HBe 阳性多见于 HBeAg 转阴的患者，它意味着 HBV 大部分已被清除或抑制、HBV 生成减少，是传染性降低的一种表现。

133～134.答案：D、B　解析：肺大疱表现为位于肺野边缘甚细薄的透亮空腔，可为圆形、椭圆形或较扁的长方形，大小不一，较大的肺大疱中，有时可见到横贯的间隔。肺脓肿在急性化脓性炎症阶段，肺内出现大片状致密影，密度较均匀，边缘模糊，可侵及一个肺段或一叶的大部。当病变中心肺组织发生坏死液化后，则在致密的实变中出现含有液面的空洞，空洞四周有较厚的炎症浸润，其内壁略不规整，引流支气管瓣性阻塞时，空洞可迅速增大。浸润型肺结核空洞形成 X 线表现：两上肺野小片状成斑点状阴影，可融合和形成空洞。慢性纤维空洞型肺结核 X 线表现：在肺上、中部显示大量条索状或一状致密影，其中有多发、不规则的空洞存在，可常有上部胸膜增厚，伴有不同程度的肺萎陷，致使胸廓塌陷、肋间隙变窄、肺门影上移，中、下肺部常有肺气肿，肺纹呈垂柳状；两肺中、下部有支气管播散病变。周围型肺癌空洞形成：癌瘤发生坏死，与支气管相通经排出后，可显示偏心性不规则空洞，或有结节向洞腔内突出，多数没有液平，如伴有感染可出现明显的液平。

135～136.答案：B、C　解析：脉搏短绌发生于心房颤动、频发室性期前收缩等。水冲脉主要见于主动脉瓣关闭不全，也可见于甲状腺功能亢进症、严重贫血、动脉导管未闭等。奇脉在大量心包积液、缩窄性心包炎时，可发生。颈静脉搏动见于右心衰竭。交替脉为左心衰竭的重要体征之一。

137～138.答案：B、A　解析：假药是指药品所含成分的名称与国家药品标准或者省、自治区、直辖市药品标准规定不符合。劣药是指药品成分的含量与国家药品标准或者省、自治区、直辖市药品标准规定不符合。

139～140.答案：A、E　解析："无恒德者，不可以作医，人命死生之系"，出自的著作是《省心录·论医》。"启我爱医术，复爱世间人，愿绝名利心，尽力为患者，无分爱与憎，不问富与贫，凡诸疾病者，一视如同仁"，出自的著作是古阿拉伯时期的《迈蒙尼提斯祷文》。

141～142.答案：B、E　解析：医患关系的本质是具有道德意义较强的社会关系。医患关系的内容是患者与治疗者在诊疗和保健中所建立的联系。

143～144.答案：D、B　解析：支气管哮喘为发作性伴有哮鸣音的呼气性呼吸困难或发作性胸闷和咳嗽。喘息型慢性支气管炎多见于中老年人，有慢性咳嗽史，喘息常年存在。

145～146.答案：C、B　解析：慢性肾小球肾炎系指各种病因引起的不同病理类型的双侧肾小球弥漫性或局灶性炎症改变，是对临床起病隐匿，病程冗长，病情多发展缓慢的一组原发性肾小球疾病的总称。高血压型：以持续性中等度血压增高为主要表现，特别是舒张压持续增高，常伴有眼底视网膜动脉细窄、迂曲和动、静脉交叉压迫现象，少数可有絮状渗出物和（或）出血。肾病型：主要表现为肾病综合征，24 小时尿蛋白定量＞3.5g，血清白蛋白＜3g/L，水肿一般较重和伴有或不伴有高脂血症。

147～148.答案：B、A　解析：病理情况下，瞳孔缩小，见于虹膜炎症、中毒（有机磷类农药）、药物反应（毛果芸香碱、吗啡、氯丙嗪）等。瞳孔扩大见于外伤、颈交感神经刺激、青光眼绝对期、视神经萎缩、药物影响（阿托品、可卡因）等。双侧瞳孔大小不等，常提示有颅内病变，如脑外伤、脑肿瘤、中枢神经梅毒、脑疝等。

149～150.答案：D、C 解析：蛛网膜下腔出血以青壮年多见，多在情绪激动中或用力情况下急性发生，部分患者可有反复发作头痛史。突发剧烈头痛、呕吐、颜面苍白、全身冷汗，多数患者无意识障碍，但可有烦躁不安，脑膜刺激征多见且明显。内囊出血由于内囊后支的感觉传导纤维受累，可出现病灶对侧偏身感觉减退或消失，如视放射也受累，则出现病灶对侧偏盲，即构成内囊损害的三偏（偏瘫、偏身感觉障碍及偏盲）征。

中医执业医师资格考试最后成功四套胜卷（四）答案

第一单元

1.C	2.C	3.E	4.C	5.D	6.B	7.E	8.C	9.B	10.E
11.A	12.E	13.D	14.B	15.E	16.E	17.A	18.E	19.D	20.B
21.D	22.D	23.A	24.B	25.E	26.C	27.B	28.C	29.C	30.D
31.A	32.C	33.B	34.A	35.A	36.B	37.C	38.A	39.C	40.E
41.A	42.C	43.D	44.C	45.D	46.B	47.B	48.C	49.C	50.C
51.C	52.C	53.D	54.C	55.A	56.A	57.D	58.A	59.C	60.E
61.D	62.D	63.B	64.A	65.D	66.E	67.A	68.E	69.B	70.A
71.E	72.E	73.B	74.E	75.D	76.A	77.C	78.E	79.D	80.A
81.C	82.E	83.D	84.D	85.E	86.A	87.E	88.B	89.D	90.D
91.C	92.A	93.A	94.E	95.A	96.B	97.E	98.C	99.B	100.A
101.A	102.A	103.D	104.D	105.C	106.C	107.D	108.C	109.C	110.D
111.A	112.D	113.E	114.D	115.A	116.B	117.D	118.C	119.E	120.B
121.A	122.E	123.C	124.D	125.B	126.C	127.A	128.E	129.C	130.D
131.C	132.C	133.D	134.B	135.C	136.E	137.B	138.E	139.A	140.D
141.A	142.E	143.B	144.B	145.D	146.E	147.A	148.B	149.E	150.D

第二单元

1.D	2.C	3.D	4.C	5.A	6.C	7.D	8.A	9.B	10.C
11.A	12.D	13.B	14.E	15.D	16.D	17.A	18.A	19.E	20.C
21.E	22.B	23.C	24.D	25.C	26.B	27.D	28.C	29.D	30.E
31.C	32.B	33.A	34.C	35.A	36.E	37.E	38.D	39.E	40.B
41.C	42.C	43.D	44.D	45.A	46.D	47.D	48.C	49.E	50.A
51.A	52.D	53.B	54.B	55.E	56.C	57.D	58.A	59.E	60.C
61.D	62.C	63.A	64.A	65.C	66.C	67.D	68.C	69.B	70.A
71.B	72.C	73.A	74.A	75.A	76.C	77.B	78.A	79.A	80.C
81.B	82.C	83.B	84.C	85.E	86.D	87.D	88.B	89.D	90.E
91.B	92.B	93.B	94.E	95.D	96.E	97.D	98.B	99.A	100.A
101.D	102.E	103.B	104.B	105.A	106.E	107.A	108.E	109.A	110.E
111.E	112.B	113.D	114.E	115.D	116.D	117.A	118.A	119.B	120.D
121.C	122.D	123.A	124.B	125.E	126.B	127.C	128.D	129.A	130.C

131.A 132.B 133.E 134.A 135.C 136.B 137.A 138.D 139.C 140.E
141.B 142.D 143.E 144.C 145.A 146.D 147.E 148.B 149.D 150.A

第三单元

1.E 2.C 3.E 4.D 5.B 6.B 7.C 8.E 9.E 10.D
11.B 12.C 13.A 14.C 15.C 16.A 17.D 18.C 19.E 20.A
21.E 22.B 23.A 24.A 25.C 26.E 27.B 28.D 29.B 30.E
31.B 32.D 33.B 34.C 35.D 36.A 37.E 38.E 39.E 40.C
41.B 42.C 43.A 44.E 45.A 46.A 47.C 48.D 49.E 50.E
51.B 52.E 53.E 54.E 55.C 56.A 57.D 58.D 59.C 60.C
61.B 62.E 63.E 64.C 65.D 66.B 67.D 68.B 69.D 70.A
71.A 72.D 73.B 74.E 75.D 76.D 77.E 78.D 79.B 80.E
81.C 82.B 83.E 84.A 85.C 86.D 87.C 88.D 89.C 90.C
91.E 92.B 93.C 94.A 95.A 96.A 97.C 98.A 99.B 100.C
101.D 102.B 103.D 104.C 105.C 106.E 107.A 108.A 109.B 110.B
111.E 112.B 113.A 114.D 115.B 116.B 117.D 118.A 119.C 120.D
121.C 122.D 123.B 124.D 125.D 126.E 127.A 128.C 129.B 130.A
131.A 132.C 133.A 134.E 135.E 136.D 137.B 138.E 139.D 140.E
141.C 142.E 143.C 144.A 145.A 146.A 147.A 148.C 149.A 150.B

第四单元

1.E 2.D 3.D 4.A 5.B 6.E 7.D 8.A 9.D 10.A
11.C 12.B 13.A 14.A 15.A 16.B 17.B 18.B 19.C 20.B
21.C 22.D 23.D 24.D 25.E 26.C 27.D 28.D 29.B 30.A
31.D 32.E 33.C 34.D 35.E 36.E 37.A 38.D 39.A 40.D
41.B 42.D 43.C 44.D 45.B 46.E 47.A 48.A 49.D 50.D
51.C 52.C 53.C 54.D 55.C 56.E 57.D 58.A 59.D 60.E
61.D 62.E 63.D 64.C 65.D 66.E 67.D 68.D 69.D 70.D
71.D 72.B 73.A 74.A 75.E 76.A 77.E 78.B 79.E 80.D
81.A 82.A 83.A 84.A 85.C 86.B 87.E 88.E 89.A 90.B
91.C 92.D 93.B 94.E 95.A 96.C 97.A 98.C 99.A 100.B
101.D 102.D 103.D 104.E 105.B 106.B 107.A 108.A 109.A 110.D
111.C 112.D 113.C 114.E 115.A 116.B 117.B 118.E 119.A 120.C
121.B 122.D 123.C 124.D 125.D 126.E 127.C 128.A 129.D 130.B
131.C 132.E 133.C 134.B 135.B 136.C 137.B 138.E 139.B 140.A
141.A 142.E 143.B 144.E 145.A 146.D 147.B 148.A 149.D 150.C

中医执业医师资格考试最后成功四套胜卷（四）解析

第一单元

1. 答案：C　解析：不同的疾病，在其发展过程中，出现了相同的病证和相同的病机，则可以采用相同的治疗方法，此为异病同治。题中久痢、脱肛、子宫下垂虽病不同，但都因中气下陷所致，故可均采用提升中气的方法治疗，属于异病同治。故选C。

2. 答案：C　解析：心、肺居高位，为阳；肝、脾、肾居低位，为阴；故排除D和E。脾属太阴，太阴所占阴份有三，少阴有二，厥阴只有一，所以太阴为至阴；太阳所占阳份有三，阳明有二，少阳有一，所以太阳为巨阳，少阳为小阳。故选择C。

3. 答案：E　解析：阴阳对立是指上与下，左与右；阴阳制约，比如动极者镇之以静；故排除B项。互根互用，比如孤阴不生，独阳不长，故排除C项。阴阳的消长平衡，比如阴消阳长，故排除D项。阴阳的相互转化，比如热极生寒，寒极生热，故选择E。

4. 答案：C　解析：五行与五化相对应，生为木，长为火，化为土，收为金，藏为水。故选择C。

5. 答案：D　解析："所胜"即"克"，水克火，火克金，金克木，木克土，土克水，故选择D。

6. 答案：B　解析：主，指主持、管理。血，指血流；脉，指经脉，为气血运行的通道；所谓心主血脉，是指心脏具有推动血液在脉道内运行的生理功能。在正常生理情况下，心气充足，推动血液运行的生理功能正常。故选择B。

7. 答案：E　解析：肺主通调水道的功能主要依赖于：①肺气宣发，调节汗液的排泄。②肺气肃降，促进水液的下行。故选择E。

8. 答案：C　解析：心主血脉，维持血液的正常运行，排除A；肺朝百脉，肺气助心行血，排除B；肝主疏泄，主藏血，通利气、血、水，排除D；肾，主水液，主纳气，排除E；故选择C。

9. 答案：B　解析：肝主疏泄的生理功能包括：①调畅气机。②通利气血水。③促进脾胃的运化。④调畅情志。⑤促进和调节生殖功能。其中，最基本的生理功能是调畅气机，故选择B。

10. 答案：E　解析：《素问·宣明五气》："五脏所藏：心藏神，肺藏魄，肝藏魂，脾藏意，肾藏志。"

11. 答案：A　解析：脾为后天之本，肾为先天之本。故选择A。

12. 答案：E　解析：肝藏血，主谋虑，排除A；心主血脉，排除B；脾主运化，排除C；肺主气，排除D；肾主水和纳气。故选择E。

13. 答案：D　解析：心与小肠通过经脉相联系，在疾病上常相互影响传变，心火炽盛，可以循经下移至小肠，引起小肠泌别清浊的功能失常，出现小便短赤，灼热疼痛甚或尿血等；而口舌生疮，心烦失眠，为心经热盛的表现。故选择D。

14. 答案：B　解析：胃的生理功能是：受纳、腐熟水谷；主通降，以降为和。故选择B。A、C、D、E项均属脾的生理功能。

15. 答案：E　解析：脾喜燥恶湿，胃喜润恶燥，脏腑之中，此两脏与燥湿关系密切。故选择E。

16. 答案：E　解析：心气，泛指心的功能活动，也可特指心脏推动气血运行的功能，排除A；肺气，维持呼吸功能，故排除B；营气，主要是营养全身和化生血液，排除C；卫气，护卫肌表，温养脏腑、肌肉、皮毛，调节控制腠理的开闭、汗液的排泄，故排除D；宗气，走息道以行呼吸，贯心脉以行气血，故选择E。

17. 答案：A　解析：从血液的组成上看，营气是血液的主要成分，即营气能化生血液。故选择A。

18. 答案：E　解析：足厥阴肝经与足太阴脾经循行交叉，变换前中位置，是在内踝上8寸处，故选择E。

19. 答案：D　解析：风邪，轻扬开泄，易袭阳位，风性善行而数变，主动，风为百病之长。故选择D。

20. 答案：B　解析：《素问·阴阳应象大论》曰："壮火之气衰，少火之气壮。壮火食气，气食少火。壮火散气，少火生气。""壮火""少火"，本指药食气味的阴阳性能而言，药食气味纯阳者为壮火，药食气味温和者为少火。"壮火之气衰，少火之气壮；壮火食气，气食少火……少火生气"，意为药物饮食气味温和而作用平和，食之则能使人体正气充盛。

21. 答案：D　解析：原文提出"脾者土也，治中央，常以四时长四藏，各十八日寄治，不得独主于时也"的观点。可见，"脾不主时"，在此并非言脾与四时无关，而是时时相关，每个季节之末的十八日均由脾所主，只是不单独主某一时。旨在强调，脾脏属土，为万物之母、五脏之本。

22. 答案：D　解析：《素问·热论》曰："治之各通其藏脉，病日衰已矣。其未满三日者，可汗而已；其满三日者，可泄而已。"本段指出了外感热病的治疗原则。外感热病，未满三日者，其邪尚在表，可用发汗的方法，祛除邪气，使病痊愈。已满三日者，其邪气已传入里，故可用泄法。

23. 答案：A　解析：《素问·汤液醪醴论》曰："平治于权衡，去宛陈莝，微动四极，温衣，缪刺其处，以复其形。开鬼门，洁净府，精以时服，五阳已布，疏涤五藏。"水肿病治则是"平治于权衡""去宛陈莝"，即平调阴阳，祛除水邪，体现了扶正祛邪的治疗原则。水肿的具体治法有四：一为"开鬼门，洁净府"，即发汗、利小便之法，以祛除水邪。二为"缪刺其处"，即用针刺之法使经络疏通以祛除水邪。三为"微动四极"，即轻微活动四肢，以疏通气血，振奋阳气。四为"温衣"，即添衣保暖，以保护阳气，有利于消散水饮之邪。四种方法也体现了扶正祛邪的思想，综合并用，使水邪得以消散。

24. 答案：B　解析：太阳主表，提纲条文又强调恶寒，恶寒是太阳病出现最早和贯穿始终的症状，所以有的医家认为恶寒最能突出太阳病的特征。所谓"有一分恶寒，就有一分表证"。

25. 答案：E　解析：麻黄汤中配伍杏仁，取其降气平喘的作用，且麻黄与杏仁相伍，宣发与肃降配合，有利于肺的宣降功能恢复正常。故太阳伤寒证无论有无喘咳症状，均可用杏仁调节肺的宣发肃降功能，以利于解表。

26. 答案：C　解析：此为小结胸证的适应证，需要注意大、小陷胸汤证之热实结胸证的鉴别，二者邪结性质不同，药物组成和功效有别。结胸证根据病变范围，有大小结胸之分。大陷胸汤证水热骤结，病势急重，触痛、反跳痛突出，痛处范围大，可上及胸膈、下连少腹；小陷胸汤证，痰热渐聚，病势轻缓，心下痞塞为主，痛处范围局限，正

（仅）在脘腹。伴症方面：大陷胸汤证，影响面大，多伴身热、烦躁气短、汤水不能下，舌苔粗紧，脉紧弦；小陷胸汤证，牵涉面窄，身热不显，但见心胸烦闷，嘈杂不食，舌苔滑腻，脉滑。大陷胸汤用大黄泻热破结以荡除实邪，小陷胸汤证是痰热互结，病相对较轻，则用黄连苦寒以清邪热；大陷胸汤用甘遂峻逐水饮，小陷胸汤用半夏化痰散结；大陷胸汤用芒硝软坚散结，小陷胸汤用黄连、瓜蒌实清热涤痰。大陷胸汤有泻热逐水破结之功；小陷胸汤有清热化痰开结之效。

27.答案：B 解析：此证的病机为阳明湿热黄疸，兼腑气壅滞证发黄。治法为泻热利湿退黄。方用茵陈蒿汤。此处需要注意阳明湿热发黄三汤证的证治异同：此三方证均因湿热内郁肝胆，疏泄失常，胆汁外溢所致，均属阳黄，均有身黄、目黄、小便黄，黄色鲜明，汗出不畅，小便不利等主症。治疗均用清热利湿之法。所不同的是茵陈蒿汤证兼有腑气壅滞，病势偏里，故症见腹微满，大便不畅或秘结，故治疗用大黄，攻逐瘀滞，用茵陈、栀子清利湿热；栀子柏皮汤证既不偏表，亦不偏里，以湿热弥漫三焦，热盛为主，故症见心中懊憹，发热，舌红较明显，治疗重在苦寒清热，故用栀子配黄柏、炙甘草，加强清泄湿热之功；麻黄连翘赤小豆汤证外兼表邪郁遏，病势偏表，症见发热恶寒、身痒等，治疗用麻黄、杏仁、连翘、生姜等药宣散表邪，用赤小豆、生梓白皮、甘草等清利湿热。故尤在泾说："茵陈蒿汤是下热之剂，栀子柏皮汤是清热之剂，麻黄连翘赤小豆汤是散热之剂。"

28.答案：C 解析：此证为脾虚气滞腹胀满。这里应注意太阴理中汤证腹满与厚朴生姜半夏甘草人参汤证腹满的鉴别。两者均属脾虚气滞腹胀满。但理中汤证以脾虚为主，其腹满属太阴脾虚，寒湿内阻，气滞腹满，一般伴有腹泻便溏，手足不温，口不

渴，脉沉缓而弱，苔薄白，治疗重在温脾祛寒，兼燥湿除满；而厚朴生姜半夏甘草人参汤证以气滞为主，其腹满因发汗太过损伤脾阳，或素有脾虚，以致运化失职，气滞于腹，壅而作满，伴有噫气或肠鸣，或嗳气胀痞等症，属虚少实多之证，治疗重在行气导滞消胀满，兼补脾气。

29.答案：C 解析：真武汤与茯苓桂枝白术甘草汤治疗水气病证的异同：两证均以水气为患，药用茯苓、白术利水。但苓桂术甘汤证病位在脾，为脾虚失运，水气内停，症情较轻，症见头眩，心下逆满，气上冲胸，小便不利，方以茯苓为主药，重在培土运脾，并伍用桂枝、甘草，辛甘通阳，化气利水；真武汤证病位在肾，为肾阳虚衰，水气泛滥全身，症情较重，除水气内停外，尚见水肿，振振欲擗地，四肢沉重疼痛之水气浸渍肌肉、筋脉之证。真武汤方重在温补肾阳，化气行水，故伍用附子、芍药、生姜。

30.答案：D 解析：百合病是一种心肺阴虚内热而致的疾病。中医理论认为，"肺朝百脉""心主血脉"，体现了人体一身血脉由心肺所主，若心肺功能正常，则气血顺畅，百脉调和，若心肺阴虚内热，则百脉失于濡养，症状百出。故而"百脉一宗，悉致其病也"是对其病因病机的高度概括。

31.答案：A 解析：本证属阴阳两虚之证，致使虚阳上浮，阴精下泄。故而用桂枝汤既能调和营卫以固表，还能调和阴阳以补虚，加龙骨、牡蛎潜镇固涩、潜阳入阴，阴阳相济，使虚阳不致上浮，阴精不致下泄。

32.答案：C 解析：患者肾气虚弱，开阖固摄失权，则水谷精微直趋下泄，随小便而排出体外，故小便反多；肾阳虚衰，不能蒸腾气化水液于口，故口渴多饮。治以肾气丸温补肾阳。

33.答案：B 解析：此病为妇人脏躁。脏躁是由于七情郁而化火，火耗气伤血，肝

体阴而用阳，进而肝血虚则不藏魂，心血虚则不养神。则以甘麦大枣汤甘润缓急，养血安神。

34. 答案：A 解析：关于热入营分的治法，应灵活理解叶天士所提出的"撤去气药"。此处并非指完全不能用治疗气分证的药物，因后文所列竹叶、花露等皆属气分药，而是强调应该将治疗的重心转到清营泄热透邪方面。

35. 答案：A 解析：温毒是感染了温热时毒病邪，既有热性病的常见症状，又有局部肿毒表现的一种温病；温热多发于春末夏初感染温热病邪，表现为热象较高的一种温病；湿温多发于长夏初秋，是因感受湿热病邪而发的一种温病；温疟是内有阴气先伤，夏季复感暑热，阴伤而阳热亢盛而发的一种疟疾；温疫是感受疠气秽浊而发，具有较大流行性和传染性的一种温病。

36. 答案：B 解析：此为阳明温病之经证，治宜辛寒清热透邪，代表方为白虎汤。

37. 答案：C 解析：原文"治上焦如羽（非轻不举）；治中焦如衡（非平不安）；治下焦如权（非重不沉）。"吴氏指出三焦分证在治疗上的主要特点，用"羽""衡""权"三字概括了治疗上、中、下焦温病的基本大法。治上焦之药物要轻如羽毛，因轻药才能到达上焦，治疗在上的病位，此外药量要轻，煎煮时间亦不能过长，也是令药能升浮到上焦病位的要诀。治中焦要如同秤杆那样保持平衡，中焦为脾胃之府，脾胃一升一降，如平衡打破则病生也，故脾胃不平则人不安，治疗上要保持脾升胃降为主要原则。治疗下焦则如同秤砣一样，用性质沉重，重镇滋潜味厚的药物才能直达下焦之病所，如滋补真阴，潜阳息风之药。

38. 答案：A 解析：谵妄是较意识模糊更为严重的意识障碍类型，主要为意识清醒程度降低、注意力变差、失去定向感、情绪激动或呆滞、睡眠-清醒周期混乱、有时清醒有时又变得昏睡，常常伴随着妄想、幻觉等。选项B、C、D、E符合谵妄的表现，谵妄并没有意识丧失，更多的是清醒程度差，故选择A。

39. 答案：C 解析：选项A为血瘀所致，还可见于某些先天性心脏病，或药物、食物中毒等病。选项B表明津液匮乏，气血大亏。选项C多见于酒毒内蕴，酒癖患者。故选择C。选项D由气滞血瘀所致。选项E多为瘀血内阻，或肝失疏泄，或肺失宣肃，气滞而血瘀，或气虚而致血流缓慢，或外伤损伤络脉，血溢致瘀。

40. 答案：E 解析：颤动舌主肝风内动，若舌淡白而颤动，多见于气血两虚；舌红少苔而颤动，多见于肝肾阴虚；舌红绛而颤动不已，伴眩晕肢麻，为肝阳化风；舌绛紫而颤动，伴高热抽搐，为热极生风。排除A、C项。选项B一般容易引起虚风内动，引起颤动舌。选项D多为湿热内盛，耗伤阴精，日久可致肝风内动或肝肾亏虚，均可以引起颤动舌。选项E为吐弄舌的病机。故选择E。

41. 答案：A 解析：题目中所描述症状表现为湿热蕴脾之证。A项主热证，黄腻苔主湿热内蕴、痰饮化热或食积化热。符合题目的病机特点，故选择A。B项为伤津之证。C项为阴虚火旺，热盛伤津，津液受损，故排除。D项为阴虚之证，与题目不符。E为燥热伤津之证，强调热盛伤津，与题目不符。

42. 答案：C 解析：语言謇涩指的是神志清楚，思维正常，但言语不流利，吐词不清晰者，多因风痰阻络所致。故选择C。

43. 答案：D 解析：言语轻缓声音低微，欲言而不能接续者，称为夺气。故选择D。郑声是指神志不清，语言重复，时断时续，声音低弱者。谵语为神志不清，语无伦次，声高有力者。错语为语言错乱，语后自知，不能自主者。独语为自言自语，喃喃不休，见人则止，首尾不续者。

44. 答案：C 解析：A项多属食积胃肠。B项多为疳病。C项多属胃热。D项多属口腔不洁。E项多为疮疡溃脓。故选择C。

45. 答案：D 解析：滑脉指往来流利，如珠走盘，应指圆滑，主痰饮、食积、实热。妇女妊娠见滑脉，是气血充盛而调和的表现。故选择D。

46. 答案：B 解析：A项为腹部高度胀大，如鼓之状者，以手分置腹之两侧，一手轻拍，另一手可触到波动感。同时，按之如囊裹水，且腹壁有凹痕者，为水臌。B项为腹部胀满。按之有充实感觉，有压痛，叩之声音重浊的，为实满腹部膨满；但按之不实，无压痛，叩之作空声的，为气胀，多属虚满。C项痰饮多由外感六淫，或饮食所伤及七情内伤等，使肺、脾、肾及三焦等脏腑气化功能失常，津液代谢障碍，以致水液停滞而成。D项是指腹内的结块，或胀或痛的一种病证。E项为右小腹作痛，按之疼痛。故选择B。

47. 答案：B 解析：虚热证表现为五心烦热，或骨蒸潮热，颧红盗汗，口燥咽干，心烦失眠，形体消瘦，或眩晕耳鸣，小便短黄，大便干结，舌红少苔少津，脉细数。实热证表现为身热烦躁，胸闷气粗，口干欲饮，脘腹胀痛拒按，大便秘结，小便短黄，舌红苔黄，脉滑数或洪数。区别二者，选择B。

48. 答案 C 解析：阳虚证即虚寒证，表现为经常畏冷，四肢不温，嗜睡蜷卧，面色㿠白，口淡不渴，或渴喜热饮，或口泛清涎，小便清长，大便溏薄或完谷不化，舌淡胖，苔白滑，脉沉迟或细弱等。故选择C。

49. 答案：C 解析：本题描述属疾病本质属虚证，但又出现一些似乎是实的现象。素体脾虚、运化无力，因而出现腹部胀满而痛、脉弦等症脉。故选C。

50. 答案：C 解析：暑淫证候临床表现为发热恶热，汗多头昏，烦渴喜冷饮，神疲气短，肢倦乏力，胸闷懒言，食少呕恶，小便短黄灼热，舌红苔黄少津，脉虚数。或壮热昏仆，神昏谵语，面红气粗，头痛项强，四肢抽搐，舌绛干燥，脉细滑数。故选择C。

51. 答案：C 解析：寒淫致病表现为恶寒发热，无汗，头痛，身痛，喘咳，鼻塞，苔薄白，脉浮紧。或手足拘急，四肢厥冷，脉微欲绝；或腹痛肠鸣，泄泻，呕吐等。故选择C。

52. 答案：C 解析：头晕目花为清阳之气不能升举；少气倦怠为气虚机能衰退；腹部坠胀、脱肛为气陷于下，以致诸脏器失其升举之力；舌淡苔白、脉弱为气虚血不足。患者的症状表现为气虚无力升举而反下陷的证候，故选择C。

53. 答案：D 解析：脘部痞满，按之较硬而疼痛者属实证，多因实邪聚结胃脘所致；按之濡软而无痛者属虚证，多因胃腑虚弱所致；脘部按之有形而胀痛，推之辘辘有声者，为胃中有水饮。按之局部灼热，痛不可忍者，为内痈。按之如囊裹水，且腹壁凹痕者，为水臌；以手叩之如鼓，无波动感，按之亦无凹痕者，为气臌。根据题目，故选择D。

54. 答案：C 解析：牙齿干燥，甚者齿如枯骨，为胃津已伤或肾阴枯竭。故选择C。

55. 答案：A 解析：表情淡漠、神志痴呆、举止失常多由肝气郁结，气郁生痰，痰浊上蒙心窍所致，属于癫证。面色晦滞为外感湿浊之邪，湿浊郁遏中焦，清阳不升，浊气上泛。脘闷作恶为胃失和降，胃气上逆；舌苔白腻、脉滑是痰浊内盛之象。故选择A。

56. 答案：A 解析：脾不统血证主要表现为面色萎黄或苍白无华，神疲乏力，气短懒言，或食少便溏，并见出血，或便血，或溺血、肌衄、鼻衄，或妇女月经过多、崩漏、舌淡、脉细无力等。该病例符合此证的临床表现，故应选A。

57. 答案：D 解析：患者平日急躁易怒说明平素具有肝阳上亢的现象；眩晕为肝阳化风，肝风内动，上扰头目；舌体颤动为风痰流窜脉络，经气不利；面赤如醉为阴虚之象；脉弦是风阳扰动的病机反映。故选择D。

58. 答案：A 解析：患者咳喘10年必有肺气虚，胸闷心悸提示心气不足，咳痰清稀、声低乏力、面白神疲、舌质淡白、脉弱等为一派肺气虚的表现。故选择A。

59. 答案：C 解析：小儿生长发育迟缓，是由于肾精不足，从题目的症状来看选项C最适合。

60. 答案：E 解析："十八反"：本草明言十八反，半蒌贝蔹及攻乌，藻戟遂芫俱战草，诸参辛芍叛藜芦。A、B选项属于"十八反"的禁忌。"十九畏"：硫黄原是火中精，一见朴硝便相争。水银莫与砒霜见，狼毒最怕密陀僧。巴豆性烈最为上，偏与牵牛不顺情。丁香莫与郁金见，牙硝难合京三棱，川乌草乌不顺犀，人参最怕五灵脂，官桂善能调冷气，若逢石脂便相欺，大凡修合看顺逆，炮煿炙煨莫相依。C、D选项属于"十九畏"禁忌。硫黄与矿物药朴硝禁忌，而不是与皮类药厚朴禁忌，故选择E。

61. 答案：D 解析：人参最畏五灵脂，故选择D。

62. 答案：D 解析：辛夷有毛，易刺激咽喉，入汤剂宜用纱布包煎。故选择D。

63. 答案：B 解析：紫苏解表散寒，行气宽中，解鱼蟹毒。香薷发汗解表，化湿和中，利水消肿。生姜解表散寒，温中止呕，温肺止咳，解毒。白芷解表散寒，祛风止痛，通鼻窍，燥湿止带，消肿排脓。防风祛风解表，胜湿止痛，止痉。故本题选B。

64. 答案：A 解析：本题所述为外感风寒，治疗宜选用辛温解表药，可排除D、E选项，A麻黄发汗力较桂枝强，风寒表实无汗宜用，兼可宣肺平喘，C细辛长于祛风止痛、通窍、温肺化饮。故选择A。

65. 答案：D 解析："外感发热，邪郁肌腠，项背强痛"，治宜解肌退热。葛根解肌退热，透发麻疹，生津止渴，升阳止泻。故选择D。而荆芥祛风解表，透疹消疮，止血。白芷解表散寒，祛风止痛，通鼻窍，燥湿止带，消肿排脓。薄荷疏散风热，清利头目，利咽透疹，疏肝行气。柴胡疏散退热，疏肝解郁，升阳举陷。

66. 答案：E 解析：A石膏生用清热泻火、除烦止渴；B知母清热泻火，生津润燥；C芦根清热泻火，生津止渴，除烦止呕，利尿；D天花粉清热泻火，生津止渴，消肿排脓；E栀子泻火除烦，清热利湿，凉血解毒。故选择E。

67. 答案：A 解析：栀子泻火除烦，善泻三焦之火，清热利湿，凉血解毒。焦栀子凉血止血。决明子清热明目，润肠通便。金银花清热解毒，疏散风热。夏枯草清热泻火，明目，散结消肿。芦根清热泻火，生津止渴，除烦，止呕，利尿。故本题的正确答案为A。

68. 答案：E 解析：A穿心莲清热解毒，凉血，消肿，燥湿；B秦皮清热解毒；C白鲜皮可清热燥湿，祛风解毒；D熊胆清热解毒，息风止痉，清肝明目；E马齿苋可清热解毒，凉血止血，止痢。故选择E。

69. 答案：B 解析：板蓝根具有清热解毒、凉血利咽的功效，多用于温热病发热、头痛、喉痛，或温毒发斑、痄腮、痈肿疮毒、丹毒、大头瘟等多种热毒炽盛之证。故选B。其他选项均不能治疗大头瘟。

70. 答案：A 解析：生地黄清热凉血，养阴生津。牡丹皮清热凉血，活血祛瘀。赤芍清热凉血，散瘀止痛。紫草清热凉血，活血，解毒透疹。金银花清热解毒，疏散风热。故选择 A。

71. 答案：E 解析：独活能够祛风湿，止痛，解表。故选 E。

72. 答案：E 解析：桑寄生祛风湿，补肝肾，强筋骨，安胎。五加皮祛风湿，补肝肾，强筋骨，利水。二者均具有祛风湿、补肝肾、强筋骨作用，用于风湿痹证，筋骨痿软。故选择 E。

73. 答案：B 解析：患者"暑天乘凉饮冷"为感受寒湿、暑湿之邪。其后出现"恶心，呕吐"可知寒湿、暑湿之邪侵犯中焦脾胃。治宜化湿、止呕、解暑。故藿香为最佳选项。黄连清热燥湿，泻火解毒。生姜解表散寒，温中止呕，温肺止咳，解毒。竹茹清热化痰，除烦止呕，凉血止血。紫苏降气化痰，止咳平喘，润肠通便。故选择 B。

74. 答案：E 解析：滑石的功效：利水通淋，清热解暑，祛湿敛疮。故选择 E。

75. 答案：D 解析：金钱草利湿退黄，利水通淋，解毒消肿。故选择 D。

76. 答案：A 解析：肉桂的功效是：补火助阳，散寒止痛，温通经脉，引火归原。故选择 A。

77. 答案：C 解析："患者呕吐"，病位在胃；胁肋为肝经所过，故肝郁气滞可见"嗳气频繁，胸胁闷痛，脉弦"。综合判断，该患者为肝郁犯胃，治宜疏肝解郁，降逆止呕。吴茱萸不但可散寒止痛，同时可以疏肝解郁、降逆止呕，兼能制酸止痛。治肝郁犯胃的胁痛口苦，与黄连配伍，如左金丸。干姜温中散寒，回阳通脉，温肺化饮。高良姜温中止痛，温中止呕。丁香温中降逆，散寒止痛，温肾助阳。小茴香散寒止痛，理气和胃。故选择 C。

78. 答案：E 解析：青皮疏肝破气，消积化滞，主要用于肝郁气滞证；气滞脘腹疼痛；食积腹痛；癥瘕积聚，久疟癖块。故选择 E。

79. 答案：D 解析：患者肝郁不舒，则会出现"胁肋胀痛，常因情志变动而痛有增减，胸闷不舒"；木克脾土，则会出现"嗳气吞酸"，治宜疏肝与和胃同用。选项 D 佛手疏肝解郁，理气和中，燥湿化痰。故选择 D。川楝子行气止痛，杀虫，更适用于肝郁化火。橘皮理气健脾，燥湿化痰。木香行气止痛，健脾消食。枳实破气除痞，化痰消积。

80. 答案：A 解析：神曲消食和胃，治疗饮食积滞，尤宜外感表证兼食积。麦芽消食健胃，回乳消胀，疏肝解郁。青皮疏肝破气，消积化滞。莪术破血行气，消积止痛。山楂消食化积，行气散瘀。故选择 A。

81. 答案：C 解析：使君子杀虫消积。苦楝皮杀虫，疗癣。槟榔杀虫，消积，行气，利水，截疟。雷丸杀虫消积。故选择 C。

82. 答案：E 解析：侧柏叶凉血止血，化痰止咳，生发乌发。茜草凉血化瘀止血，通经。艾叶温经止血，散寒调经，安胎。炮姜温经止血，温中止痛。三七化瘀止血，活血定痛。蒲黄止血，化瘀，利尿。紫草清热凉血，活血，解毒透疹。赤芍清热凉血，散瘀止痛。大蓟凉血止血，散瘀解毒消痈。小蓟凉血止血，散瘀解毒消痈。故选择 E。

83. 答案：D 解析：三七化瘀止血，活血定痛。茜草凉血化瘀止血，通经。红花活血通经，祛瘀止痛。血竭活血定痛，化瘀止血，敛疮生肌。桃仁活血祛瘀，润肠通便，止咳平喘。故选择 D。

84. 答案：D 解析：本题所述病证为血瘀经行不畅，此五个选项中，川芎为妇科要药，善治血瘀气滞痛证，活血调经，其余选项均无调经之功效。故选择 D。

85. 答案：A 解析：桃仁活血祛瘀，润肠通便，止咳平喘。红花活血通经，祛瘀止痛。故它们的共同功效是活血化瘀，故选择 A。

86. 答案：A 解析：患者"寒痰咳喘"

治宜温肺化痰，止咳平喘。白芥子温肺化痰，利气，散结消肿。故本题答案选A。紫苏子降气化痰，止咳平喘，润肠通便。杏仁止咳平喘，润肠通便。葶苈子泻肺平喘，利水消肿。桔梗宣肺，祛痰，利咽，排脓。

87．答案：E　解析：海藻消痰软坚，利水消肿。竹沥清热降火，豁痰利窍。贝母清热化痰，润肺止咳，散结消肿。昆布消痰软坚，利水消肿。瓜蒌清热化痰，宽胸散结，润肠通便。故选择E。

88．答案：B　解析：患者"失眠、健忘"是因血不养神，治宜养血，"自汗"治宜敛汗。酸枣仁养心益肝，安神，敛汗。故选择B。朱砂清心镇惊，安神解毒。合欢皮解郁安神，活血消肿。远志宁心安神，祛痰开窍，消散痈肿。磁石镇惊安神，平肝潜阳，聪耳明目，纳气定喘。

89．答案：D　解析：A羚羊角平肝息风，兼能清肝明目，清热解毒；B石决明平肝潜阳，兼能清肝明目；C决明子平抑肝阳，兼能明目，润肠通便；D天麻息风止痉，兼能平抑肝阳，驱风通络，止痛；E珍珠兼能明目消翳、解毒生肌、润肤养颜。故选择D。

90．答案：D　解析：苍术能够燥湿健脾，祛风散寒。故选择D。

91．答案：C　解析：麻黄杏仁甘草石膏汤主治风寒入里化热，身热不解，汗出而喘，舌苔薄白，脉滑数者。故选择C。

92．答案：A　解析：桑菊饮的组成：桑叶、菊花、杏仁、连翘、薄荷、苦桔梗、生甘草、苇根。桑杏汤组成：桑叶、杏仁、沙参、象贝、香豉、栀皮、梨皮。故本题选A。

93．答案：A　解析：济川煎的组成：当归、牛膝、肉苁蓉、泽泻、升麻、枳壳。故本题选A。

94．答案：E　解析：大柴胡汤的组成：柴胡、黄芩、芍药、半夏、生姜、枳实、大枣、大黄。柴葛解肌汤的组成：柴胡、葛根、黄芩、羌活、白芷、芍药、桔梗、生姜、甘草、大枣、石膏。故本题选E。

95．答案：A　解析：半夏泻心汤即小柴胡汤去柴胡、生姜，加黄连、干姜而成。因无半表证，故去解表之柴胡、生姜，痞因寒热错杂而成，故加寒热平调之黄连、干姜，变和解少阳之剂，而为调和肠胃之方。半夏泻心汤配伍特点：寒热互用以和其阴阳，苦辛并进以调其升降，补泻兼施以顾其虚实。故本题选A。

96．答案：B　解析：温胆汤的组成：半夏、竹茹、枳实、陈皮、甘草、茯苓、生姜、大枣。凉膈散的组成：川大黄、朴硝、甘草、山栀子仁、薄荷叶、黄芩、连翘。清骨散的组成：银柴胡、胡黄连、秦艽、鳖甲、地骨皮、青蒿、知母、甘草。温脾汤的组成：大黄、当归、干姜、附子、人参、芒硝、甘草。清胃散的组成：升麻、生地黄、当归、川黄连、牡丹皮、石膏。故本题选B。

97．答案：E　解析：仙方活命饮组成：白芷、贝母、防风、赤芍、当归、甘草、皂角刺、穿山甲、天花粉、乳香、没药、金银花、陈皮。故本题选E。

98．答案：C　解析：芍药汤组成：芍药、当归、黄连、槟榔、木香、甘草、大黄、黄芩、官桂。白头翁汤组成：白头翁、黄柏、黄连、秦皮。故本题选C。

99．答案：B　解析：大建中汤组成：蜀椒、人参、干姜、胶饴。故本题选B。

100．答案：A　解析：四逆汤主治病证为伤寒太阳病误汗伤阳，及阳明、太阴、少阴、厥阴病、霍乱病等症见四肢厥逆，恶寒蜷卧，呕吐不渴，腹痛下利，神衰欲寐，舌苔白滑，脉微欲绝者，以及瘟疫、疟疾、厥证、脱证、痛证见有上述症状，属阴证者。故本题选A。

101．答案：A　解析：胶艾汤主治证的

病机是妇人冲任虚损，血虚有寒证。故本题选A。

102. 答案：A 解析：玉屏风散益气固表止汗。牡蛎散益气固表，敛阴止汗。故本题选A。

103. 答案：D 解析：六味地黄丸主治肝肾阴虚证。症见腰膝酸软，头晕目眩，耳鸣耳聋，盗汗，遗精，消渴，骨蒸潮热，手足心热，口燥咽干，牙齿动摇，足跟作痛，小便淋沥，以及小儿囟门不合，舌红少苔，脉沉细数。故本题选D。

104. 答案：D 解析：逍遥散的功用是疏肝解郁，健脾和营。一贯煎的功用是滋阴疏肝。故本题选D。

105. 答案：C 解析：四神丸的组成：肉豆蔻、补骨脂、五味子、吴茱萸。故本题选C。

106. 答案：C 解析：固冲汤的药物组成：白术、生黄芪、龙骨、牡蛎、萸肉、生杭芍、海螵蛸、茜草、棕榈炭、五倍子。故本题选C。

107. 答案：D 解析：甘麦大枣汤主治脏躁，多见于更年期综合征，其他精神失常类疾病凡属脏阴不足，虚热躁扰者均可参考使用。故本题选D。

108. 答案：C 解析：至宝丹的功用是清热开窍、化浊解毒。故本题选C。

109. 答案：C 解析：苏子降气汤中肉桂温肾纳气治疗下虚，为辅药；当归养血润燥，制约大队燥药伤阴的副作用，为佐药；故本题选C。

110. 答案：D 解析：旋覆代赭汤中旋覆花性温而能下气消痰，降逆止噫，是为君药。代赭石质重而沉降，善镇冲逆，但味苦气寒，故用量稍小为臣药。两药相配镇冲逆除噫气。故本题选D。

111. 答案：A 解析：生化汤：当归、川芎、桃仁、炮姜、甘草。温经汤：吴茱萸、当归、芍药、川芎、人参、桂枝、阿胶、牡丹皮、生姜、甘草、半夏、麦冬。血府逐瘀汤：桃仁、红花、当归、生地黄、川芎、赤芍、牛膝、桔梗、柴胡、枳壳、甘草。通窍活血汤：赤芍、川芎、桃仁、红枣、红花、老葱、鲜姜、麝香。身痛逐瘀汤：秦艽、川芎、桃仁、红花、甘草、羌活、没药、当归、五灵脂、香附、牛膝、地龙。故本题选A。

112. 答案：D 解析：槐花散清肠止血，疏风下气。主治湿浊内阻，肠胃不调，脘腹胀满，大便下血。故本题选D。

113. 答案：E 解析：大定风珠的组成：白芍、阿胶、生龟甲、干地黄、麻子仁、五味子、生牡蛎、麦冬、炙甘草、鸡子黄、鳖甲。故本题选E。

114. 答案：D 解析：补中益气汤功效为补中益气，升阳举陷。参苓白术散功效为益气健脾，渗湿止泻。故本题选D。

115. 答案：A 解析：百合固金汤主治肺肾阴亏，虚火上炎证。症见咳嗽气喘，痰中带血，咽喉燥痛，头晕目眩，午后潮热，舌红少苔，脉细数。故本题选A。

116. 答案：B 解析：二妙散的功用为清热燥湿止痒，主治湿热下注证。症见筋骨疼痛，下肢痿软无力，足膝红肿疼痛，或湿热带下或下部湿疮等，小便短赤，舌苔黄腻者。故本题选B。

117. 答案：B 解析：完带汤：白术、山药、人参、白芍、车前子、苍术、甘草、陈皮、黑芥穗、柴胡。方中重用白术、山药补脾祛湿，使脾能健运，湿浊自消；苍术燥湿，以资君药祛湿。故本题选B。

118. 答案：B 解析：清气化痰丸主治痰热咳嗽。症见咳嗽气喘，咳痰黄稠，胸膈痞闷，甚则气急呕恶，烦躁不宁，舌质红，苔黄腻，脉滑数。故本题选B。

119. 答案：E 解析：健脾丸组成：白术、木香、黄连、甘草、白茯苓、人参、神曲、陈皮、砂仁、麦芽、山楂、山药、肉豆蔻。故本题选E。

120. 答案：B　解析：乌梅丸主治证候中可见食入吐蛔。乌梅丸的功用为温脏安蛔。主治蛔厥证，腹痛时作，心烦呕吐，时发时止，常自吐蛔，手足厥冷。

121～122. 答案：A、E　解析：结脉指脉来缓，时而一止，止无定数。促脉指脉来数，时而一止，止无定数。代脉指脉来时见一止，止有定数，良久方来。微脉指极细极软，按之欲绝，似有若无。弱脉指脉极软弱而沉细。

123～124. 答案：C、D　解析：肝主疏泄而藏血，具有条达气机、调节情志的功能。肝病日久，则肝气郁滞，疏泄失职，故见两胁胀满疼痛。气为血帅，气滞则血凝，故见舌质瘀点、瘀斑。气短乏力，兼见月经量多，为气虚而不能统血，气虚与失血并见的证候。

125～126. 答案：B、C　解析：风水，关之于肺。因风邪袭表，肺主皮毛，卫外不固，故脉浮恶风；肺失宣降，水湿停滞，流注于关节，故骨节疼痛。正水，关乎于肾，肾阳虚不能蒸化水湿，故水湿停滞，泛溢肌肤则浮肿；水湿上逆犯肺则喘；肾阳虚弱，失于温养，则可表现为腰膝酸冷、脉迟。

127～128. 答案：A、E　解析：肾中所藏之精，包含肾阴和肾阳，其有两个来源，一是来源于父母的生殖之精，即"先天之精"；二是来源于人出生之后，机体从饮食物摄取的营养成分和脏腑代谢所化生的精微物质，即"后天之精"。"先天之精"和"后天之精"相互补充，才能使肾阴、肾阳生化无穷。痰饮易停滞之所为肺，所以说肺为"贮痰之器"。

129～130. 答案：C、D　解析：A舌色淡红为正常舌；B舌质淡白常见于气血两虚证；C舌质绛红见于邪入营血证；D舌质紫暗见于气血瘀滞证；E舌起粗大红刺见于脏腑阳热亢盛。

131～132. 答案：C、C　解析：A石膏用于外感热病，高热烦渴，肺热咳喘，胃火亢盛；B知母用于外感热病，高热烦渴，肺热咳喘，阴虚消渴，肠燥便秘；C芦根用于热病烦渴，胃热呕逆，肺热咳嗽，肺痈吐脓，热淋涩痛；D天花粉用于热病烦渴，肺热燥咳，疮疡肿毒；E夏枯草用于目赤肿痛，瘰疬瘿瘤，乳痈肿痛。

133～134. 答案：D、B　解析：豨莶草祛风湿，利关节，解毒。络石藤祛风通络，凉血消肿。

135～136. 答案：C、E　解析：A丁香治疗胃寒呕吐、呃逆、脘腹冷痛、阳痿宫冷；B肉桂治疗阳痿宫冷、腹痛寒疝、腰痛胸痹、阴疽、痛经闭经、虚阳上浮诸证；C吴茱萸治疗肝寒气滞诸痛、中焦虚寒、肝气上逆之巅顶头痛、胃寒呕吐、虚寒泄泻；D干姜治疗腹痛、呕吐、泄泻、亡阳证、寒饮咳喘；E花椒治疗蛔虫引起的腹痛、呕吐。

137～138. 答案：B、E　解析：郁金能够活血止痛，行气解郁，清心凉血，利胆退黄。红花活血通经，祛瘀止痛。

139～140. 答案：A、D　解析：合欢皮解郁安神，活血消肿。酸枣仁养心益肝，安神，敛汗。远志宁心安神，祛痰开窍，消散痈肿。琥珀镇惊安神，活血散瘀，利尿通淋。磁石镇惊安神，平肝潜阳，聪耳明目，纳气定喘。

141～142. 答案：A、E　解析：大柴胡汤中轻用大黄配枳实以内泻阳明热结，行气消痞，大黄亦为臣药。芍药柔肝缓急止痛，与大黄相配可治腹中实痛，与枳实相伍可以理气和血，以除心下满痛。

143～144. 答案：B、B　解析：导赤散主治心经火热证。症见心胸烦热，口渴面赤，意欲饮冷，以及口舌生疮；或心热移于小肠，小便赤涩刺痛，舌红，脉数。

145～146. 答案：D、E　解析：四物汤主治营血虚滞证。症见头晕目眩，心悸失眠，面色无华，妇人月经不调，量少或经闭不行，脐腹作痛，甚或瘕块硬结，舌淡，口唇、爪甲色淡，脉细弦或细涩。归脾汤主治心脾气血两虚证。症见心悸怔忡，健忘失眠盗汗，体倦食少，面色萎黄，舌淡，苔薄白，脉细弱。当归补血汤主治血虚阳浮发热证。症见肌热面赤，烦渴欲饮，脉洪大而虚，重按无力。亦治妇人经期、产后血虚发热头痛；或疮疡溃后，久不愈合者。四君子汤主治脾胃气虚证。症见面色萎白，语声低微，气短乏力，食少便溏，舌淡苔白，脉虚弱。八珍汤主治气血两虚证。症见面色苍白或萎黄，头晕眼花，四肢倦怠，气短懒言，心悸怔忡，食欲减退，舌质淡，苔薄白，脉细虚。

147～148. 答案：A、B 解析：归脾汤益气补血，健脾养心；参苓白术散益气健脾，渗湿止泻。

149～150. 答案：E、D 解析：舟车丸行气破泄，逐水消肿，通利二便。保和丸消食和胃。枳实消痞丸消痞除满，健脾和胃。木香槟榔丸行气导滞，攻积泄热。枳实导滞丸消导化积，清热利湿。

第二单元

1. 答案：D 解析：时行感冒是指在一个时期内广泛流行，证候相类似者，称为时行感冒；其与感冒风热证的区别点在于有无流行性。故选D。

2. 答案：C 解析：暑湿伤表，表卫不和，故身热，微恶风，汗少；阻滞气机则肢体酸重，头昏重胀痛；犯肺则咳嗽痰黏，鼻流浊涕；暑热内扰则心烦，口渴，舌苔薄黄而腻，脉濡数。治疗应首选清暑祛湿解表的新加香薷饮。故选C。

3. 答案：D 解析：由患者的表现可知为风寒表实证，故用辛温解表法。故选D。

4. 答案：C 解析：肺阴亏虚，虚热内灼，肺气上逆，故咳嗽；火伤肺络，故痰中带血或反复咯血，血色鲜红。口干咽燥，颧红，潮热盗汗，舌质红，脉细数，俱是阴虚内热的表现。故宜养阴清热，润肺止咳，方用沙参麦冬汤。选C。选项A用于风燥伤肺，选项B用于凉燥，选项D用于肺胃阴伤气逆，选项E用于肺肾阴虚的咯血。

5. 答案：A 解析：肝失条达，气郁化火，上逆侮肺，肺失肃降，故咳逆阵作，且与情绪有关。口苦咽干、胸胁胀痛、咳时面赤、舌红苔薄黄、脉弦数都是肝火的表现。治宜清肺泻肝，化痰止咳，用加减泻白散合黛蛤散。其余选项只照顾到肝，或者肺，没有兼顾的。故选A。

6. 答案：C 解析：哮证虚哮有肺虚、脾虚、肾虚。肺虚用玉屏风散；脾虚用六君子汤；肾虚用金匮肾气丸；金水六君煎用于肺肾虚寒、痰湿喘急；三子养亲汤用于寒痰夹食证；都不适宜。治哮应以平喘为最终目的。虚哮还需补肺肾之虚，故用平喘固本汤最宜，选C。

7. 答案：D 解析：喘证的病因为选项A、B、C、E。选项D痰热素盛属于病理因素，可由多种因素产生，不是最根本的病因。故选D。

8. 答案：A 解析：痰热郁肺宜清热化痰，喘证宜降气平喘。桑白皮汤既可清泻肺热，又可降气化痰。选项B只能宣泄肺热，不能化痰。选项C除化痰降气，还温肾纳气。选项D用于风寒束肺、痰热内蕴。选项E用于肺中郁热伏火且有气阴两虚者。故选A。

9. 答案：B 解析：喘促日久，动则喘甚，舌淡苔白，脉沉弱，可知为久喘虚证；呼多吸少，气不得续，为肾不纳气之证，合而可知为肾虚不纳证，治以补肾纳气，故选择B。

10. 答案：C 解析：肺痈分初期、成脓期、溃脓期、恢复期。溃脓期的特点是咳吐大量脓血痰，气味腥臭异常，故选C。

11. 答案：A　解析：肺痨是由于体质虚弱，气血不足，感染痨虫，侵蚀肺脏所致的具有传染性的慢性虚弱性疾患。临床以咳嗽、咯血、潮热、盗汗及身体逐渐消瘦等为主要特征。故选A。肺胀以喘息气促、胸满憋塞为特征。咳血可以出现在各种肺系疾病中。虚劳指五脏六腑中多脏劳伤，气血阴阳中多种因素虚损。

12. 答案：D　解析：肺胀为本虚标实。早期在肺，继则影响脾、肾，后期病及于心。因肺为气之主，肾为气之根，金不生水，肺伤及肾。子盗母气，肺气虚导致脾气虚。后期脾肾阳虚水饮泛溢，上凌于心。故选D。

13. 答案：B　解析：患者病程较长，劳累后出现面浮肿，呼吸喘促难续，心悸，胸脘痞闷，尿少，怕冷，此为阳虚水泛证，应用真武汤温肾健脾，化饮利水，故选B。选项A、C、D、E都能温肾健脾，但缺乏利水的作用，故排除。

14. 答案：E　解析：心为神舍，心气不足则神浮不敛，心悸不安，少寐多梦；胆气虚则善惊易恐。心虚胆怯治宜镇惊定志，养心安神，用安神定志丸。选E。心脾两虚用归脾丸；气血阴阳俱虚用炙甘草汤；心火偏亢、阴血不足用朱砂安神丸；阴亏内热，滋阴清热用天王补心丹。

15. 答案：D　解析：胸痹主要表现为胸闷心痛，病性为本虚标实，其本在气、血、阴、阳虚，其标为痰浊、血瘀、气滞、火热、寒凝等，可以二者或三者并存，或交互为患，但总属本虚标实，故选D，其余选项都不够全面。

16. 答案：D　解析：心肾阴虚，血瘀凝滞，痹阻心脉，故见胸闷且痛，后面证候俱为阴虚火旺之象，治宜滋阴益肾，养心安神，方用左归饮。故选D。

17. 答案：A　解析：胸闷疼痛，知为胸痹；痰多气短，肢体沉重，形体肥胖，倦怠乏力，纳呆便溏，苔浊腻，脉滑，为气虚无力运化水饮，合而下泄，聚而为痰之象，证属痰浊闭阻证，治宜通阳泄浊，豁痰开结，用瓜蒌薤白半夏汤辛温通阳散结，合涤痰汤化痰。选项B、D偏于通阳，化痰不足。选项C活血化瘀，用于心血瘀阻。选项E用于气滞重者。故选A。

18. 答案：A　解析：痰热内扰引起的不寐，治疗应以清化痰热，和中安神为要。方用温胆汤最宜，化痰最好。故选择A。

19. 答案：E　解析：略。

20. 答案：C　解析：痫病的表现主要是：①精神恍惚，昏不知人；责之于心。②口吐涎沫，两目上视，四肢抽搐；肝主筋，筋脉拘挛，责之于肝。故选C。

21. 答案：E　解析：突发昏仆抽搐，尖叫吐涎，牙关紧闭，为痫病。平日情绪急躁，心烦失眠，口苦而干，便秘，为肝火痰热证。治宜清肝泻火，化痰宁心，用龙胆泻肝汤合涤痰汤。选E。定痫丸用于阳痫发作期，六君子汤用于脾虚痰盛，大补元煎用于肝肾阴虚，甘麦大枣汤用于心阴不足。

22. 答案：B　解析：厥证是由阴阳失调，气机逆乱所引起，是以突然昏倒、不省人事、四肢厥冷为主要表现的一种病证。厥证的病因可以有气虚下陷，清阳不升；痰随气升，上蒙清窍；失血过多，气随血脱；气血凝滞，脉络瘀阻；但是最终都引起气机逆乱，升降失常，阴阳之气不相顺接。故排除A、C、D、E，选择B。

23. 答案：C　解析：胃痛的基本治疗原则是理气和胃止痛，故选C。

24. 答案：D　解析：脾胃虚寒，故胃痛绵绵，喜暖喜按，进食则缓。脾虚不运故食少便溏，舌淡胖有齿痕，苔白脉沉为其特点。治宜温中健脾，用黄芪建中汤，故选择D。

25. 答案：C　解析：痞满的特点是胃脘痞塞，满闷不舒，按之柔软，压之不痛，望无胀形。胃痛以胃中疼痛为主，可有压痛。臌胀以腹部外形胀大如鼓为特点。胸痹疼痛部位在心胸，以胸闷胸痛、心悸气短为主症。结胸病位在胸不在胃。故选C。

26. 答案：B　解析：呕吐的病位在胃，病因可以有肝气犯胃、食滞伤胃、外邪犯胃、脾胃受损，这些因素作用于胃，导致胃失和降，胃气上逆，才发生呕吐，故呕吐的基本病机是胃失和降，胃气上逆，故选B。

27. 答案：D　解析：外感后突发呕吐，胸脘满闷，舌苔白腻，兼见表证，为外感寒湿。治宜解表疏邪，和胃降逆，用藿香正气散。故选D。其余都不适用于外感寒湿证。

28. 答案：C　解析：噎膈痰气交阻证宜开郁化痰，润燥降气。用启膈散。选C。通幽汤用于瘀热内结。丁香散用于胃寒气逆的呃逆。通关散治气闭昏厥、牙关紧闭。四七汤治梅核气。

29. 答案：D　解析：呃逆的基本病机是胃气上逆，最关键的脏腑是胃。故选D。

30. 答案：E　解析：阳明热盛，胃火上冲，故见呃声洪亮，冲逆而出；热灼伤津故见口臭烦渴喜冷饮，小便短赤，大便秘结，舌苔黄，脉滑数。治宜清热泻火，降逆止呃。故选E。

31. 答案：C　解析：保和丸用于食积轻症，排除A；越鞠丸用于气郁所致的六郁，排除B；枳实导滞丸消食导滞力强，用于饮食积滞重症的腹痛，故选C；枳术丸用于脾胃虚弱，湿热较盛者，排除D；木香顺气丸用于胸膈痞闷，脘胁胀满，侧重于无形气滞，排除E。

32. 答案：B　解析：泄泻的病变主脏在脾，病理因素主要是湿，《医宗必读》有"无湿不成泻"之说。脾病湿盛是泄泻发生的关键所在，故选B。

33. 答案：A　解析：宿食内停，阻滞肠胃，故腹痛肠鸣。浊腐下注，故泻下粪便臭如败卵，但泻而不爽，是食滞肠胃泄泻的特点。治宜消食导滞，用保和丸。选A。藿香正气散用于寒湿泄泻。葛根芩连汤用于湿热泄泻。黄连香薷饮用于暑湿泄泻。脾虚泄泻用参苓白术散。龙胆泻肝汤用于肝胆湿热，一般不用于泄泻。

34. 答案：C　解析：泄泻有虚实之分，此为湿热伤中导致的泄泻，应用葛根芩连汤清热利湿，故选C。

35. 答案：A　解析：湿热之邪毒积滞肠中，气血被阻，传导失司，故腹痛，里急后重。湿热毒邪伤肠破血，故下痢赤白相间。湿热下注，肛门灼热，小便短赤，舌苔微黄，脉滑数，都是湿热壅盛、气血不畅的表现。治宜清热解毒，调气行血。故选A。

36. 答案：E　解析：选项A治疗寒疟，发作时热少寒多；选项B、C用于治疗正疟；选项D治疗少阳证往来寒热；选项E治疗温疟，发作时热多寒少，故选E。

37. 答案：E　解析：肺脾气虚，运化失职，大肠传导无力，故虽有便意，临厕努挣无力；气虚故挣则汗出短气，便后疲乏，面色㿠白，舌淡嫩苔薄，脉虚。治宜益气，便秘都要润肠。故选E。

38. 答案：D　解析：肝阴不足，阴血难以濡养肝络，故见胁痛悠悠不休；劳则耗气，故遇劳加重；精血亏虚，故头晕目眩，口干咽燥，舌红少苔，脉弦细。证属肝阴不足，治宜养阴柔肝，方用一贯煎。选D。柴胡疏肝散、逍遥散用于肝气郁结。杞菊地黄丸用于肝肾阴虚。二阴煎用于滋养肺肾。

39. 答案：E　解析：沈金鳌在《沈氏尊生书》中言："又有天行疫疠，以致发黄者，俗称为瘟黄，杀人最急。"是对黄疸传染性的最早认识。故选E。

40. 答案：B　解析：黄疸是以身黄、目黄、小便黄为主要临床特征的病证，可以兼见恶心纳呆，腹胀呕吐，但这些不是黄疸独有的症状，故排除D、E。身黄、目黄、小便黄中，身黄也可见于脾虚萎病等，小便黄为热证表现之一，只有目黄是黄疸惟一的特征表现，故排除A、C，选择B。

41. 答案：C 解析：黄色鲜明为阳黄。恶心欲吐，发热恶寒，无汗身痛，为湿热壅阻于表，气机不畅，脾运失职，故为湿热兼表证，用清热利湿，加重宣散化湿的力量，用麻黄连翘赤小豆汤。故选C。茵陈蒿汤用于热重于湿无表证者。犀角散用于急黄热毒入血证。

42. 答案：C 解析：气滞血阻，结为积块，固着不移为血，胀痛为气，此为特点，属积证初期，故软而不坚，印证气血同病，故选C。不只是气，故排除A。瘀血内结为中期，肿块明显，硬痛不移，非此证，排除B。痰、虚未见，排除D、E。

43. 答案：D 解析：臌胀是肝脾肾功能失调，气血水互结于腹内。临床以腹部胀大如鼓为特点，其中偏于水停的按之如囊裹水，有波动感，叫水臌。水饮多停留于体内空腔或体位低下之处，不会胀大如鼓。积聚以腹中结块为主症。痞满是腹中自觉有胀满之感，按之却柔软无物。故选D。

44. 答案：D 解析：患者腹大胀满，可辨为臌胀。出现嗜睡，语无伦次，逐渐昏迷等神昏变证，其舌苔灰腻，脉弦细而滑，是痰浊壅盛，蒙蔽心窍的表现，治当化痰泄浊开窍，用苏合香丸，故选D。选项A治疗胆郁痰扰证；选项B治疗胆热痰火扰心证；选项C治疗由痰阻心窍引起的癫痫发狂，烦躁不安；选项E主治中风，痰迷心窍，舌强不能言。

45. 答案：A 解析：根据头痛部位的不同，参照经络循行部位选用适当的引经药，可提高疗效。太阳经常用羌活、蔓荆子、川芎。阳明经常用葛根、白芷、知母。少阳经常用柴胡、黄芩、川芎。太阴经常用苍术。少阴经常用杜仲、桑寄生、续断。厥阴经常用吴茱萸、藁本。故选A。

46. 答案：D 解析：血瘀头痛的特点是痛处固定不移，刺痛，舌质紫暗，脉涩。治宜活血化瘀，行气止痛，用通窍活血汤。故选D。

47. 答案：B 解析：患者眩晕，见"四肢不温，形寒怯冷，舌质淡，脉沉细无力"属肾阳虚，治疗应选右归丸。故选B。

48. 答案：C 解析：患者突然昏倒，不省人事，有半侧身体不遂，牙关紧闭，诊为中风。有神志障碍为中脏腑。牙关紧闭为闭证。有热象为阳闭。故选C。

49. 答案：E 解析：本证既有疟疾在外的表证，又有在里的热证表现，故为温疟。治宜清热解表，和解祛邪。选项A用于寒疟。选项B用于正疟。选项C用于热瘴。选项D用于劳疟。故选E。

50. 答案：A 解析：阳水风水泛滥宜散风清热，宣肺行水，选A。

51. 答案：A 解析：全身水肿，可知为水肿病；下肢明显，按之没指，身体困重，胸闷纳呆，泛恶，为水湿侵困脾气，脾阳不振，为水湿浸渍证。治宜健脾化湿，通阳利水，故用五皮饮化湿利水，胃苓汤温阳健脾。故选A。

52. 答案：D 解析：小便频急，淋沥涩痛，小腹拘急，为各种淋证的主症，另腰痛、低热、小腹坠胀是淋证的伴随症状，"尿血而痛"是血淋的表现，并非共同症状。故选D。

53. 答案：B 解析：选项A所致尿血，兼见头晕耳鸣，腰脊酸痛；选项C所致尿血，兼见食少，体倦乏力；选项D所致尿血，兼见颧红潮热，舌红，脉细数；选项B所致尿血，小便短赤灼热，尿血鲜红，心烦口渴，舌红，脉数。故选B。

54. 答案：B 解析：病属石淋，用石韦散，故选择B。

55. 答案：E 解析：肺热壅盛，失于肃降，不能通调水道，下输膀胱，故小便点滴不畅。肺热上壅，故烦渴欲饮，咽干咳嗽，舌苔薄黄，脉数。治宜清肺热，通水道。方用清肺饮。选E。八正散用于膀胱湿热证，导赤散用于心火上炎，沉香散用于肝郁气滞，代抵当丸用于浊瘀阻滞证。

56. 答案：C 解析：朱丹溪首创六郁学说，创立了六郁汤、越鞠丸等方剂。故选C。

57. 答案：D 解析：五志过极，心气耗伤，营血不足，以致心神失养，故见精神恍惚，心神不宁；心神惑乱，不能自主，故见悲忧善哭，时时欠伸。此病又名脏躁。治宜养心安神。选D。

58. 答案：A 解析：清代唐容川《血证论》中提出治血四法。《景岳全书》强调火与气为发病原因。《先醒斋医学广笔记》提出治吐血三要法：宜行血不宜止血、宜补肝不宜伐肝、宜降气不宜降火。故选A。

59. 答案：E 解析：吐血胃热壅盛，治宜清泻胃火，凉血止血，方用泻心汤，名为泻心，实则泻胃。十灰散泻热凉血，收涩止血。故选E。选项A用于肾阴虚胃热。选项B用于肝火犯胃。选项C都是泻火，无凉血止血作用，治吐血证不合适。选项D用于湿热型便血。

60. 答案：C 解析：下焦热盛，煎灼尿液，灼伤膀胱络脉，故小便黄赤灼热，尿血鲜红；热扰神明，火热上炎，故心烦口渴，面赤口疮，夜寐不安，舌红，脉数。治宜清热泻火，凉血止血，选C。

61. 答案：D 解析：选项B治疗悬饮邪犯胸肺证；选项A、C疏肝解郁，治疗肝郁气滞的胁痛或气滞心胸证；选项E通阳行气，治疗胸阳痹阻；选项D理气和络，治疗悬饮络气不和证，所以本题选D。

62. 答案：C 解析：寒饮停于胃中，心下痞闷，胃中有振水音，脘腹喜温畏冷，背寒，胃气上逆，故呕吐清水痰涎，水入易吐；阳气为饮邪所阻，故口渴不欲饮，心悸，气短，头昏目眩，舌苔白滑，脉弦细而滑；脾胃运化失司，故食少，形体逐渐消瘦。治宜温脾化饮，选C。

63. 答案：A 解析：时常汗出为自汗。气虚不固故恶风，周身酸楚，时寒时热。治宜益气固表，用玉屏风散。故选A。

64. 答案：A 解析：患者低热，头晕眼花，心悸不宁，面白少华，唇甲淡白，舌质淡，脉细，此为血虚所致，应益气养血，用归脾汤。故选A。

65. 答案：C 解析：桂枝甘草汤的功效为补心气，温心阳，用于心阳不足之轻证，排除A；苓桂术甘汤健脾利湿，温阳化饮，用于中阳不足之痰饮，排除B；拯阳理劳汤功效为温补心肾，益气温阳，用于心阳虚证，故选C；炙甘草汤益气养血，通阳复脉，用于气血阴阳俱虚之证，排除D；人参养荣丸益气补血，养心安神，用于心脾气血两虚证，排除E。

66. 答案：C 解析：痹证分热痹、着痹、行痹、痛痹四种。分别以热、湿、风、寒为主要病邪。着痹以湿为重，湿性重着，特点是关节酸痛、重着、漫肿。故选C。

67. 答案：D 解析：痛痹为感受风寒湿邪，寒性偏盛，凝滞收引，痹阻血脉，故肢体关节疼痛较剧，痛有定处；主为寒邪，故得热痛减；气血流畅，遇寒收引痛增。治宜温经散寒，祛风除湿，用乌头汤。选D。

68. 答案：A 解析：痿证日久，多累及肝肾，阴虚生内热，故肝肾亏损宜滋补肾，滋阴清热，用虎潜丸最合适，选A。圣愈汤偏于补气血；鹿角胶丸用于久病阴损及阳；补血荣筋丸治肝衰筋缓；独活寄生汤治风湿痹证。

69. 答案：B 解析：腰痛实证总以祛邪活络为要，湿热者应清热利湿，舒筋通络。用四妙丸最宜。故选B。薏苡仁汤重于化湿，清热力不强。其余选项均为温阳之剂，用于寒证。

70. 答案：A 解析：此为寒湿腰痛证，应用甘姜苓术汤散寒行湿，温经通络。故选A。

71. 答案：B 解析：风寒束表，卫阳被郁，故恶寒重，发热轻，无汗；清阳不展络脉失和，故头痛，肢体疼痛；肺气失宣故鼻塞声重，时流清涕，喉痒。证属风寒束表，治宜辛温解表。选B。

72. 答案：C 解析：咳嗽有外感、内伤两类。外感为六淫外邪犯肺，内伤为脏腑功能失调，内邪干肺，如肺脏虚弱、情志刺激、肝火犯肺、饮食不节、痰湿蕴肺、久病伤阴、肺肾阴虚。但是过劳努伤不属于内伤咳嗽的病因，应当是外伤咳嗽的病因，故选C。

73. 答案：A 解析：风燥伤肺，肺失清润，故咳嗽喉痒；燥热伤络故痰中带血，灼津故口干鼻燥，或身热，舌红少津苔薄黄，脉数。治宜疏风清肺，润燥止咳。用桑杏汤。故选A。

74. 答案：A 解析：患者痰黄，面赤身热，舌红苔黄腻，脉滑数，证属痰热证，故选择A。

75. 答案：A 解析：哮病日久，肺虚不能主气，气不化津，痰饮郁肺，肺气上逆，故见气短息弱，自汗畏风，面色㿠白，咳嗽痰稀，舌淡苔白，脉弱，故选A。

76. 答案：C 解析：寒痰伏肺，遇感触发，痰升气阻，以致呼吸急促，喉中哮鸣有声；寒痰郁闭，故胸膈满闷，咳嗽痰少，形寒畏冷，舌苔白滑，脉弦紧。证属寒哮，治宜温肺散寒，止咳化痰，故选C。

77. 答案：B 解析：喘证的病位主要在肺和肾，涉及肝脾。故选B。

78. 答案：A 解析：喘证有虚实之分，实喘病程短、急，症见呼吸深长有余，呼出为快，气粗声高。虚喘病程长，易反复，症见呼吸浅快难续，深吸为快，气怯声低，遇劳加重，故选择A。

79. 答案：A 解析：足三阴经在足内踝上8寸以下为厥阴在前、太阴在中、少阴在后，至内踝上8寸以上，太阴经交出厥阴之前。故选择A。

80. 答案：C 解析：足厥阴肝经过阴器，连目系，环唇内，故排除；足少阴肾经循喉咙，夹舌本，故排除；足太阴脾经夹咽，连舌本，散舌下；足阳明胃经起于鼻，入上齿，环口夹唇，循喉咙，故排除；足少阳胆经起于目锐眦，下耳后，入耳中，出耳前，故排除。故选择C。

81. 答案：B 解析：手太阳小肠经与足太阳膀胱经在目内眦交接，故选择B。在目外眦交接的是胆经和三焦经，在鼻旁交接的是手足阳明经。

82. 答案：C 解析：A项督脉调节全身阳经经气，称"阳脉之海"，故排除。B项任脉调节全身阴经经气，称"阴脉之海"，故排除。C项冲脉涵蓄十二经气血，称"十二经之海"或"血海"，故选择C。

83. 答案：B 解析：十二经别是十二正经离、入、出、合的别行部分，是正经别行深入体腔的支脉。故选择B。

84. 答案：C 解析：少府是心经的荥穴，神门是心经的原穴，阴郄是心经的郄穴，灵道为心经的经穴，通里是心经的络穴。故选择C。

85. 答案：E 解析：委中是膀胱经的合穴和下合穴，故选择E。

86. 答案：D 解析：手厥阴心经起于心中；手少阳三焦经经脉散络于心包；手太阳小肠经交会于大椎，向下进入缺盆部，联络心脏；足少阴肾经其支脉从肺出来络心，注入胸中。故A、B、C、E项均排除，只有手阳明大肠经未经过心。故选择D。

87. 答案：D 解析：手三里穴的定位在前臂背面桡侧，当阳溪与曲池穴连线上，肘横纹（曲池穴）下2寸。故选择D。

88. 答案：B　解析：A项足三里可以治疗痢疾，但是不能治疗肠痈，故排除；B项上巨虚穴既可以治疗痢疾，又可以治疗肠痈。故选择B。

89. 答案：D　解析：公孙穴的定位在足内侧缘，当第1跖骨基底的前下方。故选择D。

90. 答案：E　解析：地机穴在小腿内侧，当内踝尖与阴陵泉的连线上，阴陵泉下3寸。故选择E。

91. 答案：B　解析：神门穴的主治要点为心痛、心烦、健忘失眠、惊悸怔忡、痴呆、癫狂、痫证、目黄胁痛、掌中热、呕血、吐血、头痛、眩晕、失音等病证，且神门是治疗健忘失眠的要穴。故选择B。

92. 答案：B　解析：太溪穴属于足少阴肾经的腧穴，故选择B项。

93. 答案：B　解析：翳风穴的定位：在耳垂后方，当乳突与下颌角之间的凹陷处。故选择B。

94. 答案：E　解析：足厥阴肝经的走行：起于大趾丛毛之际，上循足跗上廉，去内踝一寸，上踝八寸，交出太阴之后，上腘内廉，循股阴，入毛中，过阴器，抵小腹，夹胃属肝络胆，上贯膈，布胁肋，循喉咙之后，上入颃颡，连目系，上出额，与督脉会于巅。其支者，从目系下颊里，环唇内，其支者，复从肝，别贯膈，上注肺。故选择E。

95. 答案：D　解析：四缝穴主治小儿疳积、百日咳。故选择D。

96. 答案：E　解析：提插补泻中先深后浅，轻插重提，幅度大，频率快，操作时间长者为泻法。故选择E。

97. 答案：D　解析：丹毒属于毒血瘀积于皮肤，应该用刺血拔罐法，故选择D。

98. 答案：B　解析：这是针灸的远部取穴的原则，左侧有疾病，选穴选在右侧，对侧取穴，在中风治疗中很是常见，故选择B。

99. 答案：A　解析：八脉交会穴歌云"公孙冲脉胃心胸"。故选择A。

100. 答案：A　解析：阴经的井荥输经合属木火土金水，阳经的井荥输经合属金水木火土。A项少府是心经的荥穴属火，B项大陵是心包经的输穴属土，C项后溪是小肠经的输穴属木，D项曲泉是肝经的合穴属水，E项经渠是肺经的经穴属金。故选择A。

101. 答案：D　解析：《灵枢·九针十二原》所载："所出为井，所溜为荥，所注为输，所行为经，所入为合。"故选择D。

102. 答案：E　解析：面瘫的恢复期多数患者均存在身体虚弱，所以应配足三里。故选择E。

103. 答案：B　解析：由本患者的症状可以看出本病为腰痛，有腰肌劳损，即血瘀证。所以除主穴外应选膈俞、次髎活血化瘀。故选择B项。

104. 答案：B　解析：咳嗽应选用肺俞穴，肝火犯肺则应选用降火之尺泽、阳陵泉、太冲等穴位。尺泽为肺之合穴，合治内腑，宣降肺气、化痰止咳。故选择B。

105. 答案：A　解析：由本患者的症状可知本病为呕吐之寒性呕吐。故选穴上应配胃俞穴、上脘穴等温胃散寒止吐。故选择A。

106. 答案：E　解析：由本患者的症状可知本病为眩晕之气血虚弱证。应首选百会、足三里、脾俞、胃俞、气海等腧穴调理脾胃、补益气血。故选择E。

107. 答案：A　解析：由本患者的症状可知本病为癃闭证虚证之肾阳不足证。故在主穴的基础上应该加用温肾助阳的复溜、太溪穴。故选择A。

108. 答案：E　解析：由本患者的症状可知本病为抑郁症。抑郁从心而得，故选用心俞以宁心安神；又其不思饮食，故选用脾俞，调理脾胃；三阴交可以调整其心肾不交之证；足三里促进身体的恢复。故选择E。

109. 答案：A 解析：由本患者的症状可知本病为疳积证，首选下脘、足三里、四缝、商丘。疳积病理变化关键在于脾胃运化功能失调所致，脾胃乃后天之本，若脾胃功能旺盛，则生化之源恢复，下脘调理肠胃；足三里扶土以补中气；四缝是奇穴，为治疗疳积的经验效穴；商丘为脾经的经穴，可以增强脾胃的功能。故选择A。

110. 答案：E 解析：由本患者的症状可知本病为蛇丹，其选穴应为合谷、曲池、支沟等。合谷、曲池配合可以疏导阳明经气，支沟穴可以疏调三焦之气。故选择E。

111. 答案：E 解析：风火牙痛应加用外关、风池穴，以疏风降火。故选择E。

112. 答案：B 解析：由本患者的症状可知本病为目赤肿痛之风热证，故在选穴的过程中应选用上星、少商、风池等腧穴疏散风热。故选择B。

113. 答案：B 解析：由患者突然昏仆、不省人事、目合口张、遗溺、手撒、四肢厥冷、脉细弱等症状，可判断患者所患病为中风中脏腑，且为脱证。可用灸法回阳固脱，当选任脉之经穴扶助元阳。故选择B。

114. 答案：B 解析：任脉调节全身阴经经气，妊娠需要阴血，故与女子妊娠密切相关的经脉是任脉，故选择B项。

115. 答案：D 解析：十二经脉的循行方向是：手三阴经从胸走手，手三阳经从手走头，足三阳经从头走足，足三阴经从足走胸腹。故选择D。

116. 答案：D 解析：督脉调节全身阳经经气，称"阳脉之海"，故选择D。

117. 答案：A 解析：B项少海属于手少阴心经，为手少阴心经合穴；C项小海属手太阳小肠经，为手太阳小肠经合穴；D照海穴属足少阴肾经；E气海穴为任脉上的穴位。只有A项血海为足太阴脾经的腧穴，故选A。

118. 答案：A 解析：神门穴的定位：在腕部，腕掌横纹尺侧端，尺侧腕屈肌腱的桡侧凹陷处。故本题应选择A。

119. 答案：B 解析：听宫穴的定位：在面部，耳屏前，下颌骨髁状突的后方，张口时呈凹陷处。故选择B。

120. 答案：D 解析：A项血海是足太阴脾经的腧穴；B项少海是手少阴心经的腧穴；C项小海是手太阳小肠经的腧穴；D项照海是足少阴肾经的腧穴；E项气海是任脉的腧穴。故选择D项。

121~122. 答案：C、D 解析：惊悸多与情绪有关，骤然惊恐，忧思恼怒，悲哀紧张过极引发，阵发性，实证居多。怔忡多由久病体虚、心脏受损所致，无精神因素也发生，常持续心悸，不能控制，较惊悸为重。

123~124. 答案：A、B 解析：痴呆髓海不足用七福饮补肾益髓，填精养神。脾肾两虚用还少丹温补脾肾。肾阴虚火旺用知柏地黄丸。肾阴不足用河车大造丸滋阴补肾。

125~126. 答案：E、B 解析：反胃是脾胃虚寒，胃中无火，食入不化，表现为饮食入胃后，良久尽吐而出。噎膈是痰、气、血有形之邪瘀阻食管。嗳气是胃气上逆，声音沉缓而长，多伴酸腐气味，食后多发。呃逆是胃气上逆动膈，声短而频，不能自制。梅核气也表现为咽中梗塞不舒，但由痰气交阻所致，无有形之物，食物可以咽下。

127~128. 答案：C、D 解析：痢疾为气血不畅，邪毒凝滞肠腑，损伤脂膜，可破伤血络，出现赤白相间。赤多为血多，应重用血药，白多为伤血不重，应重用气药。总的治则是调和气血。

129~130. 答案：A、C 解析：胁痛肝胆湿热证用龙胆泻肝汤清热利湿；胁痛瘀血停着证用旋覆花汤祛瘀通络。

131~132. 答案：A、B 解析：积聚

是正气亏虚、脏腑失和、气滞、血瘀、痰浊蕴结于腹，引发腹内结块，或胀或痛为主要临床特征的病证，病机是气机阻滞，瘀血内结。臌胀是肝脾肾三脏受损，气、血、水瘀积腹内，以腹部胀大如鼓、皮色苍黄、腹壁脉络暴露为特征，或有胁下或腹部痞块，四肢枯瘦表现的病证，病机是肝脾肾受损，气滞血结，水停腹中。选项C、D的脏腑定位不完全准确。选项E的病理因素不全面。

133～134.答案：E、A 解析：脾阳虚衰水肿为阴水，特点是脾阳不振，土不利水，而见水肿腰以下肿甚，畏寒肢冷，舌淡苔白滑，脉沉弱。风水泛滥的特点是有外感的表现恶寒发热，风助水势，善行数变，故来势迅速，初期为眼睑浮肿，继则四肢及全身皆肿。

135～136.答案：C、B 解析：略。

137～138.答案：A、D 解析：虚劳脾阳虚应温阳健脾，用附子理中丸。肾阳不足、水湿内停用济生肾气丸。肾不纳气用都气丸。肾阴虚用左归丸。肾阳虚用右归丸。

139～140.答案：C、E 解析：曲池穴是大肠经的合穴，太溪是肾经的输穴。

141～142.答案：B、D 解析：筋会穴是阳陵泉，八脉交会穴中通带脉的是足临泣。

143～144.答案：E、C 解析：络穴主治相表里经脉的病证，下合穴主治六腑的病证。

145～146.答案：A、D 解析：安眠穴在项部，当翳风与风池穴连线的中点。天柱穴在后发际正中直上0.5寸，旁开1.3寸，当斜方肌外缘凹陷中。

147～148.答案：E、B 解析：足阳明胃经起于鼻，入上齿，环口夹唇，循喉咙；足少阳胆经起于目锐眦，下耳后，入耳中，出耳前；足太阳膀胱经起于目内眦，至耳上角，入络脑；手少阳三焦经系耳后，出耳上角，入耳中，至目锐眦；手太阳小肠经循喉，至目锐眦，入耳中，抵鼻。

149～150.答案：D、A 解析：太渊是肺经的原穴，且又是八脉交会穴；合谷是大肠经的原穴；后溪是八脉交会穴；内关是心包经的络穴，且又是八脉交会穴；阳池是三焦经的原穴。

第三单元

1.答案：E 解析：《内经》最早提出用截趾手术治疗脱疽，故选择E。

2.答案：C 解析：以形态命名者，如翻花疮、岩、蛇头疔、蝼蛄疖、缠腰火丹、酒渣鼻、鹅掌风。故选择C。

3.答案：E 解析：肿势平坦，散漫不聚，边界不清，阴证见之，为气血不充，属虚。故选择E。

4.答案：D 解析：阴阳是八纲辨证中的纲领，欲使外科疾病的辨证正确，首先必须辨清其阴阳属性。故选择D。

5.答案：B 解析：按触法、穿刺法、点压法、透光法属于辨脓的方法，而推拿法则属于禁忌。

6.答案：B 解析：白降丹，适用于溃疡疮口太小，脓腐难去，用桑皮纸或丝绵纸做成裹药，插入疮口，使疮口开大，脓腐易出。故选择B。

7.答案：C 解析：砭镰法适用于急性阳证疮疡，如丹毒、红丝疔等。故选择C。

8.答案：E 解析：溻渍法是通过湿敷、淋洗、浸泡对患处的物理作用，以及不同药物对患部的药效作用，而达到治疗目的的一种方法。适用于阳证疮疡初起、溃后；半阴半阳证及阴证疮疡、美容、保健等。

9.答案：E 解析：手足部疔疮是指发生于手足部的急性化脓性疾患，本病若治疗失误，容易损伤筋骨，继而影响手足功能。故选择E。

10. 答案：D　解析：手指末节脓肿，宜在指掌面一侧行纵形切口，引流通畅，必要时对口引流。故选择 D。

11. 答案：B　解析：脓腐稠厚且多，不易脱落，病情比较严重，选项 A、C、D、E 都是适用于早期比较轻的病证。故选择 B。

12. 答案：C　解析：根据本题题干可判断为有头疽之火毒蕴滞，治法：清热利湿，和营托毒。故选 C。

13. 答案：A　解析：丹毒发病急骤，初起往往先有恶寒发热、头痛骨楚、胃纳不香、便秘溲赤等全身症状，好发于小腿，愈后容易复发，常反复发作。局部皮肤焮热肿胀，迅速扩大。故选择 A。

14. 答案：C　解析：风热毒邪犯上，与血分热邪蕴结，郁阻肌肤，故见头面部皮肤焮红灼热；风热毒邪与正气相争，故见恶寒发热；舌红，苔薄黄，脉滑数为邪热尚在表之象。治法：疏风清热解毒。方药：普济消毒饮加减。故选 C。

15. 答案：C　解析：瘰疬是好发于颈部淋巴结的慢性感染性疾病，因其结核累累如贯珠之状，故名瘰疬。初起时结核如豆，皮色不变，不觉疼痛，以后逐渐增大，并可成串。A 项可见一个部位的痈肿，B、D 和 E 均可见全身症状，出现疼痛，很少出现串珠样。故排除。故选 C。

16. 答案：A　解析：一般采用循乳络方向呈放射状的切口，切口位置选择脓肿稍低的部位，切口长度与脓腔基底的大小一致，使引流通畅不致袋脓，但需避免手术损伤乳络形成乳瘘。因为乳腺每一腺叶有单独的腺管（乳管），呈放射状聚向乳头，并分别开口于乳头。故选择 A。

17. 答案：D　解析：乳癖多见于青中年妇女，常伴有月经失调、流产史。常同时或相继在两侧乳房内发生多个大小不一的肿块，其形态不规则，或圆或扁，质韧，分散于整个乳房，或局限在乳房的一处。肿块与周围组织分界不清，与皮肤和筋膜无粘连，推之移动。乳癖是以乳房有形状大小不一的肿块，疼痛，与月经周期相关为主要表现的乳腺组织的良性增生性疾病。本证属冲任失调，应以调摄冲任为主，方用二仙汤合用四物汤。故选 D。

18. 答案：C　解析：乳衄是以乳窍溢出血性液体，乳头或乳晕部触及可活动的质软、不痛肿块为主要表现的乳房肿瘤。由于情怀抑郁，肝气不疏，郁而化火，灼伤血络，迫血妄行，旁走横溢而发；或由于思虑伤脾，统血无权，血流胃经，溢于乳窍而成。其只有肝郁火旺和脾不统血两个证型，所以与情志有关的只有肝郁火旺。故选 C。

19. 答案：E　解析：本病属于乳岩的晚期，肿块溃疡，气血亏虚，所以会面色苍白，动则气短，身体瘦弱，当前之急需要补益气血，才能抵抗邪气。故选 E。

20. 答案：A　解析：气瘿是颈前漫肿，边缘不清，皮色如常，按之柔软；肉瘿是甲状腺肿多呈球状，边界清楚，质地柔韧；瘿痈有急性发病史，甲状腺增大变硬，有压痛，常伴发热、吞咽疼痛等全身症状；石瘿多见于 40 岁以上患者，多年存在的颈部肿块，突然迅速增大，坚硬如石，表面凹凸不平，随吞咽动作而上下的移动度减少，或固定不移。根据症状首先排除 E，据上述选择 A。

21. 答案：E　解析：在结喉正中一侧或双侧有单个肿块，呈圆形或椭圆形，表面光滑，质韧有弹性，可随吞咽而上下移动，生长缓慢，一般无任何不适，据此可以判断为肉瘿。辅助检查：甲状腺同位素 ^{131}I 扫描显示肉瘿多为温结节，囊肿多为凉结节，伴甲亢者多为热结节。B 型超声为实质性肿块或混合性肿块。故选 E。

22. 答案：B　解析：石瘿由于情志内伤，肝气郁结，脾失健运，痰湿内生，气郁痰浊结聚不散，气滞则血瘀，积久瘀凝成毒，气郁、痰浊、瘀毒三者痼结，上逆于颈部而成。故选择 B。

23. 答案：A 解析：石瘿是以颈前肿块坚硬如石、推之不移、凹凸不平为主要表现的恶性肿瘤。根据症状皮色不变，活动度不大可以判断为石瘿，而它的外治用药只有冲和膏。故选 A。

24. 答案：A 解析：脂瘤在肿块表面皮肤常可见针头大开口，略带黑色，挤之有白色分泌物溢出，且有臭气，故选择 A。

25. 答案：C 解析：失荣初期：颈部或耳之前后肿块，形如栗子，顶突根深，按之坚硬，推之不移，皮色不变，局部无热及疼痛，全身无明显不适，为肝郁痰凝，阻隔经络所致。故治法宜疏肝解郁，化痰散结。选 C。其他都是气血亏虚的中后期治法。

26. 答案：E 解析：蛇串疮是一种皮肤上出现成簇水疱，呈带状分布，痛如火燎的急性疱疹性皮肤病，皮疹多发生于身体一侧，不超过正中线，但有时在患部对侧，亦可出现少数皮疹。皮损好发于腰胁、胸部、头面、颈部，亦可见于四肢、阴部及眼、鼻、口等处。故选 E。

27. 答案：B 解析：圆癣，相当于西医的体癣。皮损呈圆形，或多环形，类似钱币状，为边界清楚、中心消退、外周扩张的斑块。四周可有针头大小的红色丘疹及水疱、鳞屑、结痂等。故选 B。紫白癜风，相当于西医的花斑癣，俗称汗斑。牛皮癣，皮损好发于颈项、四肢伸侧、尾骶部。肥疮，相当于西医的黄癣。

28. 答案：D 解析：本病好发于皮肤黏膜交界处，如口角、唇缘、鼻孔周围和外生殖器等处，若发生在口腔、咽部、眼结膜等处，称黏膜热疮；发生于外生殖器部位，称阴部热疮。皮损以糜烂、结痂为主，或向愈时，以紫金锭磨水，或青吹口油膏、黄连膏等外搽，内服辛夷清肺饮加减。故选 D。

29. 答案：B 解析：湿热毒邪蕴蒸肌肤，故皮肤上出现红斑、水疱，甚则糜烂渗液，剧痒；湿热毒邪内扰则烦躁，或有发热；热毒之邪灼伤津液则口干，大便燥结，小便黄赤；舌红、苔薄白或黄、脉滑或数为湿毒蕴肤之象，宜清热利湿解毒。方药萆薢渗湿汤合黄连解毒汤。此为最常见类型，应当牢记。故选 B。

30. 答案：E 解析：由题干可知本病患者是风湿热邪聚结，气滞血瘀。由于气血瘀阻，血热内蕴，湿热蕴蒸，湿浊积聚，湿毒流注肌肤而起病。判断本病为结节性红斑。故选 E。

31. 答案：B 解析：本病多见于青年及中年女性，约80%的患者出现对称性的皮损，早期表现多种多样，症状多不明显，常表现为不规则发热，关节疼痛，食欲减退，伴体重减轻，皮肤红斑等。皮损发生在指甲周围皮肤及甲下者，常为出血性紫红色斑片，高热时红肿光亮，时隐时现，皮损严重者，可有全身泛发性多形性红斑、紫红斑、水疱等，口腔、外阴黏膜有糜烂，头发可逐渐稀疏或脱落。手部遇冷时有雷诺现象，常为本病的早期症状。本病常因日光曝晒，外热入侵，热毒入里，二热相搏，瘀阻脉络，内伤于脏腑，外伤于肌肤而发病。故选 B。

32. 答案：D 解析：岩性溃疡，疮面多呈翻花如岩穴，有的在溃疡底部见有珍珠样结节，内有紫黑坏死组织，渗流血水。麻风溃疡呈穿凿形，常可深及骨部。梅毒性溃疡，其边缘削直而如凿成或略微内凹，基底高低不平。故选 D。

33. 答案：B 解析：尖锐湿疣主要由于感受秽浊之毒，毒邪蕴聚，酿生湿热，湿热下注皮肤黏膜，故见外生殖器、肛门等处出现疣状赘生物，色灰或褐或淡红，质软，表面秽浊湿润，恶臭；湿毒蕴伏血络，则触之易出血；湿毒下注，扰及膀胱，则小便黄或不畅；苔黄腻、脉滑或弦数为湿毒下注之象。治宜利湿化浊，清热解毒，方药用萆薢化毒汤。故选 B。

34. 答案：C 解析：Ⅲ期：痔核更大，如鸡蛋或更大，色灰白，大便时或行走时脱出肛外，不能自行还纳，一般不出血，一旦出血则呈喷射状，痔核脱出后如不尽快还纳，则易嵌顿而绞窄肿胀、糜烂坏死。Ⅰ期：痔核较小，如黄豆或蚕豆大，色鲜红，质柔软，不脱出肛外，大便带血或滴血。Ⅱ期：痔核较大，形似红枣，色暗红，大便时脱出肛外，便后能自行还纳，大便滴血多或射血一线如箭。故选择 C。

35. 答案：D 解析：本病属于陈旧性肛裂伴有肛管狭窄者，应选择纵切横缝。扩肛法适应证为早期肛裂，陈旧性肛裂且无结缔组织外痔、肛乳头肥大者；切除疗法适应证为陈旧性肛裂伴有结缔组织外痔或肛乳头肥大者。故选 D。

36. 答案：A 解析：外治法：①熏洗疗法以苦参汤加石榴皮、枯矾、五倍子、煎水熏洗。②敷药疗法以五倍子散或马勃散调凡士林外敷肛门。故选 A。

37. 答案：E 解析：子痰是发生于附睾部的慢性化脓性疾病。溃破后脓液清稀，或带豆腐渣样絮状物，腥味较浓，易形成长期不愈合的阴囊部窦道。疮口凹陷，形成瘘管，愈合缓慢，或虽愈合，反复发作，全身虚热不退，病久不愈。故 E 是不正确的，不属于本病的症状。

38. 答案：E 解析：本病为病久伤阴，肾阴暗耗，出现阴虚火旺的证候，宜滋阴降火，选用 E。

39. 答案：E 解析：年老脾肾气虚，推动乏力，气虚固摄无权，遂大小便失禁；气虚精神倦怠，少气懒言，面色无华，属于中气下陷，膀胱失约之象。故选 E。

40. 答案：C 解析：血栓性深静脉炎主要是创伤或产后长期卧床，以致肢体气血运行不畅，气滞血瘀，阻于脉络，脉络阻塞不通，营血回流受阻，水津外溢，聚而为湿。大多发生于下肢，早期出现下肢突发性、广泛性粗肿，胀痛，行走不利，皮肤温度升高，后期可见浅静脉怒张，足背动脉搏动增强。故选 C。

41. 答案：B 解析：附骨疽是一种毒邪深沉、附着于骨的化脓性疾病。其特点是多发于四肢长骨，局部胖肿，附筋着骨，推之不移，疼痛彻骨，溃后脓水淋沥，不易收口，可成窦道，损伤筋骨。好发于 2～10 岁的男孩。多发于四肢长骨，发病部位以胫骨为主，其次为股骨、肱骨、桡骨。一般不发生于脊柱骨。故选 B。

42. 答案：C 解析：浅Ⅱ度达到真皮浅层，部分生发层健在，局部疼痛剧烈，遍布水疱，有部分破裂，可见基底部呈均匀红色，潮湿，局部肿胀；轻度达到表皮角质层；深Ⅱ度达到真皮深层，有皮肤附件残留；Ⅲ度达皮肤全层，甚至伤及皮下组织、肌肉和骨骼。故选 C。

43. 答案：A 解析：蛇咬伤后，辨证为风毒（神经毒）者治则为活血祛风。故选 A。

44. 答案：E 解析：胞宫的生理功能主要有经、带、孕、产、乳。E 选项最全面。

45. 答案：A 解析：肾主生殖，肾中真阴，逐渐化生、充实，才促成胞宫有经、孕、产、育的生理功能。故选 A。

46. 答案：A 解析：选项 A，指妊娠八九个月时，或腹中痛，痛定如常者。选项 B，指若月数已足，腹痛或作或止，腰不痛。选项 C、D，指孕后仍按月行经而产子者。《本草纲目·论月水》："有受胎之后，月月行经而产子者，是谓盛胎，俗名垢胎。"即激经。选项 E，指凡堕胎或小产发生 3 次或 3 次以上者。故选 A。

47. 答案：C 解析：六淫皆导致妇产科疾病，然妇女以血为本，寒热湿邪更易于与血相搏结而导致妇产科疾病。故选 C。

48. 答案：D 解析：月经病的主要

病因是寒热湿邪侵袭、内伤七情、房劳多产、饮食不节、劳倦过度和体质因素。因此选D。

49. 答案：E 解析：选项A、B、C、D都是气虚证的表现，E为实证的月经先期的表现，故选E。

50. 答案：E 解析：由题干月经提前可知为月经先期；由量少、色红、质黏稠，伴手足心热，两颧潮红，舌红少苔，脉细数，可判断为阴虚血热证。月经先期阴虚血热证的代表方药是两地汤。故选E。

51. 答案：B 解析：选项B为月经后期血虚证的主症。故选B。

52. 答案：E 解析：由题干经期延后，量少、色暗、有血块，腹痛喜热，畏寒，舌暗苔白，脉沉紧，可判断为月经后期实寒证，故治法为温经散寒调经。故选E。

53. 答案：E 解析：月经先后不定期的主要发病机制是肝肾功能失调，冲任功能紊乱，血海蓄溢失常。故选择E。

54. 答案：E 解析：月经过多的定义是月经量较正常明显增多，而周期基本正常。由题干经来量多，周期23天，经期7天，妇科检查无异常可判断为月经过多。故选E。

55. 答案：C 解析：由题干近2个月经量渐减，点滴即止，辨病为月经过少；由胸闷呕恶，带下量多，形体肥胖，舌淡苔白腻，脉滑，辨证为痰湿证。故本题为月经过少痰湿证。故选C。

56. 答案：A 解析：经期延长的定义是月经周期基本正常，行经时间超过7天以上，甚或淋沥半月方净者。由题干近半年来月经23～25天一行，持续12～14天，可知周期正常，经期延长。故选A。

57. 答案：D 解析：固本止崩汤是崩漏脾气虚证的代表方剂，其组成是：人参、黄芪、白术、熟地、当归、黑姜。故选D。

58. 答案：D 解析：崩漏的主要病机是冲任不固，不能制约经血，使子宫藏泻失常。故选D。

59. 答案：C 解析：由题干经量甚多、色淡、质稀，面色苍白，气短懒言，大便不成形，舌淡苔薄白，脉沉弱，辨证为脾气虚证。因为脾虚中气虚弱或下陷，则冲任不固，血失统摄而发崩漏。气虚火不足，故经血色淡质稀，面色苍白，气短懒言；大便不成形，舌淡苔薄白，脉沉弱，皆为脾气虚之征。故选C。

60. 答案：C 解析：由题干月经淋沥20日不止，辨病为崩漏；由色淡红，质清稀，面色晦暗，头晕耳鸣，腰腿酸软，倦怠乏力，舌淡暗，苔白润，脉沉弱，辨证为肾气虚证。代表方剂加减苁蓉菟丝子丸。故选C。

61. 答案：B 解析：闭经虚证主要是因为肾气不足，或肝肾亏损，或脾胃虚弱，或阴虚血燥，导致精亏血少，冲任血海空虚，源断其流，无血可下。故选B。

62. 答案：E 解析：由题干2年来月经量逐渐减少，现闭经半年，辨病为闭经；由带下量少，五心烦热，盗汗失眠，口干欲饮，舌红少苔，脉细数，辨证为阴虚血燥。因为阴血不足，日久益甚，虚热内生，火逼水涸，血海燥涩渐涸，故月经量少，渐至闭经；阴虚日久，虚火内生，故五心烦热，盗汗失眠，口干欲饮，舌红少苔，脉细数。故选E。

63. 答案：E 解析：除选项E外均是痛经的主症。选项E是肾气亏损证的主症。故选E。

64. 答案：C 解析：清热调血汤的组成药物是桃仁、红花、莪术、丹皮、黄连、当归、川芎、白芍、生地、元胡、香附。选项C不是。故选C。

65. 答案：D 解析：由题干小腹冷痛，喜温喜按，经量少、色暗淡，腰腿酸软，小便清长，舌苔白润，脉沉迟，辨证为寒凝血瘀证。代表方剂少腹逐瘀汤或温经汤（《金匮要略》）。故选 D。

66. 答案：B　解析：由题干经行时肢体疼痛麻木，辨病为经行身痛；由肢软无力，月经量少，色淡质稀，面色无华，舌淡，苔白，脉细弱，辨证为血虚证。代表方剂是当归补血汤。故选 B。

67. 答案：D　解析：顺经汤是治疗经行吐衄肺肾阴虚证的主方，其组成是：当归、熟地、白芍、黑荆芥、茯苓、丹皮、沙参。故选 D。

68. 答案：B　解析：由题干月经周期提前，经量偏少，经行第2天鼻衄，情绪波动影响出血量，舌质红，脉细弦，辨证为肝经郁火证。因为冲气夹肝火上逆，热伤阳络，血随气升，故鼻衄；火盛则血量较多而色红；肝郁化火则情绪波动较大；舌质红，脉细弦，为肝热内盛之象。故选 B。

69. 答案：D　解析：止带方适用于带下病的湿热下注证。肾阳虚代表方剂内补丸；肾阴虚代表方剂知柏地黄汤；脾虚证代表方剂是完带汤；湿毒蕴结证代表方剂是五味消毒饮。故选 D。

70. 答案：A　解析：由题干带下量多、黏稠、色黄，胸闷心烦，纳少便溏，舌淡红苔黄略腻，脉细，诊断为带下过多湿热证，治法是清热利湿止带。故选 A。

71. 答案：A　解析：由题干带下量多，色黄，黏稠，无臭气，纳呆，大便黏腻不爽，舌苔黄腻，脉濡数，辨证为湿热下注，代表方剂止带方。故选 A。

72. 答案：D　解析：妊娠禁药或慎用药有峻下剂、破血剂、逐瘀剂、有毒剂、滑利剂、耗气、散气剂。故选 D。

73. 答案：B　解析：妊娠恶阻脾胃虚弱证的特点是恶心呕吐不食，甚则食入即吐，呕吐清涎。故选 B。

74. 答案：E　解析：由题干孕50天，呕吐酸水或苦水，胸满胁痛，嗳气叹息，烦渴口苦，舌淡红，苔微黄，脉滑数，诊断为妊娠恶阻肝胃不和证，代表方剂是橘皮竹茹汤或苏叶黄连汤。故选 E。

75. 答案：D　解析：题干现停经45天，突然左下腹撕裂样剧痛，并伴头晕恶心，面色苍白，符合异位妊娠的临床表现，应采取的处理是患者平卧，采用妊娠试验、腹部叩诊、后穹隆穿刺、妇科检查，以明确诊断，而不应转院，以免途中发生生命危险。故选 D。

76. 答案：D　解析：选项D是异位妊娠的妇科检查特点，胎动不安没有。其余皆是二者的鉴别要点。

77. 答案：E　解析：由题干现妊娠43天，阴道不时少量下血，腰酸，胎动下坠，辨病为胎动不安；由口干不欲饮，舌暗红，脉沉弦，辨证为血瘀证。代表方剂是桂枝茯苓丸合寿胎丸。故选 E。

78. 答案：D　解析：由题干曾孕3次，均自然流产，辨病为滑胎；由平日头晕耳鸣，腰膝酸软，精神萎靡，现又妊娠33天，夜尿频多，面色晦暗，舌淡苔白，脉沉弱，辨证为肾气虚证。方选补肾固冲丸。故选 D。

79. 答案：B　解析：子肿脾虚证用白术散或健脾利水汤；肾虚证用真武汤或肾气丸；气滞证用天仙藤散或正气天香散。故选择 B。

80. 答案：E　解析：由题干妊娠6个半月，面目四肢浮肿，辨病为子肿；由皮薄光亮，按之没指，纳呆便溏，舌胖嫩苔薄腻，脉滑缓无力，辨证为脾虚证。方选白术散。故选择 E。

81. 答案：C　解析：由题干孕期突然小便频数而急，艰涩不利，灼热刺痛，辨病为妊娠小便淋痛；由口干不欲饮，舌红苔黄腻，脉滑数，辨证为湿热下注证。方选加味五苓散。故选 C。

82. 答案：B　解析：产后用药三禁即禁

大汗以防亡阳；禁峻下以防亡阴；禁通利小便以防亡津液。故选B。

83. 答案：E 解析：产后发热的定义是产褥期内，出现发热持续不退，或高热寒战，并伴有其他症状。题干产后3天高热寒战，小腹疼痛拒按，符合产后发热的定义，由恶露初时量多，后量少、色紫暗如败酱、有臭气，烦躁口渴，溺赤便结，舌红苔黄，脉滑数有力，辨证为感染邪毒证。故本病的诊断是产后发热感染邪毒证。故选E。产后腹痛分为气血两虚证和血瘀证，题干无其对应的症状，故不选。

84. 答案：A 解析：生化汤的组成药物有当归、川芎、桃仁、炮姜、炙甘草。故选择A。

85. 答案：C 解析：由题干产后1周，小腹隐隐作痛，辨病为产后腹痛；由恶露量少、色淡，头晕耳鸣，舌淡红苔薄白，脉虚细，辨证为血虚证。故选C。

86. 答案：D 解析：生化汤治疗血被寒凝，瘀阻胞宫而致的产后恶露淋沥不爽，常加用的药物是蒲黄、益母草，以增祛瘀止血之效。故选D。

87. 答案：C 解析：从题干人流术后恶露持续20天未净，可确定为产后恶露不绝；从症状量多色紫红，质稠，有臭味，面色潮红，口燥咽干，舌质红，脉细数，可辨证为阴虚血热证。故选C。

88. 答案：D 解析：盆腔炎的定义是女性盆腔生殖器官及其周围结缔组织、盆腔腹膜发生的炎症。妇人腹痛相当于盆腔炎，妇人腹痛的定义是妇女不在行经、妊娠及产后期间发生小腹或少腹疼痛，甚至痛连腰骶。题干2个月前曾做人流术，术后即时觉下腹疼痛，伴腰痛，活动后明显，符合妇人腹痛的定义。故选D。

89. 答案：C 解析：不孕症定义为凡女子婚后未避孕，有正常性生活，同居两年而未受孕者，或曾有过妊娠，而后未避孕，又

连续两年而未受孕者。前者称为原发性不孕，古称"全不产"；题干女子婚后未避孕，有正常性生活，丈夫查精液常规正常，同居2年未受孕者，符合不孕症的定义。故选择C。

90. 答案：C 解析：由题干4年未孕，辨病为不孕症；由每逢经行小腹冷痛喜按，经量少，色暗淡，腰酸腿软，小便清长，舌苔润，脉沉，辨证为肾阳虚。方选艾附暖宫丸或温胞饮。故选C。

91. 答案：E 解析：放置宫内节育器禁忌证有：①妊娠或妊娠可疑者。②人工流产、分娩或剖宫产后有妊娠组织物残留或感染可能者。③生殖道炎症。④生殖器官肿瘤、子宫畸形。⑤宫颈过松、重度陈旧性宫颈裂伤或子宫脱垂。⑥严重的全身性疾患。⑦月经过多。故选E。

92. 答案：B 解析：《小儿卫生总微论方》是最早提出烧灼法断脐预防脐风的儿科专著。故选B。

93. 答案：C 解析：随着小儿年龄的增加，小儿的脉搏减慢，血压增高。故选C。

94. 答案：A 解析："纯"指小儿先天所禀的元阴元阳未曾耗散，"阳"指小儿的生命活力，犹如旭日之初生，草木之方萌，蒸蒸日上，欣欣向荣。"纯阳"是指小儿生机蓬勃、发育迅速的生理特点。故选A。

95. 答案：A 解析：面呈红色多为热证，故选A。面呈白色，多为寒证、虚证；面呈黄色，多为脾虚证或湿浊；面呈青色，多为寒证、痛证、瘀证、水饮证。

96. 答案：A 解析：指纹淡红，多为内有虚寒，故选A。

97. 答案：C 解析：患儿为营养性缺铁性贫血。病在脾肾，为脾肾阳虚，当温补脾肾，益阴养血，选用右归丸加减，故选C。金匮肾气丸治疗肾阳虚证，六味地黄丸治疗肾阴虚证，理中丸治疗中焦虚寒，小建中汤治疗虚劳。

98．答案：A 解析：由于小儿肺脏娇嫩，感邪之后，失于宣肃，气机不利，津液不得敷布而内生痰液，痰壅气道，则咳嗽加剧，喉间痰鸣，此为感冒夹痰。故选A。

99．答案：B 解析：风热咳嗽以"咳嗽不爽，痰黄黏稠"为特征。故选B。

100．答案：C 解析：本证之外寒多由外感风寒所致；其内热则常因热邪蕴积，被外邪引动而诱发。临床辨证以外有风寒之表证，内有痰热之里证为要点。故选C。

101．答案：D 解析：患儿主症总结起来即"热、痰、喘、扇"四个字，由此可初步诊断为肺炎喘嗽。"壮热不退，气急鼻扇，张口抬肩，摇身撷肚，口唇紫绀，胸闷"，由此知其证候为痰热闭肺，且痰热尤重，又有便秘之证。所以治疗时应加大清热涤痰力度，在原方基础上增加泄热涤痰通便药物。热甚加黄芩、连翘；痰盛加天竺黄、全瓜蒌；痰热皆盛，又兼便秘应加牛黄夺命散。因而选择D。

102．答案：B 解析：满口糜烂，色红作痛者，称为口糜；口疮发于口唇两侧者，称为燕口疮。故选B。

103．答案：D 解析：脾肾阳虚，虚寒内生，命火不足，不能温煦脾土，所以见到大便澄澈清冷、完谷不化。故选择D。

104．答案：C 解析："口渴心烦，眼眶凹陷，皮肤干燥，小便短赤，舌红少津，苔少"表明患儿阴津耗伤。此为泄泻之变证。治疗时除止泻外应及时敛阴生津。故选择C。

105．答案：C 解析：患儿主症为食少饮多，诊为厌食。"皮肤干燥，大便干结，舌红少津，舌苔光剥，脉细数"为脾胃阴虚的表现。治宜滋脾养胃，佐以助运，方用养胃增液汤。故选C。

106．答案：E 解析：疳证的病变部位主要在脾胃，病机为脾胃失健，生化乏源，则气血不足，津液亏耗，肌肤、筋骨、经脉失于濡养，日久成疳。故选E。

107．答案：A 解析：小儿汗证的常见病因是气虚。故选择A。

108．答案：A 解析：由"自汗明显，伴盗汗，汗出以头部、肩背明显，动则益甚"可诊为汗证之表虚不固。故选择A。

109．答案：B 解析：患儿有外感症状，同时有"眼睑浮肿，波及全身"的典型风水症状的表现，所以选B。

110．答案：B 解析：由小便频数，诊为尿频。根据"畏寒怕冷，手足不温，大便溏薄"可判断为脾肾气虚，治宜温补脾肾，升提固摄，方用缩泉丸。故选B。

111．答案：E 解析：麻疹是感受麻疹时邪引起的一种以发热、咳嗽咽痛、鼻塞流涕、眼泪汪汪、畏光羞明、口腔两颊近白齿处可见麻疹黏膜斑为特征的疾病。

112．答案：B 解析：风疹邪郁肺卫证的方药为银翘散。故选B。

113．答案：A 解析：发热，丘疹、疱疹并见，皮疹以躯干为多，所以诊断为水痘。"苔薄白，脉浮数"，表明是水痘的风热轻症，邪伤肺卫证，治当疏风清热，利湿解毒。故选A。

114．答案：D 解析："暑温"指流行性乙型脑炎，有"肢体震颤"，应治以疏风通络。故选D。

115．答案：B 解析：根据主症诊为紫癜。"瘙痒，发热，舌红，脉浮数"为其关键，表明有风热之邪侵袭肌表，当诊断为紫癜的风热伤络证。方用连翘败毒散。故选B。

116．答案：B 解析：指纹的辨证纲要可归纳为"浮沉分表里，红紫辨寒热，淡滞定虚实，三关测轻重"。小儿指纹色紫主证为热，故选B。

117．答案：D 解析：断奶时间视母婴情况而定。一般可在小儿10~12个月时断奶。D选项最接近，故选D。

118. 答案：A 解析：风热感冒证的方剂为银翘散加减，时邪感冒证的方剂为银翘散合普济消毒饮加减。故选A。新加香薷饮治疗暑邪感冒；桑菊饮、杏苏散治疗风寒咳嗽。

119. 答案：C 解析：痰热咳嗽以"咳嗽痰多，痰稠色黄，喉中痰鸣，不易咳出"为特征，故选C。风寒咳嗽以"起病急，咳嗽频作、声重、咽痒、痰白清稀"为特征；风热咳嗽以"咳嗽不爽，痰黄黏稠"为特征；痰湿咳嗽以"痰多壅盛，色白而稀"为特征；气虚咳嗽以"咳嗽无力，痰白清稀"为特征。

120. 答案：D 解析：肺炎喘嗽的基本病机是邪热闭肺。故选择D。

121～122. 答案：C、D 解析：以颜色命名者，如白癜风、丹毒；以形态命名者，如岩、蛇头疔、蝼蛄疖、缠腰火丹、酒渣鼻、鹅掌风。

123～124. 答案：B、D 解析：寒痛皮色不红，不热，酸痛，得温则痛缓。气痛攻痛无常，时感抽掣，喜缓怒甚。

125～126. 答案：D、E 解析：红丝疔若处理不当，发于颜面者易引起走黄危证而危及生命。易发生内陷的疾病是有头疽，老年患者多发，尤其是消渴病患者多见，易出现内陷之证。

127～128. 答案：A、C 解析：推疣法用于治疗头大蒂小，明显高出皮面的疣，主要针对寻常疣的外治。传染性软疣主要用敷贴法和挑刺法。跖疣主要用挖除法、外敷法、电灼法；丝状疣主要用结扎法。

129～130. 答案：B、A 解析：内痔好发于齿线上3、7、11点处；赘皮外痔多发于肛缘6、12点处；肛裂好发于肛管6、12点处；血栓外痔好发于3、9点处。

131～132. 答案：A、C 解析：月经过多气虚证首选方剂是举元煎；月经过多血热证，应首选保阴煎。

133～134. 答案：A、E 解析：崩漏虚热证的治法是滋阴清热，止血调经；崩漏脾虚证的治法是益气摄血，养血调经。

135～136. 答案：E、D 解析：经行泄泻肾虚证，应首选健固汤合四神丸；经行泄泻脾虚证，应首选参苓白术散。

137～138. 答案：B、E 解析：产后腹痛的分型为：气血两虚，治法为补血益气，方用肠宁汤；瘀滞子宫证，治法为活血化瘀，温经止痛，方用生化汤。

139～140. 答案：D、E 解析：治疗癥瘕气滞血瘀证，应首选香棱丸；治疗不孕瘀滞胞宫证，应首选少腹逐瘀汤。

141～142. 答案：C、E 解析：哮喘肺气虚弱证的表现主要是肺卫不固，没有痰的症状故不用化痰；肾虚不纳自然要补肾固本。

143～144. 答案：C、A 解析：慢惊风的证型：脾虚肝亢——温中健脾，方用缓肝理脾汤；脾肾阳虚——温补脾肾，回阳救逆，方用固真汤合逐寒荡惊汤加减；阴虚风动——育阴潜阳，滋补肝肾，方用大定风珠加减。

145～146. 答案：A、A 解析：肺炎喘嗽后期阴虚肺热证用沙参麦冬汤，肺脾气虚证用人参五味子汤，心阳虚衰证用参附龙牡救逆汤。顿咳恢复期肺阴耗损证用沙参麦冬汤，恢复期脾胃气虚证用人参五味子汤。

147～148. 答案：A、C 解析：自汗是由气虚导致的，可见白昼时时汗出，动则益甚；脱汗是气不固摄所致，可见冷汗如珠，气息微弱。

149～150. 答案：A、B 解析：汗证肺卫不固多见于体质虚弱的小儿，以自汗为主，可伴有盗汗，头部、肩背部明显，易外感；汗证营卫失调以自汗为主，营卫之气遍绕全身，所以汗出全身而不温，没有固定的部位。

第四单元

1. 答案：E 解析：弛张热：体温在39℃以上，24小时波动范围达2℃以上，最低体温高于正常水平。见于败血症、风湿热、重症肺结核和化脓性炎症等，故本题选E。

2. 答案：D 解析：带状疱疹可见沿神经分布的疱疹，疼痛呈刀割样、灼伤样，剧烈难忍，持续时间长，故选D。

3. 答案：D 解析：特殊病理的痰液有以下几种情况：红色或棕红色痰见于肺癌、肺结核、支气管扩张；铁锈色痰见于细菌性肺炎（大叶性肺炎）、肺梗死；粉红色浆液泡沫性痰见于急性左心功能不全、肺水肿；棕褐色痰见于阿米巴性脓肿、慢性充血性心脏病、肺淤血等；灰黑色痰见于煤矿工及大量吸烟者。肺脓肿及晚期肺癌患者痰常有恶臭。故本题选D。

4. 答案：A 解析：肺结核痰中带血丝，伴低热、盗汗。支气管扩张痰量较多，为湿性咳嗽。肺癌剧烈干咳，痰中带血丝。风湿性心脏病（二尖瓣狭窄）多为咯血，痰为暗红色。急性肺水肿为粉红色泡沫样痰。故本题选A。

5. 答案：B 解析：左心衰竭发生呼吸困难的主要原因是肺淤血和肺泡弹性降低，因而影响换气导致功能障碍。本题选B。

6. 答案：E 解析：喷射性呕吐常发生在患有脑部疾病时，如脑炎或脑部肿瘤，因颅内压增高而出现喷射性呕吐。故选E。

7. 答案：D 解析：幽门梗阻时，呕吐重，呕吐物量大，有隔夜食物及酸臭味，不混有胆汁。故本题选D。

8. 答案：A 解析：能够导致肝细胞广泛损害的疾病均可发生黄疸，如病毒性肝炎、肝硬化、钩端螺旋体病、败血症、中毒性肝炎等。故本题选A。

9. 答案：D 解析：黄疸是胰头癌较早出现的症状之一，呈进行性加深，全身瘙痒，大便色浅，尿色渐深。患者可出现腹胀、食欲缺乏、消化不良、恶心呕吐等消化道症状，常有消瘦、乏力。故本题选D。

10. 答案：A 解析：谵妄是一种以兴奋性增高为主的高级神经中枢急性活动失调状态，是在意识清晰度降低的同时，表现有定向力障碍及自身认识障碍，并产生大量的幻觉、错觉并躁动不安，并无意识丧失。故本题选A。

11. 答案：C 解析：过清音是属于鼓音范畴的一种变音，介于鼓音与清音之间。过清音的出现提示肺组织含气量增多，弹性减弱，临床常见于肺气肿。故本题选C。

12. 答案：B 解析：高血压病常常导致急性脑血管病，而急性脑血管病是一种威胁中老年人生命的常见病，在我国城乡约居各类死因的第2位，是全世界引起死亡的三大病证之一。故本题选B。

13. 答案：A 解析：蜘蛛痣由一支中央小动脉和许多向外辐射的细小血管形成，形如蜘蛛，检查时用火柴棍压迫中央，则周围扩张的小血管充血消失，多出现在上腔静脉分布的区域内，见于急、慢性肝炎及肝硬化患者。故本题选A。

14. 答案：A 解析：有机磷中毒双侧瞳孔缩小。脑肿瘤、脑疝两侧瞳孔大小不等。青光眼、视神经萎缩瞳孔扩大。故本题选A。

15. 答案：A 解析：大量胸腔积液、气胸或纵隔肿瘤及不对称性甲状腺肿大，可将气管推向健侧；肺不张、胸膜粘连等可将气管拉向患侧。故本题选A。

16. 答案：B 解析：佝偻病胸：多见于儿童，由佝偻病所致。沿胸骨两侧各肋软骨与肋骨交界处常隆起，形成串珠状。故本题选B。

17. 答案：B　解析：肺气肿时，肺部叩诊音因含气量多，呈过清音。故本题选B。

18. 答案：B　解析：右下肺受肝脏影响叩诊稍浊，如在正常肺泡呼吸音部位听到支气管呼吸音即为异常支气管呼吸者，或称管状呼吸音。常见于肺组织实变、肺内大空腔、压迫性肺不张。故本题选B。

19. 答案：C　解析：心包摩擦音可在整个心前区听到，但以胸骨左缘第3、4肋间最响，坐位前倾时更明显。故本题选C。

20. 答案：B　解析：胸骨左缘3～4肋间收缩期震颤，应首先考虑为室间隔缺损（先天性），故本题选B。

21. 答案：C　解析：如安静状态下出现明显的颈动脉搏动，提示心排血量增加或脉压增加的疾病，常见于甲状腺功能亢进症、高血压、主动脉瓣关闭不全或严重贫血等。如颈静脉在心室收缩期显著地搏动，提示三尖瓣关闭不全，心室收缩时血液从右心室向右心房方向反流。故本题选C。

22. 答案：D　解析：肺动脉瓣区第二心音增强见于肺动脉内压力增高的疾病，如二尖瓣狭窄、二尖瓣关闭不全、左心衰竭等，也可见于房间隔缺损、室间隔缺损、动脉导管未闭等左至右分流的先天性心脏病。故本题选D。

23. 答案：D　解析：前室间支是左冠状动脉主干的延续，沿前室间沟下行，绕过心尖切迹达后室间沟下部，常与右冠状动脉的后室间支相吻合。前室间支分布于左、右心室前壁的一部分和室间隔的前2/3部。如前室间支受阻塞，则引起前壁心肌及室间隔前部心肌梗死。故本题选D。

24. 答案：D　解析：振水音是胃内气体和液体撞击的声音。正常人在餐后或饮入多量液体时可查及振水音。在空腹时胃已排空而不出现振水音。幽门梗阻时，胃内容物排空障碍，空腹也可出现振水音。故答案为D。肝硬化腹水、肾病综合征、结核性腹膜炎和急性肠炎一般均不出现胃排空明显障碍。

25. 答案：E　解析：腹内积气，胃肠道内大量积气可致全腹膨隆，变换体位时其形状无明显改变，可见于各种原因所致的肠梗阻或肠麻痹。故本题选E。

26. 答案：C　解析：胃癌常见左锁骨上淋巴结转移，本题病例提示患者症见左锁骨上窝触及1个1cm×1.2cm大小的淋巴结，质硬，高度怀疑胃癌。故本题选C。

27. 答案：D　解析：腰肌劳损腰部有压痛。脑膜炎、蛛网膜下腔出血有脑膜刺激征。腰椎间盘突出可以有腰痛，腰部活动受限，检查见脊柱叩击痛，坐骨神经刺激征（+）。肾下垂腰部酸痛占92%。故本题选D。

28. 答案：D　解析：深反射包括肱二头肌、膝腱、跟腱反射。故本题选D。

29. 答案：B　解析：血细菌培养阳性即"O""H"抗体凝集价均有增高者可诊断伤寒，故本题选B。

30. 答案：A　解析：再生障碍性贫血红细胞、白细胞和血小板均减少。缺铁性贫血为小细胞低色素性贫血：MCV＜80fL，MCHC＜32%。溶血性贫血红细胞计数下降、血清间接胆红素增多。失血性贫血由于血管收缩，红细胞计数、血红蛋白和血细胞比容反见增高，但在几小时内，组织液进入血循环而使血液稀释，红细胞计数和血红蛋白的降低与出血的严重程度一致。巨幼红细胞性贫血重者全血细胞减少，红细胞大小不等，中性粒细胞分叶过多。故本题选A。

31. 答案：D　解析：血尿素氮正常值为2.9～6.4mmol/L。肾脏本身的疾病如慢性肾炎、肾血管硬化症等可引起血尿素氮增高；肾前或肾后因素引起的尿量显著减少或无尿，如脱水、循环衰竭、尿路结石或前列腺肿大引起的尿路梗阻等均可引起血尿素氮增高；体内蛋白质过度分解疾病如急性传染病、上消化道出血、大面积烧伤等可引起血尿素氮增高。故选项A、B不正确。器质性肾功能损害，如肾盂肾炎等所致的慢性肾衰竭，急性肾衰竭肾功能轻度受损，尿素氮可无变化。故本题选D。

32．答案：E　解析：血清钾增高见于：①肾脏排钾减少，如急、慢性肾功能不全及肾上腺皮质功能减退等。②摄入或注射大量钾盐，超过肾脏排钾能力。③严重溶血或组织损伤，红细胞或组织的钾大量释放入细胞外液。④组织缺氧或代谢性酸中毒时大量细胞内的钾转移至细胞外。故本题选E。

33．答案：C　解析：胰腺广泛坏死时，尿淀粉酶可增高不明显。血淀粉酶在发病8～12小时开始升高，12～24小时达到高峰，2～5天恢复正常。血淀粉酶超过500U时对急性胰腺炎具有诊断意义，其他急腹症时通常低于该值。尿淀粉酶在发病12～24小时开始升高，下降速度也比血淀粉酶慢（3～10天恢复正常），故急性胰腺炎后期，尿淀粉酶更具有诊断价值，故本题选C。

34．答案：D　解析：①功能性蛋白尿见于剧烈运动、精神紧张等。②体位性（直立性）蛋白尿以青少年多见。③病理性蛋白尿分为：肾前性（如血红蛋白和尿肌红蛋白尿）；肾性（如肾小球和肾小管炎症、血管病变、中毒等）；肾后性（如肾盂、输尿管、膀胱和尿道炎症，肿瘤，结石等）。故本题选D。

35．答案：E　解析：漏出液为非炎症性积液，故选E。

36．答案：E　解析：导致胸痛最常见的疾病有：气胸、肺栓塞、肺炎、心包炎、细菌性或病毒性胸膜炎等。肺癌早期胸痛较轻，主要表现为闷痛、隐痛、部位不一定。带状疱疹也可引起疼痛。故本题选E。

37．答案：A　解析：犬吠样咳嗽为阵发性、连续咳嗽伴有回声，见于会厌、喉部疾患，气管受压和百日咳等。咳声低微甚或无声，见于极度衰弱或声带麻痹。故本题

选A。

38．答案：D　解析：肺癌剧烈干咳，痰中带血丝。肺脓肿咳脓痰。肺结核痰中带血丝，伴低热、盗汗。急性肺水肿为粉红色泡沫样痰。支气管扩张痰量较多，为湿性咳嗽。故本题选D。

39．答案：A　解析：吸气性呼吸困难其病因主要是由气管上段及咽喉部的阻塞性疾病引起，如咽后脓肿、喉炎、肿瘤、异物、白喉等。故本题选A。

40．答案：D　解析：引起中枢性呕吐的疾病有：①中枢神经系统疾病（如脑血管疾病、肿瘤、外伤、偏头痛等）。②全身性疾病（如感染、内分泌与代谢紊乱等）。③药物反应与药物中毒（如洋地黄、吗啡中毒）。故选D。

41．答案：B　解析：稽留热：体温持续在39℃～40℃以上达数天或数周，24小时内波动范围不超过1℃。见于伤寒、肺炎球菌肺炎等。弛张热：体温在39℃以上，24小时波动范围达2℃以上，最低体温高于正常水平。见于败血症、风湿热、重症肺结核和化脓性炎症等。回归热：体温骤升达39℃或以上，持续数天后又骤降至正常，数天后又骤升，持续数天后又骤降，如此反复。不规则热：发热无明显规律。见于结核病、风湿热等。长期使用解热药或激素类药后发热无明显规律。故本题选B。

42．答案：D　解析：胸壁疼痛特点：部位局限，有压痛；皮肤病变可有红、肿、热；带状疱疹可见沿神经分布的疱疹，疼痛呈刀割样、灼伤样，剧烈难忍，持续时间长；非化脓性肋骨软骨炎局部可隆起，压痛明显，活动时加重。故本题选D。

43．答案：A　解析：咳嗽声音嘶哑见于喉炎、喉结核、喉癌与喉返神经麻痹等。本题选A。

44．答案：D　解析：白细胞增多见于各种呼吸道炎症；支气管哮喘及肺吸虫病患

者可见夏科－雷登结晶；上呼吸道炎症多见口腔鳞状上皮细胞，气管、支气管炎症多见黏液柱状上皮细胞，下呼吸道炎症多见纤维柱状上皮细胞；色素细胞出现常见于心力衰竭、肺炎、肺气肿、肺出血等；支气管哮喘者可见杜什曼螺旋体。故本题选D。

45.答案：B 解析：引起咯血的原因据文献报导有130多种，一般较常见的是支气管疾病、肺部疾病、心脏病及某些全身性疾病。在我国临床上肺结核咯血仍是最常见的咯血原因之一，占所有咯血总数的60%～92.4%。故本题选B。

46.答案：E 解析：非常感染性发热见于多种不同的疾病：①无菌性坏死物质吸收，如恶性肿瘤。②抗原－抗体反应，如血清病、结缔组织病。③内分泌与代谢障碍。④皮肤散热减少。⑤体温调节中枢功能失常。⑥自主神经功能紊乱。

47.答案：A 解析：选项A，属于弛张热，又称败血症热型。体温常在39℃以上，波动幅度大，24小时内体温波动范围超过2℃，常见于败血症、风湿热、重型肺结核及化脓性炎症。选项B、D属于稽留热，体温恒定地维持在39℃～40℃以上的高水平，达数天或数周，24小时内体温波动范围不超过1℃，常见于大叶性肺炎、斑疹伤寒及伤寒高热期。故排除B、D。选项C，属于间歇热，体温骤升达高峰后持续数小时，又迅速降至正常水平，无热期可持续1天至数天，如此高热期与无热期交替出现。见于疟疾、急性肾盂肾炎等。故不选。选项E，属于体温调节中枢功能失常，故不选。

48.答案：A 解析：急腹症包括腹膜炎症、腹腔器官急性炎症（如急性胃、肠、胰腺、胆囊炎，急性出血性坏死性肠炎）、空腔脏器阻塞扩张（如肠梗阻、胆道结石、泌尿系统结石、胆道蛔虫病）、脏器扭转破裂（如肠扭转、肠绞窄、肠系膜或大网膜扭转、卵巢扭转、肝脾破裂、异位妊娠破裂等）、腹腔内血管阻塞（如缺血性肠病、夹层腹主动脉瘤）、腹壁疾病（腹壁挫伤、腹壁脓肿、带状疱疹）、胸部疾病（如肺炎、肺梗死、心绞痛、心肌梗死、急性心包炎、胸膜炎）、全身性疾病（如腹型过敏性紫癜、尿毒症、铅中毒等）。故本题选A。

49.答案：D 解析：左心衰竭、肺结核夜间咳嗽明显，可能与夜间肺淤血加重、迷走神经兴奋性增高有关。故本题选D。

50.答案：D 解析：肺炎球菌肺炎由于渗出到肺泡内的红细胞破坏后释放出含铁血黄素，混在痰中，故出现铁锈色痰。故本题选D。

51.答案：C 解析：显性感染是指临床上出现某一传染病所特有的综合征，最少见。因此选C。隐性感染是指只能通过免疫学检查才能发现，最常见。故B错误。病原携带状态是指人体不出现临床症状，第二常见。故D错误。潜伏性感染是由于机体免疫功能足以将病原体局限化而不引起显性感染，称为携带者；待机体免疫功能下降时，才引起显性感染。故E错误。

52.答案：C 解析：根据《中华人民共和国传染病防治法》及其实施细则，将法定传染病分为三类：甲类、乙类和丙类。其中，鼠疫和霍乱属于甲类，风疹和流行性感冒属于丙类。2003年4月卫生部通知，将传染性非典型肺炎列入法定传染病管理，按乙类传染病管理。故本题选C。

53.答案：C 解析：急性重型肝炎病情发展迅速，2周内出现极度乏力，严重消化道症状，出现神经、精神症状，表现为嗜睡、烦躁和谵妄等，D正确；黄疸急剧加深，胆酶分离，A正确；有出血倾向，B正确；出现急性肾衰竭，E正确；肝浊音界进行性缩小，故本题选C。

54.答案：D 解析：蚕豆病是由于遗传因素和食用蚕豆所引起的，而患者并无食用蚕豆史，并且肝脏发生肿大也不符合，所以排除 A 项；而胃炎不会引起黄疸，所以排除 B 项；选项 C、E 都是与胆道梗阻有关，而发生胆道梗阻不会是隐痛，会发生剧烈的疼痛，排除。所以选 D。

55. 答案：C　解析：流行性出血热的病理解剖可见脏器中肾脏病变最明显。肉眼可见肾脂肪囊水肿、出血，镜检肾小球充血，基底膜增厚；肾小管受压而变窄或闭塞；间质有细胞浸润。故本题选 C。

56. 答案：E　解析：艾滋病的传播途径为性接触传播；血源传播，通过输血、器官移植、药瘾者共用针具等方式传播；母婴传播等。

57. 答案：D　解析：高危人群存在下列情况两项或两项以上者，应考虑艾滋病的可能：①近期体重下降 10% 以上。②慢性咳嗽或腹泻 3 个月以上。③间歇或持续发热 1 个月以上。④全身淋巴结肿大。⑤反复出现带状疱疹或慢性播散性单纯疱疫感染。⑥口咽念珠菌感染。A、B、E 选项均支持艾滋病的诊断。艾滋病在 4 期主要出现 5 种表现，其中神经系统症状主要表现有头痛、癫痫、进行性痴呆和下肢瘫痪等，故 C 项也支持艾滋病诊断。艾滋病对皮肤黏膜造成的损害，主要是肿瘤和感染等，并不出现出血症状，故皮肤黏膜出血不能作为艾滋病诊断的依据，故本题选 D。

58. 答案：A　解析：70% 左右的流脑患者皮肤黏膜可见瘀点或瘀斑。病情严重者瘀点、瘀斑可迅速扩大，且因血栓形成发生大片坏死。故选 A。

59. 答案：D　解析：流行性乙型脑炎主要分布在亚洲远东和东南亚地区，经蚊传播，多见于夏秋季，临床上急起发病，有高热、意识障碍、惊厥、强直性痉挛和脑膜刺激征等，重型患者病后往往留有后遗症。因此选 D。野鼠是流行性出血热的传染源，故 E 错误。

60. 答案：E　解析：分析肥达反应的结果时，应注意以下几点：正常人血清中可能有低效价凝集抗体存在，通常"O"抗体效价在 1∶80 以上，"H"抗体效价在 1∶160 以上，才有诊断价值，故 A 项错误；有少数伤寒患者肥达反应始终呈阴性，B 项错误；伤寒与副伤寒有部分共同的"O"抗原，体内产生相同的"O"抗体，故不能通过"O"抗体效价区别伤寒或副伤寒，C 项也错误；"H"抗体出现迟，可持续阳性数年，D 项错误；Vi 抗体的检测可用于慢性带菌者的调查，故本题选 E。

61. 答案：D　解析：目前认为志贺菌致病必须具备 3 个条件：一是具有介导细菌吸附的光滑性脂多糖 O 抗原；二是具侵袭上皮细胞并在其中繁殖的能力；三是侵袭、繁殖后可产生毒素。题目中的 D 选项符合其中的第二个必须条件，其他选项均不符合这三个必须条件中的一项。故本题选 D。

62. 答案：E　解析：本病病情凶险，应密切观察，采取对症治疗为主的综合抢救措施，治疗措施包括病原治疗和对症治疗。病原治疗，应用有效抗菌药物静脉滴注进行抗菌治疗，A 项正确。对症治疗，重点是针对休克的相关治疗，包括迅速扩充血容量纠正代谢性酸中毒、使用血管活性药物改善微循环障碍和保护重要脏器等，B、C、D 选项正确，E 错误，故本题选 E。

63. 答案：D　解析：患者短时间内出现频繁腹泻，但无腹痛及里急后重，同时有呕吐，而这比较像霍乱的表现，但为了确定细菌的类别，需要进行进一步的检查，而选项 A、B、C 不具有代表性，只有应用悬滴实验，才能确定是否为霍乱弧菌。故选 D。

64. 答案：C　解析：病原体通过各种途径进入人体，就意味着感染过程的开始，而临床上是否出现相应的症状、体征，则取决于病原体的致病力和机体的免疫功能，故本题选 C。

65. 答案：D　解析：高热、抽搐和呼

吸衰竭是乙脑极期的严重表现,三者常相互影响,互为因果。

66. 答案：E　解析：《中华人民共和国传染病防治法》规定管理的传染病分甲类、乙类、丙类三类。丙类传染病包括流行性感冒、流行性腮腺炎、风疹、急性出血性结膜炎、麻风病、流行性和地方性斑疹伤寒、黑热病、包虫病、丝虫病,除霍乱、细菌性和阿米巴性痢疾、伤寒和副伤寒以外的感染性腹泻病。故本题选E。

67. 答案：D　解析：甲类传染病：鼠疫、霍乱；乙类传染病：传染性非典型肺炎（SARS）、艾滋病、病毒性肝炎、脊髓灰质炎、狂犬病等；丙类传染病：流行性感冒、流行性腮腺炎、风疹、麻风病、伤寒和副伤寒等。故本题选D。SARS、狂犬病、炭疽、流行性出血热和高致病性禽流感均属于乙类传染病。故A、B、C和E均错误。

68. 答案：D　解析：传染病与其他疾病相区别的基本特征有四个：有病原体、有传染性、有流行病学特征和有感染后免疫,A、B、C、E项均属于传染病的基本特征；发热可以由感染性原因、也可以由非感染性原因引起,并不是传染病的基本特征,故本题选D。

69. 答案：D　解析：中国古代医德思想内容包括仁爱救人、赤诚济世的事业准则；清廉正直、不图钱财的道德品质；不畏权贵、忠于医业的献身精神；救死扶伤、一视同仁的道德准则；一心救治、不畏艰苦的服务态度。故本题选D。

70. 答案：D　解析：不伤害原则的解释：不伤害原则要求对医学行为进行受益与伤害的权衡,把可控伤害控制在最低限度之内。故本题选D。

71. 答案：D　解析：1976年美国学者提出的医患之间技术性关系基本模式为：主动－被动型,指导－合作型,共同参与型。故选D。

72. 答案：B　解析：使用辅助检查手段时认真严格地掌握适应证是必须首先要遵守的；必要检查能尽早确定诊断和进行治疗并且有利于提高医生诊治疾病的能力；医生应从患者的利益出发决定该做的项目。所以B可以广泛积极地依赖各种辅助检查明显不符合医德的要求,是应该阻止的行为。综上,故本题选B。

73. 答案：A　解析：卫生行政法规是指由国务院制定发布的有关卫生方面的专门行政法规,其法律效力低于卫生法律。故本题选A。

74. 答案：A　解析：我国的卫生行政法规包括:《医疗机构管理条例》《血液制品管理条例》《医疗事故处理条例》《医疗废物管理条例》等。故选A。

75. 答案：E　解析：法律责任根据违法行为的性质和危害程度的不同分为民事责任、行政责任、刑事责任。故本题选E。

76. 答案：A　解析：行政处罚包括人身罚、财产罚、行为罚、申诫罚。人身罚包括行政拘留、劳动教养；财产罚包括罚款、没收财物；行为罚包括责令停产、停业,暂扣或者吊销许可证和营业执照；申诫罚包括警告、通报批评。故本题选A。

77. 答案：E　解析：国家实行医师资格考试制度,目的是检查评价申请医师资格者是否具备从事医学实践必需的基本专业知识与能力。故本题选E。

78. 答案：B　解析：改变执业地点的行为应到准予注册的卫生行政部门办理变更注册手续。故本题选B。

79. 答案：E　解析:《中华人民共和国执业医师法》第十五条到第二十条规定：申请个体开业的执业医师要求其经执业医师注册后在医疗机构中执业满5年按照有关规定办理审批手续,才能行医。故本题选E。

80. 答案：D　解析：精神药品是指直接作用于中枢神经系统,使之兴奋或抑制,连续使用能产生依赖性的药品。故本题选D。

81. 答案:A 解析:依照《麻醉药品管理办法》的规定,麻醉药品的处方剂量,每张处方注射剂不得超过2日的常用量。故本题选A。

82. 答案:A 解析:《中华人民共和国药品管理法》第75条规定,违法销售超过有效期的药品,其所在地的药品监督管理行政执法机构应给予的处罚是,没收违法销售药品和违法所得,并处以非法所得一倍以上三倍以下的罚款。故本题选A。

83. 答案:A 解析:制定《医院感染管理规范(试行)》的目的是有效预防和控制医院感染,保障医疗安全,提高医疗质量。故本题选A。

84. 答案:A 解析:疫情责任报告人发现甲类传染病和乙类传染病中的艾滋病、肺炭疽的患者、病原携带者和疑似传染病患者时,城镇于6小时内,农村于12小时内,以最快的通信方式向发病地的卫生防疫机构报告,并同时报出传染病报告卡。故本题选A。

85. 答案:C 解析:《中华人民共和国传染病防治法》第四十八条:甲类传染病患者和病原携带者以及乙类传染病中的艾滋病、淋病、梅毒患者的密切接触者必须按照有关规定接受检疫、医学检查和防治措施。甲类传染病患者和病原携带者予以隔离治疗。故本题选C。

86. 答案:B 解析:医疗事故是指医疗机构及其医务人员在医疗活动中,违反医疗卫生管理法律、行政法规、部门规章和诊疗护理规范、常规,过失造成患者人身损害的事故。在医疗活动中,由于患者病情异常而发生医疗意外不属于违反医疗卫生管理法律、行政法规、部门规章和诊疗护理规范、常规,故本题选B。

87. 答案:E 解析:《医疗事故处理条例》第六十一条:非法行医,造成患者人身损害,不属于医疗事故,触犯刑律的,依法追究刑事责任;有关赔偿,由受害人直接向人民法院提起诉讼。故本题选E。

88. 答案:E 解析:医德规范是指导医务人员进行医疗活动的思想和行为准则。故本题选E。

89. 答案:A 解析:该患者为中老年男性,咳嗽、咳痰3年,每年发病持续4个月,听诊可闻及干啰音,X线检查无异常,考虑慢性支气管炎可能性大,故选A。选项B应有发热。选项C听诊可闻及哮鸣音。选项D、E的X线检查有阴影。

90. 答案:B 解析:肺心病的诊断应该包括病史:有慢性支气管炎、肺疾病、胸廓病变、肺血管病等原发疾病史;临床表现有原发病的症状(两肺散在干、湿啰音),体检有肺动脉瓣区第二心音亢进(为右心室肥大的表现)。故本题选B。

91. 答案:C 解析:哮喘持续发作12~24小时不缓解即哮喘持续状态。故本题选C。

92. 答案:D 解析:哮喘的肺部听诊为特异性的两肺满布哮鸣音,故基本排除A、B、E项。患者无发热、寒战等感染表现,故排除A、B项。E项多有咳嗽咳痰,痰中带血。C项多有心功能不全的表现,故本题选D。

93. 答案:B 解析:患者病程短才2天,2天后就出现胸痛,伴咳嗽,痰中带血,排除C、D项;无喘息、呼吸困难、哮鸣音,故排除E项;伴高热寒战,考虑炎症可能大。急性支气管炎临床以咳嗽伴(或不伴)有支气管分泌物增多为特征;而痰中带血是肺炎的一种表现。故选B。

94. 答案:E 解析:肺结核多有结核感染表现:低热、盗汗、消瘦、乏力等,好发于肺尖背段。故本题选E。选项A、B、C、D都无结核感染表现。选项A、B有发热、咳嗽咳痰表现，选项C还有反复咯血，选项D多有胸痛、痰中带血。

95. 答案：A 解析：咳嗽是原发癌肿引起的肺癌最常见的早期症状，另外，咯血、喘鸣、胸闷、气急、体重下降、发热也是原发癌肿引起的主要症状。而胸痛、吞咽困难等是肿瘤局部扩展引起的症状；头痛、呕吐、厌食、肝区疼痛等是肝外转移引起的症状。故本题选A。

96. 答案：C 解析：患者有吸烟史，且年龄50岁，咳嗽，痰中有血丝，考虑肺癌可能大。同时胸腔穿刺抽出大量血性胸水，更支持这一诊断，并且已发生胸膜转移，影响了胸水的代谢，导致胸腔大量积液。故本题选C。根据胸水的性质可鉴别其他选项。选项A、B为黄色；选项D为脓性；选项E为乳白色。

97. 答案：A 解析：心尖区可闻及舒张期隆隆样杂音为二尖瓣狭窄的听诊特点；两颊暗红为二尖瓣面容；颈静脉明显怒张，下肢浮肿，肝右肋下4cm，质软，有压痛，肝颈静脉回流征阳性等为体循环淤血、右心衰竭表现。故本题选A。二尖瓣关闭不全为心尖部收缩期杂音。主动脉瓣关闭不全为胸骨右第2～3肋间舒张期杂音，主动脉瓣狭窄为胸骨右第2～3肋间收缩期杂音，左心衰时表现为肺水肿、肺淤血、咳粉红色泡沫痰。

98. 答案：C 解析：风心病并发心律失常，最常见为房颤，发生于30%～40%风心病患者，尤其是左心房显著扩大的二尖瓣狭窄患者最多见。在房颤发生前，多先有房早、房扑或阵发性房颤，以后才转为持久性心房颤动。故本题选C。

99. 答案：A 解析：心尖部可听到4级收缩期杂音，为左心室收缩时血液通过二尖瓣反流至左心房，故左心房增大。长期反流将导致左心室有效泵出量不够而发生左心室代偿性肥大，故本题考虑为风心病导致二尖瓣关闭不全，故本题选A。

100. 答案：B 解析：我国高血压分期标准为：一期无心、脑、肾并发症；二期有轻度心、脑、肾损害之一者；三期有严重心、脑、肾损害之一者。该患者已有左心室肥大应考虑是高血压病二期。故本题选B。

101. 答案：D 解析：心电图出现异常Q波为陈旧性心肌梗死的表现，而非自发性心绞痛。自发性心绞痛可于非体力活动时发作，病情加重则含服硝酸甘油不缓解，持续时间较稳定性心绞痛长，但血清酶一般正常，此点与心肌梗死区别。故本题选D。

102. 答案：D 解析：萎缩性胃炎的胃黏膜表面反复受到损害后导致黏膜固有腺体萎缩，甚至消失，因此，胃黏膜有不同程度的变薄，颜色灰暗，并常伴有肠上皮化生、炎性反应及不典型增生。故本题选D。

103. 答案：D 解析：胃溃疡最常见的症状为上腹痛，而患者在饭后腹痛，提示为胃溃疡。而近期的疼痛突然加剧、食欲减退、体重减轻均提示癌变；检查中又见贫血貌和肿大的淋巴结，故本题选D。选项A、B、E一般不引起淋巴结肿大，选项C的主要症状应为因梗阻导致的呕吐。

104. 答案：E 解析：癌胚抗原测定、胃液分析、大便隐血试验、X线钡餐检查均不能作为胃癌的特异性诊断，胃癌不一定见癌胚抗原测定、胃液分析、大便隐血试验、X线钡餐异常，胃镜为诊断早期胃癌的特异性诊断，故本题选E。

105. 答案：B 解析：巨大脾脏可见于慢性粒细胞白血病急性变，故本题选B。急性白血病、肝硬化脾功能亢进时可见脾大，但多为轻至中度。

106. 答案：B 解析：分析患者的临床表现、体征，考虑肝硬化出血可能大，且已有侧支循环建立、腹水等肝硬化失代偿表现，凝血功能障碍。止血应首选对全身凝血功能有改善的治疗，故本题选B。

107. 答案：A 解析：肝癌中原发性肝癌常见，原发性肝癌的组织学类型有肝细胞型、胆管细胞型及混合型，其中肝细胞型最多见，故本题选A。而选项C、D、E均为肝癌的大体分型。

108. 答案：A 解析：急性水肿型胰腺炎主要症状为腹痛、恶心、呕吐、发热。而出血坏死型胰腺炎的症状除上述情况外，又因胰腺有出血、坏死和自溶，故又可以出现休克、高热、黄疸、腹胀以至肠麻痹、腹膜刺激征以及皮下出现瘀斑等，但实验室血清淀粉酶＞250U为急性胰腺炎严重性的重要指标。故本题选A。

109. 答案：A 解析：慢性肾炎分为普通型、高血压型、急性发作型。普通型患者有持续性中等程度的蛋白尿，或有血尿，轻微水肿或轻度高血压。故本题选A。

110. 答案：D 解析：尿路感染最多见的病原体是大肠埃希菌，占70%，其他依次为变形杆菌、克雷白杆菌、产气杆菌。故本题选D。

111. 答案：C 解析：选项A无肾区叩击痛。选项B临床上表现为急性起病，以血尿、蛋白尿、水肿、高血压和肾小球滤过率下降为特点。选项D反复发作尿频、尿急、尿痛、膀胱里急后重、排尿困难等症状。而尿常规化验正常，中段尿培养无菌生长，谓之尿道综合征。尿道综合征的特点为：发病快、消失也快，呈周期性发作，发作周期不定。选项E为突然发作的阵发性刀割样疼痛，疼痛剧烈难忍，有时有大汗、恶心呕吐。可有肉眼血尿，结石并发感染时，尿中出现脓细胞，有尿频、尿痛症状。故选C。

112. 答案：D 解析：再生障碍性贫血临床上常表现为较严重的贫血、出血和感染。网织红细胞、白细胞、中性粒细胞及血小板值均减少。急性白血病主要表现为脸色苍白、自觉虚弱无力、多汗、容易感觉气促、心跳加快；半数以上的患者以发热为早期表现。发热时往往有鼻塞、流涕、咳嗽、咳痰等呼吸道感染的症状，或尿频、尿急等泌尿道感染症状。另外，还有的患者出现原因不明的无痛性肿大。以出血为早期表现者也有近40%，伴胸骨疼痛。故本题选D。

113. 答案：C 解析：特发性血小板减少：急性型的主要表现为：①急起畏寒、发热。②出血部位广泛，皮肤黏膜出血广泛且严重。③脾脏肿大。④预后良好。⑤血小板＜$50×10^9$/L。慢性型的主要表现为：①起病缓慢，病程长。②出血轻，一般为皮肤、鼻、齿龈出血和月经过多。③可以轻度脾肿大。④少部分可痊愈。⑤血小板多在$50×10^9$/L以上。故本题选C。

114. 答案：E 解析：特发性血小板减少性紫癜是小儿最常见的出血性疾病，其特点是自发性出血，血小板减少，出血时间延长和血块收缩不良，骨髓中巨核细胞的发育受到抑制。故本题选E。

115. 答案：A 解析：1型糖尿病有明显的三多一少症状（多饮多尿多食，体重减少），青少年多见，与肥胖无明显关系，婴幼儿起病常急，成年起病者可缓慢进展，在感染或应激时出现酮症及严重高血糖。治疗主要依靠胰岛素，对降糖药不敏感。故本题选A。

116. 答案：D 解析：有机磷农药中毒，抑制了胆碱酯酶的活性，造成组织中乙酰胆碱的积聚，使有胆碱能受体的器官功能发生障碍，表现为毒蕈样症状，即由脏器平滑肌、腺体、汗腺等M受体兴奋而引起的症状，如多汗、流涎、视力模糊、瞳孔缩小；烟碱样症状，即由交感神经节和横纹肌活动异常所引起的症状，如骨骼肌兴奋出现肌纤维震颤。结合本病例为年轻女患者被发现躺在公园角落，考虑为为寻短见自服农药导致。故选D。其余选项不会同时出现毒蕈样症状及肌纤维震颤。

117. 答案：B 解析：三偏征（偏瘫、

偏盲、偏身感觉障碍）最常见于高血压病引起的内囊-基底节出血。选项 C 表现为交叉性麻痹和感觉障碍、眼球运动障碍；选项 D 表现为眩晕、眼球震颤、共济失调；选项 E 可有脑膜刺激征。内囊外侧型出血多由豆纹动脉外侧支破裂引起。血肿向内压迫内囊导致典型的对侧偏瘫和偏身感觉障碍，如为优势半球可有失语；如扩展至额、颞叶或破入脑室可致颅高压、昏迷。内囊内侧型出血典型症状以偏身感觉障碍起病，向外压迫内囊可致偏瘫；向内破入脑室或蔓延至中脑，引起垂直注视麻痹、瞳孔改变、昏迷，预后比壳核出血差。故本题选 B。

118. 答案：E　解析：发热、咳痰等为急性支气管炎和流行性感冒急都可具有的临床表现，肺部啰音急性支气管炎和流行性感冒若无并发症的话基本没有。流行性感冒急性起病，群体发病，结合流行情况可明确诊断。故本题选 E。

119. 答案：A　解析：肺心病最常见的病因是 COPD，COPD 可引起缺氧，缺氧又可导致肺部细小动脉痉挛，促使肺血管构型改建，无肌细动脉肌化、肺细小动脉中膜增生肥厚，导致肺部循环阻力的升高，使肺动脉压升高，最终导致右心室肥大、扩张。其中肺细小动脉痉挛起了关键性作用，故本题选 A。

120. 答案：C　解析：肺心病的治疗原则：①控制呼吸道感染：呼吸道感染是发生呼吸衰竭和心力衰竭的最常见诱因，故需积极应用药物予以控制。故本题选 C。②改善呼吸功能。③控制心力衰竭：强心利尿。④控制心律失常。⑤应用肾上腺皮质激素。⑥并发症的处理。故选 C。

121. 答案：B　解析：肺炎链球菌性肺炎对青霉素最敏感，故本题选 B。

122. 答案：D　解析：内源性哮喘指非过敏原因引起的哮喘，绝大多数是因呼吸道感染诱发，以冬季气候变化时多见。以女性居多，患者常先有呼吸道感染或支气管的咳嗽咳痰史及发热等全身症状，逐渐出现哮喘。发作时虽与外源性哮喘相似，但起病慢、持续较久，且逐渐加重，顽固性者夜间发作较为多见，待感染控制后才能平息。间歇期长短不一，无规律性，治疗时加用抗菌药物可使症状及早缓解。故本题选 D。

123. 答案：C　解析：高热寒战 3 天，伴咳嗽，胸痛，痰中带血，提示肺部可能出现疾病，因此应选择既经济又能检查肺部大部分疾病的筛查性检查方法 X 线。故本题选 C。

124. 答案：D　解析：选项 A 往往先有急性上呼吸道感染的症状，少有胸痛、痰中带血；选项 B 反复咳嗽咳痰、咯血；选项 C 不会出现痰中带血，听诊为胸膜摩擦音；选项 E 多有吸烟史，无明显感染表现。故本题选 D。

125. 答案：D　解析：该患者处于急性加重期，选项 A、B、C、E 有助于去除诱因、增加血氧饱和度。呼吸兴奋剂适用于呼吸浅表、意识模糊而呼吸道通畅的呼衰患者，本例患者血气分析正常，无呼衰，故本题选 D。

126. 答案：E　解析：哮喘持续状态的治疗：①吸氧。②迅速缓解气道痉挛。常用琥珀酸氢化可的松、甲基强的松龙或地塞米松静脉滴注或注射。③及时进行人工通气。④注意并发症：包括预防和控制感染；补充足够液体量，避免痰液黏稠；纠正严重酸中毒和调整水电解质平衡等。故本题选 E。

127～128. 答案：C、A　解析：由于胆石在肠道内的移动使胆囊或胆总管平滑肌扩张及痉挛而产生胆绞痛，一般在中上腹或右上腹持续加重。故 127 题选 C。由于溃疡发生后可自行愈合，但每于愈合后又好复发，故常有上腹疼痛长期反复发作的特点，并且与饮食之间的关系具有明显的相关性和具有节律性，故 128 题选 A。

129～130. 答案：D、B　解析：红细胞管型常见于急性肾炎。白细胞管型常见于肾盂肾炎。上皮细胞管型主要见于以下情况：①肾上皮细胞管型可见于急性肾小管坏死、肾淀粉样变性、急性肾小球肾炎、慢性肾炎、肾病综合征、肾移植后排斥反应、金属及其他化学物质的中毒。②透明管型较细，为无色透明内部不含颗粒的圆柱状体。正常人晨尿（要有足够的时间形成管型）中可有透明管型出现，常见于肾炎、肾淤血、发热性疾病等。③蜡样管型：由肾小管中长期停留的颗粒管型、细胞管型变性或直接由淀粉样变性上皮细胞溶解后形成，提示严重的肾小管坏死，预后不良。也见于肾小球肾炎晚期、肾功能衰竭、肾淀粉样变性。

131～132. 答案：C、E　解析：腹痛、呕吐、腹胀、便秘和停止排气是肠梗阻的典型症状。腹痛、血便、腹部肿块是肠套叠的典型症状。

133～134. 答案：C、B　解析：呕吐物为隔餐食物，带腐臭味为幽门梗阻的临床表现。呕吐物为黄绿色，带粪臭味为急性胆囊炎的临床表现。呕吐物为大量黏液及食物为胃肠炎的临床表现。呕吐物为血液为上消化道出血的临床表现。吐出胃内容物后仍干呕不止为早孕呕吐。

135～136. 答案：B、C　解析：脉搏短绌发生于心房颤动、频发室性期前收缩等。水冲脉主要见于主动脉瓣关闭不全，也可见于甲状腺功能亢进症、严重贫血、动脉导管未闭等。奇脉在大量心包积液、缩窄性心包炎时可发生。颈静脉搏动见于右心衰竭。交替脉为左心衰竭的重要体征之一。

137～138. 答案：D、E　解析：淀粉酶提示急性胰腺炎。血清转氨酶、谷氨酰基转肽酶与肝脏疾病引起的肝功能损伤有关。血清碱性磷酸酶临床意义①肝胆疾病：阻塞性黄疸时，由于胆汁排泄不畅，使碱性磷酸酶（AKP）滞留血中而增高。急慢性黄疸型肝炎或肝癌时也可使 AKP 升高。②骨骼系统疾病：如骨细胞瘤、骨折恢复期、骨转移癌、骨质疏松等，血清 AKP 增高。肌酸磷酸激酶：急性心肌梗死时血清酶中升高最早的是肌酸磷酸激酶。

139～140. 答案：B、A　解析：假药是指药品所含成分的名称与国家药品标准或者省、自治区、直辖市药品标准规定不符合。劣药是指药品成分的含量与国家药品标准或者省、自治区、直辖市药品标准规定不符合。

141～142. 答案：A、E　解析："无恒德者，不可以作医，人命死生之系"，出自的著作是《省心录·论医》。"启我爱医术，复爱世间人，愿绝名利心，尽力为患者，无分爱与憎，不问富与贫，凡诸疾病者，一视如同仁"，出自的著作是古阿拉伯时期的《迈蒙尼提斯祷文》。

143～144. 答案：B、E　解析：医患关系本质是具有道德意义较强的社会关系。医患关系内容是患者与治疗者在诊疗和保健中所建立的联系。

145～146. 答案：A、D　解析：左心衰竭指左心室代偿功能不全而发生的心力衰竭，以肺循环淤血及心排血量降低表现为主，呼吸困难是其最早和最重要的症状。故145题选A。右心衰竭主要见于肺源性心脏病及某些先天性心脏病，以体循环淤血为主要表现，身体最低垂部位的对称性可压陷性水肿是其典型体征，故146题选D。

147～148. 答案：B、A　解析：VP方案即长春新碱+泼尼松，主要用于急性淋巴细胞性白血病的诱导化疗。HOAP方案包括三尖杉碱、阿霉素及泼尼松，主要用于急性粒细胞白血病的化疗。慢性粒细胞白血病常用治疗药物是马利兰、靛玉红等；慢性淋巴细胞白血病常用瘤可宁治疗；慢性再生障碍性贫血常用雄激素等。

149～150.答案：D、C　解析：蛛网膜下腔出血以青壮年多见。多在情绪激动中或用力情况下急性发生，部分患者可有反复发作头痛史。突发剧烈头痛、呕吐、颜面苍白、全身冷汗，多数患者无意识障碍，但可有烦躁不安，脑膜刺激征多见且明显。内囊区出血由于内囊后支的感觉传导纤维受累，可出现病灶对侧偏身感觉减退或消失，如视放射也受累，则出现病灶对侧偏盲，即构成内囊损害的三偏（偏瘫、偏身感觉障碍及偏盲）征。